W0268500

Die „Monographien aus dem Gesamtgebiet der Neurologie und Psychiatrie" stellen
eine Sammlung solcher Arbeiten dar, die einen Einzelgegenstand dieses Gebietes
in wissenschaftlich-methodischer Weise behandeln. Jede Arbeit soll ein in sich
abgeschlossenes Ganzes bilden. Diese Vorbedingung läßt die Aufnahme von
Originalarbeiten, auch solchen größeren Umfanges, nicht zu.

Die Sammlung möchte damit die Zeitschriften „Archiv für Psychiatrie und Nervenkrankheiten vereinigt mit Zeitschrift für die gesamte Neurologie und Psychiatrie"
und „Deutsche Zeitschrift für Nervenheilkunde" ergänzen. Sie wird deshalb deren
Abonnenten zu einem Vorzugspreis geliefert.

Manuskripte nehmen entgegen

      aus dem Gebiete der Psychiatrie: Prof. Dr. H. W. GRUHLE,
                                                      Bonn, Kölnstr. 206,

      aus dem Gebiete der Anatomie: Prof. Dr. H. SPATZ,
                                                      Gießen, Friedrichstr. 24,

      aus dem Gebiete der Neurologie: Prof. Dr. P. VOGEL,
                                                      Heidelberg, Voßstr. 2.

MONOGRAPHIEN AUS DEM GESAMTGEBIETE DER NEUROLOGIE UND
PSYCHIATRIE
HERAUSGEGEBEN VON
H. W. GRUHLE-BONN · H. SPATZ-GIESSEN · P. VOGEL-HEIDELBERG
HEFT 76

STAMMHIRN UND INNERE ERKRANKUNGEN

KASUISTIK, STATISTIK UND KRITIK
AM BEISPIEL STAMMHIRNSTECKSPLITTERVERLETZTER

VON

Dr. HANS-WILFRID WEDLER

APL. PROFESSOR AN DER UNIVERSITÄT HEIDELBERG
OBERARZT DER MEDIZINISCHEN KLINIK

MIT 66 TEXTABBILDUNGEN

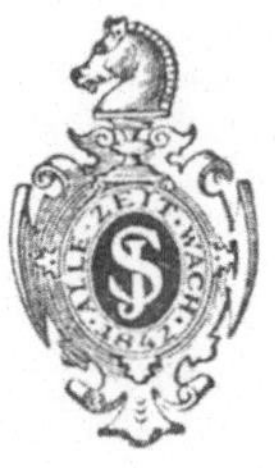

SPRINGER-VERLAG
BERLIN · GÖTTINGEN · HEIDELBERG
1953

ISBN 978-3-540-01737-0   ISBN 978-3-642-88237-1 (eBook)
DOI 10.1007/978-3-642-88237-1

DRUCK DER UNIVERSITÄTSDRUCKEREI H. STÜRTZ AG., WÜRZBURG

Inhaltsverzeichnis.

I. Einleitung.

Die Theorie von der neurogenen Entstehung bestimmter innerer Erkrankungen ist an sich alt. Beobachtungen am Krankenbett, Sektionstisch und Tierexperimente legten bereits vor über 100 Jahren die ersten exakteren Erfahrungen hierzu fest. Seither ist diese Frage für die Klinik nie mehr ganz aus dem Gesichtskreis der Pathogenese innerer Erkrankungen geschwunden, wenngleich ihr in einzelnen Zeitläuften eine sehr verschiedene Bedeutung beigemessen wurde. Die Fortschritte der Organpathologie ließen sie zeitweilig stark zurücktreten. Gegenwärtig befinden wir uns — bezeichnenderweise gerade in Deutschland — in einer Phase der Entwicklung, wo diese Zusammenhänge wieder im Brennpunkt des klinischen Interesses stehen. Während die Untersuchungen und Lehren Rickers und Speranskys mehr die allgemeine Bedeutung des Nervensystems für die Abläufe bestimmter biologischer Reaktionen in den Vordergrund stellten, entwickelte sich daneben auf eine jahrzehntelange Experimentalarbeit bezugnehmend eine klinische Lehre von der Neuralpathologie neuer Prägung, die neben diesen allgemeinen Gesichtspunkten die Prinzipien der Lokalisation und der Zentrenautonomie einschließt. In ihrer reinsten Prägung treffen wir sie in der Veil- u. Sturmschen Theorie von der *Diencephalose* an. Ähnlich wie die motorischen, sensiblen und sensorischen Funktionen des Nervensystems werden hier die Leistungen des vegetativen Systems bestimmten zentralen, vor allem im Diencephalon gelegenen Repräsentationsstellen — im Idealfall umschriebenen Zellanhäufungen — zugeordnet und deren organische oder funktionelle Störung ursächlich für eine Reihe innerer Erkrankungen verantwortlich gemacht. Diese Zentren sollen als die übergeordneten autonomen Regulatoren die periphere Organkrankheit in Gang setzen. Unter einer angeblichen Überwindung der peripheren Organpathologie wurde hier im Grunde eine noch engere Organpathologie geschaffen, die die heterogensten Erkrankungen zentralisierte. Geschickte und auf den ersten Blick bestechende Syntheseversuche gewannen eine derartige Anziehungskraft, daß Beschreibungen immer weiterer Erkrankungen unter dem Blickwinkel einer diencephalen Störung im deutschen Schrifttum auftauchen. Als die hauptsächlichsten zentrogenen Erkrankungen gelten nach Veil u. Sturm der Hochdruck, das Magenulcus, die Hyperthyreose, der Diabetes mellitus, Nierenleiden und allergische Zustände, denen andere Autoren weitere Krankheitsbilder anzufügen versuchten.

Selbstverständlich hat es nicht an maßgeblichen Stimmen gefehlt, die einer solchen Überbewertung des Zwischenhirns widersprachen. Vor allem waren es Neurologen und neurologisch geschulte Internisten, die gegen die theoretischen und praktischen Konsequenzen einer solchen Lehre ihre Bedenken erhoben [Siebeck (b, c), Oehme, Vogel, Achelis, Bodechtel, Sack, F. Hoff, Gagel (b, c, d), Laubenthal, Bay, Schellong (b), Wedler u. v. a.].

Wir wollen hier kurz die wesentlichsten Gründe anführen, die dieser Theorie entgegenstehen oder wenigstens ihre Zweifelhaftigkeit aufzeigen.

Unsere Kenntnisse zu diesem Problem kommen vom *Tierexperiment* und der *klinischen Beobachtung.*

Vorwiegend die *Physiologie*, aber auch die *experimentelle Klinik* haben hierzu seit rund 100 Jahren eine große Fülle von Arbeiten beigesteuert. Ihr Ergebnis ist summarisch gesehen nicht einheitlich, vielfach verwirrend und widerspruchsvoll. Das Gros der älteren Versuche entspricht aus methodischen Gründen nicht mehr den modernen Anforderungen. Aber selbst dort, wo mit subtilster Technik experimentiert wurde, wie etwa bei W. R. Hess und Ranson u. Mitarbeitern sowie bei vielen anderen, waren die Forschungsergebnisse nicht einheitlich.

Die meisten Versuche beziehen sich auf *akute* Reiz- oder Ausschaltversuche an den verschiedensten Hirnteilen. Die Beobachtung der entsprechenden augenblicklichen Antworten hatte den Vorrang vor dem Studium der Dauerfolgen. Gerade für die Pathogenese innerer Erkrankungen des Menschen würden aber derartige langfristige Beobachtungen aufschlußreicher sein.

Die verschiedenen Tierarten verhalten sich im Versuch nicht gleichartig. Da die Neigung der Experimentaltiere zu analogen Erkrankungen, wie wir sie beim Menschen sehen, zweifellos nicht in gleichem Maße gegeben ist, ist auch mit der Übertragung von Versuchsergebnissen auf den Menschen sehr kritisch zu verfahren. Die Gleichsetzung von akuten Versuchsresultaten am Tier mit chronischen Krankheitssymptomen beim Menschen schließt unübersehbare Irrtumsmöglichkeiten ein, zumal die peripheren Reaktionsorgane im allgemeinen nur eine sehr beschränkte Ausdrucksmöglichkeit besitzen, die nicht ätiologisch spezifisch, sondern vieldeutig zu sein pflegt.

Wo mit Dauerausschaltungen in den uns interessierenden Hirnteilen gearbeitet wurde, waren sie auch viel weniger ergiebig als akute Reizversuche. Dies hängt zweifellos damit zusammen, daß die zu prüfenden vegetativen Funktionen eine sehr viel breitere und mehrschichtige Fundierung im Nervensystem besitzen als etwa vergleichsweise die sensomotorischen oder sensorischen Leistungen. Es muß hier mit einer weitgehenden Vertretbarkeit und mehrfachen Sicherung gerechnet werden, die sich sogar bis auf hormonal-humorale Systeme erstreckt.

Die dargebotene Theorie der Diencephalose tut auch zweifellos mit ihren Autonomievorstellungen derartiger Zentren den tatsächlichen Verhältnissen Zwang an, denn derartige Repräsentationsfelder hängen in gleichem Maße in ihrer Funktion von den peripheren Reizzuflüssen ab, wie sie selbst die Peripherie regulieren. Sie sind in diesem Sinne nicht autonom. Zudem ist die Reizantwort der Peripherie weitgehend von dem Zustand ihrer Ausgangslage abhängig, die auch rein peripher bestimmt sein kann. Es können auf diese Weise konträre Reaktionen auf den gleichen zentralen Reiz erfolgen. Auch an den Begriff einer peripheren Sensibilisierungsmöglichkeit gegen Nervenreize muß gedacht werden. Dies alles will besagen, daß in den dargebotenen Vorstellungen über die Diencephalose eine Verkennung der Bedeutung von Zentrum und Peripherie in ihren gegenseitigen Beziehungen enthalten ist und daß die Wertigkeit der Peripherie einseitig unterschätzt wurde.

Es muß auch hervorgehoben werden, daß bei der Begründung dieser Theorie die Ergebnisse der Tierversuche sehr einseitig ausgewählt und dargestellt wurden, so daß die Verhältnisse dem in diesen Fragen weniger Eingeweihten sehr viel einleuchtender erscheinen müssen, als sie in der Tat wirklich liegen.

Die zweite Quelle unserer Kenntnisse ist die *Beobachtung am kranken Menschen*. Diese Erfahrung ist in der Pathologie des Stammhirns von einer eigenartigen Gegensätzlichkeit beherrscht, auf die oft genug hingewiesen wurde. *Akute* Läsionen können hier die schwersten Störungen und vegetativen Katastrophenreaktionen hervorrufen; *chronische*, schleichend sich entwickelnde Schäden auch mit den ausgedehntesten Zerstörungen brauchen keine erkennbaren Folgen zu zeitigen oder sich nur in einer verringerten Anpassungsfähigkeit an akute Leistungen zu verraten. Zur Erklärung dieses eigenartigen Verhaltens hat man daran gedacht, daß eventuell akute Schäden nach Art der hypothetischen Diaschisis v. Monakows einen weit über das Zwischenhirn hinausgehenden — wahrscheinlich durch es vermittelten — vegetativen Allgemeinschock hervorrufen, dessen Ausgang über das Leben entscheidet. Im Falle der schleichenden Entwicklung einer Läsion würden die Leistungen von anderen vegetativen Einrichtungen übernommen, denen bestenfalls die optimale Adaptationsfähigkeit fehlen könnte, aber die ausreichende Sicherung der vitalen Funktionen gelingen würde.

Nicht weniger auseinandergehend sind die Erfahrungen zur *Lokalisation* bestimmter vegetativer Leistungen. Gleichartig lokalisierte Schäden können zu ganz verschiedenen Krankheitsbildern führen, die gleichen Erkrankungen bei völlig differenter Lokalisation gesehen werden. Auch Umschläge der Reaktionen kommen vor. Derartige Beobachtungen sind mit einer strengen Focuslehre schwer vereinbar. Es gibt zur Erklärung dieser Phänomene kaum einen anderen Ausweg als den, die Reaktionsbereitschaft noch anderer auch peripherer Regulationseinrichtungen mit heranzuziehen, deren vorbestimmte Stabilität oder Labilität bei der endgültigen Gestaltung des resultierenden Zustandsbildes entscheidend mitwirkt.

Es kommt erschwerend hinzu, daß die am Krankenbett zu beobachtenden Erkrankungen des Nervensystems wie Tumoren, Gefäßleiden, Entzündungen, Verletzungen u. a. m. durch ihre möglichen Fernwirkungen kaum je den Wert eines reinen Fokalcharakters haben, so daß engere, dem Tierversuch vergleichbare Lokalisationsmöglichkeiten nur schwerlich gegeben sind.

Das Kernstück des Beweises der Diencephalosetheorie sehen die verantwortlichen Autoren in der beigebrachten *Einzelkasuistik*, in deren Kritik wir später noch eintreten werden. An dieser Stelle sei nur so viel gesagt, daß Einzelbeobachtungen von internen Erkrankungen mit gleichzeitigen Affektionen des Nervensystems dann nicht ganz selten vorkommen werden, wenn es sich in beiden Fällen um relativ häufige Leiden handelt, wie es in der Tat etwa bei Hirnverletzungen und den sog. zentrogenen Erkrankungen der Fall ist. Bei einem genügend großen Ausgangsmaterial dürften sich eine Reihe positiver Fälle auffinden lassen. Die theoretischen Vorstellungsmöglichkeiten auf diesem problematischen und hypothetischen Gebiet sind zudem so weit, daß man auch über die Annahme zentral nervöser Dauerirritationen und Funktionsumstellungen und über sich reichlich bietende Analogieschlüsse längere zeitliche Intervalle in der Folge dieser Erkrankungen überbrücken kann. Am Einzelfall wird man diese Zusammenhänge dem Kritischen weder beweisen noch dem Überzeugten eindeutig widerlegen können. Aus diesen Gründen ist diese Frage auch nicht allein mit einer Einzelkasuistik — vor. allem nicht von einer Art wie der bisher dargebotenen — zu lösen. Sie bedarf einer Sicherung durch die *Statistik,* die die betreffenden Autoren der Diencephalosetheorie schuldig geblieben sind. Selbstverständlich kann in einer Statistik auch ein Einzelfall untergehen. Sie besagt aber im großen doch, wieweit solche vermuteten pathogenetischen Zusammenhänge wirklich häufiger vorkommen und welches ätiologische Gewicht man derartigen Erkrankungen des Gehirns für die Pathogenese innerer Erkrankungen beimessen darf.

Die Schwierigkeit unseres Problems ist mit all diesen Hinweisen noch nicht erschöpft, weil die hier zu erörternden Hirnteile in enger, ebenfalls noch nicht endgültig abgeklärter Beziehung zur Hypophyse und damit zum gesamten endokrinen und humoralen System stehen, dessen Auswirkungen ähnlich und zum Teil identisch mit vegetativ-nervösen Einflüssen sind. Es besteht schon durch die räumliche Zusammenordnung von Diencephalon und Hypophyse bei krankhaften Prozessen dieser Gegend eine gleichzeitige Beteiligungsmöglichkeit am Krankheitsablauf, wobei noch über die näheren zirkulatorischen, nervösen oder die äußerst fragwürdigen hormonalen Beziehungen etwas Bestimmteres ausgesagt werden müßte. Es bietet sich hier auch in der Verbindung zweier verschiedenartig wirkender Systeme die Möglichkeit, vorübergehenden primär nervösen Einflüssen einen Dauercharakter zu geben; denn auch darüber, wieweit vegetativ-nervöse Reizwirkungen oder Ausfälle etwa Dauercharakter tragen oder von träger, aber nachhaltiger wirkenden — etwa hormonalen — Systemen aufgenommen und dann unterhalten werden, wissen wir im Grunde noch sehr wenig Sicheres.

Bei dieser zweifellos vorläufig in vielen Einzelpunkten noch völlig unlösbar erscheinenden Problematik entspricht es einem allgemeineren Bedürfnis und unserer Absicht, zu diesen Fragen weiteres Material beizubringen. Wir legen dabei den Hauptwert auf die Beobachtungen und nicht in erster Linie auf die Theorie.

Der zweite Weltkrieg gab uns Gelegenheit, diese Verhältnisse an eindeutig stammhirnverletzten Männern zu studieren, deren Krankengeschichten wir nachfolgend aufführen und auswerten. Diese traumatischen Hirnschäden eignen sich für unsere Zwecke besonders. Sie betreffen zunächst gesunde jüngere Individuen, deren Disposition zu bestimmten inneren Erkrankungen ein Minimum betragen dürfte. Die Auswahl der Fälle erfolgte so, daß das Hirntrauma genau lokalisierbar war. Stumpfe, diffus angreifende Traumen wurden wegen der Unübersichtlichkeit der Folgen ausgeschlossen. Durch den Nachweis eines Stecksplitters in der Stammhirngegend war die genaue Lokalisation des bleibenden Schadens möglich. Meist war nach dem Sitz des Einschusses, der Lage des Splitters und begleitenden neurologischen Ausfällen auch der Geschoßweg rekonstruierbar. Dadurch, daß diese Splitter oft ohne gröbere Entzündungserscheinungen einheilten, waren die unberechenbaren Fernwirkungen auf ein Mindestmaß reduziert. Auf der anderen Seite konnten solche Splitter als Fremdkörper den von mancher Seite für so wichtig gehaltenen „chronischen Reiz" abgeben, der die Ursache der neurogenen Krankheitsmanifestation sein soll. Die Verhältnisse bei solchen Verletzten kommen den tierexperimentellen Methoden zweifellos am nächsten und sind deswegen für das Studium besonders geeignet. Die Zahl unserer Beobachtungen war auch so groß, daß neben dem Einzelfall statistische Erhebungen angestellt werden konnten. Schließlich sind gerade Hirnverletzungen der Ausgangspunkt für die Neubelebung der zentrogenen Krankheitslehre gewesen.

II. Methodische Vorbemerkungen.

Die im folgenden aufgeführten Beobachtungen und Erfahrungen wurden im Laufe des Jahres 1944 in einem großen Hirnverletztenlazarett der Heimat gesammelt. Die Bettenzahl betrug bei fast stets voller Belegung etwas über 1000. Der jährliche Krankendurchgang belief sich auf über 1000 Hirnverletzte. An diesem mit Chirurgen, Neurologen, Ophthalmologen und Otiatern besetzten Haus hatte Verfasser als Internist 1 Jahr lang Gelegenheit, praktisch alle vorkommenden internen Komplikationen zu sehen und die Verletzten beliebig zu untersuchen. Die vorgelegten Krankengeschichten entstammen damit einer Gesamtzahl von über 2000 Hirnverletzten.

Besonders günstig wirkte sich für unsere Absichten die Einrichtung einer Entlassungsstation aus, durch die vor der Entlassung alle Verletzten noch einmal in kurzer Beobachtung hindurchgeschleust wurden. So konnten die ganzen Akten und Krankengeschichten leicht durchgesehen und die Kranken je nach Interesse auch internistisch gründlicher untersucht werden.

Von den über 2000 angeführten Hirnverletzten wurden auf diese Weise fast 800 genau internistisch angesehen. Das Augenmerk war dabei besonders auf die Stammhirnverletzungen gerichtet, von denen hier 43 Beobachtungen vorgelegt werden, denen noch 11 weitere mit Verletzungen in der weiteren Umgebung des Bodens des 3. Ventrikels angeschlossen sind. Den Abschluß bilden 4 Krankengeschichten über neuro-hormonale Störungen, bei denen die Lokalisation des Traumas nicht von vornherein direkt klar im Stammhirn erkennbar ist. Die Zahl der ersten Gruppe von 43 erhöht sich dadurch auf 45, daß 2 (Fälle 1 und 13) weitere Beobachtungen anderer Herkunft hinzugenommen wurden.

Im ersten Halbjahr unserer Tätigkeit war es aus äußeren Gründen nicht möglich, genauere Laboratoriumsuntersuchungen, besonders des Stoffwechsels, auszuführen. Auch später ließ es sich aus Organisationsgründen nicht immer erreichen, jeden der interessierenden Verletzten mit aller erwünschten klinischen Gründlichkeit — was die Laboratoriumsmethoden angeht — anzusehen. Die Kasuistik hat dadurch Lücken, die — soweit möglich — durch gründliche anamnestische und klinische Explorationen und Nachuntersuchungen zu verkleinern gesucht wurden.

Die Zahl der Stammhirnverletzungen war unter unserem Ausgangsmaterial sicher größer, als aus den mitgeteilten Fällen zu entnehmen ist, weil grundsätzlich hier nur solche Verwundeten herangezogen wurden, bei denen aus der Lage eines Stecksplitters eine sichere Stammhirnverletzung zu erweisen war. Alle Durchschüsse oder vermutlichen Durchschüsse der Stammhirnregion wurden beiseite gelassen, weil die Bestimmung des Verlaufes eines Schußkanals nach dem Ein- und Ausschuß oder nach Einschuß und Splitterlage nur bedingt möglich ist. Das gilt besonders für Metallsplitter, die in der Nähe der Lamina interna liegen, weil sie nicht selten innere Prellschüsse darstellen. Auch im Stammhirnbereich kommen solche inneren Prellschüsse vor, wobei die Splitter an der Basis des Schädels abprallen und dann ihre Richtung ändern können. Nur wenn ein Stecksplitter im Stammhirnbereich selbst angetroffen wird, beweist er immer auch eine Stammhirnläsion. Der Verlauf des Schußkanals ist aber nicht in allen Fällen mit Sicherheit aus dem Einschuß und Splittersitz zu erschließen.

Das vorgelegte Material läßt nur geringe Schlüsse auf die allerersten internen Folgen solcher Schußverletzungen zu, weil die ersten Tage und Wochen von den Verwundeten gewöhnlich in frontnahen Sanitätseinrichtungen oder Kriegslazaretten verbracht wurden und hier aus begreiflichen Gründen die entsprechenden Beobachtungen oder Aufzeichnungen oft lückenhaft waren. Durchweg kamen die Verletzten erst nach Erreichung der Transportfähigkeit in unser Reservelazarett. Frische Hirnverletzte wurden auf dem Luftwege nur selten eingeliefert. Die Beobachtungszeit war meist relativ lang und erstreckte sich bis auf die Zeit der Entlassungsfähigkeit zur Truppe, nach Hause oder in ein Hirnverletztenheim.

Da das Beobachtungsgut zunächst auch wenig geeignet war, über Spätfolgen der Hirnverletzung verbindliche Angaben zu machen, wenn man darunter sich eventuell erst in Jahren zeigende Folgeerscheinungen versteht, wurde durch klinische Nachuntersuchungen, Arztberichte und Korrespondenz mit den Verletzten der weitere Verlauf des Leidens bis zu 8 Jahren bei fast $^2/_3$ der Fälle verfolgt.

Die einzelnen Krankengeschichten sind in ihrer Reihenfolge nach dem Sitz der Stecksplitter geordnet, indem — bezogen auf die Lage der Splitter zur Sella im seitlichen Röntgenbild — zuerst alle Fälle mit Splitterlage *vor* der Sella, dann *in* der Sellahöhe und schließlich *hinter* der Sella aufgeführt werden. Der seitliche Abstand von der Mittellinie, der 2,5 cm auf dem Röntgenbild nicht überschreiten durfte, war für diese Anordnung nicht entscheidend. Solche als sicher anzusprechenden Stammhirnverletzungen, einschließlich Läsionen der Sella, werden 45 aufgeführt (S-Fälle). Ihnen folgen 11 Verletzte mit basalen Stecksplittern um die Keilbeinhöhle (B-Fälle). Bei ihnen sind Kontusionsfolgen am Boden des 3. Ventrikels möglich. Die restlichen 4 Beobachtungen zeigen vegetativ-hormonale Störungen, bei denen die Hirnverletzung primär das Stammhirn in der Art der anderen Läsionen nicht betraf.

Die einzelnen Krankengeschichten sind der Übersichtlichkeit wegen immer wieder schematisch nach einem Muster abgefaßt: Den Eingang bilden Alter bei der Untersuchung, Beruf, Termine der Verwundung und der Untersuchung durch uns. In einer kurzen Vorgeschichte sind nur die wesentlich erscheinenden Daten stichwortartig wiedergegeben. Sie sind wie alle anderen Ausführungen einem eingehenden Krankenblatt entnommen. Die Verletzung wird dann kurz nach chirurgischen und neurologischen Gesichtspunkten umrissen und ein gedrängter innerer Status angeführt. Der körperliche Untersuchungsbefund schließt mit einem Hinweis auf die vegetativen Regulationen nach Befund und Vorgeschichte ab. Soweit erforderlich, werden einige Zusammenfassungen aus den Krankenakten angeschlossen und dann die Stoffwechselbefunde — wo sie erhoben wurden — und die Nachuntersuchungsergebnisse zusammengestellt. Ein kurzer Überblick schließt jede Krankengeschichte ab, wobei chirurgische, neurologische und internistische Gesichtspunkte aufeinander folgen.

III. Kasuistik.

Fälle 1—7	Splittersitz vor der Sella	
Fälle 8—12	Splittersitz in Sellahöhe	
Fälle 13—44	Splittersitz hinter der Sella	= S-Fälle
Fall 45	Sellaverletzung	

Fälle 46—56   Basisstecksplitter um die Keilbeinhöhle = B-Fälle

Fälle 57—60   Beobachtungen von Schlaf- und Fettsucht bei primär nicht klar im Stammhirn lokalisierter Verletzung.

Fall 1[1] *(Beobachtung 790).*

J. H., 34 J., Kaufmann; geb. 25. 12. 13, verwundet 8. 7. 43, untersucht 10.—18. 5. 48, 19. 11. 49 † (Suicid).

Vorgeschichte: Familie: o. B. — Selbst: Bis 15. Lebensjahr chronische Bronchitis. 1938 schwere Angina mit Sepsis. 1941 3 Wochen ambulante Ruhr. 1942 3 Monate Meningitis.

Chirurgische Verletzungsfolgen: Am 8. 7. 43 Explosivgeschoßverletzung an der linken Stirnseite unter dem Stirnhöcker. 12 Std später operative Versorgung einer Impressionsfraktur links frontal mit Ausräumung einer Hirntrümmerhöhle. Primäre Wundheilung. Keine Komplikationen. Rund 4½ Jahre nach der Verletzung reizlose Narbenverhältnisse an der linken Stirn mit fingerkuppengroßem Knochendefekt, eingesunkenen Weichteilen und leichter Pulsation. Röntgenologisch gut zehnpfennigstückgroßer glatter Trepanationsdefekt links frontal mit stecknadelkopfgroßem Metallstecksplitter im Defektbereich; ein zweiter stecknadelkopfgroßer Metallsplitter liegt 4,5 cm tief direkt in der Mittellinie 2,5 cm über der Basis der vorderen Schädelgrube; ein dritter 0,6:0,3:0,4 cm großer Metallstecksplitter hat seinen Sitz 0,5 cm vor und 1,0 cm über dem vorderen Sellaeingang direkt in der Mittellinie. Ein vierter apfelkerngroßer Metallsplitter steckt in der linken Kieferhöhle (s. Abb. 1a und 1b).

---

[1] Dieser Fall wurde längere Zeit vor uns von K. J. ZÜLCH gesehen und in einigen Punkten beschrieben [s. Zbl. Neurochir. **10**, 73 (1950)].

Neurologische Verletzungsfolgen: Sofort bewußtlos für etwa 4 Wochen mit auch noch späteren Erinnerungslücken. Retrograde Amnesie für 4 Wochen. Keinerlei Kopfbeschwerden. Sofort völlige Inkontinenz für Stuhl und Urin. Keine Lähmungen. Gedächtnisschwäche, leicht ermüdbar, fehlende Konzentration, teilweise depressive Verstimmung und gelegentlich Erschwerung der Wortfindung. Erst im letzten Jahr bei Wetterumschlag drückende Kopfschmerzen. Der Stuhl konnte nach rund $^1/_2$ Jahr wieder gehalten werden. Die Blaseninkontinenz blieb die ersten Jahre fast unverändert. Es mußte bis Ende 1947 meist ein Urinal getragen werden. Im letzten halben Jahr trat eine entschiedene Besserung ein. Er spürt jetzt wieder Harndrang, kann den Urin auch eine Zeitlang willkürlich zurückhalten, kein Harnträufeln. Bei Abkühlung ist die Urinkontinenz schlechter. Ein pathologischer somatisch-neurologischer Befund ließ sich die ganzen Jahre außer einer Hyposmie links nicht erheben. Fundus und Gesichtsfeld o. B. Keine perianalen oder genitalen Sensibilitätsstörungen.

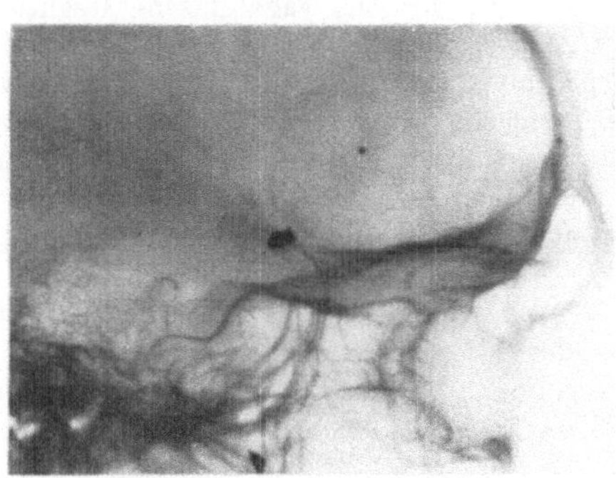

Abb. 1 a (Fall 1). Stecksplitter vor und über der Sella.

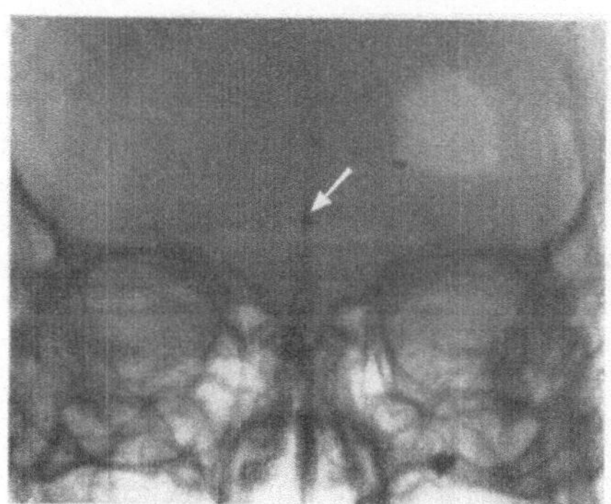

Abb. 1 b (Fall 1). Splitter genau in der Mittellinie (Pfeil).

Guter Sphinctertonus. Analreflex beiderseits erhalten. Psychisch: Intelektuell immer intakt; langsam, umständlich, klebend, oft dranghafte Unruhe, Konzentrationsschwäche, erhöhte Ermüdbarkeit und zeitweilig depressive Verstimmungen.

Encephalogramm: Starker durchgehender Hydrocephalus beider Seitenventrikel mit zusätzlicher keulenförmiger Erweiterung des linken Vorderhorns auf den Defekt zu. 3. Ventrikel mittelständig und kaum erweitert. Aquädukt ziemlich weit. 4. Ventrikel nicht gefüllt. Geringe basale, keine periphere Luftfüllung. Liquor im Januar 1946 einschließlich Wa.R. o. B.

Seit 1944 häufigere große epileptische Anfälle, die sich im letzten halben Jahr nicht mehr wiederholt haben.

Interne Befunde: Größe 183 cm. Gewicht 76 kg. Schlank. Guter Ernährungszustand. Rosa Haut. Volle männliche Behaarung. Normal entwickelte und verteilte Fettpolster. Knochenbau und Muskulatur mittelkräftig. Hufeisenförmige Narbe in der Mitte der linken Stirnseite mit daumenkuppengroßem, schwach pulsierendem Knochendefekt in der Mitte zwischen Stirnhöcker und oberem Orbitalrand. Augen o. B. Nase frei. Gebiß gepflegt. Zunge sauber. Kleine Tonsillen; über der linken eine kleine Narbe.

Keine Struma.

Brustkorb symmetrisch und elastisch (86/96). Lungen o. B. Herz o. B. Puls 60, regelmäßig. Arterienrohr zart. RR im Stehen 110/75 (P. 60), im Liegen 105/60 (P. 50). Nach dem Aufstehen vorübergehendes Absinken des Druckes auf 90/65 (P. 56).

Bauchorgane und Genitale o. B. Gliedmaßen und Urin o. B.

Keine vermehrte emotionelle Vasomotorenreaktion am Kopf. Nach Bücken starker Blutandrang mit Schwindelgefühl (P. 15:14). Roter unauffälliger Dermographismus. Keine Schweiß- oder Hauttalgvermehrung. Keine verstärkte respiratorische Arrhythmie. Innerlich ruhig. Kein Tremor.

Ergänzende Angaben: Appetit und Verdauungsorgane waren bis auf eine anfängliche Polyphagie immer in Ordnung. Gewicht seit Jahren konstant. Vor der Verletzung 86 kg. Nie vermehrter Durst. Schlaf immer ungestört. Keine Schweiße. 1948 vorübergehend einmal Herzstiche und Atembeschwerden, die wieder völlig verschwunden sind. Potenz voll erhalten.

Nach der Verletzung fast unerträglich stark gesteigerte Libido, die erst jetzt allmählich wieder in normale Bahnen zurückkehrt. Alkohol auch in großen Dosen gut vertragen. Raucht täglich 15 Zigaretten ohne Störung.

Die Körpertemperatur lag während der Beobachtungszeit vom 10.—18. 5. 48 axillar zwischen 36 und 37⁰ und bot die üblichen Tagesschwankungen. Die Pulsfrequenz bewegte sich zwischen 60 und 76. Das Gewicht blieb konstant. Im Urin auch in den früheren Jahren niemals pathologische Bestandteile. Spontankonzentration bis 1031. Blutbild am 10. 5. 48: Hb.: 80, Ery.: 4,2 Mill., Leuko.: 3700, 4% Stabk., 67% Segmk., 29% Lympho., Senkung: 2/8. Rest-N 32 mg-%, Harnsäure 4,5 mg-%. Xanthoproteinreaktion 25. Kochsalz im Serum 555 mg-%. Wa.R. im Blut negativ.

Kreislaufregulation: ,,Leichtes vorübergehendes Absinken des RR nach Aufstehen aus dem Liegen (s. oben). Nach der Methode von BÖGER-WETZLER betrug das Vs 66,6 cm³ bei einer Frequenz von 54. Vm 3,6 Liter. Eine langsame Pwg-Aorta, eine Erhöhung von W und eine Erniedrigung des Quotienten (E′/W) sprachen für eine vagotonische Reaktion. Nach Belastung durch Muskelarbeit erfolgte ein Anstieg von Vs auf 135 cm³ und in der Erholungsphase ein Abfall von —25% als Ausdruck einer vagotonischen Nachschwankung. Der mittlere RR erhöhte sich entsprechend der Steigerung von Vs auf 26%. Der Abfall der Pwg-Aorta nach Belastung trotz RR-Erhöhung wies auf eine Labilität des Gefäßsystems hin. Urteil: Vagotonische Ruheeinstellung, die auch nach Belastung deutlich ist. Geringe Labilität des Gefäßsystems. Keine latente Herzmuskelschädigung" (Dr. STOLLREITER).

EKG: o. B.

Wasserhaushalt: Spontane Urinmengen bei freigewählter Kost um 1 Liter mit spezifischem Gewicht zwischen 1009 und 1031. Die gesonderte Bestimmung der Tages- und Nachtmengen des Urins ergab meist —allerdings nicht regelmäßig —, daß die Tagesmengen kleiner als die Nachtmengen waren (z. B. 430/580, 330/610 cm³).

Röntgenuntersuchung der Brustkorborgane: o. B.

Röntgenuntersuchung des Magens: Keine Sekretvermehrung. Normale Falten. Schon beim ersten Schluck einsetzende, lebhafte Peristaltik und schnelle Entleerung. Kräftiger Tonus. Bulbus o. B. Lebhafte Dünndarmpassage.

Urteil: Magen organisch o. B. Schnelle Entleerung.

Grundumsatz am 13. 5. 48: —16%.

Eine Magenausheberung ließ der Kranke nicht vornehmen.

Tabelle 1. *Wasserversuch am 11. 5. 48.*

Zeit (Stunden)	Menge (cm³)	Spezifisches Gewicht
Morgenurin	240	1028
	1000 cm³ Wasser	
¹/₂	—	—
1	—	—
1¹/₂	80	1020
2	—	—
2¹/₂	90	1016
3	—	—
3¹/₂	80	1023
4	20 kath.	1013
	270	
6	320	1007
8	190	1005
10	—	—
12	140	1028
	650	
24	270	1023

Gewicht vorher: 75,1 kg.
Gewicht nachher: 75,4 kg.

Tabelle 2. *Wasserversuch am 16. 5. 48.*

Zeit (Stunden)	Menge (cm³)	Spezifisches Gewicht
Morgenurin	60	1026
	1500 cm³ Wasser	
¹/₂	150	1002
1	200	1001
1¹/₂	250	1001
2	250	1001
2¹/₂	200	1001
3	300	1001
3¹/₂	370	1001
4	500	1003
	2220	
6	270	1012
8	100	1023
10	150	1025
24	300	1020
	820	

Gewicht vorher: 76,3 kg.
Gewicht nachher: 74,5 kg.

Tabelle 3.
*Blutzuckerkurve
nach 50 g
Dextrose per os
am 12. 5. 48.*

Zeit (Minuten)	Blutzucker (mg-%)
nüchtern	81
50 g Dextrose per os	
30	104
60	115
90	119
120	108
150	93
180	79
210	68
240	56

Im Urin kein Zucker.

Tabelle 4. *Blutzuckerkurve nach 1 EH Insulin auf 15 kg Körpergewicht intravenös am 18.5.48.*

Zeit (Minuten)	Blutzucker (mg-%)	Zeit (Minuten)	Blutzucker (mg-%)
nüchtern	86		
1 EH Insulin auf 15 kg Körpergewicht intravenös			
5	86	60	75
10	65	90	71
15	46	120	71
30	47	150	67
45	51	180	61

Zwischen 15 und 30 min etwas Mattigkeit, aber keine ausgesprochenen Schocksymptome.

Tabelle 5.
*Spezifisch-
dynamische
Eiweißwirkung
am 13. 5. 48.*

Zeit (Stunden)	Umsatz (%)
nüchtern	—16
Eiweißfrühstück	
1	+ 2
2	+21
3	+20
4	+15
5	+14

Zusammenfassung. Der gegenwärtig 34jährige Mann wurde mit 29 Jahren durch Explosivgeschoß (?) an der linken Stirn verwundet, wobei unter anderem ein gut linsengroßer Metallstecksplitter direkt in der Mittellinie 1,0 cm vor dem Sellaeingang und 0,5 cm über dem Keilbeindach intracerebral eingesprengt wurde. Die Verwundung hatte zur Folge: Einen unsymmetrischen Hydrocephalus, eine traumatische Epilepsie, hirntraumatische Wesensveränderungen und eine vorübergehende Stuhlinkontinenz für $^1/_2$ Jahr sowie eine Blaseninkontinenz, die sich erst nach $4^1/_2$ Jahren wesentlich besserte. Andere neurologische Lokalzeichen außer einer Hyposmie links wurden immer vermißt.

Bei der internen Untersuchung fanden sich äußerlich keine Besonderheiten. Erst die genauen Stoffwechselanalysen ergaben rund 5 Jahre nach der Verletzung noch deutliche Regulationsstörungen. Der Kreislauf erwies sich als labil. Der Blutdruck zeigte im Stehen eine vorübergehende Tendenz zum Absinken. Die Kreislaufbelastung wies bei dem BÖGER-WETZLERschen Verfahren auf ein vagotonisches Verhalten. Der Wasserhaushalt war gestört im Sinne einer teilweisen Umkehr der Tages- und Nachturinmengen und eines Wechsels zwischen Oligurie und verstärkter Diurese bei zwei aufeinanderfolgenden Belastungen. Die Kohlenhydrattoleranz war bei Dextrosebelastung etwas erhöht, die hypoglykämische Nachschwankung verstärkt und die Empfindlichkeit gegen Insulin gesteigert. Der Grundumsatz war deutlich erniedrigt, die spezifisch-dynamische Eiweißwirkung erhalten.

Beachtlich ist weiter die Tatsache eines anfangs gesteigerten Appetits und einer über mehrere Jahre sich erstreckenden Steigerung der sexuellen Erregbarkeit.

Am 19. 11. 49 starb er an den Folgen eines Suicidversuches mit Luminal, nachdem er uns gegenüber von Suicidgedanken schon früher gesprochen hatte. Einige Monate vorher berichtete er bei einem Besuch, daß sein körperliches Befinden sich weiter gebessert habe und daß er sich mit der Absicht trüge, wieder eine Berufstätigkeit aufzunehmen. Interkurrente Erkrankungen waren bis zum Tode nicht aufgetreten.

Fall 2 *(Beobachtung 514).*

A. R., 23 J., Landwirt; geb. 25. 11. 20, verwundet 11. 1. 44, untersucht 1. 9. 44 und 10.—14. 2. 49.

Vorgeschichte: Familie: o. B. — Selbst: Außer zwei leichten Verwundungen gesund. Chirurgische Verletzungsfolgen: Am 11. 1. 44 Granatsplitterverletzung *rechts* hinten hoch parietal mit pflaumengroßer Impressionsfraktur, tiefer Einsprengung von Knochensplittern rechts parietal und einem 0,9:0,6:0,8 cm großen Metallstecksplitter *links* frontobasal 0,3 cm neben der Mittellinie und 2,2 cm vor der Hypophysengrube. Operation am 2. Tage mit Entfernung von Hirnbrei und Knochensplittern aus „der sehr großen Trümmerhöhle", Duraplastik. Oberflächliche Wundvereiterung. Wegen Entwicklung einer Stauungspapille, Pleocytose im Liquor (bis 180/3 Z.) und Zurückbleiben von zwei größeren Knochensplittern im hinteren rechten Scheitellappen am 3. 3. 44 nochmalige Freilegung und Eröffnung der Dura und mehrfache Punktion ohne Eiter- aspiration. Auch encephalographisch kein

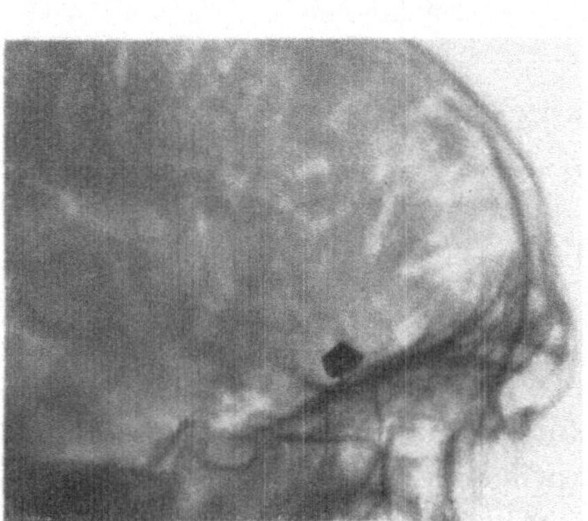

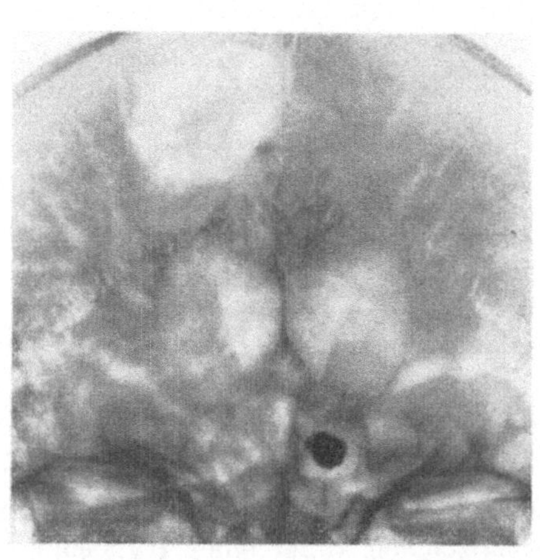

Abb. 2 a (Fall 2). Stecksplitter 2,2 cm vor der Sella frontobasal gelegen.

Abb. 2 b (Fall 2). Stecksplitter unter Überkreuzung der Mittellinie 0,3 cm links neben ihr gelagert.

Anhalt für Absceß. Nach der Operation haselnußgroßer Prolaps. Anfang April Abklingen der Stauungspapille. Im Mai Wundvernarbung. 8 Monate nach der Verletzung noch fünfmark- stückgroßer Trepanationsdefekt rechts hinten hoch parietal neben der Mittellinie mit ein- gesunkenen pulsierenden Weichteilen, zwei über apfelkerngroßen Knochensplittern bis 3 cm tief hinten im Parietalhirn und kaffeebohnengroßem Metallstecksplitter links frontobasal wie oben beschrieben (s. Abb. 2a und 2b).

Neurologische Verletzungsfolgen: Sofortige Bewußtlosigkeit für etwa 4 Tage. Kein Erbrechen. Keine Lähmungen. Keine retrograde Amnesie. Anfangs viel Kopfschmerzen, später beschwerdefrei. Nach dem Krankenblatt zur Zeit der ersten Operation noch benommen. „Keine Lähmungen." Nach der zweiten Operation waren die Eigenreflexe rechts etwas lebhafter. Psychisch wirkte er unkritisch. Auch im 8. Monat nach der Verletzung noch leichte Steigerung der Eigenreflexe rechts, Abschwächung der Fremdreflexe und Babinski rechts. Keine Sprachstörung. Verminderte Regsamkeit. Im Abklingen begriffene Stauungs- papille.

Encephalogramm: Örtliche Ausweitung des rechten Trigonum und der benachbarten Cella media zum Defekt hin. Sonst keine Verlagerungen. Splitterlage wie oben beschrieben. Liquor o. B.

Interne Befunde: Größe 178 cm. Gewicht 60,6 kg. Schlank, proportioniert. Mittel- kräftige Muskulatur. Cutis marmorata. Reizlose Narbenverhältnisse links hinten über dem Scheitel. Leichte Gesichtsasymmetrie. Die linke Seite erscheint kleiner. Der Bulbus liegt links tiefer; die Lidspalte und die Pupille sind enger; Heterochromie der linken Iris (Horner links). Nase frei. Lingua scrotalis. Lückengebiß. Rachenorgane o. B.

Keine Struma.

Lungen o. B. Herz o. B. Puls 80, regelmäßig. Arterienrohr zart. RR im Stehen 130/85 (P. 80), im Liegen 135/85 (P. 68).

Bauchorgane bis auf kleinen Nabelbruch o. B. Genitale o. B. Weibliche Schamhaargrenze. Gliedmaßen: Feucht, kühl und bläulich. Urin o. B.

Keine verstärkte Reaktion der Kopfgefäße. Nach Bücken nur geringer Blutandrang ohne Schwindel (P. 14:12). Kurzer roter Dermographismus. Deutliche respiratorische Arrhythmie. Achselschweiß, feuchte Hände und Füße (früher nicht). Sonst keine Schweißvermehrung. Etwas fettiges Gesicht. Geringe Acne am Rücken. Leichter Hände- und Muskeltremor (wahrscheinlich emotionell, kein extrapyramidaler Charakter).

Ergänzende Angaben: Appetit und Verdauungsorgane waren immer in Ordnung. Das Gewicht soll seit der Verwundung um 12 kg zurückgegangen sein. Kein vermehrter Durst. Schlaf gut. Vasomotorium o. B. Potenz ungestört. Alkohol- und Nicotintoleranz nicht erprobt.

Nach den Krankenblattkurven bis Ende Januar 1944 hohe Temperaturzacken bis 39°. Nach der zweiten Operation 4 Tage mittlere Temperaturerhöhung. Liquorpleocytose besonders nach der zweiten Operation. Fünfmalige Urinuntersuchungen o. B.

Grundumsatz am 1. 9. 44: +5%.

Nachuntersuchung vom 10.—14. 2. 49: Arbeitet in der elterlichen Landwirtschaft. Hat am 16. 9. 45 geheiratet und ein 2½jähriges gesundes Kind. 1945 Nackenfurunkel.

Tabelle 6. *Wasserversuch am 13.2.49.*

Zeit (Stunden)	Menge (cm³)	Spezifisches Gewicht
	1500 cm³ Wasser	
½	200	1018
1	250	1000
1½	300	1000
2	200	1002
2½	50	1010
3	20	1012
3½	20	1014
4	20	1014
	1060	
6	80	1010
8	100	1016
10	70	1022
12	50	1028
	300	

Gewicht vorher: 60 kg.
Gewicht nachher: 59,4 kg.

Tabelle 7. *Blutzuckerkurve nach 50 g Dextrose per os am 11.2.49.*

Zeit (Minuten)	Blutzucker (mg-%)
nüchtern	100
50 g Dextrose per os	
30	161
60	121
90	87
120	90
150	90
180	90
210	93
240	90

Tabelle 8. *Blutzuckerkurve nach 1 EH Insulin auf 15 kg Körpergewicht intravenös am 12.2.49.*

Zeit (Minuten)	Blutzucker (mg-%)
nüchtern	98
1 EH Insulin auf 15 kg Körpergewicht intravenös	
5	83
10	65
15	51
30	44
45	58
60	76
90	76
120	78

Keine Schocksymptome.

Tabelle 9. *Spezifisch-dynamische Eiweißwirkung am 14.2.49.*

Zeit (Stunden)	Umsatz (%)
nüchtern	— 1
Eiweißfrühstück	
1	+ 4
2	+12
3	+13
4	+13
5	+16

Gegenwärtig bei Wetterumschlag, Hitze und Anstrengungen benommener Kopf, gelegentlich Schwarzwerden vor den Augen, Gedächtnisschwäche; kann beim Gehen die Richtung schlecht halten. Die Beschwerden haben seit etwa 2 Jahren zugenommen. Keine Anfälle.

Appetit mäßig; Stuhl regelmäßig. Wasserlassen o. B. Kein verstärkter Durst. Gewicht konstant um 62 kg. Vasomotorium o. B. Schlaf unruhig. Alkohol nicht vertragen. Rauchen eingestellt. Potenz o. B.

Befund: Gewicht 60 kg. Schädeldefekt eingesunken und pulsierend. Interner Befund unverändert. Neurologisch bot er außer dem alten Horner links und einer Anosmie links keine Besonderheiten. Im psychischen Verhalten wirkt er deutlich prompter als früher.

Körpertemperatur in Ruhe zwischen 36,2 und 36,6⁰ axillar. Ruhepuls um 68. Keine gröberen Gewichtsschwankungen. Urin o. B. Spontane Urinmengen um 1 Liter in 24 Std. Spontankonzentration 1025. Tagesmengen größer als Nachtmengen (z. B. 500/400, 500/300 cm³). Hb.: 85%, Ery.: 4,4 Mill., Leuko.: 6400, 4% Stabk., 43% Segmk., 50% Lympho., 3% Mono. Senkung 3/4. Wa.R.: negativ. Rest-N: 44 mg-%, Harnsäure: 3,6 mg-%, Xanthoproteinreaktion: 28. NaCl: 610 mg-%, Bilirubin: 0,81 mg-%.

Fraktionierte Magenausheberung: Nüchtern freie HCl (32/51); nach Coffeinprobetrunk höchster Wert 50/70.

Röntgenuntersuchungen: Stecksplitterlage im Gehirn unverändert. Thoraxorgane o. B. Magen und oberer Dünndarm o. B.

Kreislaufverhalten: Ruheblutdruck 120/80. Schellong: Im Liegen konstante Werte von RR 120/70 und Puls 60; im Stehen RR 120/80, Puls 72 ohne Schwankungen. EKG: angedeuteter Linkstyp bei sonst normalem Erregungsablauf.

Deutliche respiratorische Arrhythmie. Kurzer roter Dermographismus. Keine emotionelle Gefäßlabilität. Beim Bücken geringer Blutandrang ohne Schwindel (P. 13:12). Feuchte, kühle Hände und Füße.

Zusammenfassung. Es handelt sich bei dem 23jährigen Patienten um einen kaffeebohnengroßen Metallstecksplitter *links* frontobasal nahe der Mittellinie 2,2 cm vor der Hypophysengrube mit Einschuß *rechts* hinten hoch parietal nahe der Mittellinie. In der Schußkanalverlaufsrichtung sind hinten parietal noch zwei Knochensplitter eingesprengt. Nach dem Sitz des Einschusses, nach der Lage der Stecksplitter und unter Berücksichtigung, daß der Metallstecksplitter die Mittellinie überquerte, ist eine Stammhirnverletzung als sicher anzusehen. Neurologisch bot der Verletzte eine längere Bewußtlosigkeit und geringe Reflexsteigerung rechts. Sonst bestanden keine Ausfälle. Im Heilverlauf machte er einen meningoencephalitischen Schub durch.

Der linksseitige Horner dürfte wegen der Heterochromie der Iris und der bestehenden Gesichtsasymmetrie konstitutionell bedingt sein.

Internistisch ist eine geringe Schweißvermehrung an den Gliedmaßenenden, eine leichte Acne und ein geringer — wahrscheinlich emotioneller — Tremor hervorzuheben. Am Ausgangsgewicht sollen nach 9 Monaten noch 12 kg fehlen. Greifbare sonstige hormonal-vegetative Ausfälle waren bei der klinischen Untersuchung nicht erkennbar. Der Grundumsatz war nicht verändert.

Eine klinische Nachuntersuchung 4¹/₂ Jahre später ergab auch unter Heranziehung der Laboratoriumsmethoden keine pathologischen Ausschläge und keine Änderung des auch vorher negativen internen Status.

Fall 3 *(Beobachtung 736).*

H. R., 33 J., Arbeiter; geb. 7. 11. 11, verwundet 6. 10. 44, untersucht 20. 12. 44ff.

Vorgeschichte: Familie: o. B. — Selbst: Bettnässer bis zum 10. Lebensjahr (1 Sohn mit 15 Jahren ebenfalls). Als Kind Lungenentzündung. Mit 25 Jahren Bauchfellentzündung und Operation. Mit 28 Jahren Infektion am rechten Daumen mit Drüsenabsceß in der Achsel. 1942 Hämorrhoidenoperation. Seit 2 Jahren chronische Heiserkeit.

Chirurgische Verletzungsfolgen: Am 6. 10. 44 Bombensplitterverletzung auf dem Scheitel und an der linken Stirn. Weichteilwunde links auf dem Scheitel ohne Knochenbeteiligung. Erbsengroße Einschußwunde an der *linken* Stirnhaargrenze nahe der Mittellinie. Röntgenologisch an dieser Stelle pfennigstückgroßer Schußbruch mit zahlreichen bis 5 cm tief im linken Stirnhirn gelegenen Knochensplittern. Bohnengroßer Metallstecksplitter direkt *rechts* an der Mittellinie 1,0 cm über dem vorderen Sellaumfang. Operative Versorgung am gleichen Tage mit fünfmarkstückgroßer Trepanation, Darstellung des Duraloches, Ausräumung der Splitterhöhle und Verfolgung des „kleinfingerdicken" Schußkanals bis auf die vordere Sella, ohne daß der Splitter gefunden wurde. Es wurde angenommen, daß das Projektil als innerer Prellschuß nach rechts gelangt sei. Duraplastik. Primäre Wundheilung. 10 Wochen nach der

Verletzung glatter fünfmarkstückgroßer Trepanationsdefekt links frontal nahe der Mittellinie. Zwei Clips im Defektniveau. Ein über linsengroßer Knochensplitter 3 cm tief im linken medialen Frontalhirn. Unveränderte Lage des basalen, in Sellanähe eingesprengten Metallsplitters. Reizlose Narbenverhältnisse mit eingesunkenen pulsierenden Weichteilen über dem Defekt (s. Abb. 3a und 3b).

Neurologische Verletzungsfolgen: Bei einem Bombenangriff im Splittergraben Schlag auf den Scheitel verspürt, zusammengebrochen, vielleicht einen Augenblick bewußtlos. Dann fortgelaufen. Dabei erneuter Schlag an der Stirn und für 2 Std bewußtlos umgefallen. Erbrechen. Keine Lähmung. Vorübergehende stärkere Kopfschmerzen. 10 Wochen nach der Verletzung keine Kopfschmerzen mehr, keine Anfälle, keine Lähmungen. Vergeßlicher, Erschwerung des Denkens. Objektiv nach der Operation anfangs apathisch. Leichtes

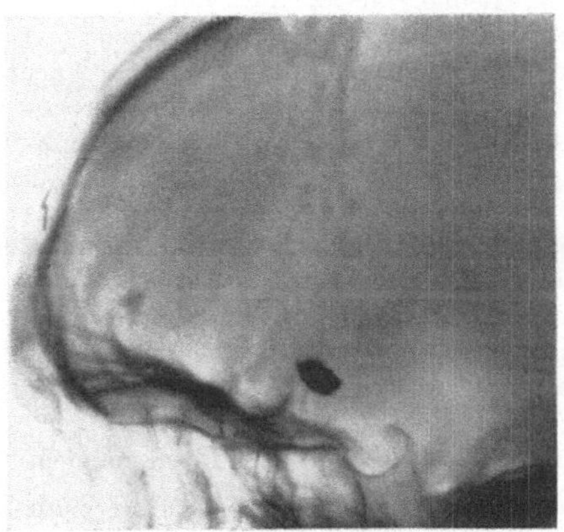

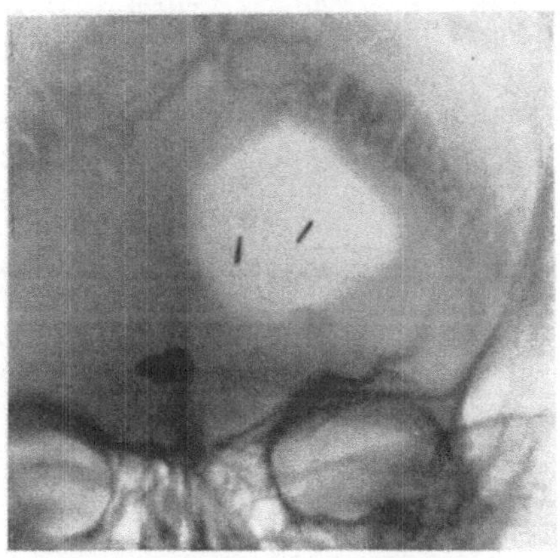

Abb. 3 a (Fall 3). Stecksplitter 1,0 cm vor der Sella.   Abb. 3 b (Fall 3). Stecksplitter hart rechts an der Mittellinie in der Vorderwand des 3. Ventrikels.

Papillenödem (links mehr als rechts). Auch später teilnahmslos, auffällig ruhig und schwerfällig. Nie ein abnormer somatisch-neurologischer Befund. Psychisch mangelnde Konzentrationsfähigkeit, allgemeine Verlangsamung und konstitutionelle Unterbegabung.

Encephalogramm: Ganz geringe Erweiterung der Seitenventrikel. Das linke Vorderhorn ist eine Spur zum Defekt hin ausgeweitet, der 3. Ventrikel kaum erweitert, aber etwas links neben der Mittellinie gelegen. Der 1,3:0,7:1,1 cm große Metallstecksplitter liegt direkt rechts und unmittelbar vor dem 3. Ventrikel. Im Liquor anfangs leichte Zellvermehrung bis 50/3, später keine entzündlichen Veränderungen mehr.

Interne Befunde: Größe 168,5 cm. Gewicht 58,4 kg. Schlank, fast asthenisch. Etwas breites Becken. Die rechte Schulter hängt. Die rechte Beckenseite tritt leicht heraus. Grobes Kinn. Rosa Hautfarbe. Volle männliche Behaarung. Fettpolster ausreichend entwickelt, normal verteilt. Muskulatur unter mittelkräftig. Knochenbau schlank. Grazile, feuchte, kühle Gliedmaßenenden. Geringe Gesichtsasymmetrie. Lidspalten und Pupillen gleich weit. Nase frei. Zunge sauber. Gebiß unregelmäßig, aber gepflegt. Etwas steiler Gaumen. Rachenorgane o. B. Stimme leicht belegt.

Keine Struma.

Lungen o. B. Herz o. B. Puls regelmäßig, 100. Arterienrohr zart. RR im Stehen 120/90 (P. 96), im Liegen 120/80 (P. 72). Bauchraum und Genitale o. B. Gliedmaßen: s. oben. Narben von oberflächlichen Splitterverletzungen und Deformation der rechten Mittelhand. Narbe in der rechten Achselhöhle. Urin o. B.

Keine vermehrte emotionelle Gefäßreaktion am Kopf. Nach Bücken deutlicher Blutandrang ohne Beschwerden (P. 12:14). Unauffälliger Dermographismus. Deutliche respiratorische Arrhythmie. Keine Schweißvermehrung. Etwas fettiges Gesicht (wie früher). Kein Tremor. Innerlich etwas unruhig (wirkt neurasthenisch).

Ergänzende Angaben: Appetit und Verdauungsorgane waren immer in Ordnung. Nur nach der Kopfverletzung war die Eßlust schlechter. Sie ist auch jetzt gelegentlich noch nicht so gut wie früher. Das Gewicht ist um 3 kg zurückgegangen. Kein krankhafter Durst. Schläft schlecht ein. Seit einigen Tagen geringer Druck in der Herzgegend, den er früher nicht kannte. Potenz o. B. Alkohol- und Nicotintoleranz noch nicht erprobt.

Nach den Krankenblattkurven bestand bis 24. 10. Subfebrilität. Puls in den ersten 3 Tagen etwas verlangsamt. Später völlig normale Temperaturkurve. Ruhepuls um 70.

Am 13. 11. im Urin einige Leukocyten, Erythrocyten und hyaline Zylinder ohne Eiweißbefund. RR 135/110. Am 16. 11. einige Leukocyten und vereinzelt Erythrocyten im Sediment. Am 21. 11. und später immer einwandfreie Urinbefunde. RR am 25. 11. 110/70. Gewicht zwischen 58 und 61 kg schwankend. Blutbild am 16. 11.: Hb.: 85, Ery.: 4,5 Mill., Leuko.: 6800, 3% Eos., 8% Stabk., 49% Segmk., 34% Lympho., 6% Mono.

Fraktionierte Magenaushebung: Nüchtern keine freie Salzsäure. Nach Coffeinprobetrunk etwas subacide Werte, die nach 45 min maximal auf 22/47 anstiegen.

Röntgenuntersuchung der Brustkorborgane o.B.

Röntgenuntersuchung des Magens: Leichte Nüchternsekretvermehrung. Stierhornförmiger Magen mit deutlicher Faltenverbreiterung im Fornixbereich. Präpylorisch normales Relief. Peristaltik, Entleerung, Bulbus und Duodenum o. B.

Urteil: Gastritiszeichen im Fornixbereich.

Zusammenfassung. Es handelt sich bei dem 33jährigen Mann um eine Bombensplitterverletzung links frontal mit Hirn-

Tabelle 10. *Wasserversuch am 28. 12. 44.*

Zeit (Stunden)	Menge (cm³)	Spezifisches Gewicht
1500 cm³ Wasser		
$^1/_2$	220	1006
1	570	1002
$1^1/_2$	570	1002
2	310	1003
$2^1/_2$	195	1004
3	125	1006
$3^1/_2$	75	1009
4	60	1013
	2125	
6	125	1018
8	60	1027
10	60	1030
12	30	1034
	275	
24	140	1035

Gewicht vorher: 59,7 kg.
Gewicht nachher: 58,8 kg.

Tabelle 11. *Blutzuckerkurve nach 50 g Dextrose per os am 21. 12. 44.*

Zeit (Minuten)	Blutzucker (mg-%)
nüchtern	95
50 g Dextrose per os	
20	146
40	130
60	116
90	102
120	86
150	78
180	84
210	87

Im Urin kein Zucker.

Tabelle 12. *Spezifisch-dynamische Eiweißwirkung am 19. 1. 45.*

Zeit (Stunden)	Umsatz (%)
nüchtern	+ 21
Eiweißfrühstück	
1	+ 0
2	+ 16
3	+ 3
4	− 4
5	+ 6

Tabelle 13. *Blutzuckerkurve nach 1 EH Insulin auf 15 kg Körpergewicht intravenös am 23. 12. 44.*

Zeit (Minuten)	Blutzucker (mg-%)
nüchtern	112
1 EH Insulin auf 15 kg Körpergewicht intravenös	
15	71
30	80
45	89
60	92
90	96
120	116

Keine Schockreaktion.

trümmerhöhle und bohnengroßem Metallstecksplitter direkt rechts an der Vorderwand des 3. Ventrikels 1,0 cm über dem vorderen Umfang der Sella, wohin das Projektil wahrscheinlich als innerer Prellschuß (s. oben) gelangte. Neurologisch keine Ausfälle außer geringem Hydrocephalus (links vorne mehr als rechts) und angedeuteter Verziehung des 3. Ventrikels zum frontalen

Schußkanal links. Psychisch allgemeine Verlangsamung und anfänglich stärkere Apathie.

Internistisch findet sich eine leichte subacide Fornixgastritis, eine geringe Pulslabilität und ein etwas hoher Grundumsatz mit nur geringer spezifisch-dynamischer Eiweißwirkung. Ob die Gastritis mit der Hirnverletzung zusammenhängt, bleibt fraglich, zumal mit 25 Jahren eine Peritonitis und andere Infekte durchgemacht wurden. Anamnestisch hatte der Appetit vorübergehend nach der Kopfverletzung nachgelassen. Der Verletzte klagte in den letzten Tagen vor der Untersuchung auch noch über geringe Herzsensationen, die wohl auf die Pulslabilität zurückgehen. Er wirkte im ganzen neurasthenisch. Vermutlich spielen konstitutionelle Faktoren hierbei eine entscheidende Rolle, da er Astheniker mit dysplastischem Einschlag ist und Bettnässer war. Darüber hinaus fanden sich sonst keine weiteren Stoffwechselstörungen.

Fünf Wochen nach der Verwundung bot er für einige Tage einen Sedimentbefund im Urin und eine kurze Steigerung des diastolischen Blutdruckes, so daß eine flüchtige abortive Nephritis damals abgelaufen sein könnte. Später waren Urin, Blutdruck und Nierenleistung ganz in Ordnung.

Da der Verletzte in einem abgetretenen Gebiet lebt, konnten wir bisher keine Verbindung mit ihm aufnehmen.

Fall 4 *(Beobachtung 726).*

P. Sch., 30 J., Landwirt; geb. 30. 6. 14, verwundet 23. 8. 43, untersucht 1. 12. 44ff.

Vorgeschichte: Familie: o. B. — Selbst: Bis 26. Lebensjahr gestottert.

Chirurgische Verletzungsfolgen: Am 23. 8. 43 angeblich von I.G.-Querschläger durch den Stahlhelm hindurch in der rechten Frontotemporalgegend verwundet. 16 Tage nach der Verwundung operative Ausräumung und Entsplitterung einer tiefen, infizierten Hirntrümmerhöhle mit Eröffnung des rechten Seitenventrikels. Tamponadebehandlung. Leicht entzündlicher Liquor ohne greifbare klinische Meningitis. Prolaps bis Ende November 1943 bei guter Heilungstendenz. Anfang Dezember erste Aufstehversuche. Mitte Dezember schwere Meningitis. Ende Dezember Eröffnung eines Abscesses im Bereich der alten Hirnwunde, der sich anfangs schnell encephalitisch vergrößerte und in den sich zwei weitere kleine Abscesse entleerten. Tibatinspülung des grünen Eiter enthaltenden rechten Seitenventrikels durch Punktion. Mitte Januar 1944 klang die Meningitis ab, der Absceß heilte aus. Im April 1944 fuhr der Verletzte in Urlaub.

Im Mai-Juni 1944 JACKSON-Anfälle links zum Teil auch sensibler Art. Im Juli fortschreitende Hemiparese links. Absceßverdacht. Die Luftfüllungen durch SOP und VP ergaben, daß das rechte Foramen Monroi verschlossen und das rechte Unterhorn verdrängt war. Am 5. 7. nach Erweiterung der alten Trepanation Eröffnung und Schwammdrainage eines 6—7 cm tief im rechten Schläfenlappen gelegenen kleinapfelgroßen Hirnabscesses („er liegt etwa im Bereich der Insel und in der Höhe der Stammganglien"). Vorübergehender Prolaps. Keine Meningitis. Im August mehrere epileptische Anfälle. Anfang Oktober 1944 nach einem großen epileptischen Anfall schwere Meningitis, Prolapsentwicklung und psychische Veränderung, die wieder Absceßverdacht nahe legten, obwohl bei verschiedenen Punktionen kein Eiter gefunden wurde. Wegen zunehmender Verschlechterung auch des psychischen Bildes wurde in fast desolatem Zustand am 26. 10. 44 nach frontaler Erweiterung der Trepanation und Gewinnung eines trüb-gelblich-grünen Liquors mit 26000/3 Zellen das rechte Vorderhorn breit eröffnet. Die Wand des rechten Seitenventrikels war dick eitrig-fibrinös belegt, das Foramen Monroi verschlossen. Tibatinspülung und Schwammtamponade des Ventrikels zur Verödung. Die andere Seite des Ventrikelsystems war nicht infiziert (SOP-Liquor klar, 30/3 Zellen). Der Kranke erholte sich nach der Operation und wurde wieder völlig klar und munter. Die alte temporale Absceßhöhle reinigte sich nun allmählich und der rechte Seitenventrikel verkleinerte sich unter der Schwammtamponade. In dem prolabierten Hirngewebe entwickelten sich noch einige Nekrosehöhlen, die sich auch bald reinigten. Zur Zeit der Untersuchung lagen rechts frontal und temporal noch 5 Schwämme (!) in verschieden tiefen (maximal 8 cm) Höhlen, wobei auch der rechte Seitenventrikel tamponiert und bis auf einen 5 cm langen Gang schon verschlossen war. Der Prolaps war behoben, die Höhlen sauber, die Heilungstendenz gut.

Röntgenbefunde: Vor der ersten Operation unregelmäßiger, gut markstückgroßer frontotemporaler Knochendefekt rechts mit Bruchlinie nach hinten und unten und Einsprengung von Knochensplittern sowie zahlreichen Metallstäubchen und mehreren linsen- bis bohnengroßen intracerebralen Metallsplittern rechts. Nach den Operationen über handflächengroßer Trepanationsdefekt rechts frontotemporal mit noch 4 Metallsplittern. Drei linsen- bis bohnengroße lagen unter dem Defekt im Bereich des rechten Stirnlappens. Der vierte gut apfelkerngroße war direkt in der Mittellinie 1,0 cm vorne über der Sella in der Gegend der Vorderwand des 3. Ventrikels lokalisiert (s. Abb. 4a und 4b). Die Encephalographie durch SOP führte

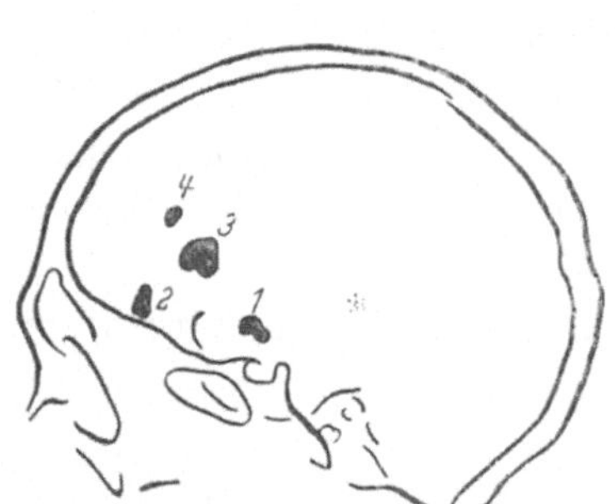
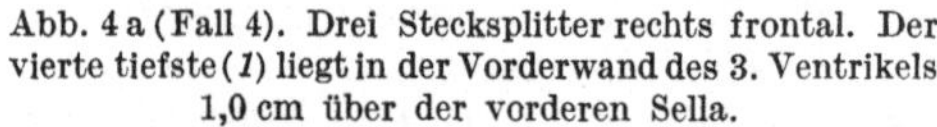
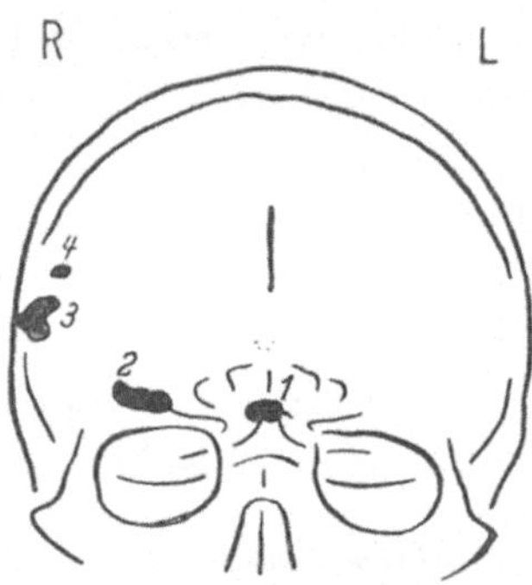

<table>
<tr><td>Abb. 4 a (Fall 4). Drei Stecksplitter rechts frontal. Der vierte tiefste (1) liegt in der Vorderwand des 3. Ventrikels 1,0 cm über der vorderen Sella.</td><td>Abb. 4 b (Fall 4). Einer der Stecksplitter (1) genau in der Mittellinie lokalisiert.</td></tr>
</table>

nur zur Füllung des linken Seitenventrikels und des 3. Ventrikels, die beide stark hydrocepha erweitert waren. Die Ventrikelfüllung rechts (durch VP) ergab einen riesigen Hydrocephalus rechts mit ballonartiger Ausweitung des Vorderhornes bis nahe an den Defekt heran.

Neurologische Verletzungsfolgen: Verwundung gespürt. Fiel sofort um. Erbrechen. Stuhl- und Urinentleerung in die Kleider. Keine Lähmung. Nach 1 min für 2 Tage bewußtlos. Anfangs viel Kopfweh. Vor den einzelnen Operationen war er gewöhnlich bewußtlos. Er weiß nichts von ihnen. Die linksseitige Lähmung kam erst nach einer der letzten und die Augenmuskellähmung erst mit der letzten Operation. Zur Zeit unserer Untersuchung mäßige Stirnkopfschmerzen, kein Schwindel, vollständige Lähmung und Taubheit der linken Körperseite. Beim Aufheben des rechten Oberlides Doppelbilder. Vergeßlicher, reizbarer, ermüdbarer, erschwerte Auffassung. Die Anfälle spürt er nicht kommen. Ist dabei 5—10 min bewußtlos. Einmal Zungenbiß, zweimal Urinabgang.

Objektiv war er am 6. 8. 43 ansprechbar, aber nicht orientiert, keine Lähmung. Erweiterung der rechten Pupille. Am 28. 3. 44 Erweiterung der rechten Pupille, sonst somatisch-neurologisch symptomfrei. Leichte Euphorie, prompte Reaktionsweise, keine Merk- oder Gedächtnisschwäche, keine Beeinträchtigung der kombinatorischen Leistung. 7. 4.: ,,Fühlt sich wohl, fährt bald in Urlaub.'' Seit Mai 1944 JACKSON-Anfälle links zum Teil mit Parästhesien und flüchtigen Lähmungen und Gefühlsstörungen für 10 min, besonders in der linken Hand und im Gesicht. Ende Juni bleibende leichte Parese und Hypästhesie links in Arm und Gesicht. Allgemeine Verlangsamung und Interesselosigkeit. 5. 7.: Fortschreitende linksseitige Lähmung mit spastischen Zeichen und groben Sensibilitätsstörungen; schläfrig, schwerbesinnlich. Nach der Absceßeröffnung im Juli ,,starke Witzelsucht, komplette Lähmung links und Doppelbilder''. 15. 10.: ,,Schläfrig, nicht orientiert.'' 20. 10.: ,,Ptose rechts, stark verlangsamt, Neigung zum Witzeln, läßt unter sich.'' 21. 10.: ,,Benommen, unruhig, desolater Zustand.'' Ab Ende Oktober war er wieder klar, erholte sich zusehends, aß gut. 13. 11.: ,,Allgemeinzustand ausgezeichnet.'' Zur Zeit unserer Untersuchung ($1^1/_4$ Jahr nach der Verletzung) inkomplette Oculomotoriuslähmung rechts (Ptose, Bulbusabweichung nach außen unten, erweiterte, aber nicht lichtstarre Pupille), spastische, fast komplette Hemiparese und Hemihypästhesie links. Psychisch munter, frisch, humorvoll. Prompte und aufgeweckte Antworten, zuverlässige Angaben zur Anamnese, aber vorzeitig ermüdbar und unkritisch gegen seinen Zustand.

Encephalogramm s. oben. Im SOP-Liquor leichte Eiweiß- und Zellvermehrung.

Interne Befunde: Der Kranke ist bettlägerig. Rosa Gesichtskolorit, blasse Körperhautfarbe. Guter Hautturgor. Haut etwas trocken. Männliche Behaarung, Rasur jeden zweiten Tag. Keine Schweiß- oder Hauttalgvermehrung. Fettpolster ausreichend entwickelt, normal verteilt. Muskulatur durch die lange Bettruhe dürftig. Knochenbau und Gliedmaßen schlank. Vollständige linksseitige spastische Lähmung.

Bindehäute reizlos. Hören beiderseits gut. Nase frei. Schleimhäute gut durchblutet. Lingua scrotalis, sauber. Ungepflegtes Lückengebiß mit Brücken. Zahnfleischauflockerung vorne unten. Tonsillen sehr groß, zerklüftet. Beiderseits je eine kleine indolente Kieferwinkeldrüse.

Keine Struma.

Lungen o. B. Herz etwas quergestellt, sonst o. B. Puls regelmäßig, 88. Arterienrohr zart. RR 135/80. Bauch: Weich, etwas Meteorismus, sonst kein abnormer Tastbefund. Genitale o. B. Kräftige Hoden. Gliedmaßen: Links kühler. Gute Fußpulse. Kleiner Decubitus über dem rechten Rollhügel.

Tabelle 14. *Blutzuckerkurve nach 50 g Traubenzucker per os am 3. 11. 44.*

Zeit (Minuten)	Blutzucker (mg-%)
nüchtern	125
50 g Dextrose per os	
20	175
40	190
60	184
90	157
120	172
150	141
180	150
210	132

Zur Zeit des Wertes von 150 min wurde durch ein Versehen ein Verbandwechsel und eine SOP vorgenommen.

Im Urin nach 2, 4 und 6 Std kein Zucker.

Tabelle 15. *Blutzuckerkurve nach 1 EH Insulin auf 15 kg Körpergewicht intravenös am 28. 11. 44.*

Zeit (Minuten)	Blutzucker (mg-%)
nüchtern	115
1 EH Insulin auf 15 kg Körpergewicht intravenös	
15	93
30	78
45	98
60	104
90	112
120	115

Keine Schockerscheinungen.

Keine vermehrte emotionelle Vasomotorentätigkeit am Kopf. Länger anhaltender, roter Dermographismus mit roter reflektorischer Randzone. Mäßige respiratorische Arrhythmie. Ruhig. Kein Tremor.

Ergänzende Angaben: Appetit ausgezeichnet. Magen immer in Ordnung. Stuhl seit der Bettruhe verstopft, nimmt Einläufe. Vorher und auch im letzten Halbjahr nach der Verletzung immer regelmäßiger Stuhlgang. Gewicht: Jetzt 66,5, vor dem Kriege 80 kg. Im Felde war das Gewicht schon wesentlich zurückgegangen. Nie vermehrter Durst. Wasserlassen o. B. Schlaf: Nachts sehr schlecht, schläft viel am Tage. Keine vasomotorischen Störungen. Potenz o. B. Nichtraucher. Seit der Verletzung noch keinen Alkohol genossen.

Seit den Krankenblattkurven vielfache febrile Schübe und subfebrile Perioden entsprechend dem Krankheitsverlauf. Die Temperatur war nie hyperpyretisch (überschritt kaum 39°) oder abnorm niedrig. Die Pulsreaktion war dem Temperaturverlauf adäquat.

Wiederholte Urinuntersuchungen ergaben immer ein negatives Resultat. Keine Vermehrung der Urinmenge. RR niemals erhöht (110/80).

Blutbild am 31. 1. 44: Hb.: 88, Ery.: 4,6 Mill., Leuko.: 6400, 3% Eos., 2% Stabk., 63% Segmk., 28% Lympho., 4% Mono.; am 3. 7. 44: Hb.: 97, Ery.: 4,5 Mill., Leuko.: 8000, 2% Eos., 4% Stabk., 75% Segmk., 11% Lympho., 8% Mono.

Andere Untersuchungen konnten bei dem Zustand des Verletzten nicht durchgeführt werden.

Zusammenfassung. Es handelt sich bei dem 30jährigen Landwirt um eine ungewöhnlich schwere und komplikationsreiche Hirnverletzung mit rechtsseitigem frontotemporobasalen Einschuß von zahlreichen Knochen- und Metallsplittern, von denen ein apfelkerngroßer bis in die Mittellinie 1,0 cm über den

Sellaeingang in die Gegend der Vorderwand des 3. Ventrikels vordrang. Es entwickelten sich ein Frühabsceß, zwei Spätabscesse, eine Reihe weiterer encephalitischer Zerfallshöhlen rechts frontoparietotemporal. Durch Verschluß des Foramen Monroi bildete sich ein rechtsseitiger Pyocephalus internus heraus, der breit eröffnet und durch Schwammdrainage zur Verödung gebracht wurde. Mehrfache schwere meningitische Schübe. $1^{1}/_{4}$ Jahr nach der Verletzung lagen noch in 5 (!) bis maximal 8 cm tiefen Höhlen Schwämme. Großer Trepanationsdefekt rechts frontotemporal. Drei weitere linsen- bis bohnengroße intracerebrale Metallstecksplitter vorwiegend parietotemporal. Komplette motorische und sensible Lähmung links. Oculomotoriuslähmung rechts. Traumatische Epilepsie mit bisher zwölf großen und zahlreichen JACKSON-Anfällen. Wechselvolle psychische Störungen. Hochgradiger Hydrocephalus auch des 3. Ventrikels.

Dieser Kranke, dessen weitere Krankheitsgeschichte unbekannt blieb, wurde $1^{1}/_{4}$ Jahr nach der Verletzung in obigem Zustand internistisch so weit wie möglich untersucht. Dabei ergab sich ein ganz normaler interner Status! An eine Zwischenhirnstörung erinnerte nur die Umkehr des Schlaf-Wachrhythmus. Die Stuhlverstopfung kann bei dem bettlägerigen Kranken in Analogie zu vielen ähnlichen Beobachtungen auch bei anderen Kranken mit Bettlägerigkeit nicht unbedingt als eine traumatische zentral-nervöse Regulationsstörung aufgefaßt werden. Der Nüchternblutzucker lag an der oberen Grenze der Norm. Die Blutzuckerbelastungskurve mit Traubenzucker zeigte einen protrahierten Verlauf. Die Insulinreaktion war normal.

Da der Kranke aus Oberschlesien stammte, war später eine Verbindung nicht mehr aufzunehmen.

Fall 5 *(Beobachtung 392).*

H. V., 37 J., Monteur; geb. 16. 9. 06, verwundet 2. 3. 44, untersucht 5. 7. 44ff. und 4.—12. 8. 44.

Vorgeschichte: Familie: o. B. — Selbst: 1933 leichte Angina, sonst gesund.

Chirurgische Verletzungsfolgen: Am 2. 3. 44 Granatstecksplitterverletzung links tief temporal mit linsengroßem Einschuß direkt hinter dem oberen Ansatz der linken Ohrmuschel mit Hirnaustritt. Röntgenologisch markstückgroße Impression in der linken Schläfengegend mit Knochensplitterpyramide und 1,0:1,0:0,5 cm großem Metallstecksplitter 5 mm links der Mittellinie und 1,0 cm über dem vorderen Sellaeingang (s. Abb. 5a und 5b). Am 2. Tage operative Ausräumung von Knochensplittern und zerstörter Hirnsubstanz bis auf 3 cm Tiefe. Der Schußkanal führte schräg nach vorne und medial. Der Metallsplitter wurde nicht gefunden. Reichlich Liquorabfluß aus der Hirnwunde. Duraplastik. Primärer Wundverschluß und komplikationslose Heilung. Leichterer meningitischer Schub für 14 Tage. Im 5. Monat nach der Operation eingesunkener und röntgenologisch glattrandiger 3:2 cm großer Knochendefekt über und hinter der linken Ohrmuschel mit pulsierenden Weichteilen; 2 kleine Knochensplitter im Defektbereich, 3 weitere tiefer intracerebral gelegene im linken Schläfenlappen. Der Metallstecksplitter behielt seine Lage unverändert bei (s. oben).

Neurologische Verletzungsfolgen: Verletzung nicht gespürt. Sofort bewußtlos. Erbrechen? Nach dem Aufwachen rechtsseitige Lähmung und Sprachstörung. Kaum Kopfschmerzen. Weitgehende Besserung der Lähmung und auch der Sprachstörung. Im 5. Monat nach der Verletzung keine Kopfschmerzen, kein Schwindel. Noch Schwäche in der rechten Hand und Erschwerung der Wortfindung.

Laut Krankenblattaufzeichnungen war er am Tage der Verletzung nach vorübergehender Bewußtlosigkeit benommen. Nach der Operation blieb er bis Ende der 2. Woche somnolent. Der Liquor war bis zu dieser Zeit meningitisch verändert. Am 2. Tage nach der Operation soll die Lähmung des rechten Armes aufgetreten sein. Zwei Monate nach der Verletzung bestand noch eine mäßige Parese des rechten Armes mit Tonus- und Reflexsteigerung, keine Parese im rechten Bein, nur etwas lebhafterer PSR. Keine Sensibilitätsstörungen. Die rechte Pupille war etwas weiter, der Mundfacialis blieb rechts zurück, die Zunge wich nach rechts ab. Sensorisch-amnestische Aphasie. Innenohrschwerhörigkeit links. Im 5. Monat nach der Verletzung leichte Besserung dieses Befundes. Psychisch schwerfällig, mangelnde Konzentrationsfähigkeit und Verlangsamung.

Encephalogramm: Starker Hydrocephalus aller Hirnkammern unter Betonung der Erweiterung des linken Seitenventrikels. Der Metallstecksplitter liegt 1 mm von der linken vorderen Seitenwand des 3. Ventrikels entfernt. Liquor o. B.

Interne Befunde: Größe 165 cm. Gewicht 69 kg. Mittelkräftiger, leicht dysplastischer Mann. Lässige Haltung. Kleiner Bauch. Cutis marmorata. Männliche Behaarung. Fettpolster normal verteilt. Großer, runder Kopf. Mäßiger Exophthalmus. Breite Nase. Unsymmetrisches Gesicht. Das rechte Auge ist etwas größer als das linke (kein Horner). Lückengebiß. Paradentose. Zunge weißlich belegt. Foetor ex ore. Sonst Kopforgane o. B.

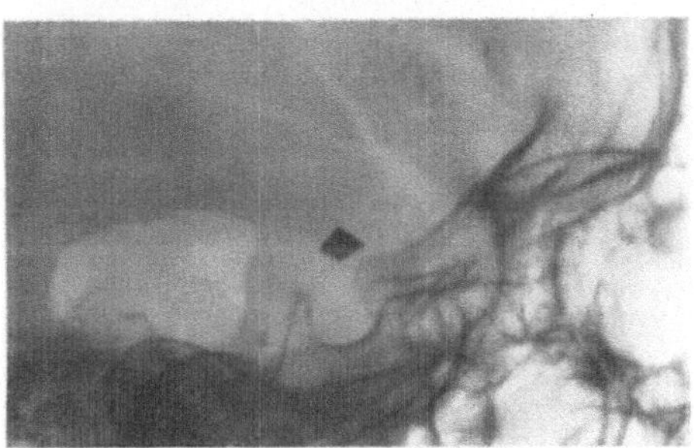

Abb. 5a (Fall 5). Stecksplitter über dem Sellavorderrand.

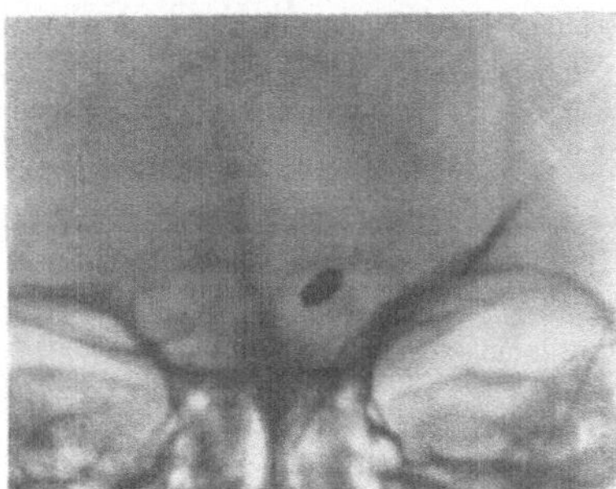

Abb. 5b (Fall 5). Stecksplitter 0,5 cm links der Mittellinie.

Keine Struma.

Rechte Schulter hängt, rechte Brustseite etwas flacher. Lungen o. B. Herz o. B. Puls regelmäßig 68. Arterienrohr zart. RR im Stehen 85/65 (P. 72), im Liegen 90/65 (P. 64). Bauchorgane und Genitale o. B.

Gliedmaßen: Die rechte Hand ist kühler und bläulicher. Urin o. B.

Keine gesteigerte emotionelle Erregbarkeit der Kopfgefäße. Nach Bücken deutlicher Blutandrang mit etwas Schwindelgefühl (P. 13:10). Länger anhaltender, roter Dermographismus. Eher trockene Haut, keine Hauttalgvermehrung. Mäßige respiratorische Arrhythmie. Innerlich ruhig. Kein Tremor. Kein Rigor. Kein Maskengesicht. Genügend Mitbewegungen. Etwas dranghafte Unruhe. Relativ häufig Verlegenheitsbewegungen.

Ergänzende Angaben: Appetit und Verdauungsorgane waren immer in Ordnung. Das Gewicht hat sich gegen früher nicht verändert. Kein vermehrter Durst. Schlaf gut. Keine vasomotorischen Störungen. Potenz o. B. Alkoholtoleranz nicht erprobt. Rauchen in kleinen Dosen vertragen.

Nach den Krankenblattkurven bis 12. 3. hohe Temperatur, bis 16. 3. lytische Entfieberung. Angemessene Pulsreaktion. RR schon einen Monat nach der Verletzung 95/60. Er hielt sich später immer auf dieser Höhe. Das Gewicht fiel vorübergehend bis auf 61,6 kg ab. Mehrfache Urinuntersuchungen immer einwandfrei. Blutbild am 16. 8.: Hb.: 96, Ery.: 5,2 Mill., Leuko.: 4800. Diff.: 2% Eos., 1% Stabk., 59% Segmk., 31% Lympho., 7% Mono. Der Verletzte machte vom 11.—12. 4. einen leichten katarrhalischen Infekt mit Schnupfen und Tracheitis durch. Die Temperatur stieg dabei auf 37,9 bzw. 37,1⁰ an. Er war in einigen Tagen völlig beschwerdefrei.

Bei nochmaliger genauer interner Beobachtung vom 4.—12. 8. 44 ergab sich: Temperatur um 36,4⁰ relativ konstant. Rectal um 0,4—1⁰ höher. Ruhepuls durchschnittlich bei 70 mit Schwankungen um 10 nach oben und unten. Der täglich mehrfach gemessene Blutdruck schwankte zwischen 115/80 und 95/65. Stuhlentleerung regelmäßig. Urinmenge um 1 Liter. Höchste Spontankonzentration 1030.

Fraktionierte Magenausheberung: Im Nüchternsaft freie Salzsäure (20/57). Höchster Anstieg der Säurewerte nach Coffeinprobetrunk in 30 min auf 74/90. Keine besondere Vermehrung der Nachsekretion.

Röntgendurchleuchtung der Brustkorborgane: Kleiner Primärherd hinten in der Basis des rechten Unterlappens, sonst Thoraxorgane o. B.

Röntgenuntersuchung des Magens: Normale Falten. Keine Sekretvermehrung. Regelrechte Peristaltik und Entleerung durch einen einwandfreien Bulbus.

Urteil: Magen organisch und funktionell einwandfrei.

Tabelle 16. *Wasserversuch am 10.8.44.*

Zeit (Stunden)	Menge (cm³)	Spezifisches Gewicht
Nachturin	620	1030
1500 cm³ Wasser		
$^1/_2$	220	1014
1	175	1017
$1^1/_2$	345	1004
2	245	1004
$2^1/_2$	140	1004
3	100	1005
$3^1/_2$	70	1005
4	40	1009
	1335	
6	200	1005
8	230	1014
10	80	1023
12	50	1023
	560	
24	300	1026

Gewicht vorher: 66,5 kg.
Gewicht nachher: 66,0 kg.

Tabelle 17. *Blutzuckerbelastungskurve mit 50 g Traubenzucker per os am 7.8.44.*

Zeit (Minuten)	Blutzucker (mg-%)
nüchtern	89
50 g Dextrose per os	
20	152
40	156
60	91
90	88
120	82
150	84
180	88
210	91

Im Urin kein Zucker.

Im November 1948 teilte uns sein behandelnder Arzt mit, daß es dem Kranken „bisher ganz leidlich" gehe; er sei Rentner und arbeite nicht.

Im Juni 1950 erfuhren wir, daß er bisher keine weiteren Krankheiten durchgemacht habe. Er klagte über gewissen Schwindel, Reduktion seiner geistigen Leistungen, schlechten Schlaf und Schweißneigung. Appetit, Flüssigkeitsaufnahme und Libido waren in Ordnung. Der Blutdruck betrug im Stehen und Liegen 100/75 (P. 80). Neurologisch bot er noch eine Sprachstörung und Schwäche im rechten Arm.

Zusammenfassung. Es handelt sich bei dem 37jährigen Mann um einen links hinten tief temporal eingedrungenen, etwa apfelsinenkerngroßen Metallstecksplitter, der 0,5 cm links der Mittellinie 1,0 cm über dem vorderen Sellaeingang direkt in der linken vorderen Seitenwand des 3. Ventrikels liegen geblieben ist. Neurologisch fand sich eine spastische Parese des rechten Armes ohne Sensibilitätsstörung, eine vorwiegend sensorische Aphasie, eine hirntraumatische Wesensveränderung und ein schwerer Hydrocephalus. Bei der am 2. Tage nach der Verwundung vorgenommenen Operation wurde der linke Seitenventrikel eröffnet. Einige tief gelegene Knochensplitter blieben im linken Schläfenlappen zurück. Anfänglicher meningitischer Schub für 14 Tage. Beachtlich sind die geringen subjektiven Beschwerden.

Internistisch fand sich eine ziemlich konstante Hypotonie, die schon 1 Monat nach der Verletzung erstmalig festgestellt wurde. Dabei bestand keine besondere Vasolabilität. Der Verletzte bot weiter einen leichten, nicht ganz symmetrischen Exophthalmus, der sicher alt und unabhängig von der Verletzung war. Dies ließ sich durch Vergleich mit entsprechenden früheren Bildern sicherstellen und wurde auch von dem Verletzten selbst sowie von seinem Bruder dem Untersucher angegeben. Es fehlten alle Zeichen einer Hyperthyreose. In der 5. Woche nach der Verletzung machte der Kranke einen leichten katarrhalischen Infekt durch, der in 2 Tagen komplikationslos abklang. Bei den sonstigen Untersuchungen zeigte sich nur eine leichte Superacidität des Magensaftes. Die übrigen angestellten Stoffwechseluntersuchungen verliefen einwandfrei.

Nach $4^1/_2$ und 6 Jahren gab uns der behandelnde Arzt Nachricht, wonach eine entscheidende Änderung in dem Zustande des Verletzten nicht eingetreten war. Der Blutdruck lag immer noch an der unteren Grenze der Norm.

Fall 6 *(Beobachtung 491).*

A. E., 47 J., Elektroingenieur; geb. 11. 10. 96, verwundet 3. 11. 43, untersucht 3. 8. 44 ff.

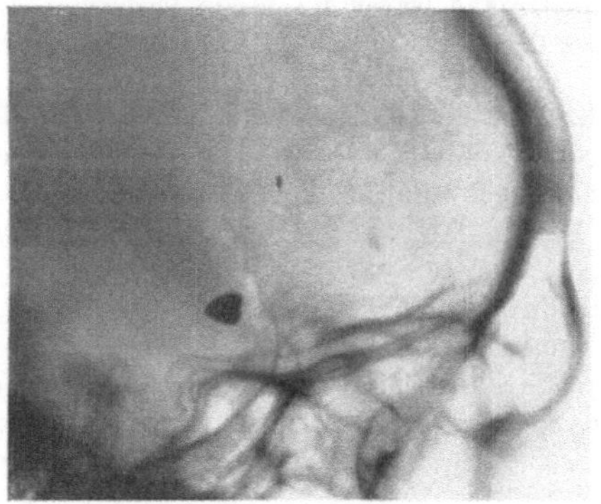

Abb. 6a (Fall 6). Stecksplitter in Höhe des vorderen Sellaeinganges.

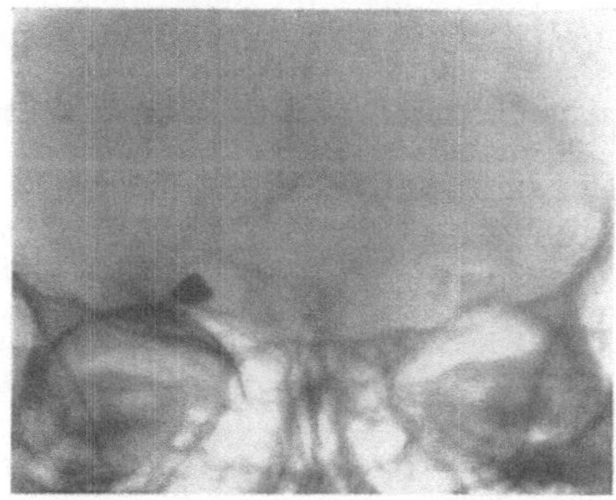

Abb. 6b (Fall 6). Splitter 1,5 cm rechts der Mittellinie nach ihrer Überkreuzung.

Vorgeschichte: Familie: Mutter starb mit 71 Jahren an Zuckerkrankheit. Selbst: Immer gesund.

Chirurgische Verletzungsfolgen: Am 3. 11. 43 Granatsplitterverletzung mit Einschuß über der *linken* lateralen Augenbraue, Kontusionsschaden am linken Bulbus, multiplen Frakturierungen der vorderen Schädelbasis und Einsprengung eines erbsengroßen Metallstecksplitters 0,5 cm oberhalb und hart auswärts des *rechten* Processus clinoideus anterior 1,5 cm neben der Mittellinie. Auf dem seitlichen Röntgenbild liegt der Splitter in der Senkrechten durch die vordere Sellawand (s. Abb. 6a und 6b). Operative Versorgung am 16. Tag nach der Verwundung: Ausräumung und Entsplitterung der von unten her eröffneten linken Stirnhöhle, des linken Orbital- und des Siebbeindaches, das bis zur Keilbeinhöhle gesplittert ist. Die Dura ist vom Einschuß bis zur Keilbeinhöhle aufgerissen; Liquorabfluß. Der Metallsplitter wurde nicht gefunden. Wundverschluß über Tampon auf der verletzten Dura. Komplikationslose Heilung. Es resultierte ein reizloser, tief eingesunkener, pulsierender Knochendefekt in der Gegend des linken Supraorbitalbogens, der linken Stirnhöhle und von Teilen des Bodens der vorderen Schädelgrube sowie Erblindung des linken Auges durch Kontusionsfolgen.

Neurologische Verletzungsfolgen: Sofortige Bewußtlosigkeit für 4 Tage. Keine retrograde Amnesie. Anfangs Schwäche und Gefühllosigkeit im rechten Arm, Verlust des Sehvermögens links und viel Kopfbeschwerden. Im 11. Monat nach der Verletzung noch ziehende Kopfschmerzen rechts bei Wetterumschlag, Vergeßlichkeit und Reizbarkeit. Objektiv sofort nach der Verletzung Ptose des linken Oberlides und Anosmie links. Keine Lähmungen oder Reflexdifferenzen. Psychisch unauffällig. Im 10. Monat nach der Verletzung noch Ptose des linken Oberlides und Anosmie. Psychisch verlangsamt, ermüdbar, labil. Merkschwäche.

Encephalographie nicht gelungen. Liquor o. B. Stecksplitterlage wie oben beschrieben unverändert.

Interne Befunde: Größe 166 cm. Gewicht 53,5 kg. Hager, schlank. Brünette Haut. Spärliche männliche Behaarung. Wenig Fettpolster. Muskulatur und Knochenbau kaum mittelkräftig. Deutliche Entstellung durch die Verletzungsfolgen. Ptose links. Nase frei. Zunge sauber. Lückengebiß mit Paradentose. Rachenorgane o. B. Ganz kleine Kieferwinkeldrüse rechts.

Keine Struma.

Lungen o. B. Herz o. B. Puls 88, regelmäßig. Arterienrohr etwas rigide. RR im Stehen 125/85 (P. 84), im Liegen 130/75, auf 120/75 absinkend (P. 68), nach dem Aufstehen zunächst 105/75, in einigen Minuten auf 120/85 ansteigend.

Bauchorgane: Leber etwas groß und gering konsistenzvermehrt. Kein Milztumor. Genitale o. B. Gliedmaßen o. B. Urin bis auf eine Spur Urobilinogenvermehrung o. B.

Kein verstärktes spontanes Spiel der Kopfvasomotoren. Keine nennenswerte respiratorische Arrhythmie. Keine Schweiß- oder Hauttalgvermehrung. Innerlich ruhig. Kein Tremor.

Ergänzende Angaben: Appetit und Verdauungsorgane waren immer in Ordnung. Das Gewicht liegt 4 kg unter dem Ausgangsgewicht vor der Verwundung. Nie vermehrter Durst. Ungestörter Schlaf. Vasomotorium und Potenz o. B. Auch kleine Alkoholmengen nicht vertragen. Rauchen in kleinen Dosen bekömmlich.

Die Krankenblattkurven aus den ersten Wochen fehlten. Später normaler Puls- und Temperaturverlauf. Gewichtsschwankung zwischen 52 und 58 kg. Fünfmalige Urinuntersuchungen immer einwandfrei. Blutbild am 13. 6. 44: Hb.: 88, Ery.: 5,0 Mill., Leuko.: 6200, 4% Stabk., 57% Segmk., 33% Lympho., 6% Mono.

Am 8. 11. 44 trat plötzlich mit einem Schüttelfrost und Temperaturanstieg auf 39,2° eine croupöse Pneumonie des ganzen linken Oberlappens auf, die am 7. Tage unter schwerem bedrohlichem Kreislaufkollaps zu einer Pseudokrise führte. Der Kollaps ließ sich therapeutisch abfangen. Am 9. Tage entfieberte der Kranke kritisch und genas schnell und vollständig. Die Pneumonie wurde auch röntgenologisch gesichert. Sie ging mit einem Herpes labialis einher.

Fraktionierte Magenausheberung: Nüchtern keine freie Salzsäure. Auch nach Coffeinprobetrunk keine freie Säure. Erst nach Histamin freie Salzsäure (17/37).

Röntgenuntersuchung der Brustkorborgane: o. B.

Röntgenuntersuchung des Magens: Deutliche Blähung der Darmschlingen. Der Magen ist dadurch nach vorn und rechts verdrängt. Keine Nüchternsekretvermehrung. Normale Falten. Ausreichender Tonus. Anfangs äußerst träge, flach und unregelmäßig ablaufende Peristaltik, die erst später tiefer durchschnürt. Die Entleerung ist dadurch in der ersten Zeit träge. Bulbus und Duodenum o. B.

Urteil: Meteorismus. Magen organisch o. B. Gewisse funktionelle Abwandlungen in Gestalt von oberflächlicher, zum Teil unregelmäßiger Peristaltik und anfangs verzögerter Ausschüttung.

Grundumsatz am 25. 8. 44: —13%.

Zusammenfassung. Bei dem 48jährigen Mann liegt ein erbsengroßer intracerebraler Granatstecksplitter dicht über und etwas außen vom *rechten* Processus clinoideus anterior vor, der lateral in der *linken* Augenbraue eindrang, den linken Bulbus durch Prellung zur Erblindung brachte, den Knochen der vorderen Schädelgrube auf eine größere Fläche frakturierte und die Dura frontobasal aufriß. Die neurologischen Ausfälle (Ptose links und Anosmie links) sind peripher bedingt. Allgemeine hirntraumatische Wesensveränderungen weisen auf einen Hirnschaden hin.

Tabelle 18. *Blutzuckerkurve nach Doppelbelastung mit je 50 g Dextrose per os am 26. 8. 44.*

Zeit (Minuten)	Blutzucker (mg-%)
nüchtern	90
50 g Dextrose per os	
20	154
40	176
60	145
90	124
50 g Dextrose per os	
110	147
130	149
150	127
180	115
210	74

Im Urin kein Zucker.

Internistisch ist eine gewisse Blutdrucklabilität mit vorübergehendem Absinken der Werte nach Übergang vom Liegen zum Stehen zu verzeichnen. Der Kranke bietet weiter eine Anacidität des Magensaftes. Nur auf Histaminreiz wird freie Salzsäure gebildet. Röntgenologisch ist am Magen kein organischer Befund festzustellen. Hervorzuheben ist, daß bei dem Patienten, der mit Diabetes mellitus erblich belastet ist, keinerlei Zuckerausscheidung nach der Hirnverletzung beobachtet wurde und daß die Doppelbelatungskurve mit Dextrose einen praktisch normalen Ablauf ergab. Schließlich wurde noch eine leichte Erniedrigung des Grundumsatzes gefunden.

Der Verletzte machte 1 Jahr nach der Verwundung eine typische linksseitige croupöse Oberlappenpneumonie mit vorübergehendem ernstlichem Kreislaufkollaps in einer Pseudokrise am 7. Tage durch. Der Verlauf der Pneumonie unterschied sich sonst in nichts von dem gewohnten klinischen Bild einer schweren Form dieser Erkrankung.

Es war uns bisher nicht möglich, mit dem in der Ostzone beheimateten Verletzten wieder Beziehungen aufzunehmen.

Fall 7 *(Beobachtung 346).*

H. G., 29 J., Metallschleifer; geb. 16. 10. 14, verwundet 2. 3. 44, untersucht 21. 6. 44.

Vorgeschichte: Familie: Mutter mit 55 Jahren an Magenkrebs gestorben. Selbst: Immer gesund.

Chirurgische Verletzungsfolgen: Am 2. 3. 44 Granatsplitterverletzung in der linken Schläfengegend 2 Querfinger vor dem oberen Ansatz der Ohrmuschel mit Impressionsfraktur und Einsprengung eines fast kaffeebohnengroßen Metallstecksplitters, der nach dem Röntgenbild 1,2 cm links neben der Mittellinie und 1,0 cm senkrecht über dem Sellaeingang liegen blieb. Operation am Tage nach der Verwundung mit Trepanation am Einschuß. Nach Erweiterung des kleinfingernagelgroßen Duraloches Absaugung einer Trümmerhöhle und Entfernung von eingesprengten Knochensplittern. Duranaht und primärer Wundverschluß. Komplikationslose Heilung.

Neurologische Verletzungsfolgen: Verwundung noch gespürt, dann für mehrere Tage bewußtlos. Erbrechen? Keine retrograde Amnesie. Vor der Operation keine neurologischen Ausfälle. Gleich nach der Operation benommen, besonders auf der rechten Körperseite motorisch unruhig. Mehrere Tage lang epileptische Anfälle. Herausbildung einer rechtsseitigen Hemiparese und Sprachstörung. Am 6. 3.: „Starker Speichelfluß.“ Nach einer Woche noch benommen, Spontanabgang von Stuhl und Urin. Rechte Pupille weiter als die linke. Allmähliche Besserung und Aufhellung des Bewußtseins erst ab 14. 3. Danach „schwerfällig, ohne Antrieb und verlangsamt.“ Am 28. 3.: „Aphasie gebessert, frischer, nicht mehr so verlangsamt.“ Hemiparese im Rückgang. Am 31. 3. im Encephalogramm kein Anhalt für Absceß. Fundus o. B. Mitte April noch antriebsarm und verlangsamt, aber keine Merk- und Gedächtnisschwäche. Leichte Hemiparese rechts mit geringen Sensibilitätsausfällen und Wortfindungsstörungen. 3$^{1}/_{2}$ Monate nach der Verwundung noch ständig leichte Kopfschmerzen, Schwäche und Ermüdbarkeit im rechten Arm und Bein. Objektiv fünfmarkstückgroßer Trepanationsdefekt links tief temporal mit dem oben beschriebenen intracerebralen Stecksplitter und eingesunkenen, pulsierenden Weichteilen. Leichte rechtsseitige spastische Hemiparese mit geringen Sensibilitätsausfällen und leichten Wortfindungsstörungen. Im psychischen Verhalten vielleicht eine Spur Verlangsamung, sonst aber keine Auffälligkeiten. Auch von den Verwandten wurde keine Charakterveränderung bemerkt. Kein Speichelfluß, keine besondere Bewegungsarmut, gleich weite Pupillen.

Encephalogramm: Leichter allgemeiner Hydrocephalus, besonders auch des 3. Ventrikels. Die Vertikalachse des Ventrikelsystems ist ganz leicht nach links unten verlagert. Der Metallstecksplitter liegt links neben der Vorderwand des 3. Ventrikels (s. Abb. 7a und 7b). Liquor o. B.

Interne Befunde: Größe 168 cm. Gewicht 71 kg. Untersetzter und breit gebauter Mann mit leicht pyknischem Einschlag. Männliche Behaarung. Etwas an Brust und Bauch betonte

Fettpolster. Das rechte Bein schleift ein wenig. Rechts sind die Bewegungen der Hand noch nicht so flüssig wie links. Gesichtsasymmetrie: Linke Lidspalte enger, linker Bulbus tiefer in der Orbita (bei gleich weiten Pupillen!), linkes Ohr steht mehr ab, Nase nach rechts verbogen, unsymmetrischer Überbiß des Unterkiefers (ein Bild des Verletzten *vor* der Verwundung zeigte bereits diese Asymmetrien). Rachitische Zähne. Zunge sauber. Rachenorgane o. B.

Keine Struma.

Lungen o. B. Herz o. B. Bradykardie. Puls 48, regelmäßig. Arterienrohr zart. RR im Stehen 110/75 (P. 56), im Liegen 120/85 (P. 48). Bauchorgane und Genitale o. B. Gliedmaßen rechts kühler als links. Urin o. B.

Blasses Gesicht. Kein vermehrtes Spiel der Kopfvasomotoren. Nach Bücken nur mäßiger Blutandrang ohne Pulsreaktion. Geringe respiratorische Arrhythmie. Länger anhaltender,

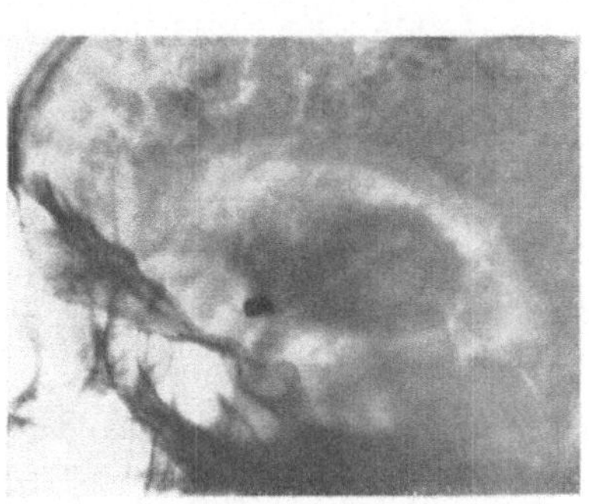

Abb. 7a (Fall 7). Stecksplitter in Höhe des vorderen Sellaumfanges.

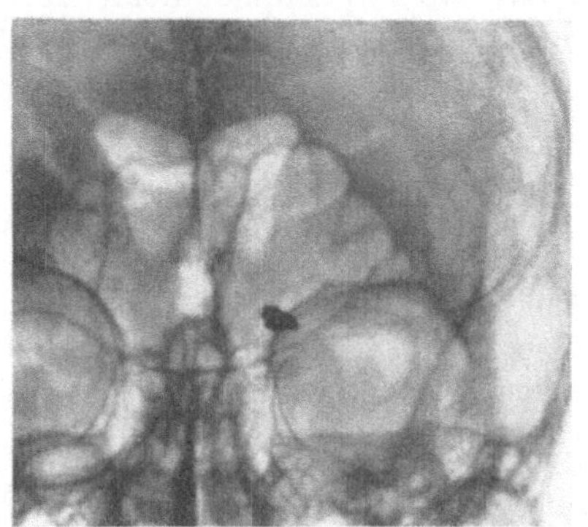

Abb. 7b (Fall 7). Splitter 1,2 cm links der Mittellinie.

roter Dermographismus. Keine Schweiß- oder Hauttalgvermehrung. Innerlich ruhig. Kein Tremor. Kein Rigor.

Ergänzende Angaben: Appetit und Verdauungsorgane waren immer in Ordnung. Körpergewicht gegen früher um 2 kg angestiegen. Kein vermehrter Durst. Schlaf gut. Vasomotorium o. B. Kein Speichelfluß. Potenz ungestört. Nichtraucher. Alkoholtoleranz nicht erprobt.

Nach den Krankenblattkurven zeigte sich anfangs beinahe 3 Monate eine Neigung zu subfebrilen Abendtemperaturen. Puls außer Bradykardieneigung unauffällig. RR nie erhöht, am 5. 3.: 120/85. Urin o. B. Anfangs wurden Wasserein- und Ausfuhr bestimmt, ohne daß eine Störung auffiel. Tägliche Urinmenge um 1 Liter. Blutbild am 6. 3. 44: Hb.: 78, Ery.: 4,2 Mill., Leuko.: 8400, 2% Baso., 1% Eos., 10% Stabk., 57% Segmk., 22% Lympho., 8% Mono.; am 23. 6.: Hb.: 78, Ery.: 4,4 Mill., Leuko.: 5600, 5% Eos., 2% Stabk., 40% Segmk., 50% Lympho., 3% Mono.

Keine weiteren Stoffwechseluntersuchungen.

Nach einem Bericht des behandelnden Arztes vom Januar 1951 hatte der Verletzte keine besonderen Krankheiten durchgemacht. Er klagte über Kopfschmerzen, leichten Schwindel und Gedächtnisstörungen. Die rechtsseitige Lähmung hatte sich inzwischen bis auf eine „geringfügige Schwäche" gebessert. Appetit, Flüssigkeitsaufnahme, Schlaf und Libido o. B. Der Blutdruck war im Stehen und Liegen fest auf 120/70 einreguliert, der Puls langsam (zwischen 52 und 72 bei Lagewechsel).

Zusammenfassung. Es handelt sich bei dem 29jährigen kräftigen Mann um eine Granatsplitterverletzung links tief temporal mit Einsprengung eines fast kaffeebohnengroßen Metallsplitters in die linke vordere Stammhirnregion 1,2 cm links neben der Mittellinie und 1,0 cm über der Höhe des Sellaeinganges. Nach der am folgenden Tage vorgenommenen Operation, bei der unter anderem auch eine Entfernung des Stecksplitters versucht und nach dem Krankenblatt von einer weitgehenden Verfolgung des Schußkanals gesprochen wurde, trat neben einer Hemiparese rechts und einer Wortfindungsstörung ein schweres Zustandsbild mit langer Benommenheit, besonders rechtsseitiger motorischer Unruhe, epileptischen Anfällen, Speichelfluß und Pupillendifferenz auf. Anschließend war der Verletzte noch längere Zeit stark verlangsamt und antriebsarm. Diese ganzen Ausfälle bildeten sich relativ bald und ziemlich weitgehend zurück, wobei eine fast vollständige Wiederherstellung der psychischen Leistungen besonders hervorzuheben ist.

Internistisch ergaben sich bei dem Verletzten bei der üblichen Untersuchung außer einer Bradykardieneigung und leichten Blutdrucklabilität keinerlei Auffälligkeiten. Die Neigung zu langsamem Puls dürfte bei dem Habitus des Verletzten wohl als konstitutionell aufzufassen sein.

Nach einer Auskunft des behandelnden Arztes und einem wiederholten Briefwechsel mit dem Verletzten hatte sich im Verlauf und Befund bis fast 7 Jahre nach der Verwundung keine entscheidende Änderung eingestellt. Der Puls war auch jetzt noch langsam, der Blutdruck mit 120/70 aber stabil einreguliert.

Fall 8 *(Beobachtung 142).*

W. N., 35 J., Schreiner; geb. 8. 10. 08, verwundet 8. 9. 43, untersucht 14. 4. 44 und 2.—7. 1. 52.

Vorgeschichte: Familie: Vater mit 44 Jahren Suicid. Mutter mit 53 Jahren an Diabetes gestorben. Selbst: Nie ernstlich krank.

Chirurgische Verletzungsfolgen: Am 8. 9. 43 Granatsplitterverletzung links temporobasal mit Knochen- und Metallsplitterpyramide im linken Schläfenlappen und linsengroßem Metallstecksplitter unmittelbar links neben der Mittellinie direkt über der Hypophysengrube. Operative Versorgung am 5. Tage nach der Verletzung mit Absaugen einer temporal gelegenen Hirntrümmerhöhle, Entfernung von Knochensplittern und einem kleinen Metallsplitter. Der tiefe Granatsplitter wurde nicht erreicht. Duraplastik und Deckung durch Schläfenmuskel. Oberflächliche Wundinfektion mit teilweiser Abstoßung der Plastik. Sonst komplikationslose Sekundärheilung der Wunde in 10 Wochen. Röntgenologisch 3,5:2,5 cm großer Knochendefekt basal im linken Schläfenbein über der Ohrmuschel. Der oben beschriebene linsengroße Metallstecksplitter lag zur Zeit unserer Untersuchung unverändert direkt über der Sella links an der Mittellinie. In den Weichteilen des Defektes noch zwei kleine Metallstecksplitter (s. Abb. 8a und 8b).

Neurologische Verletzungsfolgen: Kurze Bewußtlosigkeit. Erbrechen? Anfangs nur geringe kopftraumatische Beschwerden, später keine Klagen. Objektiv wurden niemals neurologische Ausfälle festgestellt, so daß am 8. 9. im Krankenblatt eingetragen werden konnte: „Kein Anhalt für Hirnverletzung." Im 7. Monat nach der Verletzung regelrechter neurologischer Status. Keine psychischen Auffälligkeiten. Eine Encephalographie wurde nicht vorgenommen.

Interne Befunde: Größe 154 cm (beide Eltern klein). Gewicht 62 kg. Kleiner, athletischpyknischer Mann mit kurzem, kräftigem Hals, breiter Brust, vollem Leib und schlanken Gliedmaßenenden. Haut gut durchblutet. Männliche Behaarung. Normal verteilte Fettpolster. Eingesunkene, pulsierende Weichteile über dem linksseitigen Schläfenbeindefekt. Augen und Nase o. B. Zunge etwas weißlich belegt. Beginnende Paradentose. Rachen o. B.

Keine Struma.

Lungen o. B. Herz o. B. Puls 80, regelmäßig. Arterienrohr zart. RR im Stehen 105/90 (P. 80), im Liegen 115/85 (P. 68). Bauchorgane o. B. Genitale: Feste, aber etwas kleine Hoden. Urin o. B.

Leichte Neigung zu emotioneller Gesichtsröte. Kurzer roter Dermographismus. Mäßige respiratorische Arrhythmie. Keine Schweiß- oder Hauttalgvermehrung. Ruhiges, gesetztes Verhalten. Kein Tremor.

Ergänzende Angaben: Appetit und Verdauungsorgane waren immer in Ordnung. Das Ausgangsgewicht wurde wieder erreicht. Nie vermehrter Durst oder Polyurie. Schlaf gut. Keine vasomotorischen Beschwerden. Potenz o. B. Alkoholtoleranz nicht erprobt. Rauchen gut vertragen.

Die Krankenblattkurven ließen keine Besonderheiten im Temperatur- und Pulsverlauf erkennen. Bei 5maliger Urinuntersuchung niemals krankhafte Bestandteile. In einem frontnahen Reservelazarett soll der Nüchternblutzucker am 20. 10. 43 130 mg-% betragen haben.

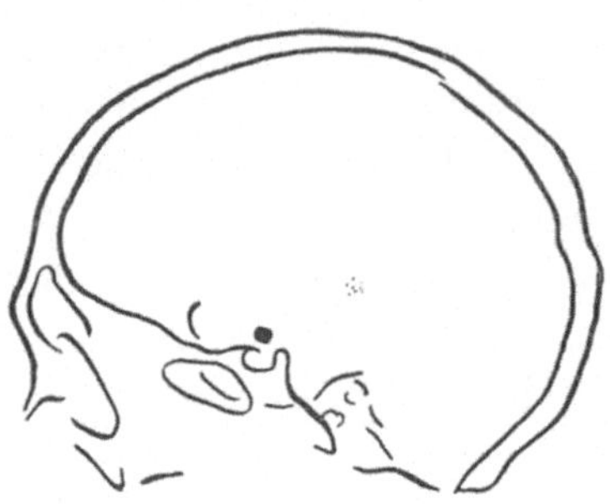

Abb. 8 a (Fall 8). Stecksplitter über der Hypophysengrube (Aufnahme vom September 1943).

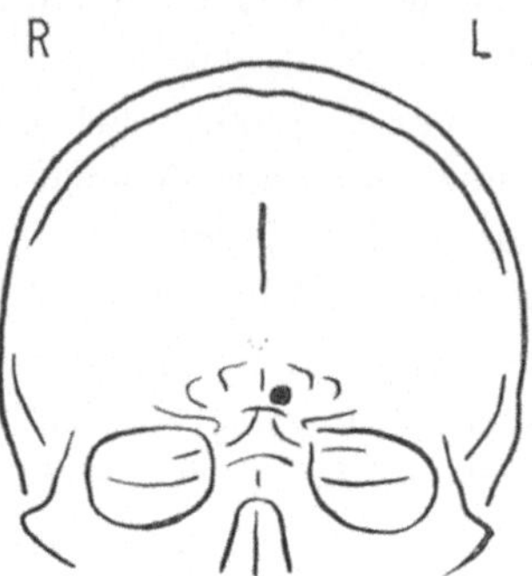

Abb. 8 b (Fall 8). Seitliche Lage des Splitters dicht links neben der Mittellinie (Aufnahme vom September 1943).

Im November 1948 berichtete uns der Verletzte, daß er voll arbeitsfähig sei und jede Arbeit in seiner alten Firma als Schreiner verrichte. Anfang 1945 habe er geheiratet und einen Sohn bekommen. Praktisch habe er keine Beschwerden und auch keine weiteren Erkrankungen durchgemacht. Nur im Oktober 1946 sei nach einer starken Anstrengung aus dem

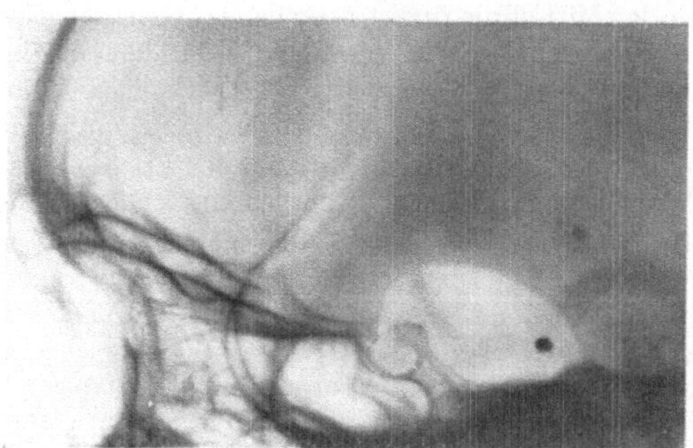

Abb. 8 c (Fall 8). Am 28. 10. 46 lag der Stecksplitter 2,0 cm waagerecht hinter der Sellalehne (Geschoßwanderung).

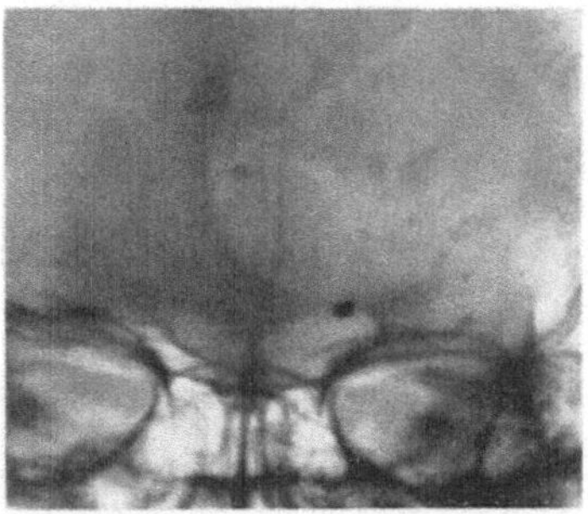

Abb. 8 d (Fall 8). Seitlicher Abstand des Splitters von der Mittellinie 1,8 cm (Geschoßwanderung).

Schlaf heraus ein großer epileptischer Anfall mit Zungenbiß und Krämpfen aufgetreten, der uns von seinem Arzt bestätigt wurde. Das Gewicht betrug damals 55 kg. Der behandelnde Arzt gab zur gleichen Zeit die gleiche Auskunft. Der Urin war auch jetzt in Ordnung (kein Zucker!).

1950 sprach der behandelnde Arzt von zeitweiligen Kopfschmerzen und gewissen Gedächtnisstörungen. Sonst hatte sich aber nichts geändert. Alle vegetativen Regulationen waren in Ordnung; der Blutdruck betrug 120/70 (P. 60) und bot beim Schellong keine besonderen Schwankungen. Es wurden uns gleichzeitig Röntgenbilder vom 26. 10. 46 vorgelegt, nach denen der Geschoßsplitter aus seiner alten Lage links neben und unmittelbar über der Sella nach hinten und außen gewandert war, so daß er fortan 2,0 cm waagerecht hinter dem oberen Sellarand und 1,8 cm links der Mittellinie liegen blieb (s. Abb. 8 c und 8d).

Klinische Nachuntersuchung vom 2.—7. 1. 52: Keinerlei Klagen. Seine Frau erwartet jetzt ein 2. Kind. Arbeitet voll als Schreiner. Bisher keine neuen Erkrankungen durchgemacht. 1946 ein großer epileptischer Anfall (s. oben), sonst anfallsfrei geblieben. Appetit, Stuhlgang, Flüssigkeitsaufnahme, Schlaf, Potenz o. B. Keine Alkohol- oder Nicotinintoleranz. Gewicht konstant.

Allgemeinzustand wie früher. Gewicht 61,7 kg. Reizlose Narbenverhältnisse in der linken Schläfengegend mit pulsierendem, nicht vorgewölbtem Defekt. Thoraxorgane klinisch o. B. RR im Stehen 115/75 (P. 96), im Liegen 115/80 (P. 80). Beim Schellong stabile Regulation. Bauch o. B. Genitale wie früher. Gliedmaßen o. B.

Kein vermehrtes emotionelles Spiel der Kopfgefäße. Nach Bücken kein bemerkenswerter Blutandrang und keine Beschwerden (P. 16:16). Durchschnittlicher roter Dermographismus. Deutliche respiratorische Arrhythmie. Keine Schweiß- oder Hauttalgvermehrung. Kein Tremor.

Am Nervensystem völlig reguläre Verhältnisse. Psychisch lebhaft, prompt, keine Wesensveränderungen.

Temperaturkurve regulär. Ruhepuls zwischen 76 und 84 Schlägen in der Minute. Ruheblutdruck 110/70. Gewicht konstant um 62 kg. Spontane Urinmengen zwischen 600—900 cm³. Spontankonzentration bis 1026. Urin o. B.

Hb.: 90%, Ery.: 4,6 Mill., Leuko.: 8000. Differentialblutbild: 2% Eos., 3% Stabk., 61% Segmk., 29% Lympho., 5% Mono. Senkung: 4/11. Rest-N: 40 mg-%, Harnsäure: 3,9 mg-%, Kochsalz: 600 mg-%, Calcium: 12,8 mg-%, Kalium: 17 mg-%. Wa.R.: negativ. EKG: Linksschenkelblock.

Tabelle 19. *Wasserversuch am 6.1.52.*

Zeit (Stunden)	Menge (cm³)	Spezifisches Gewicht
Nachturin	110	1029
1500 cm³ Wasser		
¹/₂	30	1024
1	130	1004
1¹/₂	330	1001
2	360	1001
2¹/₂	310	1001
3	110	1002
3¹/₄	20	—
4	30	1030
	1320	
6	110	1020
8	70	1022
10	50	1025
12	60	1034
	290	
24	60	1027
	1670	

Gewicht vorher: 61,7 kg.
Gewicht nachher: 61,5 kg.

Tabelle 20. *Blutzuckerkurve nach 50 g Dextrose per os am 3. 1. 52.*

Zeit (Minuten)	Blutzucker (mg-%)
nüchtern	106
50 g Dextrose per os	
30	155
60	155
90	116
120	95
150	79
180	63
210	69
240	83
Im Urin kein Zucker.	

Tabelle 21. *Blutzuckerkurve nach 1 EH Insulin auf 15 kg Körpergewicht intravenös am 5. 1. 52.*

Zeit (Minuten)	Blutzucker (mg-%)
nüchtern	102
1 EH Insulin auf 15 kg Körpergewicht intravenös	
5	92
10	84
15	70
30	70
45	88
60	88
90	92
120	106

Keine Schockzeichen.

Tabelle 22. *Spezifischdynamische Eiweißwirkung am 7. 1. 52.*

Zeit (Stunden)	Umsatz (%)
nüchtern	+29
Eiweißfrühstück	
1	+5
2	+5
3	+2
4	—2
5	—2

Grundumsatz am 5. 1. 52: +29%.

Röntgenbefunde: Schädel: Unveränderter Splittersitz. Thoraxorgane: o. B. Magen: Lebhafte Peristaltik, kräftiger Tonus; sonst keine Abweichungen von der Norm.

Urteil: Magen organisch o. B., lebhafte Peristaltik.

Zusammenfassung. Es handelt sich bei dem 35jährigen, früher gesunden Verletzten um eine Granatsplitterverletzung der linken basalen Schläfengegend in Ohrmuschelhöhe mit einer am 5. Tage operativ versorgten Knochen- und Metallsplitterpyramide und Hirntrümmerhöhle im linken Schläfenlappen und um einen linsengroßen Metallstecksplitter direkt links neben und oberhalb der Hypophysengegend. Es bestanden nur anfangs geringe kopftraumatische Beschwerden. Nach einigen Monaten war der Verletzte völlig beschwerdefrei. Neurologische Ausfälle fehlten ganz. Grob klinisch faßbare vegetativ-hormonale Regulationsstörungen machten sich bis zum 7. Monat nach der Verletzung nicht bemerkbar.

Hervorzuheben ist, daß die Mutter des Verletzten an einer Zuckerharnruhr litt und starb. Bei dem Verletzten wurde bei 5maliger Urinuntersuchung nie Zucker im Urin gefunden. Der Nüchternblutzucker soll nach dem Krankenblatt 6 Wochen nach der Verletzung 130 mg-% (?) betragen haben.

Nach Auskünften 4 und 6 Jahre später hatte sich keine Änderung ergeben. Der Urin war weiter zuckerfrei; der Blutdruck normal. Nach Röntgenaufnahmen, die $2^1/_2$ Jahre nach unserer ersten Untersuchung aufgenommen worden waren, war der Stecksplitter um 2,0 cm nach hinten und 1,8 cm nach außen gewandert. Es ist nach Lage des kleinen Projektils wahrscheinlich, daß es aus der Basalzisterne an der Hirnunterfläche auf das Tentorium verlagert wurde.

Eine klinische Nachuntersuchung $8^1/_4$ Jahre nach der Verletzung zeigte keinerlei Befundänderung. Der Stecksplitter hatte seine Lage jetzt weiter beibehalten. Störungen des Kohlenhydrathaushaltes waren auch bei Belastungsproben nicht vorhanden. Nur der Grundumsatz war bei Fehlen jeglicher klinischer Zeichen einer Hyperthyreose etwas erhöht und die spezifisch-dynamische Eiweißwirkung fast aufgehoben. Im EKG bot er ohne jegliche Beschwerden und ohne sonstigen Befund einen Schenkelblock, der möglicherweise alt ist. Bei der ersten Untersuchung wurde kein EKG angefertigt.

Fall 9 *(Beobachtung 450).*

W. E., 22 J., Malergeselle; geb. 24. 8. 21, verwundet 26. 1. 44, untersucht 28. 7. 44ff. und 7.—11. 1. 52.

Vorgeschichte: Familie: o. B. — Selbst: Linkshänder. Mit 7 Jahren Otitis media links. Drei Nasenoperationen. Sonst gesund.

Chirurgische Verletzungsfolgen: Am 26. 1. 44 Minensplitterverletzung des linken Auges mit kleiner Durchschußwunde in der Mitte des linken Oberlides und Erblindung des linken Auges infolge Durchschusses. Im Röntgenbild etwas über linsengroßer Metallstecksplitter 1,3 cm senkrecht über der Sellalehne unmittelbar rechts der Mittellinie. Keine operative Versorgung. Komplikationsloser Heilungsverlauf, der auch für einige Weichteilmitverletzungen an Rumpf und Gliedmaßen zutraf.

Neurologische Verletzungsfolgen: Verwundung gespürt, nicht bewußtlos. Noch 300 m gegangen, dann Erbrechen und Schwindelgefühl. Nicht umgefallen. Auch später nicht bewußtlos gewesen. Sofortige Erblindung des linken Auges. Er glaubte, nur eine Augenverletzung davongetragen zu haben. Nur in den ersten 3—4 Wochen stärkere Kopfschmerzen, die vollständig verschwanden. Keine Lähmung. 6 Monate nach der Verletzung außer Blindheit noch Ziehen im linken Auge bei Wetterumschlag. Etwas Schwindel bei starken Kopfbewegungen. Objektiv wurden nie neurologische oder psychische Ausfälle beobachtet. Nur einmal wurde verzeichnet, daß der linke Arm sich beim Armhalteversuch tiefer einstelle. Sechs Monate nach der Verletzung waren keine abnormen somatischen oder psychischen Befunde auf neurologischem Fachgebiet zu erheben. Das linke Auge war infolge Durchschusses mit Opticusatrophie und Netzhautablösung erblindet.

Encephalogramm: Vorderhorn links etwas erweitert. Geringe Ausweitung des 3. Ventrikels, in dessen rechter Vorderwand der Stecksplitter liegt (s. Abb. 9a und 9b). Liquor o. B. Encephalogramm vom 9. 12. 49 unveiändert.

Interne Befunde: Größe 168 cm. Gewicht 63,3 kg. Schlank. Blasses Gesicht. Rosa Körperhaut. Volle männliche Behaarung. Geringe Fettpolster in normaler Verteilung. Muskulatur und Knochenbau mittelstark. Gliedmaßen proportioniert. Frisches Auftreten. Geringe Gesichtsasymmetrie. Kleine Narbe in der Mitte des linken Oberlides. Nase frei. Zunge sauber. Sehr gutes Gebiß. Rachenorgane o. B. Kleine Drüse am rechten Kieferwinkel. Keine Struma.

Thorax elastisch. Lungen o. B. Herz außer unreinem ersten Ton an der Spitze o. B. Puls 84, regelmäßig. Arterienrohr zart. RR im Stehen 105/75 (P. 80), im Liegen 115/75 (P. 60). Bauchorgane und Genitale o. B. Gliedmaßen: Einige alte, belanglose Narben. Urin o. B.

Gering vermehrtes emotionelles Spiel der Kopfvasomotoren („wurde früher leicht rot, jetzt nicht mehr"). Nach Bücken mittelstarker Blutandrang ohne Beschwerden (P. 12:12).

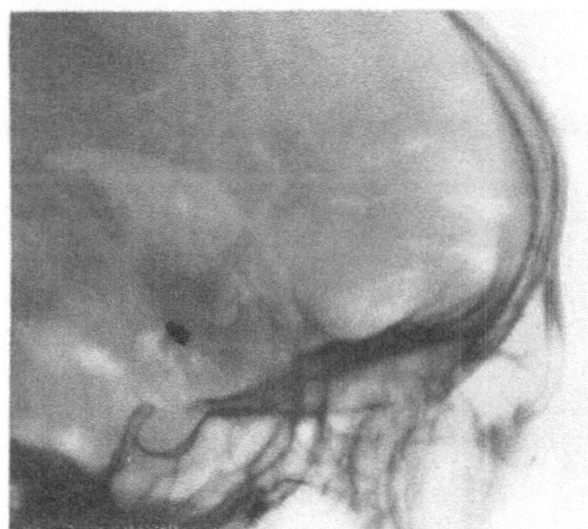

Abb. 9a (Fall 9).
Stecksplitter in Sellahöhe.

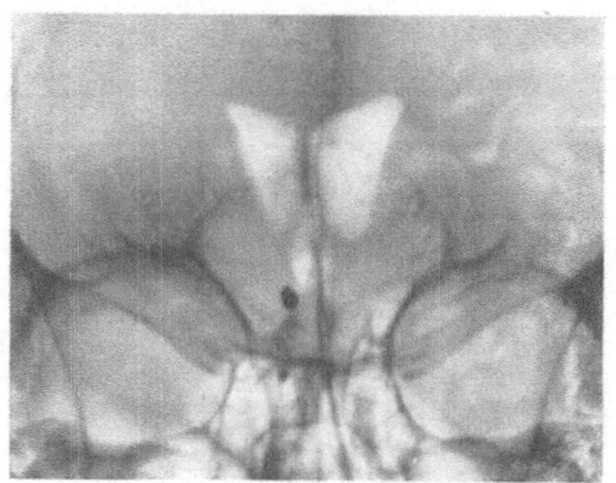

Abb. 9b (Fall 9). Stecksplitter nach Überkreuzung der Mittellinie dicht neben ihr in der rechten Vorderwand des 3. Ventrikels.

Unauffälliger Dermographismus. Deutliche respiratorische Arrhythmie. Innerlich ruhig. Kein Tremor.

Ergänzende Angaben: Appetit und Verdauungsorgane waren immer in Ordnung. Gewicht unverändert. Kein krankhafter Durst. Schlaf immer ungestört. Keine vasomotorischen Beschwerden. Potenz o. B. Alkohol und Nicotin in kleinen Dosen gut vertragen.

Nach den Krankenblattkurven bestand bis zum 3. 2. 44 Temperatur bis 38⁰. Puls dabei um 80. Später Fieberfreiheit mit einer Pulszahl zwischen 60 und 70. Blutsenkung und Leukocytenzahl immer normal.

Fraktionierte Magenausheberung: Schon im Nüchternsaft freie Salzsäure (17/31). Nach Coffeinprobetrunk höchster Säurewert in 45 min mit 64/76.

Röntgenuntersuchung der Brustorgane: o. B.

Röntgenuntersuchung des Magens: Keine Sekretvermehrung. Normale Falten. Tonus, Peristaltik und Entleerung regelrecht. Bulbus und Duodenum o. B.

Urteil: Magen organisch und funktionell o. B.

1949 hörten wir von ihm, daß er in seinem Beruf tätig sei, aber wegen Beschwerden oft aussetzen müsse. Er sei inzwischen verheiratet und habe 1 Kind. Das Gewicht betrage 60 kg.

Im Sommer 1950 berichtete uns der Arzt, daß besondere Erkrankungen nicht vorgekommen seien. Es würde über Kopfschmerzen, Bückschwindel, Reizbarkeit, Appetitlosigkeit, Durst, gewisse Schweißneigung, manchmal Schlafbedürfnis und gesteigerte Libido geklagt.

Besondere Ausfälle bestanden im Befund nicht. Der Blutdruck war noch labil: 100/60 (P. 80) im Sitzen, 120/90 (P. 78) im Liegen, 115/70 (P. 86) sofort nach Aufstehen und 120/60 (P. 84) nach 4 min Stehen.

Klinische Nachuntersuchung vom 7.—11. 1. 52: Nicht mehr in seinem Beruf als Maler, sondern als Lagerarbeiter tätig. Seit 1946 verheiratet. Zwei Kinder.

Die Beschwerden sollen seit 1949 nach einer Encephalographie zugenommen haben. Bei Bücken und Anstrengungen Kopfschmerzen und Schwindelgefühl. Keine Anfälle. Tageweise Kältegefühl auf der linken Körperseite. Reizbarer, ermüdbarer, vergeßlicher. Bei Belastungen Herzstiche und Oppressionsgefühl.

Appetit wechselnd. Stuhl unregelmäßig, Wasserlassen o. B. Will seit 1949 7—8mal nachts im Schlaf Urin verloren haben. Keine vermehrte Flüssigkeitsaufnahme. Schlaf zum

Tabelle 23. *Wasserversuch am 30. 7. 44.*

Zeit (Stunden)	Menge (cm³)	Spezifisches Gewicht
Morgenurin	22	1030
1500 cm³ Wasser		
$^1/_2$	20	1030
1	127	1007
$1^1/_2$	465	1002
2	605	1002
$2^1/_2$	220	1002
3	60	1010
$3^1/_2$	58	1011
4	60	1015
	1615	
6	140	1021
8	110	1023
10	—	—
12	107	1030
	357	
24	250	1035

Tabelle 24. *Blutzuckerkurve nach 50 g Dextrose per os am 29. 7. 44.*

Zeit (Minuten)	Blutzucker (mg-%)
nüchtern	119
50 g Dextrose per os	
20	134
40	140
60	98
90	73
120	90
150	78
180	83
210	83
240	83

Im Urin keine Zuckerausscheidung.

Nüchternblutzucker am 30. 7. 44: 115 mg-%.

Teil sehr gut, zum Teil wenig. Potenz sehr gut. Libido in den letzten Jahren verstärkt. Gewicht konstant. Alkoholintoleranz. Nicotin in mäßigen Dosen vertragen.

April 1951 erstmals Sodbrennen, dann Schmerzen 1 Std nach dem Essen und Nüchternschmerz. Kein Erbrechen. Keine Blutung. Am 10. 4. 51 wurde röntgenologisch ohne gröbere gastritische Veränderung im Magen an der Hinterwand des Bulbus distal in seiner Achse ein Ulcus mit Einziehung an der Großkurvenseite gefunden. Nach 2 Monaten beschwerdefrei ohne besondere Kur. Seit Oktober 1951 wieder Sodbrennen ohne sonstige Magenbeschwerden. (Keine familiäre Belastung mit Ulcus.)

Befund: 66,5 kg. Äußerlich nicht verändert. Thoraxorgane ohne pathologischen Befund. RR im Stehen 105/80 (P. 80), im Liegen 105/75 (P. 64). Bauchorgane und Genitale o. B. Am Nervensystem keine örtlichen Ausfälle. Frisch und prompt im Verhalten. Keine hirntraumatischen Wesensveränderungen. Angedeutet neurasthenisches Bild.

Keine verstärkte emotionelle Reaktion der Kopfgefäße. Nach Bücken mäßiger Blutandrang (P. 12:12). Geringer roter Dermographismus. Keine nennenswerte respiratorische Arrhythmie. Keine Schweißvermehrung. Kein Tremor.

Temperaturkurve regulär. Ruhepuls zwischen 70—80 in der Minute. Ruhe-RR: 105/70. Spontane Urinmengen zwischen 600—800 cm³ in 24 Std. Höchste Spontankonzentration 1027. Urin: o. B.

Hb.: 90%, Ery.: 4,5 Mill., Leuko.: 6000. Differentialblutbild: 1% Eos., 5% Stabk., 35% Segmk., 53% Lympho., 6% Mono. Senkung: 2/5. Rest-N: 26 mg-%, Harnsäure: 4,8 mg-%, NaCl: 590 mg-%, Calcium: 11 mg-%, Kalium: 22,1 mg-%. Wa.R.: negativ. EKG: o. B.

Röntgenuntersuchungen: Schädel: Splitterlage unverändert. Thoraxorgane: o. B.

Magen: Kräftig tonisiert; normale Falten; keine Sekretvermehrung. Spasmus distal im Bulbus, der sich bei Breidurchtritt völlig löst und eine einwandfreie volle Entfaltung zuläßt.

Urteil: Hypertonischer Magen ohne Gastritis, Narbe oder Ulcus. Spasmus distal im Bulbus.

Zusammenfassung. Bei dem fast 23jährigen Mann findet sich ein über linsengroßer Metallstecksplitter 1,3 cm über der Hypophyse direkt in der *rechten* Vorderwand des etwas erweiterten 3. Ventrikels. Er war durch den *linken* Bulbus und die *linke* Orbita eingedrungen. Der Verletzte verlor bei der Verwundung nicht das Bewußtsein, er hatte nur anfangs einige Wochen stärkere Kopfbeschwerden. Neurologische Ausfälle wurden niemals beobachtet.

Internistisch war bei dem Patienten außer einer leichten Vasolabilität kein pathologischer Befund zu erheben. Auch die Stoffwechseluntersuchungen ergaben, soweit sie durchgeführt werden konnten, nichts Abnormes.

Tabelle 25. *Wasserversuch am 10.1.52.*

Zeit (Stunden)	Menge (cm³)	Spezifisches Gewicht
Blasenurin	200	1024
1500 cm³ Wasser		
½	45	1018
1	85	1015
1½	360	1000
2	250	1001
2½	120	1002
3	100	1002
3½	105	1007
4	120	1008
	1185	
6	250	1009
8	120	1015
10	120	1012
12	60	1017
	550	
14	100	1017
16	55	1026
20	90	1026
22	40	1025
24	30	1023
Sa 2050		

Gleichzeitige andere Weichteilmitverletzungen heilten komplikationslos ab.

6 Jahre später hatten sich die kopftraumatischen Beschwerden mäßig verstärkt. Es waren auch Klagen aus dem vegetativ-hormonalen Bereich — z. B.

Tabelle 26. *Blutzuckerkurve nach 50 g Dextrose per os am 8.1.52.*

Zeit (Minuten)	Blutzucker (mg-%)
nüchtern	100
50 g Dextrose per os	
30	185
60	171
90	110
120	68
150	64
180	69
210	62
240	78
Im Urin kein Zucker.	

Tabelle 27. *Blutzuckerkurve nach 1 EH Insulin auf 15 kg Körpergewicht intravenös am 11.1.52.*

Zeit (Minuten)	Blutzucker (mg-%)
nüchtern	95
1 EH Insulin auf 15 kg Körpergewicht intravenös	
5	102
10	97
15	38
30	52
45	56
60	81
90	76
120	77

Leichte Schocksymptome nach 15 min.

Tabelle 28. *Spezifisch-dynamische Eiweißwirkung am 9.1.52.*

Zeit (Stunden)	Umsatz (%)
nüchtern	—13
Eiweißfrühstück	
1	—11
2	+22
3	+15
4	+22
5	+19

Libidosteigerung — aufgekommen. Im Befund hatte sich die Vasolabilität erhalten.

8 Jahre nach der Verwundung konnten wir ihn klinisch nachuntersuchen, ohne daß am äußeren Status und Splittersitz eine Veränderung vorgegangen

war. Die Stoffwechselprüfungen zeigten eine leichte Labilität im Zuckerhaushalt (s. Dextrosekurve, etwas verstärkte Insulinwirkung), einen etwas niedrigen Grundumsatz (—13%) und eine geringe Verzögerung der Wasserausscheidung mit nicht ganz optimaler Konzentration. Diese Ausschläge waren alle nur sehr gering über das übliche Maß hinaus verändert. Im Vergleich zu den Befunden von 1944 (Wasserversuch, Blutzuckerkurve) war eine Abweichung zum leicht Pathologischen hin vorgegangen. Die Gefäßlabilität dagegen hatte sich verloren. Im April 1951 traten erstmals Ulcusbeschwerden auf, denen ein Ulcus duodeni zugrunde lag. Wir fanden $^3/_4$ Jahre später nur noch einen Ringspasmus am Ausgang des Bulbus, der sich voll aufweitete, wenn der Brei durchtrat; für eine Gastritis oder Narbe war kein Anhalt gegeben.

Bemerkenswert ist eine gewisse Zunahme der Kopfbeschwerden und eine Libidosteigerung seit 1949. Auch über gelegentlichen nächtlichen Urinverlust ohne Anfälle wurde berichtet.

Fall 10 *(Beobachtung 604).*

P. Sp., 20 J., Hilfsmonteur; geb. 14. 3. 24, verwundet 31. 10. 43, untersucht 9. 10. 44 und 4.—6. 11. 47.

Vorgeschichte: Familie: o. B. — Selbst: Linkshänder. 1942 durch Unfall Bluterguß im linken Kniegelenk.

Chirurgische Verletzungsfolgen: Erste Verwundung am 31. 10. 43 durch MP-Steckschuß mit Eindringen des Projektils 1 Querfinger über der linken medialen Augenbraue nahe an der Mittellinie. Am 1. 11. 43 zweite Verwundung durch Granatsplitter mit Einschuß neben dem linken äußeren Lidwinkel und Einsprengung von zwei kleinerbsengroßen Metallsplittern extrakraniell in die Weichteile der linken Schläfe. Das MP-Geschoß lag anfangs röntgenologisch links kaum 1,0 cm neben der Mittellinie in Höhe des Hypophysenstiels mit der Spitze nach medial gekehrt (s. Abb. 10a und 10b). Von der zweiten Verletzung außer Lidhämatom und leichtem Netzhautödem keine Folgen. Komplikationslose Wundheilung an dieser Stelle. 7 Tage nach der ersten Verwundung operative Versorgung des Hirnschusses: Erweiterung des bohnengroßen Knochendefektes auf Dreimarkstückgröße. Blutentleerung aus dem erbsengroßen Duraschlitz. Absaugung und Entsplitterung einer „8 cm in die Tiefe gehenden Trümmerhöhle von Hühnereibreite". Das MP-Geschoß wurde nicht gefunden. Durawundverschluß. Primäre Heilung. Keine Komplikationen. Am 8. 12. 43 und später wurde das MP-Geschoß röntgenologisch 7 cm weiter hinten und außen in der linken Hinterhauptsgegend mit nach hinten und unten gekehrter Spitze gefunden, wohin es in dieser Zeit gewandert sein mußte und endgültig liegen blieb (s. Abb. 10c und 10d).

Der Stirnbeindefekt links war 1 Jahr nach der Verletzung glattrandig. Außer dem intracerebralen MP-Geschoß keine weiteren Splitter im Gehirn. Reizlose Narbenverhältnisse und Pulsation der eingesunkenen Weichteile im Defektbereich.

Neurologische Verletzungsfolgen: Hat die erste Schußverletzung, die er am MG. schießend erlitt, gemerkt und weitergekämpft, ist noch herumgelaufen. Keine Lähmung. Kein Erbrechen. Da die Truppe eingeschlossen war, blieb er bei ihr. Am nächsten Tag erlitt er die Granatsplitterverletzung außen am linken Auge. Auch diesmal nicht bewußtlos, nicht erbrochen. Hatte nach der Verletzung keinen Appetit mehr und rauchte viel. Bei Anstrengungen Schwindel und starke Kopfschmerzen, die den Anlaß zu einer Röntgenuntersuchung gaben. Erst nach der Operation waren rechter Arm und rechtes Bein schwächer und gefühllos. Er stotterte für 14 Tage. Allmähliche Besserung bis auf leichte Schläfen- und Scheitelkopfschmerzen, die bei Anstrengung und Wetterumschlag zunahmen. Kein Schwindel mehr.

Objektiv war vor der Operation kein neurologischer Befund erwähnt worden. Nach der Operation war die linke Pupille weiter als die rechte. Hypästhesie im ganzen linken Trigeminus. Leichte rechtsseitige spastische Parese mit Sensibilitätsstörung. Sprache und Psyche intakt. 11 Monate nach der Verletzung noch Hypästhesie im linken Trigeminus, geringe Parese mit Reflexsteigerung und leichter distaler Gefühlsstörung im rechten Arm.

Am rechten Bein keine Parese oder Sensibilitätsausfälle, aber noch leichte spastische Zeichen. Psychisch unauffällig. Am 12. 2. und 6. 8. 44 ein großer epileptischer Anfall.

Encephalogramm: Geringer Hydrocephalus des rechten Seitenventrikels, stärkerer des linken mit zusätzlicher Ausweitung des linken Vorderhorns zum Defekt. Leichte Verlagerung

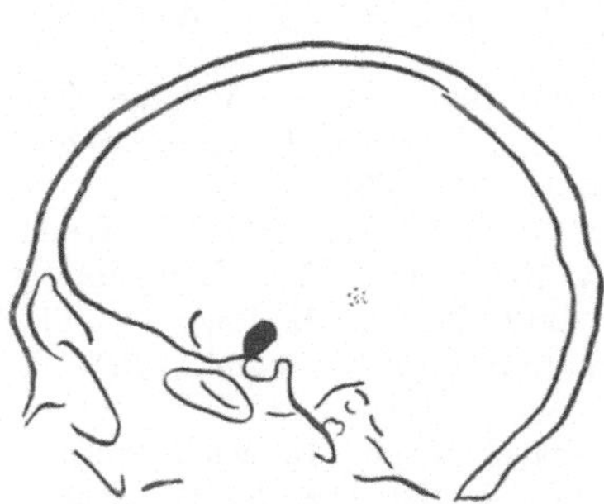

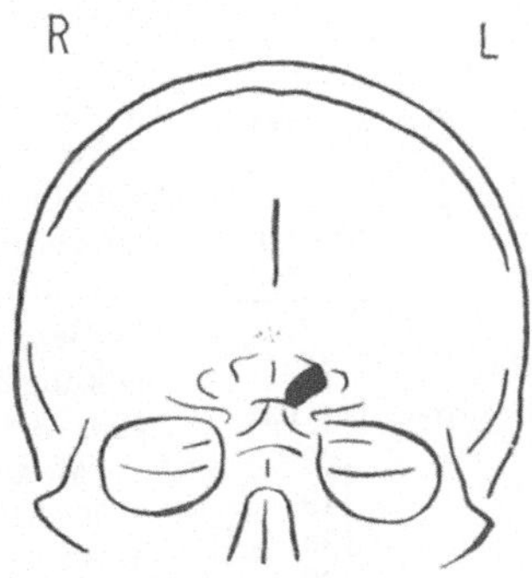

Abb. 10a (Fall 10). MP-Steckgeschoß anfangs in Sellahöhe.

Abb. 10b (Fall 10). Projektil links in der Nähe der Mittellinie.

des ganzen Ventrikelsystems nach links. Mäßige Erweiterung auch des 3. Ventrikels. Das MP-Geschoß hatte in seiner endgültigen Lage keine erkennbaren Beziehungen zum Ventrikelsystem. Liquor o. B.

Interne Befunde: Größe 172 cm. Gewicht 71,8 kg. Kräftiger Mann. Guter Ernährungszustand. Frische Farben. Männliche Behaarung. Gut entwickelte Fettpolster. Etwas

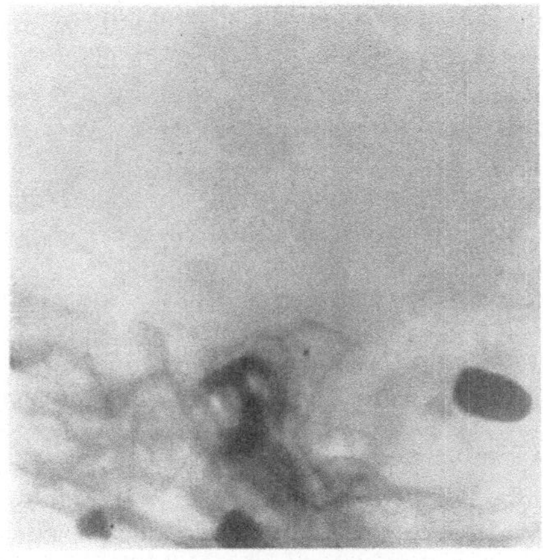

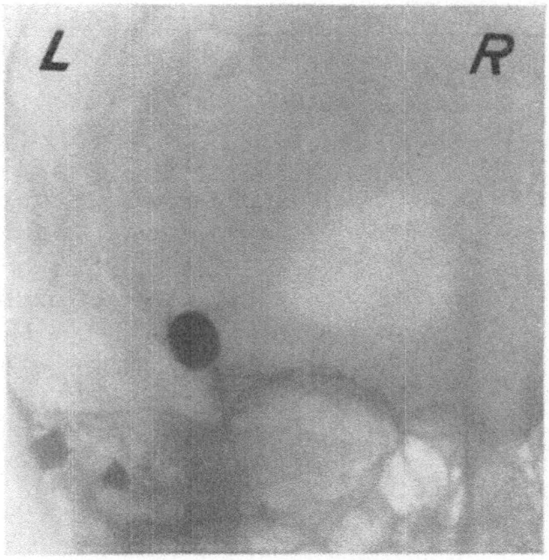

Abb. 10c (Fall 10). MP-Steckgeschoß in den linken Occipitallappen gewandert (Tentoriumnähe).

Abb. 10d (Fall 10). Seitenansicht des gewanderten Projektils 4 Wochen später.

weiche Formen und leicht breites Becken. Kräftige Muskulatur. Reizlose Narben in der linken Stirngegend und neben dem äußeren Lidwinkel. Augen o. B. Nase frei. Zunge sauber. Vollständige Zahnreihen mit Aufbiß. Rachenorgane o. B. Kleine Kieferwinkeldrüse rechts. Ekzem hinter dem linken Ohr.

Weiche, knotige, nicht vermehrt vascularisierte Struma (Halsumfang 39 cm).

Thorax elastisch (87/98 cm). Lungen o. B. Herz o. B. Puls 108, regelmäßig. Arterienrohr zart. RR im Stehen 95/75 (P. 96), im Liegen 130/70 (P. 80).

Bauchorgane und Genitale o. B.

Gliedmaßen: Feuchte Hände (schon früher).

Keine vermehrte emotionelle Reaktion der Kopfgefäße. Nach Bücken mäßiger Blutandrang ohne Beschwerden (P. 12:12). Roter, mäßig lang anhaltender Dermographismus.

Beträchtliche respiratorische Arrhythmie. Außer feuchten Händen und Füßen keine Schweiß-
oder Hauttalgvermehrung. Kein Tremor.

Ergänzende Angaben: Appetit und Verdauungsorgane waren bis auf anfängliche Inappetenz immer in Ordnung. Das Ausgangsgewicht ist wieder erreicht. Kein krankhafter
Durst. Schlaf normal. Beim Laufen etwas Herzklopfen. Potenz o. B. Alkohol: 1 Glas Sekt gut vertragen. Rauchen in kleinen Dosen bekömmlich.

Nach den Krankenblattkurven wiesen Puls und Temperatur keine Besonderheiten auf. Neunmalige Urinuntersuchung immer einwandfrei. RR am 12. 6. 100/70.

Blutbild am 18. 1.: Hb.: 92, Ery.: 4,8 Mill., Leuko.: 9200, 1% Baso., 5% Stabk., 73% Segmk., 18% Lympho., 3% Mono. Senkung 2/5. Blutbild am 30. 3.: Hb.: 98, Ery.: 5,0 Mill., Leuko.: 5400, 3% Eos., 6% Stabk., 72% Segmk., 12% Lympho., 7% Mono.

Fraktionierte Magenausheberung: Im Nüchternmagen leichte Sekretvermehrung und freie Salzsäure (6/21). Nach Coffein-probetrunk höchste Säurewerte in 50 min mit 51/64.

Röntgenuntersuchung der Brustkorborgane: o. B.

Röntgenuntersuchung des Magens: Nüchternsekret leicht vermehrt. Zarte Falten. Schneller Übertritt des Breies in das Duodenum. Gut tonisierter Hakenmagen. Lebhafte Peri-staltik. Bulbus o. B.

Urteil: Magen organisch o. B. Geringe Sekretvermehrung und schnell einsetzende Entleerung.

Bei einer stationären Nachuntersuchung in einem Hirn-verletztenkrankenhaus vom 4.—6. 11. 47 klagte er über Kopf-schmerzen, Vergeßlichkeit, Reizbarkeit, Schweißneigung und erschwertes Einschlafen sowie jährlich 2—4 große epileptische Anfälle in den Abendstunden. Die Narbenverhältnisse und die Lage des Steckgeschosses waren unverändert. Gewicht 68 kg. Struma. RR 135/90 (P. 70). Sonst regulärer interner Status. Keine neurologischen Ausfälle, keine intellektuellen Defekte (arbeitet als Büroangestellter), erhöht reizbar. Urin: o. B. Hb.: 80%, Ery.: 4,9 Mill., Leuko.: 6850, 2% Eos., 1% Baso., 69% Segmk., 27% Lympho., 1% Mono. Ende 1950 berichteten der Verletzte und sein behandelnder Arzt, daß noch Kopfschmerzen, selten Schwindel und Gedächtnisstörungen be-ständen. Die übrigen vegetativen Funktionen seien in Ord-nung. Der Blutdruck war auch beim Schellong mit 125/85 (P. zwischen 88 und 98) stabil einreguliert. Urin: o. B. Gewicht 67 kg. Keine Zeichen einer Herz- oder Nierenerkrankung. Epilepsie unverändert. Im Januar 1951 wurde der Schädel-knochendefekt durch eine Paladonplastik gedeckt. Auch hierbei fiel in dem betreffenden Sonderkrankenhaus sonst kein pathologischer Befund auf. Das Projektil hatte seine Lage beibehalten und wurde belassen.

Tabelle 29. *Blutzucker-kurve nach 50 g Trauben-zucker per os am 5. 10. 44.*

Zeit (Minuten)	Blutzucker (mg-%)
nüchtern	89
50 g Dextrose per os	
20	122
40	149
60	133
90	89
120	78
150	93
180	94
210	91

Im Urin kein Zucker.

Tabelle 30. *Insulin-belastung mit 1 EH Insu-lin auf 15 kg Körpergewicht intravenös am 11. 10. 44.*

Zeit (Minuten)	Blutzucker (mg-%)
nüchtern	120
1 EH Insulin auf 15 kg Körpergewicht intravenös	
15	83
30	78
45	96
60	110
90	112
120	113

30 min nach der Injek-tion klagte der Patient über Schwächegefühl und wurde auf der Stirn und an den Händen feucht.

Zusammenfassung. Es handelt sich bei dem 20jährigen Mann um 2 Kopf-schußverwundungen, die sich an zwei aufeinanderfolgenden Tagen ereigneten. Bei der ersten Verletzung drang links frontobasal an der Mittellinie ein MG-Geschoß ein, das kaum 1,0 cm links neben der Hypophysenstielgegend liegen blieb und eine, am 7. Tag operativ gesäuberte, frontale Hirntrümmerhöhle verursachte. Dieses Geschoß war bereits 4 Wochen nach der Operation in die linke Hinter-hauptsgegend gewandert, wo es endgültig liegen blieb. Die zweite Kopfverletzung führte zu einer extrakraniellen Einsprengung von zwei erbsengroßen Stecksplittern links temporal und war unerheblich. Mit der ersten Operation stellten sich eine linksseitige Pupillenerweiterung, eine Hypästhesie im linken Trigeminus und eine leichte spastische Parese rechts mit Sensibilitätsstörungen ein, Symptome, die sich zum Teil gut zurückbildeten. Im Beobachtungsverlauf traten zwei große epileptische Anfälle auf. Beachtlich ist die Geschoßwanderung, die möglicherweise an der Hirnunterfläche erfolgte, und die Tatsache, daß der Verletzte mit den beiden Verwundungen ohne Bewußtseinsverlust noch weiterkämpfen konnte.

Nach dem Ergebnis der internen Untersuchung ist eine Blutdrucklabilität sowie eine Struma zu erwähnen. Die Struma bestand seit dem 10. Lebensjahr. Mutter und Schwester hatten gleichfalls einen Kropf (Patient stammt aus der Salzburger Gegend). Außer einer geringen Insulinempfindlichkeit waren sonst keine erkennbaren Stoffwechselstörungen nachzuweisen.

Eine stationäre Nachuntersuchung 3 Jahre später hatte praktisch das gleiche Resultat. Auch die weitere Beobachtung durch seine Ärzte zeigte bis zu über 7 Jahren nach der Verwundung keine wesentliche Änderung. Die traumatische Epilepsie blieb bestehen. Die Blutdruckregulation war 1950 stabil.

Fall 11 *(Beobachtung 580).*

K. G., 24 J., Lagerarbeiter; geb. 12. 7. 20, verwundet 11. 4. 44, untersucht 22. 7. 44 ff. Vorgeschichte: Familie: o. B. — Selbst: 1943 Basedowoperation (s. unten).

Chirurgische Verletzungsfolgen: Am 11. 4. 44 Granatsplitterverletzung rechts hinten occipitobasal in der Mitte zwischen Warzenfortsatz und Mittellinie durch den Nackenmuskelansatz hindurch mit lochartiger Impressionsfraktur, mit mehrere Zentimeter tief eingedrungenen Knochensplittern und zwei intracerebralen Metallstecksplittern. Der größere (1,2:0,8:0,8 cm) liegt 1,0 cm unter der Interna direkt am Einschuß tief occipital 1,5 cm neben der Mittellinie (im Kleinhirnbereich); der zweite kleinere — von der Größe einer Linse — ist rechts im Stammhirnbereich 1,5 cm neben der Mittellinie lokalisiert und bei seitlichem Strahlengang direkt in den Sellaeingang hineinprojiziert (s. Abb. 11a und 11b). Operative Versorgung am 3. Tage nach der Verwundung: Markstückgroße Trepanation, Erweiterung des fingerkuppengroßen, fetzigen Duraloches, Säuberung einer 5 cm tiefen Hirntrümmerhöhle mit Entfernung von Knochensplittern und Herausnahme des großen Metallsplitters. Schwammtamponade. Nach anfänglich schlechter Abgrenzung der Höhle später komplikationsloser Wundverlauf. Im 4. Monat nach der Verletzung fand sich noch ein durch Muskulatur gedeckter, röntgenologisch glattrandiger Knochendefekt rechts occipitobasal ohne Knochensplittereinsprengung. Die Lage des Stammhirnstecksplitters rechts war unverändert.

Neurologische Verletzungsfolgen: Wurde im Sitzen verwundet. Verspürte den Schlag. Fiel nicht um. Erbrechen. Keine Lähmungen. Keine Sehstörung. Konnte noch $^1/_4$ Std gehen. Auf dem Rücktransport für einen Tag mit kurzen Unterbrechungen bewußtlos. Nach der Operation für 10 Tage ohne Bewußtsein. Anfangs viel Kopfschmerzen. Im 4. Monat nach der Verletzung gegen Abend noch leichte Kopfschmerzen und Vergeßlichkeit. Kein Schwindel. Keine Gleichgewichtsstörungen. Objektiv wurde nach den Krankenblattaufzeichnungen nie ein organisch-neurologischer Befund erhoben. Zur Zeit unserer Untersuchung Abweichen des vorgestreckten linken Armes nach links, Linksabweichen beim Gang mit geschlossenen Augen. Beim Lagebeharrungsversuch wurde der linke Arm höher eingestellt. Linker PSR etwas lebhafter. Sonst keine somatischen oder psychischen Ausfälle. Kein Encephalogramm. Liquor nicht untersucht.

Interne Befunde: Größe 183 cm. Gewicht 67 kg. Schlanker, fast asthenischer Mann. Lange Gliedmaßen. X-Beine. Leichte rechtskonvexe Skoliose der unteren Brustwirbelsäule. Brünette Haut. Geringe männliche Behaarung. Nur mäßig entwickelte Fettpolster. Muskulatur und Knochenbau schlank. Geringer beidseitiger Exophthalmus. Kein Glanzauge. Keine sonstigen Basedowzeichen an den Augen. Nase frei. Oberkieferprothese. Unten Lückengebiß. Zunge hinten etwas belegt. Kleine reizlose Tonsillen. Rachen o. B. Kleine derbe, indolente Drüsen an beiden Kieferwinkeln.

Reizlose Kragenschnittnarbe nach Strumektomie. Keine tastbaren Schilddrüsenreste. Keine vermehrten Pulsationsphänomene am Hals. Keine Gefäßgeräusche.

Thorax leicht unsymmetrisch, elastisch (81/88). Lungen o. B. Herz o. B. Puls 88, regelmäßig, wenig voll. Arterienrohr zart. RR im Stehen 115/85 (P. 88), im Liegen 120/85 (P. 76). Bauch: Leber nicht vergrößert. Kleiner derber, indolenter Milztumor. Genitale o. B. Gliedmaßen: Kühle, feuchte, bläuliche Hände. Urin o. B.

Kein verstärktes Spiel der Kopfvasomotoren (wurde schon früher leicht rot). Nach Bücken mittelstarker Blutandrang ohne Beschwerden (P. 14:13). Starker, länger anhaltender, roter Dermographismus mit roten Randklatschen und einer Spur Ödembildung. Haut gut durchblutet. Keine Schweiß- oder Hauttalgvermehrung; nur feuchte Hände. Geringe respiratorische Arrhythmie. Innerlich völlig ruhig. Ganz geringer feinschlägiger Tremor der Hände. Mittelstarke Reflexerregbarkeit.

Ergänzende Angaben: Appetit und Verdauungsorgane waren bis auf eine geringe anfängliche Verstopfung bei der Bettruhe immer in Ordnung. Das Ausgangsgewicht ist wieder

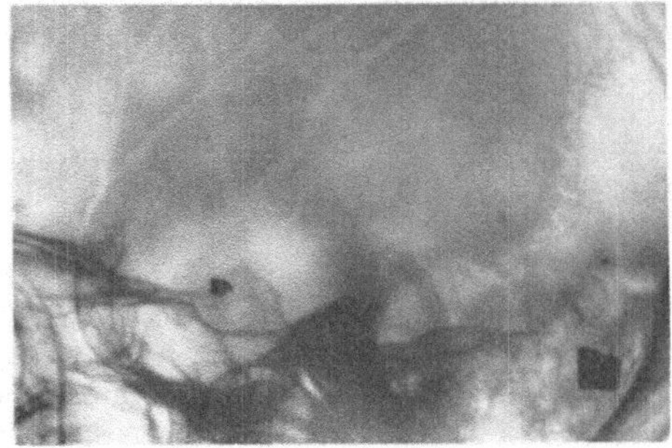

Abb. 11a (Fall 11). Stecksplitter in Höhe des Sellaeinganges.

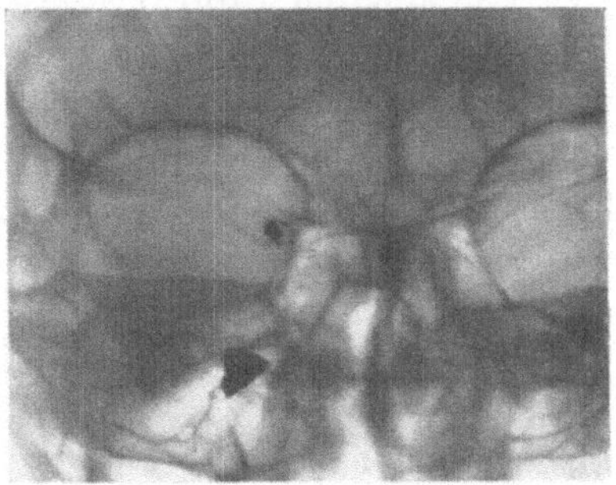

Abb. 11b (Fall 11). Seitlicher Splitterabstand rechts 1,5 cm von der Mittellinie.

erreicht. Kein krankhafter Durst. Im 1. Monat nach der Verletzung viel geschlafen; seither normaler Schlaf. Vasomotorium: Bei Anstrengung schlägt das Herz etwas schnell. Potenz o. B. Alkohol- und Nicotintoleranz nicht erprobt.

Nach den Krankenblattkurven bestand bis 21. 4. 44 Temperatur bis 38°; dann erfolgte lytische Entfieberung. Der Puls war zu dieser Zeit entsprechend leicht beschleunigt. Später lag er immer um 70 in der Ruhe. Mehrfache Urinuntersuchungen immer einwandfrei.

Vom 11.—13. Juli machte er eine Urticaria unbekannter Genese durch.

Fraktionierte Magenausheberung: Im Nüchternsaft keine freie Salzsäure. Nach Coffeinprobetrunk nur einmal nach 75 min freie Salzsäure (8/26).

Röntgenuntersuchung der Brustkorborgane: o. B.

Röntgenuntersuchung des Magens: Keine Sekretvermehrung. Normale Falten. Schlaffer Tonus. Träge Peristaltik und dadurch etwas verzögerte Ausschüttung. Bulbus und Duodenum o. B.

Urteil: Magen organisch o. B. Hypotonie, schlaffe Peristaltik und entsprechend verzögerte Austreibung.

Grundumsatz am 26. 8. 44: —5%.

Zu seiner Basedowerkrankung machte er folgende Angaben: Im Herbst 1942 trat bei ihm ohne ersichtlichen Grund eine allmähliche Anschwellung des Halses mit Druckgefühl besonders beim Schlucken, Glotzaugenbildung, Händezittern, Haarausfall, Aufgeregtheit, Herzklopfen und Gewichtsabnahme auf. Die Erkrankung steigerte sich im Laufe eines ³/₄ Jahres so, daß er im Juli 1943 strumektomiert werden mußte. Nach der Operation ging die Glotzaugenbildung wieder beträchtlich zurück, das Druckgefühl im Hals verschwand, auch die anderen Symptome verloren sich bis auf eine gewisse Erregbarkeitssteigerung. Er wurde im September 1943 als k. v. ins Feld geschickt und war den Belastungen gewachsen. Nur war er immer leicht aufgeregt. Nach der Verwundung hat sich an diesen Erscheinungen bei ihm gar nichts geändert. Es sind keine der früheren Beschwerden wiedergekehrt.

Nach einem eigenen Bericht aus dem Jahre 1948 arbeitete er nicht wegen Kopfschmerzen und Schwindel bei Belastungen. Von seiten seines Basedow hatte er „keinerlei Beschwerden". Gewicht 67 kg.

1950 gab sein behandelnder Arzt einen Befund. Danach wurde über Kopfschmerzen, Schwindel, Abnahme der geistigen Leistungsfähigkeit und Ruhebedürfnis geklagt. Im Winter 1949/50 hätte eine Gastritis mit niederen Säurewerten, die schon alt sei, vorübergehend Beschwerden verursacht. Der Blutdruck betrug im Liegen 105/80 (P. 78), sofort nach Aufstehen 130/90 (P. 84) und nach 5 min Stehen 105/90 (P. 88).

Sonst waren auch nach der letzten Auskunft vom März 1952 keine grundsätzlichen Veränderungen vorgegangen.

Zusammenfassung. Bei dem 24jährigen Mann begegnen wir einer rechtsseitigen occipitobasalen Granatsplitterverletzung mit Impressionsbruch, intracerebraler Knochensplitterpyramide und 2 Metallstecksplittern, von denen der größere, im rechten Kleinhirn lokalisierte, operativ entfernt wurde, während ein linsengroßer im rechten Stammhirnbereich seitlich des Sellaeinganges liegen blieb. Der Verlauf war nach Ausräumung der Trümmerhöhle und Sekundärheilung der Hirnwunde komplikationslos.

Internistisch waren bei dem asthenischen Verletzten, der $^3/_4$ Jahre vor der Verwundung wegen eines Morbus Basedow strumektomiert wurde, andeutungsweise noch unwesentliche Reste der Thyreotoxikose zu finden: Geringer Exophthalmus, etwas Händetremor, leichte Erregbarkeitssteigerung bei einem Grundumsatz von —5%. Diese Symptome gaben keinen Anlaß zu irgendwelchen Beschwerden. Er konnte damit Frontdienst leisten und hat nach der Hirnverletzung in dieser Richtung keinerlei Änderungen seiner Verfassung bemerkt. Im Juli 1944 trat für 2 Tage eine Urticaria unbekannter Genese auf, die nicht wieder rezidivierte.

Die bei ihm sonst noch festgestellte Subacidität des Magens mit gewissen hypotonischen Symptomen ohne sonstigen organischen Befund mag ihre Erklärung möglicherweise in der überstandenen Thyreotoxikose finden.

Nach Mitteilungen des behandelnden Arztes war bis 8 Jahre später keine objektive Änderung eingetreten, während der Verletzte über eine Zunahme der kopftraumatischen Beschwerden klagte. Neuerkrankungen waren bis 8 Jahre nach der Verwundung nicht hinzugekommen, nur 1949/50 hatte sich die alte Subacidität vorübergehend bemerkbar gemacht.

Fall 12 *(Beobachtung 772).*

A. K., 21 J., Landarbeiter; geb. 17. 7. 23, verwundet 15. 9. 44, untersucht 8. 1. 45ff.

Vorgeschichte: Familie: Mutter viel Kopfschmerzen und Säurebeschwerden des Magens. Selbst: Mit 14 Jahren leichte Otitis media rechts.

Tabelle 31. *Blutzuckerkurve nach 50 g Dextrose per os am 29. 8. 44.*

Zeit (Minuten)	Blutzucker (mg-%)
nüchtern	105
50 g Dextrose per os	
20	158
40	147
60	111
90	131
120	97
150	88
180	90
210	100

Im Urin keine Zuckerausscheidung.

Tabelle 32. *Blutzuckerkurve nach 1 EH Insulin auf 15 kg Körpergewicht intravenös am 29. 9. 44.*

Zeit (Minuten)	Blutzucker (mg-%)
nüchtern	96
1 EH Insulin auf 15 kg Körpergewicht intravenös	
10	76
20	53
30	55
40	69
50	83
60	83
90	89
120	105

Nach 30 min klagt der Patient über Mattigkeit.

Chirurgische Verletzungsfolgen: Am 15. 9. 44 Granatsplitterverwundung mit Einschuß 1,0 cm vor dem oberen Ansatz der rechten Ohrmuschel. Keine operative Versorgung. Anfänglich leichter meningitischer Schub. Röntgenologisch Einschuß am Knochen nicht deutlich erkennbar. Keine intracerebralen Knochensplitter. Rechts in der Temporalgegend extrakraniell ein linsengroßer Metallsplitter. Ein zweiter, fast erbsengroßer Metallsplitter liegt basal in der mittleren Schädelgrube 2,5 cm rechts der Mittellinie, im seitlichen Strahlengang direkt auf den Sellaboden projiziert (s. Abb. 12a und 12b).

Neurologische Verletzungsfolgen: Verwundung gespürt. Noch einige Schritte gelaufen. Dann bewußtlos zusammengebrochen. Erinnerungslücke für einen halben Tag. Erbrechen? Anfangs heftige Kopfschmerzen, besonders auch in der rechten Gesichtsseite und in den Zähnen. Rechtes Auge geschlossen. Keine weiteren Lähmungen. Im 4. Monat nach der Verletzung noch leichte Sehstörungen beim Lesen, Taubheitsgefühl rechts im Gesicht, nachts ziehende Schmerzen im rechten Auge, Schwindel bei schnellen Kopfbewegungen, Gefühl des Elektrisiertwerdens beim Vorneigen des Kopfes, Vergeßlichkeit und verlangsamte Reaktion.

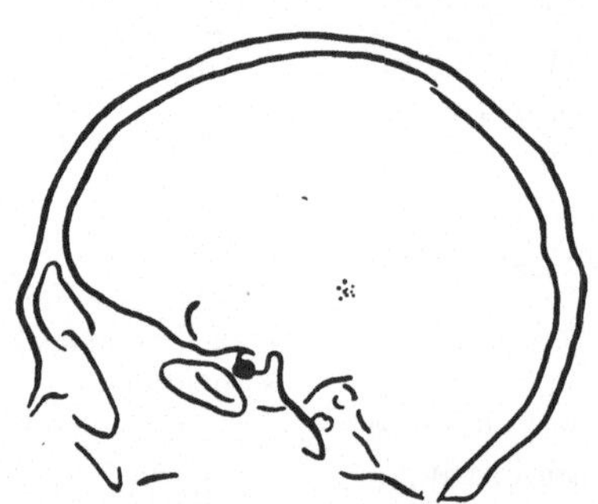

Abb. 12a (Fall 12). Stecksplitter projiziert
sich auf den Sellaboden.

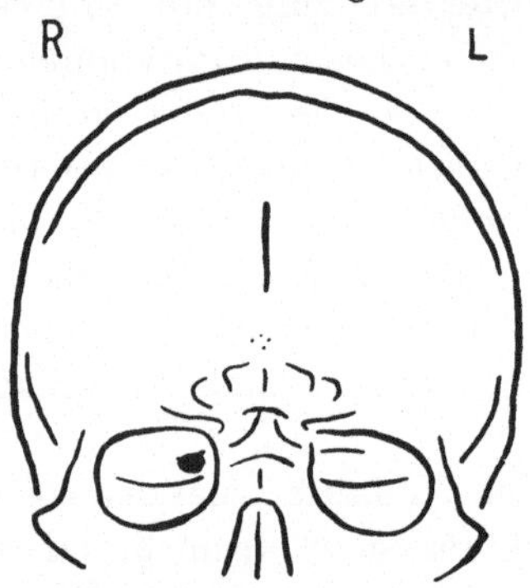

Abb. 12b (Fall 12). Seitenabstand von
der Mittellinie 2,5 cm rechts.

Objektiv bestanden gleich nach der Verwundung eine Oculomotoriusschädigung rechts (Ptose, Internusparese), Anästhesie im ganzen rechten Trigeminus und periphere Facialisschwäche rechts, so daß der Neurologe von einem „Verdacht auf Schädelbasisbruch" sprach. Am 20. 9.: „Leicht ermüdbar, unruhig, jammert vor Schmerzen; keine spastischen Zeichen." Am 16. 10.: „Störung von Schlaf und Kopfschmerzen." Die Oculomotorius- und Facialisschwäche bildete sich bis Ende Oktober zurück. Im 4. Monat nach der Verletzung bestand noch eine Hypästhesie im rechten Trigeminus. Fundus und Gesichtsfeld waren in Ordnung, sonst keine somatisch-neurologischen Ausfälle. Im Psychischen fiel eine allgemeine Verlangsamung auf.

Encephalogramm: Normale Ventrikelfüllung. 3. Ventrikel nicht erweitert. Umschriebene Ausbuchtung des rechten Unterhornes besonders nach unten. Liquor o. B. 7/3 Zellen.

Die nochmalige genaue Inspektion der Sellagegend mit Spezialaufnahmen zeigte jetzt, daß der rechte Processus clinoideus anterior abgebrochen war, daß eine feine Bruchlinie durch das Keilbeinhöhlendach unmittelbar vor der Sella verlief und daß feinste Metallstäubchen an dieser Stelle eingesprengt waren.

Interne Befunde: Größe 176 cm. Gewicht 73 kg. Schlanker, relativ kräftig gebauter Mann. Leichte Skoliose der oberen Brustwirbelsäule. Blasses Gesicht; etwas brünette Haut. Mäßige männliche Behaarung. Im Abklingen begriffene Pyodermie. Fettpolster ausreichend entwickelt und normal verteilt. Gut mittelstarke Muskulatur. Kräftiger Knochenbau. Gröbere Gliedmaßenenden. Reizlose Narbe rechts 1 cm vor dem Ansatz der rechten oberen Ohrmuschel. Kleines Aneurysma der A. temporalis vor dem rechten Ohr (durch den Einschuß verursacht). Etwas große Augen (seit jeher). Gesichtsasymmetrie (linke Seite kleiner). Pupillen und Lidspalten gleich weit. Nase frei. Zunge sauber. Gebiß ungepflegt. Rachenorgane o. B.

Keine Struma.

Lungen o. B. Herz bis auf systolische Unreinheit o. B. Puls 92, regelmäßig. Arterienrohr o. B. RR im Stehen 110/70 (P. 88), im Liegen 125/80 (P. 60). Sofort nach dem Aufstehen fiel der Druck auf 100/75 (P. 92) ab, um schnell wieder auf 110/85 anzusteigen.

Bauchorgane o. B. Genitale o. B. Leichte Leistendrüsenschwellung durch Pyodermie. Gliedmaßen: Plattfüße. Einige alte Narben. Urin o. B.

Nur gering vermehrtes Spiel der Kopfvasomotoren. Nach Bücken leichter Blutandrang mit Schwindelgefühl (P. 14:13). Schwacher Dermographismus. Etwas Achselschweiß (früher nicht). Feuchte, kühle, bläuliche Hände. Sonst keine Schweiß- oder Hauttalgvermehrung. Mittelstarke respiratorische Arrhythmie. Innerlich ruhig. Kein Tremor.

Ergänzende Angaben: Appetit und Verdauungsorgane waren immer in Ordnung. Schon vor der Verwundung hatte er gelegentlich Sodbrennen und abends vor dem Einschlafen „Nadelstechen im Magen". Daran änderte sich seit der Verwundung nichts. Gewicht um 3 kg zurückgegangen. Wasserlassen o. B. Kein vermehrter Durst. Hat niemals mehr als früher getrunken. Potenz: Keine rechte Verständigung in dieser Frage möglich. Schläft schlechter ein als früher. Alkohol: Ein Glas Likör vertragen. Nicotin in kleinen Dosen bekömmlich.

Nach den Krankenblattkurven war die Temperatur bis 29. 9. 44 subfebril. Entsprechende Pulsreaktion. Ende September 2 Tage hohes Fieber (39,5⁰), anschließend lytische Entfieberung bis 8. 10. Am 17. 10. im Urin eine Spur Eiweiß und einige Leukocyten im Sediment. Bei allen weiteren Untersuchungen keine pathologischen Bestandteile mehr im Urin.

Bei der fraktionierten Magenausheberung im Nüchternsaft schon freie Säure (30/56). Nach Coffeinprobetrunk normal verlaufende Sekretionskurve mit den höchsten Werten 40 min nach Coffeingabe von 35/49.

Röntgenuntersuchung der Thoraxorgane: o. B.

Tabelle 33. *Wasserversuch am 12. 1. 45.*

Zeit (Stunden)	Menge (cm³)	Spezifisches Gewicht
Morgenurin	95	1030
1500 cm³ Wasser		
$\frac{1}{2}$	50	1023
1	—	—
$1\frac{1}{2}$	50	1017
2	40	1018
$2\frac{1}{2}$	27	1020
3	35	1021
$3\frac{1}{2}$	27	1020
4	30	1022
	259	
6	100	1024
8	58	1022
10	57	1029
12	80	1030
	295	
24	265	1029

Gewicht vorher: 71 kg.
Gewicht nachher: 70,6 kg.
4 Std nach der Wassereinnahme Gewicht 72,1 kg. Gleiches Ergebnis des Wasserversuches am 22. 1. 45.

Tabelle 34. *Blutzuckerkurve nach 50 g Dextrose per os am 10. 1. 45.*

Zeit (Minuten)	Blutzucker (mg-%)
nüchtern	103
50 g Dextrose per os	
20	151
40	158
60	121
90	98
120	96
150	102
180	103

Im Urin keine Zuckerausscheidung.

Tabelle 35. *Blutzuckerkurve nach 1 EH Insulin auf 15 kg Körpergewicht intravenös am 11. 1. 45.*

Zeit (Minuten)	Blutzucker (mg-%)
nüchtern	98
1 EH Insulin auf 15 kg Körpergewicht intravenös	
15	58
30	48
45	85
60	98
90	102
120	107

Patient klagt nach 30 min über Schwindel und Schwächegefühl in den Beinen und sieht sehr blaß aus.

Tabelle 36. *Spezifischdynamische Eiweißwirkung am 17. 1. 45.*

Zeit (Stunden)	Umsatz (%)
nüchtern	+10
Eiweißfrühstück	
1	+33
2	+16
3	+22
4	+21
5	+25

Röntgenuntersuchung des Magens: Kleine Kaskade im Fornix. Normale Falten. Lebhafte, schnell einsetzende Peristaltik mit schneller Austreibung. Tonus und Bulbus o. B. Urteil: Magen morphologisch o. B. Etwas vermehrte Peristaltik.

Zusammenfassung. Es handelt sich bei dem 21jährigen Mann um einen fast erbsengroßen Metallstecksplitter in der Basis des rechten Schläfenlappens. Die genaue Analyse des Krankheitsfalles zeigte, daß ein innerer Prellschuß rechts unmittelbar vor der Hypophyse mit Querbruch durch das vordere Keilbeindach vorlag. Auf diese Weise werden die neurologischen Ausfälle nach der Verletzung verständlich (Oculomotorius, Trigeminus, Facialis rechts), die eine gute Rückbildungstendenz zeigten. Im Gefolge der Verletzung trat ein kurzer meningitischer Schub auf.

Darüber hinaus bot er internistisch neben einer geringen Puls- und Blutdrucklabilität und einer Insulinempfindlichkeit eine Wasserstoffwechselstörung im Sinne einer Oligurie, wobei eine Kreislauferkrankung, Fettleibigkeit, Nierenleiden usw. auszuschließen waren. Der Verletzte hatte nur anfangs kurz nach dem meningitischen fieberhaften Schub einmal eine Spur Eiweiß im Urin. Die Stoffwechseluntersuchungen sonst ergaben keine pathologischen Ausschläge.

Er litt schon vor der Verletzung gelegentlich an leichten Magenbeschwerden (wie auch seine Mutter), ohne daß sich daran durch die Verwundung etwas änderte und ohne daß objektiv außer einer lebhaften Austreibung am Magen ein besonderer krankhafter Befund zu erheben war. Als Komplikation wurde nach der Verwundung eine leichte Pyodermie ohne Zwischenfälle überstanden.

Da der Mann im Memelgebiet beheimatet war, ließ sich später keine Verbindung mehr mit ihm aufnehmen.

Fall 13 *(Beobachtung 789).*

F. F., 26 J., Vulkaniseur; geb. 25. 12. 18, verwundet 16. 3. 45, untersucht Sept./Okt. 1945 Sommer 1948 und Dezember 1951.

Vorgeschichte: Familie: Mutter Herzneurose. — Selbst: Als Kind Scharlach, Diphtherie. Nabelbruchoperation. Mit 11 Jahren Blinddarmoperation und Bauchfellentzündung. Mit 15 Jahren erstmalig Magenbeschwerden. 1941 Rückfall: Sodbrennen, drückende Schmerzen nach dem Essen, schlechte Verträglichkeit von süßen Speisen und Schwarzbrot. Seither immer empfindlichen Magen. 1939 Go. September 1944 Malaria in Albanien. Drei leichtere Verwundungen und ein Unfall im Kriege.

Chirurgische Verletzungsfolgen: Am 16. 3. 45 Bombensplitterverletzung an der linken Schläfe mit kleiner Einschußwunde 1 cm vor dem oberen Ansatz der linken Ohrmuschel, Einsprengung einiger feinster Metall- und Knochenstäubchen oberflächlich in den linken Schläfenlappen und mit einem apfelkerngroßen (0,7:0,4:0,2 cm) Metallstecksplitter 1,5 cm links der Mittellinie, der sich im seitlichen Röntgenbild direkt auf die Mitte der Sellalehne projiziert (s. Abb. 13a und 13b). Kein operativer Eingriff. Keine Wundkomplikationen.

Neurologische Verletzungsfolgen: Verwundung als Schlag gespürt. Noch 150 m gelaufen. Selbst wegen Blutung Verband angelegt. Einmal Erbrechen. Später $^1/_2$ Std bewußtlos. 4 Tage völlig blind. Dann schnelle Aufhellung des Gesichtes. Keine Lähmungen. Starke Kopfschmerzen. 4 Wochen Sprach- und Schreibstörung. 6 Wochen nach der Verletzung noch zeitweilig stärkere Kopfschmerzen, Bückschwindel, Flimmern vor den Augen, erhöhte Erregbarkeit und Vergeßlichkeit. Objektiv ließ sich weder neurologisch noch im psychischen Bild ein pathologischer Befund erheben. Fundus o. B. Visus beiderseits 4/5. Deutliche bitemporale Unterwertigkeit für Farben bei normalen Grenzen für Bewegungen.

Encephalogramm vom 19. 4. 50 (!): Deutliche Erweiterung beider Vorderhörner, rechts stärker als links. Septum pellucidum und der nur unwesentlich erweiterte 3. Ventrikel sind nach links zur Verletzungsseite verlagert. Auch die mittleren und hinteren Ventrikelabschnitte nehmen an der Ausweitung teil. Splitterlage unverändert.

Interne Befunde: Größe 176 cm. Gewicht 65 kg. Schlank, muskulös. Frische Hautfarbe. Volle männliche Behaarung. Wenig Fettpolster. Muskulatur und Knochenbau kräftig. Kleine reizlose Narbe 1 cm vor dem oberen linken Ohrmuschelansatz. Knochen nicht tastbar verändert. Gesichtsasymmetrie (linke Seite kleiner). Kein Horner (der gleiche Befund war schon auf alten Bildern erkennbar). Nase frei. Zunge sauber. Gebiß gepflegt. Rachenorgane o. B.

Keine Struma.

Lungen o. B. Herz o. B. Puls 92, regelmäßig. Arterienrohr zart. RR im Stehen 115/85 (P. 80), im Liegen 110/75 (P. 56).

Bauch: Nabelbruch- und Blinddarmoperationsnarben. Keine Milz-Lebervergrößerung. Genitale o. B. Gliedmaßen: Leichte Varicen rechts. Urin o. B.

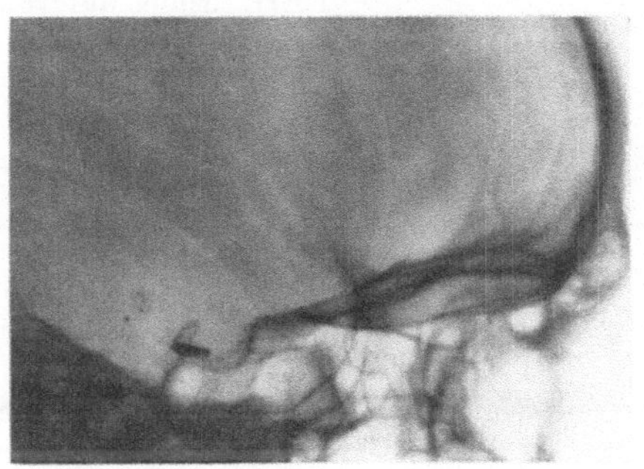

Abb. 13a (Fall 13). Stecksplitter auf die Sellalehne projiziert.

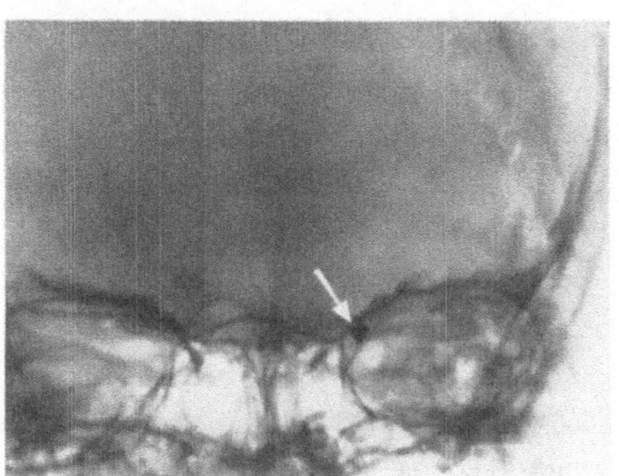

Abb. 13b (Fall 13). Splitter 1,5 cm links der Mittellinie.

Keine verstärkte Tätigkeit der Kopfvasomotoren. Unauffälliger Dermographismus. Mittelstarke respiratorische Arrhythmie. Keine Schweißvermehrung. Gesicht etwas fettig (gegen früher unverändert).

Ergänzende Angaben: Appetit gut. Stuhl regelmäßig. Gelegentlich obige Magenbeschwerden, die sich nach der Verwundung nicht geändert haben. Gegen früher 8 kg an Gewicht verloren. Kein vermehrter Durst. Schläft schlecht ein (liegt 2—3 Std wach). Keine vasomotorischen Störungen. Potenz o. B. Alkohol schlecht vertragen. Nicotin in kleinen Dosen bekömmlich.

Der Verletzte kam in klinische Behandlung, weil Anfang September 1945 wieder Malariaanfälle auftraten. Es wurden zwei typische Fieberschübe bis 40,3° mit entsprechendem zeitlichem Abstand und Malaria tertiana-Plasmodien im Blut beobachtet. Prompte Entfieberung nach Atebrin-Plasmochinkur. Nach der Malaria lag die Temperatur zwischen 36,2 und 36,6°, der Ruhepuls zwischen 60 und 70. Urin bei wiederholten Untersuchungen immer o. B. Keine vermehrten Urinmengen. Wa.R. negativ. Hb.: 90, Ery.: 4,3 Mill., Leuko.: 7000, 2% Eos., 1% Stabk., 60% Segmk., 37% Lympho., Senkung 5/7.

Fraktionierte Magenausheberung: Im Nüchternsaft und auch nach Coffeinprobetrunk keine freie Säure. Auf Histamin nach 30 min freie Salzsäure mit Höchstwerten von 34/46.

Röntgenuntersuchung der Brustkorborgane: o. B.

Tabelle 37. *Wasserversuch am 6.10.45.*

Zeit (Stunden)	Menge (cm³)	Spezifisches Gewicht
Morgenurin	70	1012
1500 cm³ Wasser		
¹/₂	70	1015
1	290	1001
1¹/₂	550	1001
2	460	1001
2¹/₂	240	1001
3	150	1002
3¹/₂	90	1002
4	50	1002
	1900	
6	205	1012
8	120	1013
10	160	1019
12	240	1024
	725	
24	290	1023

Gewicht vorher: 64,9 kg.
Gewicht nachher: 64 kg.

Röntgenuntersuchung des Magens: Keine Sekretvermehrung. Normale Falten. Tonus, Peristaltik, Entleerung und Bulbus o. B.

Der Patient konnte im Sommer 1948 nachuntersucht werden. Der körperliche Befund hatte sich Ende August 1948 in keiner Weise verändert, auch die Stecksplitterlage war die

Tabelle 38. *Blutzuckerkurve nach 50 g Dextrose per os am 4. 10. 45.*

Zeit (Minuten)	Blutzucker (mg-%)
nüchtern	68
50 g Dextrose per os	
10	84
20	77
30	65
45	77
60	101
75	102
90	119
120	74
150	66

Im Urin kein Zucker.

Tabelle 41. *Spezifisch-dynamische Eiweißwirkung am 5. 10. 45.*

Zeit (Stunden)	Umsatz (%)
nüchtern	+1
Eiweißfrühstück	
1	+46
2	+57
3	+35
4	+26
5	+15

Tabelle 39. *Blutzuckerkurve nach Doppelbelastung mit je 50 g Dextrose per os am 11. 10. 45.*

Zeit (Minuten)	Blutzucker (mg-%)
nüchtern	77
50 g Dextrose per os	
15	70
30	70
45	72
60	70
75	81
90	95
50 g Dextrose per os	
105	63
120	74
135	66
150	141
180	102
210	84
240	77

Im Urin kein Zucker.

Tabelle 40. *Blutzuckerkurve nach 1 EH Insulin auf 15 kg Körpergewicht intravenös am 9. 10. 45.*

Zeit (Minuten)	Blutzucker (mg-%)
nüchtern	75
1 EH Insulin auf 15 kg Körpergewicht intravenös	
10	88
20	45
30	38
40	57
50	54
60	90
75	84
90	75

Nach 30 min deutliche Schockerscheinungen mit Unruhe, Schwäche und Zittern.

gleiche wie bei der früheren Untersuchung. An Beschwerden hatte sich nichts Neues ergeben. Röntgenologisch war wieder an den Thoraxorganen kein pathologischer Befund zu erheben, während röntgenologisch am Magen jetzt eine vermehrte Nachsekretion und eine leichte Faltenvergröberung im Korpus festzustellen war, so daß diese Symptome im Sinne einer leichten Gastritis verwertbar waren.

Kreislaufprüfung nach BÖGER-WETZLER (2. 9. 48): „Bei einem Ruhe-Vs von 36,2 cm³ und einer Frequenz von 52 kommt

Tabelle 42. *Wasserversuch am 31. 8. 48.*

Zeit (Stunden)	Menge (cm³)	Spezifisches Gewicht
Nachturin	1400	1014
1500 cm³ Wasser		
1/2	55	1014
1	150	1005
1 1/2	450	1000
2	530	1000
2 1/2	140	1000
3	65	1004
3 1/2	35	1010
4	45	1013
	1470	
6	135	1017
8	110	1018
10	85	1015
12	65	1020
	395	
24	85	1016

Gewicht vorher: 66,3 kg.
Gewicht nachher: 65,8 kg.

Tabelle 43. *Blutzuckerkurve nach 50 g Dextrose per os am 2. 9. 48.*

Zeit (Minuten)	Blutzucker (mg-%)
nüchtern	104
50 g Dextrose per os	
30	104
60	104
90	139
120	111
150	86
180	68
210	96
240	99

Im Urin kein Zucker.

Tabelle 44. *Blutzuckerkurve nach 1 EH Insulin auf 15 kg Körpergewicht intravenös am 13. 5. 48.*

Zeit (Minuten)	Blutzucker (mg-%)
nüchtern	102
1 EH Insulin auf 15 kg Körpergewicht intravenös	
5	106
10	84
15	59
30	52
45	59
60	95
90	106
120	110
150	88
180	81

Nach 30 min wieder Unruhe und Zittern.

ein Vm von 185 Liter zustande (vagotonisches Verhalten). Nach Belastung (120 Watt in 4 min) erhöht sich Vs auf 116,2 cm³ (221%), so daß bei gleichzeitiger Frequenzerhöhung auf nur 66,7 (27,5%) ein Vm-Anstieg auf nur 7,75 Liter (317%) resultiert. Auffallend ist, daß trotz der mäßigen Vs-Steigerung, die noch weit unter einem normalen Wert von etwa 200 cm³ zurückbleibt, die Frequenz sich nur um 27,5% erhöht, so daß nach Belastung ein Vm von 7,75 Liter sich ergibt, das gegenüber einem normalen Ruhewert nur um etwas über 50% gesteigert ist. Außerdem ist hervorzuheben, daß trotz Steigerung des mittleren Blutdrucks (Pm) um 37% die Pwg-Aorta um —16% und die Pwg-Radialis um —18,3% abfallen. Auch der Dämpfungsfaktor (E/W) steigt nur von 0,39 auf 1,04 an.

Zusammenfassung: „Aus dem Verhalten von Frequenz, von Pm, Pwg-Aorta und -Radialis sowie des Dämpfungsfaktor müssen extrakardiale Regulationsstörungen (Labilität des Gefäßsystems) abgeleitet werden (STOLLREITER)." EKG: o. B.

Zweite Nachuntersuchung im Dezember 1951: Beschwerden wie früher. Steht in Arbeit. Appetit mäßig, Stuhl o. B. Schläft schlecht ein. Kein verstärkter Durst. Potenz o. B. Vermehrte Schweißneigung.

Interner Status unverändert. Gewicht 68 kg. RR im Liegen 100/75 (P. 52), im Stehen 105/85 (P. 76). Beim Schellong normale Reaktion. Urin o. B. Spontankonzentration 1020.

Nervensystem: Bis auf den Gesichtsfeldausfall keine pathologischen Lokalzeichen. Kein Hirntraumatiker.

Im Bückversuch deutlicher Blutandrang mit etwas Schwindel (P. 10:10). Ausgeprägte respiratorische Arrhythmie. Schwacher Dermographismus. Keine Schweißvermehrung. Ruhig. Kein Tremor.

Röntgenuntersuchungen: Schädel: Splitterlage unverändert. Thorax: o. B.

Magen: Keine Faltenschwellung, kräftiger Tonus, sehr lebhafte Peristaltik und schnelle Entleerung.

Urteil: Hypermotilität. Kein organischer Befund.

Zusammenfassung. Bei dem 27jährigen Mann treffen wir einen apfelkerngroßen Metallstecksplitter im linken Stammhirnbereich 1,5 cm links der Mittellinie in Höhe der Mitte der Sellalehne an. Der Einschuß erfolgte links tief temporal. Keine operative Versorgung. Neurologisch fand sich eine — wahrscheinlich durch Kontusion bedingte — Chiasmaschädigung (möglicherweise sogar innerer Basisprellschuß?) und ein Hydrocephalus internus mit Linksverlagerung. Der Verletzte war die ersten 4 Tage nach der Verwundung blind. Außerdem bot er anfangs eine flüchtige sensorische Aphasie.

Der übliche interne Untersuchungsbefund war 6 Monate nach der Verletzung bis auf eine Anacidität regelrecht. Diese Anacidität scheint alt zu sein. Er hatte bereits mit 15 Jahren die ersten Magenbeschwerden und 4 Jahre vor der Verletzung einen länger anhaltenden gastritischen Schub, der eine Kur nötig machte. Seitdem verschwanden die Beschwerden nie mehr ganz. Die Kopfverletzung änderte hieran nichts. Die Stoffwechseluntersuchungen deckten außerdem noch eine Störung im Kohlenhydratstoffwechsel auf, die in einer mangelnden hyperglykämischen Reaktion nach Kohlenhydratbelastung und in einer gesteigerten

Tabelle 45. *Blutzuckerkurve nach 50 g Dextrose per os am 18. 12. 51.*

Zeit (Minuten)	Blutzucker (mg-%)
nüchtern	84
50 g Dextrose per os	
30	110
60	82
90	84
120	70
150	70
180	82
210	86
240	92

Im Urin kein Zucker.

Tabelle 46. *Blutzuckerkurve nach 1 EH Insulin auf 15 kg Körpergewicht intravenös am 21. 12. 51.*

Zeit (Minuten)	Blutzucker (mg-%)
nüchtern	124
1 EH Insulin auf 15 kg Körpergewicht intravenös	
5	88
10	70
15	65
30	70
45	74
60	88
90	88
120	80

Keine Schockerscheinungen.

Insulinempfindlichkeit zum Ausdruck kam. Auch die Konzentrationsfähigkeit der Nieren ist nicht ganz optimal. Anlaß zu unserer Untersuchung war eine Malaria tertiana, die er im Herbst 1944 in Albanien erwarb. Die beobachteten Temperaturzacken hatten ganz das Aussehen der üblichen unkomplizierten Malaria tertiana-Anfälle. Sie verschwanden nach Atebrin-Plasmochin prompt. Rund 3 Jahre später konnte dieser Patient nachuntersucht werden. Im körperlichen Befinden und am internen Status hatte sich nichts verändert. Die Gastritis war jetzt röntgenologisch eher deutlicher erkennbar. Bei der Kontrolle der Stoffwechselbefunde ergab sich auch jetzt noch eine relativ geringe Reaktion auf perorale Zuckerzufuhr und eine gewisse Insulinempfindlichkeit. Gegenüber dem Ergebnis der Untersuchungen aus dem Jahre 1945 war eine gewisse Besserung zu verzeichnen. Auch diesmal erreichte im Konzentrationsversuch das spezifische Gewicht nicht den zu erwartenden Höchstwert.

Anfang August 1948 machte er eine ganz leichte Hepatitis epidemica durch, die in etwa einer Woche ablief.

Im Dezember 1951 — $6^3/_4$ Jahre nach der Verwundung — wurde er erneut nachuntersucht, wobei für die Beschwerden und den Befund keine hervorzuhebende Änderung zu verzeichnen war. Die abnorme Toleranz gegen Dextrose bestand weiter. Die Insulinempfindlichkeit war geringer geworden.

Fall 14 *(Beobachtung 425).*

E. W., 21 J., Malergeselle; geb. 13. 1. 23, verwundet 3. 12. 43, untersucht 13. 7. 44.

Vorgeschichte: Familie: Mutter seit 2 Jahren zuckerkrank (60 J.). — Selbst: Mit 4 Jahren Scharlach, sonst gesund.

Chirurgische Verletzungsfolgen: Am 3. 12. 43 Granatsplitterverletzung an der linken Schläfe mit Einschuß dicht hinter dem oberen Ansatz der Ohrmuschel. Operative Versorgung am 4. Tage nach der Verwundung mit fünfmarkstückgroßer Trepanation, Entfernung von Knochen- und Metallsplittern aus einer infizierten Hirntrümmerhöhle, in der ein altes, unter Druck stehendes Hämatom lag. Schwierige Blutstillung. Schwammtamponade. Anfangs schlechte Abgrenzung der Höhle mit Wandencephalitis und Ausbildung einer zweiten kleinen Zerfallshöhle. Später ungestörte Ausgranulierung der Hirnwunde in rund 4 Monaten. Eingangs meningitischer Schub. Röntgenologisch 3,5:3,0 cm großer, glatter Trepanationsdefekt links hinten tief temporal, 2 intracerebrale Clips, stecknadelkopfgroßer Metallsplitter oberflächlich im linken Schläfenlappen unter dem Defekt, ein 0,6:0,3:0,3 cm großer Metallstecksplitter kontralateral (rechts!) 4 mm neben der Mittellinie und 2,2 cm senkrecht über der Sellalehne (s. Abb. 14a und 14b). Zur Zeit der Untersuchung reizlose Narbenverhältnisse hinter dem linken Ohr mit eingesunkenen, pulsierenden Weichteilen über dem Knochendefekt. Gleichzeitige Mitverletzung des linken Sprunggelenkes mit Infektion und operativer Öffnung dieses Gelenkes und Schußbruch des linken 5. Mittelfußknochens.

Neurologische Verletzungsfolgen: Sofort für 2 Tage bewußtlos. Retrograde Amnesie. Erbrechen? Keine Lähmungen. Anfangs nur geringe Kopfschmerzen. 8 Monate nach der Verletzung noch Schwindelgefühl bei Überanstrengungen und vergeßlicher. Keine Kopfschmerzen. Außer einem linksseitigen Papillenödem bald nach der Verletzung wurde objektiv nie ein pathologischer somatisch-neurologischer Befund erhoben. Im psychischen Bild zeigte sich eine allgemeine Verlangsamung und Merkschwäche.

Keine Encephalographie. Liquor o. B.

Interne Befunde: Größe 165 cm. Gewicht 61 kg. Schlankwüchsig, keine Abmagerung. Haut nicht feucht. Männliche Behaarung. Ausreichende, normal verteilte Fettpolster. Mittelstarke Muskulatur. Schlanker Knochenbau. Etwas große Augen, die in dieser Form immer bestanden haben. Nase frei. Beginnende Paradentose. Zunge sauber. Tonsillen o. B. Beiderseits kleine derbe Kieferwinkeldrüsen.

Schilddrüse gut tastbar, nicht vergrößert, nicht vermehrt vascularisiert.

Lungen o. B. Herz o. B. Puls 88, regelmäßig. Arterienrohr zart. RR im Stehen 95/70 (P. 88), im Liegen 120/65 (P. 56).

Leber gut tastbar, etwas empfindlich, sonst aber o. B. Kein Milztumor. Genitale o. B. Teilweise Versteifung des linken oberen Sprunggelenkes (s. oben). Urin o. B.

Lebhaftes emotionelles Gefäßspiel am Kopf (hatte schon immer eine frische, rote Farbe). Nach Bücken erheblicher Blutandrang ohne Beschwerden (P. 14:11). Roter, relativ kurzer Dermographismus. Starke respiratorische Arrhythmie. Keine Schweiß- oder Hauttalgvermehrung. Linker Fuß kühl und feucht. Innerlich ruhig. Kein Tremor. Warme, gut durchblutete Hände.

Ergänzende Angaben: Appetit und Verdauungsorgane waren immer in Ordnung. Das Gewicht ging gegenüber der Vorkriegszeit um 9 kg zurück. Kein vermehrter Durst. Schlaf ungestört. Vermehrte Schweißneigung nur am linken Fuß. Potenz o. B. Alkohol wie früher vertragen. Nichtraucher. War guter Turner. Hat das Barrenturnen schon wieder ohne Beschwerden aufgenommen.

Aus den Krankenblättern ergab sich subfebrile Temperatur bis Anfang Januar 1944, dann Fieberfreiheit. Reguläre Pulsreaktion. Im Liquor anfangs bis 208/3 Zellen. Viermalige

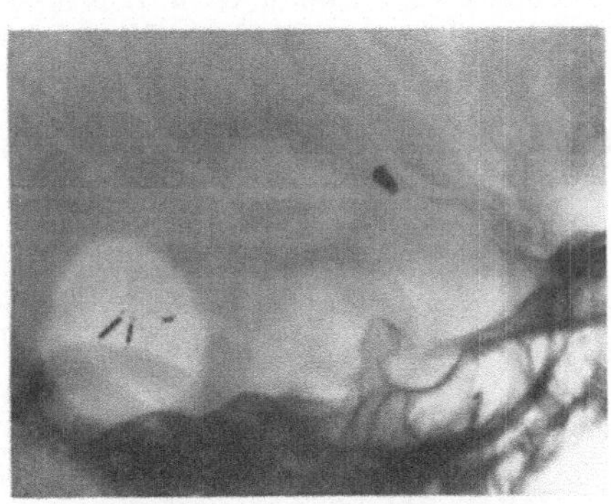

Abb. 14a (Fall 14). Stecksplitter 2,2 cm
senkrecht über der Sellalehne.

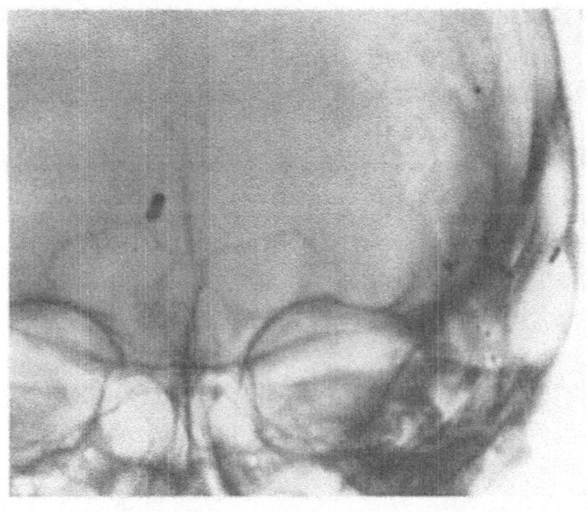

Abb. 14b (Fall 14). Seitlicher Abstand von der
Mittellinie 0,4 cm, die überkreuzt wurde.

Urinuntersuchung immer einwandfrei. Am 2. 3. 44: Hb.: 90, Ery.: 4,7 Mill., Leuko.: 8600. Keine Stoffwechseluntersuchungen.

8 Jahre später erfuhren wir von einer Zunahme der kopftraumatischen Beschwerden und der Entwicklung einer Epilepsie mit großen Anfällen etwa alle 3—4 Monate.

Zusammenfassung. Es handelt sich bei dem 21jährigen Mann um eine Granatsplitterverletzung *links* temporobasal hinter der oberen Ohrmuschel mit intracerebralen Stecksplittern, einer am 4. Tage operativ versorgten Trümmerhöhle im linken Schläfenlappen mit Blutung, Infektion, anfänglicher Meningitis und Wundencephalitis. Der kleinere der beiden Metallstecksplitter blieb oberflächlich im linken Schläfenlappen unter dem Defekt liegen, der größere kontralateral 4 mm *rechts* der Mittellinie in der Hypophysenlehnenvertikalen 2,2 cm über dem Dorsum sellae. Er dürfte nach dem Sitz des Einschusses, nach der Position des zweiten kleineren Splitters und dem Verlauf des Schußkanals das linke Stammhirn durchschlagen haben.

Außer allgemein-hirntraumatischen Wesenszügen bot der Verletzte neurologisch keine Ausfälle.

Internistisch weist er das Bild eines B-Typ mit leichtem Exophthalmus, mit tastbarer, aber nicht vergrößerter oder vermehrt vascularisierter Schilddrüse und mit lebhafter Vasomotorenreaktion auf. Der geringe Exophthalmus hat bei ihm immer bestanden. Die Gefäßreaktionen des Kopfes sollen nach seinen Angaben schon immer lebhaft gewesen sein, ohne daß sich in dieser Beziehung nach der Verletzung eine Änderung ergeben hätte. Nur sein Ausgangsgewicht vor dem Kriege scheint er noch nicht wieder erreicht zu haben. Er wirkt aber nicht abgemagert, hat auch ein für sein Alter praktisch normales Gewicht und ist konstitutionell leptosom. Der Blutdruck liegt eher niedrig und ist, ebenso wie die Pulsregulation, deutlich labil. Beim Aufstehen aus dem Liegen sinkt der arterielle Druck von 120/65 auf 95/70 ab.

Interessant ist, daß trotz erblicher Belastung mit Diabetes bei dem Verletzten niemals eine Zuckerausscheidung beobachtet wurde.

Nach 8 Jahren bekamen wir davon Kenntnis, daß sich eine traumatische Epilepsie entwickelt hatte.

Fall 15 *(Beobachtung 578)*.

A. Sch., 43 J., Zimmermann; geb. 7. 2. 01, verwundet 15. 11. 43, untersucht 6. 9. 44 ff.

Vorgeschichte: Familie: o. B. — Selbst: Mit 3 Jahren Lungenentzündung. Mit 9 Jahren Bindehautkatarrh. Sonst gesund.

Chirurgische Verletzungsfolgen: Am 15. 11. 43 Granatsplitterverletzung links tief frontotemporal mit Einschuß 3 Querfinger seitlich vom linken äußeren Lidwinkel. Schädelimpressionsfraktur am Einschuß. Röntgenologisch drei stecknadelkopfgroße Metallstecksplitter 1,5—3,5 cm links der Mittellinie und 2,5 cm über der Sellalehne

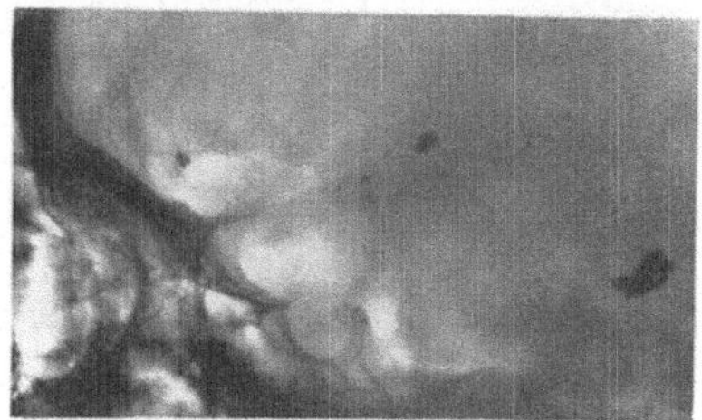

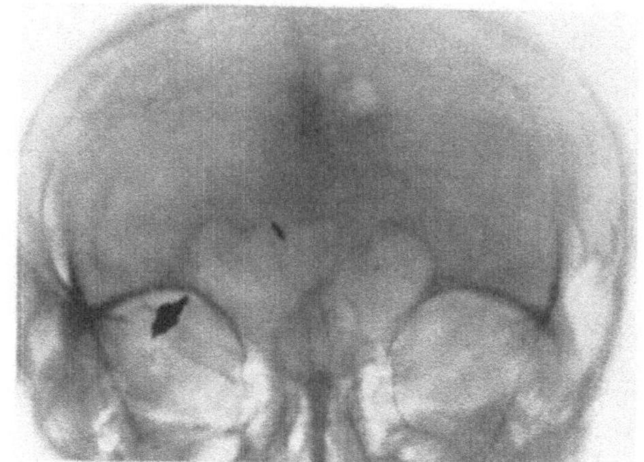

Abb. 15a (Fall 15). Stammhirndurchschuß
mit 3 Stecksplittern über der Sellalehne.

Abb. 15b (Fall 15). 2 Splitter paramedian
rechts (1,0 cm) und links (1,5 cm).

im Verlauf des Schußkanals; ein linsengroßer Metallstecksplitter 1,0 cm rechts paramedian und 3,2 cm über der Basis in einer Vertikalen, die 1,0 cm hinter der Sellalehne liegt, und ein weiterer bohnengroßer (1,5:0,7:0,6 cm), zackiger Metallstecksplitter rechts im Hirn auf der Grenze von Hinterhaupt und Schläfenlappen. Operative Versorgung am 5. Tag nach der Verwundung mit Säuberung einer frontobasalen Trümmerhöhle und Gummilaschendrainage. Sekundäre ungestörte Wundheilung bis Anfang März 1944. Im 10. Monat nach der Verletzung bestand noch ein unregelmäßiger, über fünfmarkstückgroßer Trepanationsdefekt links frontotemporobasal mit eingesunkenen, leicht pulsierenden Weichteilen. Die Stecksplitter hatten ihre Lage nicht verändert (s. Abb. 15a und 15b).

Neurologische Verletzungsfolgen: Bei der Verwundung sofort bewußtlos. Keine retrograde Amnesie. Erste Eindrücke erst wieder nach 4 Tagen erinnerlich. Erbrechen? Keine Lähmungen. Vorübergehende Sprachstörung. Keinerlei Kopfbeschwerden. Nach dem Krankenblatt bis Ende Dezember teils somnolent, teils bewußtlos, sehr unruhig. Unfreiwilliger Stuhl- und Urinabgang. Decubitus. Leichte rechtsseitige Parese und Aphasie. Im März 1944 wurde Witzelsucht erwähnt. Im Juni 1944 noch leichte Reflexsteigerung am rechten Arm ohne Parese. Vereinzelt literale Paraphasien (nach der Anamnese hat es sich um eine sensorische Aphasie gehandelt). Psychisch verlangsamt, stumpf, schwerfällig, Merk- und Gedächtnisschwäche. Am Fundus Zustand nach abgeklungenem Papillenödem links. Im 10. Monat nach der Verletzung subjektiv keinerlei Beschwerden, objektiv der gleiche Befund wie im Juni 1944.

Dreimaliger Encephalographieversuch führte zu keiner Ventrikelfüllung. Im Liquor während der ganzen Beobachtungszeit immer leichte Eiweiß- und Zellvermehrung.

Interne Befunde: Größe 172 cm. Gewicht 76,8 kg. Relativ alt wirkender, athletisch gebauter Mann, schlaffe Haltung. Stirnglace. Rundrücken. Grobe Gliedmaßen. Männlicher Behaarungstyp. Reguläre Fettverteilung. Reizlose Narbenverhältnisse in der linken

Tabelle 47. *Wasserversuch am 11.9.44.*

Zeit (Stunden)	Menge (cm³)	Spezifisches Gewicht
Morgenurin	680	1013
1500 cm³ Wasser		
¹/₂	150	1010
1	370	1004
1¹/₂	415	1003
2	175	1005
2¹/₂	85	1008
3	185	1007
3¹/₂	180	1008
4	165	1008
	1725	
6	110	1020
8	65	1024
10	26	1028
12	75	1028
	276	
24	1050	1028

Gewicht vorher: 76,8 kg.
Gewicht nachher: 75,9 kg.

Tabelle 48. *Blutzuckerkurve nach Doppelbelastung mit je 50 g Traubenzucker per os am 8.9.44.*

Zeit (Minuten)	Blutzucker (mg-%)
nüchtern	103
50 g Dextrose per os	
20	157
40	166
60	148
90	114
50 g Dextrose per os	
110	139
130	163
150	102
180	68
210	76

Im Urin nach 2, 4 und 6 Std kein Zucker.

Tabelle 49. *Insulinbelastung mit 1 EH Insulin auf 15 kg Körpergewicht intravenös am 14.9.44.*

Zeit (Minuten)	Blutzucker (mg-%)
nüchtern	98
1 EH Insulin auf 15 kg Körpergewicht intravenös	
15	91
30	70
45	84
60	88
90	95
120	100
150	98
180	95

Kein Schock. Urin zuckerfrei.

Schläfengegend. Linke Lidspalte durch die Narben etwas enger. Zunge sauber. Lückengebiß mit Zahnfleischauflockerung. Geringe Kiefersperre. Rachen o. B.

Keine Struma.

Thorax relativ unelastisch (92/97 cm). Lungen: Über den abhängigen Partien etwas zäher Katarrh. Herz o. B. Puls 88, regelmäßig. Arterienrohr zart. RR im Stehen 115/90 (P. 88), im Liegen 125/80 (P. 60).

Bauch: Etwas betont. Kleines properitoneales Lipom über dem Nabel. Sonst kein abnormer Tastbefund. Genitale o. B. Gliedmaßen grob, Senkfüße. Kurze, plumpe Finger. Im Urin am 6.9.44 0,2% Zucker, sonst o. B.

Keine vermehrte emotionelle Reaktion der Kopfgefäße. Nach Bücken mittelstarker Blutandrang ohne Beschwerden (P. 15:11). Mäßige respiratorische Arrhythmie. Unauffälliger, roter Dermographismus. Keine Schweiß- oder Hauttalgvermehrung. Innerlich ruhig. Kein Tremor.

Tabelle 50. *Spezifischdynamische Eiweißwirkung am 16.11.44.*

Zeit (Stunden)	Umsatz (%)
nüchtern	+13
Eiweißfrühstück	
1	− 4
2	−14
3	− 9
4	−12
5	−18

Ergänzende Angaben: Appetit und Verdauungsorgane waren immer in Ordnung. Das Körpergewicht hat etwas zugenommen (früher 70—73 kg). Kein vermehrter Durst. Schlaf gut. Vasomotorium o. B. Potenz o. B. Alkoholtoleranz nicht erprobt. Rauchen vertragen.

Nach den Krankenblattkurven hatte er bis Ende Dezember leichte Temperaturen bis 38°. Der Puls war anfangs etwas verlangsamt, später angemessene Frequenz. Sechsmalige Urinkontrollen ab Januar 1944 immer einwandfrei negativ.

Blutbild am 15.6.44: Hb.: 89, Ery.: 4,9 Mill., Leuko.: 6800. 1% Baso., 6% Eos., 3% Stabk., 32% Segmk., 50% Lympho., 8% Mono. Am 25.8.44: Hb.: 90, Ery.: 4,9 Mill., Leuko.: 6800. 2% Stabk., 51% Segmk., 43% Lympho., 4% Mono., Senkung 3/7.

Fraktionierte Magenaushebung: Der Nüchternsaft enthält bereits freie Salzsäure (28/39). Höchster Säurewert beim Coffeinprobetrunk nach 60 min 36/62.

Röntgenuntersuchung der Brustkorborgane: o. B.

Röntgenuntersuchung des Magens: Keine Sekretvermehrung. Schon der erste Breischluck läuft bis ins Duodenum durch, wobei der Magen Peristaltik zeigt. Schleimhautfalten o. B. Bei Vollfüllung normaler Tonus. Einwandfreier Bulbus. Urteil: Magen organisch o. B. Schnelle Entleerung.

Grundumsatz am 7. 9. 44: $+2\%$.

Grundumsatz am 16. 11. 44: $+13\%$.

Zusammenfassung. Es handelt sich bei dem 43jährigen Mann um fünf intracerebrale Granatstecksplitter von Stecknadelkopf- bis Bohnengröße bei einem Einschuß links tief frontotemporal. Drei kleine Splitter liegen links auf der Seite des Einschusses tief temporal und in der linken Stammhirngegend; ein vierter, linsengroßer hat die Mittellinie überquert und liegt hart rechts davon etwas über und hinter den ebengenannten; der fünfte, bohnengroße, zackige Stecksplitter ist rechts hinten auf der Grenze von Schläfen- und Hinterhauptslappen lokalisiert. Nach der Lage des Einschusses, nach dem durch die kleinen Metallsplitter markierten Schußkanal, nach der Tatsache, daß die Mittellinie von 2 Splittern überquert wurde und eine leichte rechtsseitige Hemiparese bestand, ist eine Stammhirnverletzung — wahrscheinlich sogar auf beiden Seiten (!) — als praktisch sicher anzusehen. Operative Ausräumung einer Hirntrümmerhöhle am Einschuß mit sekundärer Ausheilung der Hirnwunde. Ständig leicht entzündlicher Liquor. Sehr lange Bewußtlosigkeit (6 Wochen) und schwere psychische Veränderungen. Geringe Reflexsteigerung am rechten Arm und weitgehend abgeklungene sensorische Aphasie.

Der Verletzte wirkte relativ alt. Bei den gegebenen zeitlichen Verhältnissen zwischen Verwundung und Untersuchung muß die vorzeitige Alterung als konstitutionell angesehen werden.

Sonst bot der Verletzte internistisch zunächst keine Auffälligkeiten. Nur am 6. 9. 44 fand sich bei ihm einmal 0,2% Zucker im Urin. Die daraufhin durchgeführte genaue Analyse des Kohlenhydratstoffwechsels ergab keinerlei diabetische Störung. Die vorübergehende einmalige Glykosurie klärte sich als alimentär auf. Sie trat ein nach dem Genuß von reichlich süßen Plätzchen, die den Verletzten in größerer Menge von einer Betreuungsorganisation im Lazarett geschenkt worden waren und die einige Soldaten auf einmal verzehrt hatten. Der zweite Gipfel in der Doppelbelastungskurve mit Traubenzucker kann nicht als Zeichen eines Diabetes verwertet werden, sondern beweist nur eine gewisse Labilität der Regulationen, da sofort nach dem 2. Gipfel die Blutzuckerkurve in kurzer Zeit auf unternormale Werte abfiel.

Als Ergebnis der Stoffwechseluntersuchungen ist sonst noch eine negative spezifisch-dynamische Eiweißwirkung zu verzeichnen.

Da der Verletzte aus Ostpreußen stammte, war bisher mit ihm keine Verbindung aufzunehmen.

Fall 16 *(Beobachtung 89).*

E. L., 36 J., Kraftfahrer; geb. 9. 4. 08, verwundet 18. 11. 43, untersucht 2. 4. 44.

Vorgeschichte: Familie: o. B. — Selbst: Vor 2 Jahren nach Angina 4 Wochen Herzbeschwerden; sonst immer gesund.

Chirurgische Verletzungsfolgen: Am 18. 11. 43 mehrfache Granatsplitterverletzung auf der linken Kopfseite. Penetrierende Verletzung des linken Auges, die zur Enucleation führte. Kleiner Stecksplitter in der linken Orbita. Kirschgroße Einschußöffnung in der linken Schläfe an der Haargrenze 3 Querfinger über dem Jochbein. Röntgenologisch Impressionsfraktur mit Knochensplitterpyramide links vorne temporal und Einsprengung von drei erbsengroßen Metallsplittern links nahe der Mittellinie 2—4 cm über der Sella sowie mehrere stecknadelkopfgroße Splitterchen hinter und unter diesen. Am Tage nach der Verletzung operative Versorgung mit Trepanation der markstückgroßen Knochenfraktur, Erweiterung der fingerdicken Duraverletzung, Aussaugen und Entsplitterung einer nach hinten und medial gerichteten, taubeneigroßen Trümmerhöhle. Magnetversuch negativ. Primärer Wundverschluß und komplikationslose Heilung (s. Abb. 16a und 16b).

Neurologische Verletzungsfolgen: Bei der Verwundung sofort bewußtlos. Retrograde Amnesie. Erste Erinnerungseindrücke erst nach 4 Wochen. Anfangs außer Erblindung links keinerlei Beschwerden. An eine Sprachstörung kann er sich nicht erinnern. Keine Lähmung. Zur Zeit unserer Untersuchung etwas drückende Kopfschmerzen in der Narbengegend, einmal beim Haarschneiden Schwindelgefühl, vergeßlicher und etwas langsamer. Objektiv war er am Tage der Operation benommen und desorientiert. Leichte Reflexsteigerung rechts,

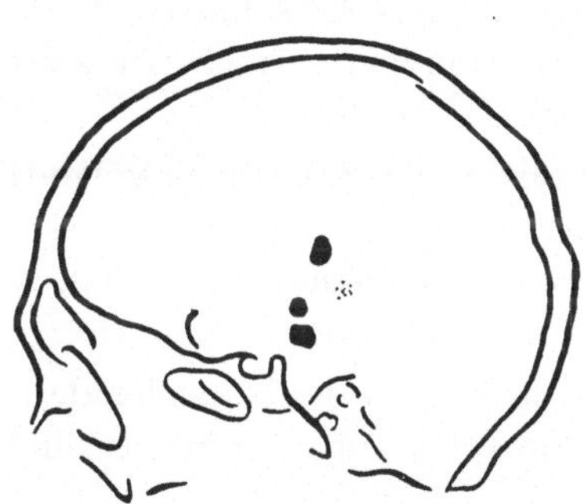

Abb. 16a (Fall 16). 3 erbsengroße Stecksplitter 2,0—4,0 cm. oberhalb der Sella.

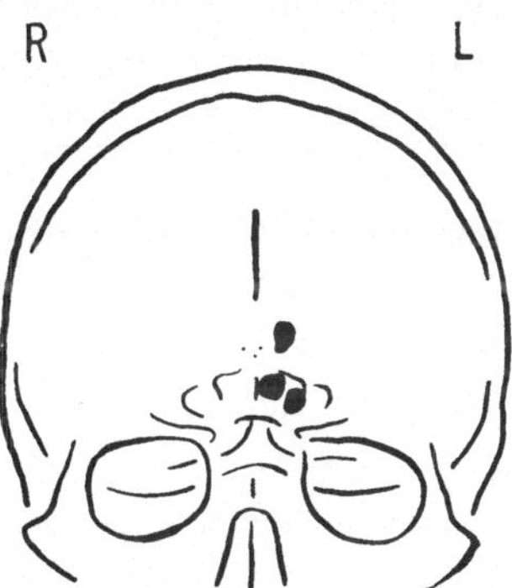

Abb. 16b (Fall 16). Splitter links nahe der Mittellinie.

blutiger Liquor mit Druckerhöhung. 8 Tage nach Verwundung noch teilnahmslos und Wortfindungsstörungen. Schnelle, vollständige Rückbildung der Reflexdifferenz. Noch ganz leichte Erschwerung der Wortfindung im 5. Monat nach der Verletzung zur Zeit unserer Untersuchung. Psychisch langsam, schwerfällig, stumpf und primitiv.

Keine Encephalographie. Reizlose Narbenverhältnisse am Schädel. Eingesunkene, pulsierende Weichteile über dem 3:3,5 cm großen, glattrandigen Knochendefekt. Im Röntgenbild unveränderte Lage der Metallsplittersplitter.

Interne Befunde: Größe 160 cm. Gewicht 66 kg. Kleiner, untersetzter, gut genährter, schon recht alt und unelastisch wirkender Mann mit weitgehend ergrautem Haar. Mäßige, männlich verteilte Behaarung. Gut entwickelte, normal angeordnete Fettpolster. Mittelkräftige Muskulatur. Starker Knochenbau. Grobe, akrocyanotische Gliedmaßen.

Das linke Auge fehlt. Rechtes Auge reizlos. Nase frei. Zunge sauber. Lückengebiß mit beginnender Paradentose. Rachenorgane o. B.

Keine Struma.

Thorax unelastisch (88/94). Lungen o. B. Herz o. B. Puls 80. Arterienrohr nicht verhärtet. RR im Stehen 130/95 (P. 80), im Liegen 125/85 (P. 64).

Bauchorgane o. B. Genitale o. B. Extremitäten o. B. (s. oben). Urin o. B.

Kein verstärktes Spiel der Kopfvasomotoren. Lebhafter, kurzdauernder Dermographismus. Nur sehr geringe respiratorische Arrhythmie. Keine Schweiß- oder Hauttalgvermehrung. Innerlich ruhig. Kein Tremor.

Ergänzende Angaben: Appetit und Verdauungsorgane waren immer in Ordnung. Das alte Gewicht ist wieder erreicht. Kein vermehrter Durst. Schlaf ungestört. Bei Anstrengungen etwas Herzklopfen und Schweißneigung. Libido vermindert; Potenz erhalten. Rauchen vertragen. Alkoholtoleranz nicht erprobt.

Nach den Krankenblattkurven waren Puls und Temperaturverlauf unauffällig. Urin am 13. 3. o. B.

Keine weiteren Stoffwechseluntersuchungen.

Ende 1950 und im Mai 1952 erfuhren wir von dem behandelnden Arzt, daß er über Kopfweh, Schwindel, Vergeßlichkeit, Schweißneigung und Abnahme der Libido klage. Er habe oft Hunger, keinen vermehrten Durst und normalen Schlaf. Sonstige Erkrankungen habe er nicht durchgemacht. Das Gewicht betrug 67,5 kg. RR im Liegen 120/80 (P. 68), nach dem Aufstehen RR 125/85 (P. 72), nach 5 min Stehen 140/95 (P. 72). Urin o. B. Keine neurologischen Lokalsymptome.

Zusammenfassung. Es handelt sich bei dem 36jährigen Mann um eine Granatsplitterverletzung links temporal mit tiefer Einsprengung von drei erbsengroßen und mehreren stecknadelkopfgroßen Metallsplittern links nahe der Mittellinie 2—4 cm oberhalb und zum Teil auch hinter der Sella. Operative Versorgung und Entsplitterung einer temporal gelegenen Trümmerhöhle mit primärer Wundheilung. Lange Bewußtlosigkeit, retrograde Amnesie, flüchtige rechtsseitige spastische Zeichen, Wortfindungsstörungen und hirntraumatische Wesensveränderungen. Verlust des linken Auges. Sitz des Einschusses, Verlauf des Schußkanals, Lage der Splitter und flüchtige Hemiparese rechts beweisen eine ausgedehntere Schädigung der linken Stammhirnregion.

Bei der internistischen Untersuchung zeigte der primitive, vorzeitig verbrauchte, unelastische Kranke keine irgendwie greifbaren Abnormitäten. Der vorzeitige Verschleiß muß, da die Verletzung erst 5 Monate zurücklag, als konstitutionell angesehen werden. Er gab eine Abnahme der Libido an.

6$^1/_2$ und 8 Jahre später hatte sich nach dem Bericht des behandelnden Arztes keine wesentliche Änderung ergeben. Der Blutdruck bot nach ihm labile Werte.

Fall 17 *(Beobachtung 597).*

K. M., 32 J., Kraftfahrer; geb. 4. 4. 12, verwundet 23. 4. 44, untersucht 6. 10. 44 ff.

Vorgeschichte: Familie: o. B. — Selbst: Mit 11 Jahren Diphtherie; mit 24 Jahren Blinddarmentzündung.

Chirurgische Verletzungsfolgen: Am 23. 4. 44 Granatsplitterverletzung links temporal direkt über dem oberen Ansatz der linken Ohrmuschel. Röntgenologisch kalibergroßer Lochdefekt in der linken Schläfenbeinschuppe mit intracerebraler Einsprengung mehrerer Knochensplitter und eines länglichen, 1,3:0,7:0,7 cm großen Metallstecksplitters in der Mittellinie quergelagert direkt oben hinter der Sellalehne. Operative Versorgung am 2. Tage nach der Verletzung mit markstückgroßer Trepanation, Freilegung eines fingerkuppengroßen Duraloches, aus dem Gehirnbrei hervorquoll, Absaugen einer 8 cm in die Tiefe gehenden Trümmerhöhle, Entsplitterung und Duraplastik. Der Metallsplitter wurde nicht gefunden. Primäre Wundheilung. Meningitischer Schub für 2 Wochen. Kurzdauernder subcutaner Prolaps. Im 6. Monat nach der Verletzung daumenkuppengroßer Knochendefekt direkt über der linken Ohrmuschel mit eingesunkenen, pulsierenden Weichteilen. Lage des Metallstecksplitters hinter der Sellalehne unverändert. Keine weiteren intracerebralen Splitter (s. Abb. 17a und 17b).

Neurologische Verletzungsfolgen: Verwundung gespürt. Keine retrograde Amnesie. Nach kurzer Zeit für einen halben Tag ohne Bewußtsein. Sofort rechtsseitige Lähmung und Sehstörung auf dem linken Auge. Kaum Kopfschmerzen. In den ersten 4 Wochen viel geschlafen. Gegenwärtig bei Wetterwechsel etwas Schläfenkopfschmerzen. Vergeßlichkeit und Ermüdbarkeit. Noch Schwäche im rechten Arm und Bein und Doppelbilder beim Blick nach oben. Objektiv nach der Verletzung Hemiparese rechts ohne Sensibilitätsstörung und komplette Oculomotoriuslähmung links mit weiter, lichtstarrer Pupille. Leichtes Papillenödem links. Keine Sprachstörung. Unvollständige Rückbildung der Hemiparese. Im 6. Monat nach der Verletzung noch deutliche typische spastische Hemiparese rechts, nicht mehr ganz komplette Oculomotoriuslähmung links und hirntraumatische Wesensveränderungen.

Encephalogramm: Starker allgemeiner Hydrocephalus einschließlich des 3. Ventrikels. Keine Verlagerung. Zusätzliche Ausweitung des linken Ventrikeldreiecks. Keine Luftfüllung der Basalzisterne. Der Metallsplitter liegt in der Cisterna interpeduncularis direkt

in der Senkrechten unter der verkalkten Glandula pinealis in 2 mm Abstand vom Boden des
3. Ventrikels (s. Abb. 17c und 17d). Im Liquor keine Eiweißvermehrung; 13/3 Zellen.

Interne Befunde: Größe 180 cm. Gewicht 71,7 kg. Schlanker, mittelkräftiger Mann. Beginnende Ergrauung des Kopfhaares. Rosa Haut. Frische Farben. Volle männliche

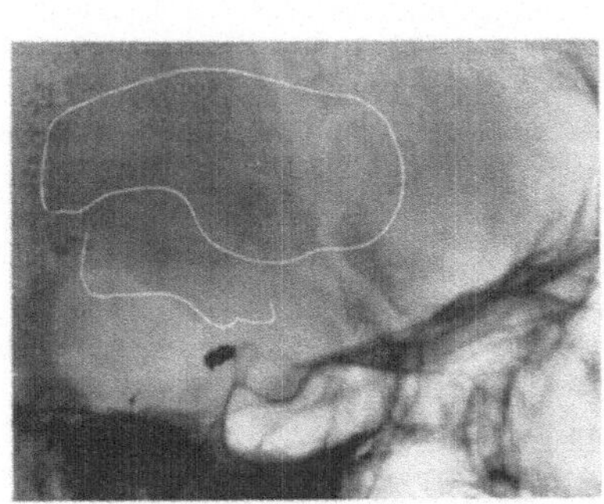

Abb. 17a (Fall 17). Stecksplitter in der
Basalzisterne.

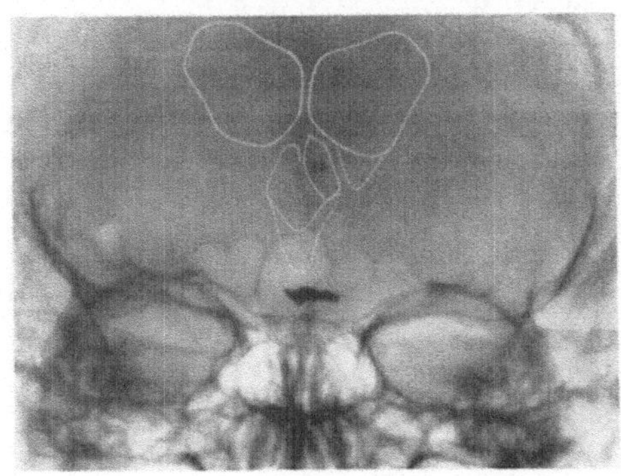

Abb. 17b (Fall 17). Splitter genau in der
Mittellinie.

Behaarung. Gut entwickelte, normal verteilte Fettpolster. Muskulatur und Knochenbau
kräftig. Grobe Gliedmaßenenden, feucht und akrocyanotisch (rechts mehr als links). Hemiplegischer Gang.

Narben über dem linken Ohr reizlos. Ptose links. Weite Pupille links und Lähmung
der vom Oculomotorius versorgten äußeren Augenmuskeln. Nase frei. Lückengebiß. Mar-
ginale Zahnfleischeiterung. Rachenorgane
o. B.

Keine Struma.

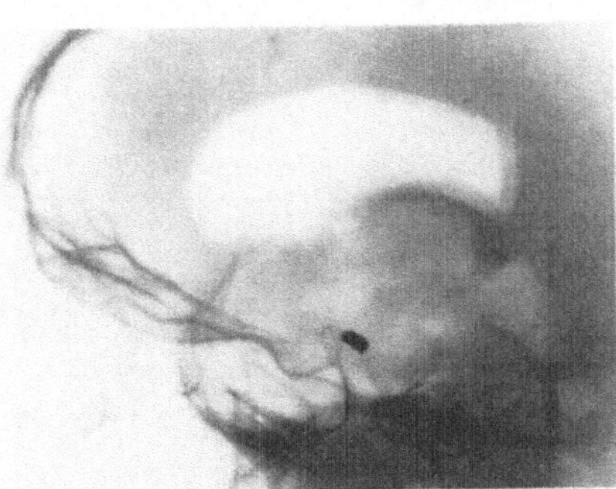

Abb. 17c (Fall 17). Splitter direkt am Boden
des 3. Ventrikels.

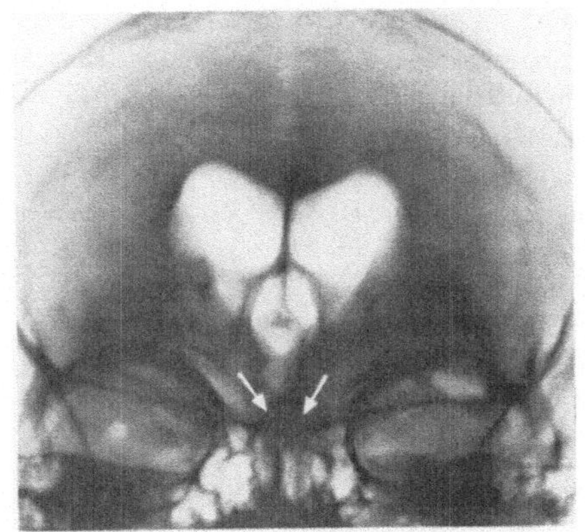

Abb. 17d (Fall 17). Schwerer Hydrocephalus auch des
3. Ventrikels. (Der Splitter geht in der
Knochenzeichnung unter ↓ ↓ .)

Lungen o. B. Herz o. B. Puls regelmäßig, 92. Arterienrohr nicht verhärtet. RR im
Stehen 100/70 (P. 92), im Liegen 115/75 (P. 64).

Leber gut tastbar, etwas druckempfindlich. Kein Milztumor. Genitale: Etwas kleine
Hoden, die sich gegen früher nicht verändert haben sollen. Gliedmaßen: Rechts etwas abgemagert, links Krampfadern. Urin o. B.

Gering vermehrte Ansprechbarkeit der Kopfgefäße. Nach Bücken deutlicher Blutandrang mit etwas Schwindelgefühl (P. 12/12). Roter, unauffälliger Dermographismus.
Mäßige respiratorische Arrhythmie. Keine Schweiß- oder Hauttalgvermehrung. Innerlich
ruhig. Kein Tremor.

Ergänzende Angaben: Appetit und Verdauungsorgane waren immer in Ordnung. Gewicht
wie früher. Nie krankhafter Durst. Schlaf: Schläft schwer ein; soll die ersten Wochen viel

4*

geschlafen haben (Meningitis!). Vasomotorium und Potenz o. B. Alkoholtoleranz nicht erprobt. Die Zigarette soll noch nicht schmecken.

Nach den Krankenblattkurven bestand bis Anfang Mai Fieber, zum Teil über 38°. Angemessene Pulsreaktion. Subfebrilität noch bis 11. 5.; dann normale Temperatur und Ruhepuls um 70 und weniger. Die Zellvermehrung im Liquor hielt noch bis Juni 1944 an. Dreimalige Urinuntersuchungen immer einwandfrei. RR mehrfach bei 115/70 und 120/70. Blutbild am 26. 5. 44: Hb.: 97%, Ery.: 4,8 Mill., Leuko.: 7200. 2% Eos., 5% Stabk., 66% Segmk., 22% Lympho., 5% Mono.

Faktionierte Magenausheberung: Im Nüchternsaft keine freie Salzsäure. Nach Coffeinprobetrunk höchster Säureanstieg auf 33/44, sonst meist subnormale Säurewerte.

Röntgenuntersuchung der Brustkorborgane: o. B.

Röntgenuntersuchung des Magens: Im Nüchternmagen etwas Sekretvermehrung. Normale Falten. Gut tonisierter Hakenmagen mit bald einsetzender Peristaltik und Entleerung. Bulbus o. B.

Urteil: Außer geringer Sekretvermehrung kein abnormer organischer oder funktioneller Befund.

Grundumsatz am 6.10.44: —7%; am 10.10.44: —6%.

Nach Auskünften des behandelnden Arztes aus den Jahren 1948 und 1950 verrichtete er leichte Arbeiten. 1946 hatte er einen Sohn bekommen. Er klagte ab und an über Kopfweh, Schwindel auf Leitern, erhöhte Reizbarkeit, Schweißneigung und geringe Schlafstörungen. Die rechtsseitigen Extremitäten waren noch gering paretisch und die Reflexe dort gesteigert. 1948 hatten sich leichte epileptiforme Zustände entwickelt,

Tabelle 51. *Wasserversuch am 9.10.44.*

Zeit (Stunden)	Menge (cm³)	Spezifisches Gewicht
1500 cm³ Wasser		
½	—	—
1	305	1004
1½	355	1002
2	310	1001
2½	290	1002
3	—	—
3½	275	1004
4	—	—
	1535	
6	195	1014
8	125	1016
10	50	1026
12	50	1032
	420	
24	230	1029

Gewicht vorher: 71,6 kg.
Gewicht nachher: 70,2 kg.

Tabelle 52. *Blutzuckerkurve nach 50 g Dextrose per os am 11. 10. 44.*

Zeit (Minuten)	Blutzucker (mg-%)
nüchtern	112
50 g Dextrose per os	
20	156
40	152
60	149
90	143
120	120
150	101
180	105
210	105

Im Urin kein Zucker.

Tabelle 53. *Blutzuckerkurve nach 1 EH Insulin auf 15 kg Körpergewicht intravenös am 12. 10. 44.*

Zeit (Minuten)	Blutzucker (mg-%)
nüchtern	93
1 EH Insulin auf 15 kg Körpergewicht intravenös	
15	74
30	65
45	83
60	83
90	86
120	88

Keine Schockzeichen.

Tabelle 54. *Spezifisch-dynamische Eiweißwirkung am 10. 10. 44.*

Zeit (Stunden)	Umsatz (%)
nüchtern	— 6
Eiweißfrühstück	
1	+ 10
2	+ 9
3	+ 12
4	+ 19
5	+ 27

die bisher alle paar Wochen auftraten. Sonst waren keine weiteren Krankheiten vorgekommen. Der RR betrug 1950 im Liegen 112/68 (P. 60), nach Aufstehen 140/95 (P. 72) und nach 4 min Stehen 128/90 (P. 72). Appetit, Flüssigkeitsaufnahme und Libido normal.

Zusammenfassung. Es handelt sich bei dem 32jährigen Mann um einen länglichen, 1,3:0,7:0,7 cm großen Metallstecksplitter, unmittelbar oben hinter der Sellalehne in der Fossa interpeduncularis genau in der Mittellinie am Boden des

3. Ventrikels gelegen. Einschuß links temporobasal. Als neurologische Verletzungsfolgen ergaben sich eine Hemiplegia alternans mit rechtsseitiger spastischer Hemiparese ohne Sensibilitätsstörung und linksseitiger Oculomotoriuslähmung, die sich durch eine Läsion des linken Pedunculus und des dort austretenden Oculomotoriusstammes erklären. Postoperative Meningitis mit länger anhaltender entzündlicher Liquorreaktion. Allgemeiner Hydrocephalus mit Vernarbung der Basalzisterne und mäßige hirntraumatische Wesensveränderungen.

Internistisch wurde kein pathologischer Befund erhoben. Auch ließen sich keine Stoffwechselstörungen nachweisen. Erwähnenswert ist ein etwas niedriger Blutdruck und eine geringe Vasolabilität. Die etwas kleinen Hoden haben nach Angaben des Verletzten immer diese Beschaffenheit gehabt. Er bemerkte keine Potenzstörungen. Er hatte zwei gesunde Kinder in seiner Ehe; 1946 wurde das dritte geboren.

Nach Auskünften des behandelnden Arztes 4 und 6 Jahre später hatte sich bis auf das Hinzutreten häufigerer leichter epileptiformer Anfälle keine Änderung ergeben. Der Blutdruck war auch jetzt noch labil.

Fall 18 *(Beobachtung 464)*.

P. Ch., 23 J., Malergeselle; geb. 17. 9. 20, verwundet 28. 12. 43, untersucht 1. 8. 44ff.

Vorgeschichte: Familie: o. B. — Selbst: Sommer 1942 7 Tage Durchfall ohne Blut im Stuhl; sonst gesund.

Chirurgische Verletzungsfolgen: Am 28. 12. 43 Granatsplitterverletzung rechts tief temporal mit Einschußwunde in der Mitte zwischen rechtem äußerem Lidwinkel und oberem Ansatz der rechten Ohrmuschel. Einsprengung feiner Metallstäubchen in die Weichteile am Einschuß, kaffeebohnengroßer (1,1:0,6:0,5 cm) Metallstecksplitter unmittelbar rechts der Mittellinie dicht hinter und etwas über der Sellalehne (s. Abb. 18a und 18b). Am 2. Tage operative Freilegung des Einschusses mit Entfernung von ausgetretenem Hirnbrei; keine Trepanation. Primärer Weichteilverschluß. Komplikationslose Wundheilung.

Neurologische Verletzungsfolgen: Verwundung gespürt. Vorübergehend Schwebegefühl, zusammengefallen, konnte danach noch einige Schritte gehen. Erbrechen. Nach einigen Stunden für etwa 10 min bewußtlos. Peripher bedingte Lähmung des rechten Stirnastes des Facialis, Internusparese rechts durch Oculomotoriusläsion. Rechte Pupille enger als die linke. Fundus o. B. Hyposmie und Geschmacksstörung rechts sowie Druckschmerzhaftigkeit des ersten rechten Trigeminusastes an seiner Austrittsstelle. Psychisch verlangsamt, schwerfällig, Merk- und Gedächtnisschwäche. Anfangs erhebliche Kopfschmerzen. 7 Monate nach der Verletzung noch rechtsseitige Kopfschmerzen bei Anstrengung und Hitze. Kein Schwindel. Keine Doppelbilder mehr. Vergeßlicher. Objektiv war die rechte Pupille noch etwas enger als die linke. Ergiebige Lichtreaktion. Fundus o. B. Keine Augenmuskelstörung. Geruchs- und Geschmacksvermögen wieder normal. Sonst keine weiteren somatisch-neurologischen Ausfälle.

Encephalogramm o. B. Normal weiter 3. Ventrikel. Unveränderte Splitterlage. Liquor o. B.

Interne Befunde: Größe 173 cm. Gewicht 64,5 kg. Schlanker, mittelkräftiger, proportioniert gebauter Mann. Reizlose Narben rechts temporobasal. Geringe Kieferklemme. Nase frei. Zunge hinten etwas belegt. Kopforgane sonst o. B.

Keine Struma.

Lungen o. B. Herz o. B. Puls 84, regelmäßig. Arterienrohr zart. RR im Stehen 115/80 (P. 84, labil, zwischen 84 und 104 schwankend), RR im Liegen 125/70 (P. 56). Bauchorgane und Genitale o. B. Urin o. B.

Deutlich gesteigertes emotionelles Spiel der Kopfvasomotoren (der Kranke will schon vor der Verwundung immer leicht errötet sein; es soll sich daran nichts geändert haben). Nach Bücken mittelstarker Blutandrang ohne Schwindel (P. 13:12). Kurzer, roter Dermographismus. Deutliche respiratorische Arrhythmie. Achselschweiß, sonst keine Schweiß-

oder Hauttalgvermehrung. Behaarung und Fettpolster unauffällig. Innerlich sonst ruhig, aber etwas schreckhaft. Kein Tremor.

Ergänzende Angaben: Appetit und Verdauungsorgane waren immer in Ordnung. Gewicht wie früher. Kein krankhafter Durst. Schläft seit der Verwundung schlechter ein. Keine vasomotorischen Beschwerden. Potenz o. B. Alkohol nicht vertragen. Raucht täglich wieder 10 Zigaretten ohne Beschwerden.

Nach den Krankenblattkurven bestand seit Dezember 1943 normale Temperatur. Angemessene Pulsreaktion. Urin am 13. 2. 44 o. B. Liquor am 3. 2. und 19. 6. 44 o. B.

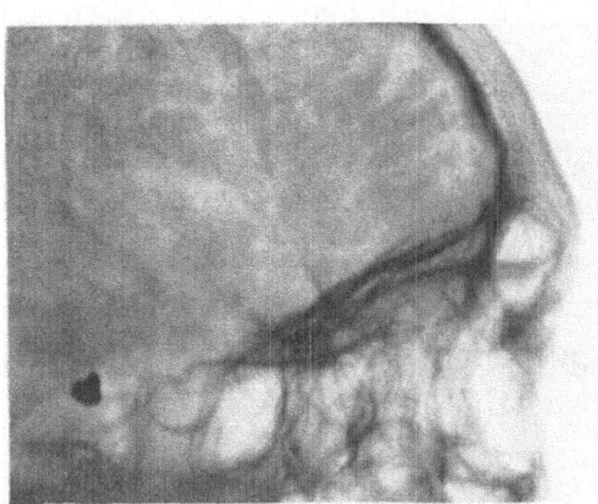

Abb. 18 a (Fall 18). Stecksplitter dicht über und hinter der Sellalehne.

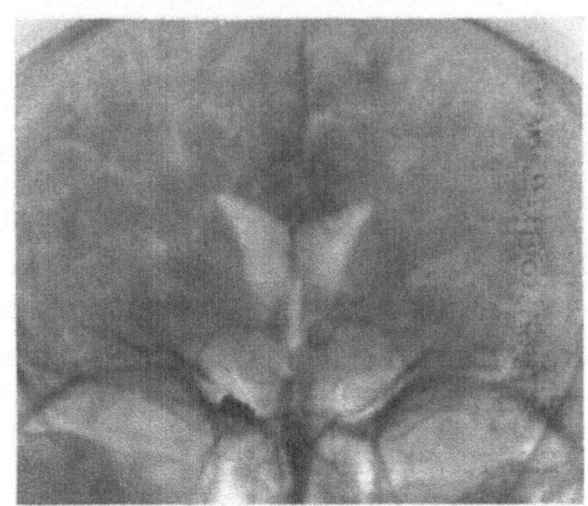

Abb. 18 b (Fall 18). Splitter hart rechts neben der Mittellinie.

Blutbild am 18. 3. 44: Hb.: 113, Ery.: 5,7 Mill., Leuko.: 6400. 4% Eos., 2% Stabk., 65% Segmk., 20% Lympho., 9% Mono. Am 19. 4. 44: Hb.: 107, Ery.: 5,5 Mill., Leuko.: 5800. 4% Eos., 2% Stabk., 42% Segmk., 37% Lympho., 15% Mono. Senkung nie beschleunigt.

Am 1. 8. 44 wurde einmal im Urin ein positiver Fehling und Nylander gefunden. 2 Std später waren diese Reaktionen im Abklingen. Der Patient hatte vorher reichlich süße Plätzchen gegessen.

Fraktionierte Magenausheberung: Schon nüchtern freie Salzsäure (57/67). Sekretvermehrung. Nach Coffeinprobetrunk höchster Säurewert in 45 min mit 65/77.

Röntgenuntersuchung der Thoraxorgane: o. B.

Röntgenuntersuchung des Magens: Kleine, bald verstreichende Kaskade im Fornix. Geringe Nüchternsekretvermehrung. Normale Falten. Kräftiger Tonus. Tiefe peristaltische Wellen bei anfangs kräftig geschlossenem Pylorus. Später normale Austreibung. Bulbus und Duodenum o. B.

Urteil: Magen organisch o. B. Geringe Nüchternsekretvermehrung. Anfangs erhöhter Pylorustonus.

Tabelle 55. *Blutzuckerkurve nach 50 g Dextrose per os am 2. 8. 44.*

Zeit (Minuten)	Blutzucker (mg-%)
nüchtern	103
50 g Dextrose per os	
20	148
40	153
60	111
90	98
120	96
150	88
180	91
210	95
240	98
Im Urin kein Zucker.	

Zusammenfassung. Es handelt sich bei dem 23jährigen Mann um einen rechts temporobasal eingedrungenen kaffeebohnengroßen Granatstecksplitter direkt rechts neben der Mittellinie etwas hinter und über der Sellalehne. Der Splitter liegt wahrscheinlich rechts in der Basalzisterne. Anfangs bestand eine Oculomotoriusschädigung rechts, die in $^1/_4$ Jahr abklang. Die rechte Pupille blieb etwas enger. Geruchs- und Geschmacksstörung rechts verloren sich gleichfalls. Nur geringe Beschwerden.

Internistisch fand sich bei ihm nur eine lebhafte Vasomotorentätigkeit und eine Pulslabilität. Von der ersteren gibt der Verletzte an, daß er sie schon vor der Verwundung gehabt habe. Von der letzteren hat er keine Störungen bemerkt.

Er ist von Konstitution leptosom und affektiv leicht erregbar. Eine einmalige
positive Reduktionsprobe im Urin am 1. 8. 44 geht auf den überreichlichen Genuß
von süßem Gebäck zurück, das er vor der Urinuntersuchung nahm. Der Patient
der Beobachtung 468 (Fall 21) hatte am gleichen Tage unter den gleichen Umständen — wie auch noch andere Patienten — geringe Mengen reduzierender
Substanzen im Urin. Der Ausfall des Nüchternblutzuckers und der Blutzuckerbelastungskurve nach Dextrose ergab keinen Anhalt für eine diabetische Stoffwechsellage. Es wurde auch bei den sonstigen Urinuntersuchungen dieses Patienten niemals Zucker im Harn festgestellt.

Da der Verletzte in Oberschlesien beheimatet war, konnten wir ihn später
nicht mehr erreichen.

Fall 19 *(Beobachtung 659)*.
K. K., 32 J., Gärtner, geb. 21. 2. 12, verwundet 12. 9. 44, untersucht 2. 11. 44 ff.
Vorgeschichte: Familie: o. B. — Selbst: Keine ernsteren Erkrankungen.

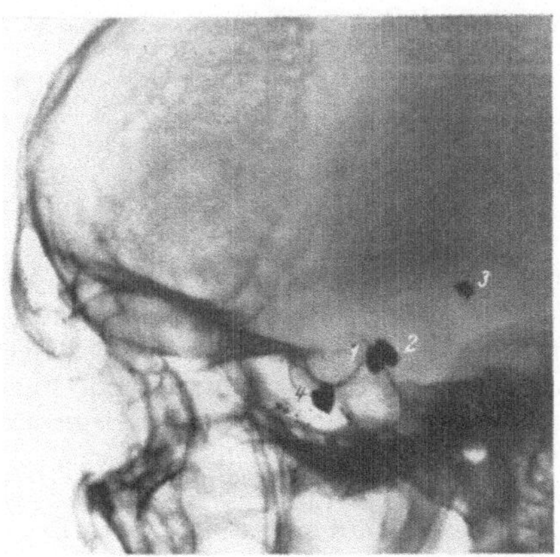

Abb. 19a (Fall 19). 3 Stecksplitter (*1, 2, 3*)
im Stammhirnbereich.

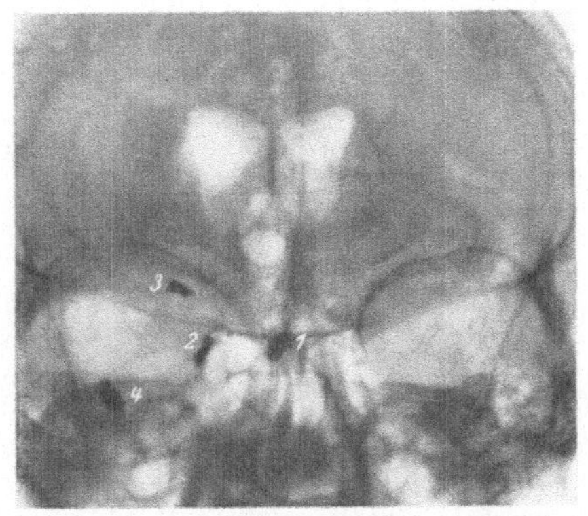

Abb. 19b (Fall 19). Ein Splitter (*1*) direkt hinter der
Sellalehne, ein zweiter (*2*) 1,3 cm rechts davon, ein
dritter (*3*) höher und weiter hinten außen.

Chirurgische Verletzungsfolgen: Am 12. 9. 44 durch Granatsplitter rechts tief temporal
in der Mitte zwischen äußerem Lidwinkel und oberem Ansatz der rechten Ohrmuschel verwundet. Lidhämatom rechts und pfennigstückgroße Einschußwunde, die ohne operative
Versorgung komplikationslos abheilte. Röntgenologisch Einschuß am Knochen rechts
temporal nicht sicher zu erkennen. In den Weichteilen der rechten Schläfe Einsprengung von
zahlreichen kleinsten Metallstäubchen und von einem linsengroßen Metallsplitter. Intracerebral sind ohne erkennbare Knochensplitter vier apfelkern- bis kleinerbsengroße Metallsplitter nachweisbar. Einer von ihnen ist direkt links an der Mittellinie unmittelbar hinter
und an der Sellalehne, ein zweiter in genau der gleichen Höhe nur 1,3 cm rechts der Mittellinie
und ein dritter 1,8 cm rechts der Mittellinie weiter hinten 2 cm über der oberen Pyramiden-
fläche direkt in der Gehörgangsvertikalen gelegen. Der vierte Splitter sitzt basal in der Mitte
des rechten vorderen Schläfenlappens. Zwischen den beiden ersten Splittern sieht man noch
zwei stecknadelkopfgroße Metallstäubchen, wie sie ähnlich sonst noch im ganzen Verlauf
des Schußkanals nachweisbar sind. Die Splitter änderten ihre Lage während der Beobachtung
nicht (s. Abb. 19a und 19b).
Neurologische Verletzungsfolgen: Bei der Verwundung einen Schlag gespürt mit der
Empfindung, als ob er aus dem Schützenloch herausgehoben würde. Nicht bewußtlos.
Mehrfach erbrochen. Noch 10—15 m zurückgekrochen und dann mit Unterstützung zum
Hauptverbandplatz gegangen. Der linke Arm war sofort gelähmt und das rechte Auge
geschlossen. Keine Kopfbeschwerden. Erst nach dem Aufstehen leichter Stirndruck. Kein

Schwindel. Doppelbilder beim Aufheben des rechten Oberlides. Allmähliche Besserung der Armlähmung links. Objektiv gleich nach der Verletzung Parese des rechten Oculomotorius, Trochlearis, Abducens, Hypästhesie im rechten Trigeminusbereich, zentrale Parese des linken Armes und spastische Zeichen auch am linken Bein. Keine Sensibilitätsausfälle.

Tabelle 56. *Wasserversuch am 6. 11. 44.*

Zeit (Stunden)	Menge (cm³)	Spezifisches Gewicht
1500 cm³ Wasser		
¹/₂	380	1009
1	235	1003
1¹/₂	250	1002
2	270	1002
2¹/₂	265	1003
3	370	1003
3¹/₂	320	1004
4	350	1004
	2440	
6	100	1014
8	72	1022
10	90	1022
12	87	1028
	349	
24	325	1028

Gewicht vorher: 65 kg.
Gewicht nachher: 63 kg.

Tabelle 57. *Blutzuckerkurve nach 1 EH Insulin auf 15 kg Körpergewicht intravenös am 3. 11. 44.*

Zeit (Minuten)	Blutzucker (mg-%)
nüchtern	109
1 EH Insulin auf 15 kg Körpergewicht intravenös	
15	58
30	82
45	103
60	80
90	101
120	101

Keine Schockerscheinungen.

Tabelle 58. *Spezifischdynamische Eiweißwirkung am 6. 11. 44.*

Zeit (Stunden)	Umsatz (%)
nüchtern	+ 1
Eiweißfrühstück	
1	+24
2	+33
3	+38
4	+31
5	+25

6 Wochen nach der Verletzung noch inkomplette, in Restitution begriffene Lähmung des rechten Oculomotorius, Trochlearis und Abducens. Rechte Pupille weiter, unausgiebige Lichtreaktion. Fundus und Gesichtsfeld o. B. Hypästhesie im rechten Trigeminus. Motorischer Anteil erhalten. Schwäche des linken Mundfacialis. Erhebliche spastische Parese des linken Armes ohne Sensibilitätsstörung. Bauchdecken- und Cremasterreflexe links abgeschwächt. Im linken Bein keine gröbere Parese, aber Tonuserhöhung, Reflexsteigerung und spastische Zeichen. Keine Sensibilitätsausfälle. Sprache o. B. Affektlabil, antriebsarm, schwerfällig und mangelnde Initiative.

Encephalogramm: Mäßiger Hydrocephalus aller vier Hirnkammern, besonders auch des 3. Ventrikels. Zusätzliche Ausbuchtung des rechten Unterhornes. Liquor o. B.

Interne Befunde: Größe 170,5 cm. Gewicht 62,6 kg. Schlank und mittelkräftig. Brünette Haut. Große, zum Teil segmental angeordnete Vitiligoflecke vorwiegend am Stamm (seit der Kindheit unverändert). Mäßige männliche Behaarung. Gering entwickelte, regelrecht verteilte Fettpolster. Muskulatur und Knochenbau mittelkräftig. Gliedmaßen links magerer als rechts. Linker Arm stark behindert. Akrocyanose. Linke Hand feuchter als die rechte.

Kleine reizlose Narbe über der Mitte des rechten Jochbeins ohne palpable Knochendelle. Ptose rechts. Nase frei. Leichte Kieferklemme. Zunge sauber. Große Lücke im Gebiß. Zahnstein und Zahnfleischretraktion mit Entzündung. Rachen o. B.

Keine Struma.

Linke Thoraxseite schleppt wegen der Lähmung. Lunge o. B. Herz o. B. Puls regelmäßig, bis 100 in der Minute. Arterienrohr zart. RR im Stehen 115/90 (P. 92), im Liegen 115/80 (P. 68).

Bauchorgane und Genitale o. B. Gliedmaßen s. oben. Urin o. B.

Kein verstärktes Spiel der Kopfvasomotoren. Nach Bücken mittelstarker Blutandrang (P. 15:13). Keine respiratorische Arrhythmie. Roter, unauffälliger Dermographismus. Achselschweiß. Etwas feuchte Hände (links mehr als rechts). Sonst keine Schweiß- oder Hauttalgvermehrung. Innerlich ruhig. Kein Tremor.

Ergänzende Angaben: Appetit und Verdauungsorgane waren immer in Ordnung. Das Gewicht blieb gleich. Kein krankhafter Durst. Schlaf jetzt gut, anfangs Einschlafen erschwert.

Vasomotorium und Potenz o. B. Alkoholtoleranz nicht erprobt. Nach Rauchen Kopfdruck deswegen eingestellt.

Nach den Krankenblattkurven war er ab 25. 9. fieberfrei. Ruhepuls um 70. Urin o. B. Am 1. 10. 44 klagte er über Schmerzen in sämtlichen Gelenken, die nach Atophanyl am 7. 10. behoben waren. Kein Fieber.

Bei der fraktionierten Magenausheberung schon nüchtern hochacide Werte (47/58) und etwas vermehrt Nüchternsekret. Nach Coffeinprobetrunk hoch- und spätacide mit Höchstwerten von 72/84.

Röntgenuntersuchung der Thoraxorgane: o. B.

Röntgenuntersuchung des Magens: Nüchternsekret eine Spur vermehrt. Die Falten wirken etwas grob. Der Brei verteilt sich bald im ganzen Magen und tritt schnell in den Bulbus über. Bei Vollfüllung recht guter Tonus, lebhafte Peristaltik und schnell einsetzende Entleerung. Bulbus duodeni o. B. Urteil: Magen morphologisch ohne verwertbaren krankhaften Befund. Leichte Hypermotilität.

Grundumsatz am 3. 11. 44: $\pm 0\%$.

Zusammenfassung. Bei dem 32jährigen Mann liegt eine Granatsplitterverletzung des rechten Schläfenlappens und der Stammhirnregion vor. Einer der rechts temporobasal eingedrungenen Stecksplitter lokalisierte sich direkt hinter der Sellalehne, ein zweiter 1,3 cm genau rechts seitlich von ihm, ein dritter 1,5 cm vor und etwas unterhalb der Pinealishöhe, 1,8 cm rechts der Mittellinie. Kleine Metallstäubchen markierten den Geschoßweg bis zur Sella. Die neurologische Symptomatologie ist hervorgerufen wahrscheinlich durch eine direkte Verletzung des 3.—6. Hirnnerven rechts an der Basis, wobei der rechte Oculomotorius zusammen mit dem linken Hirnschenkel im Sinne einer Hemiplegia alternans beschädigt wurde.

Internistisch war ein krankhafter Befund nicht zu erheben. Die Laboratoriumsuntersuchungen ergaben eine etwas verlängerte und überschießende Diurese im Wasserversuch, einen normalen Nüchternblutzucker und eine einwandfreie Insulinreaktion. Der Grundumsatz hatte Normalwerte. Die spezifischdynamische Eiweißwirkung war kräftig ausgeprägt. Die Magensaftsekretionskurve erwies sich als leicht super- und spätacide, ohne daß röntgenologisch am Magen außer einer gewissen Hypermotilität ein organischer Befund zu erheben war.

Der oben erwähnte kurze arthritische Schub läßt sich wahrscheinlich am einfachsten als Serumreaktion deuten, da der Verletzte sicher etwa 10—11 Tage vorher Tetanusserum erhalten haben dürfte und das Intervall zeitlich zu einer solchen Reaktion gut passen würde. Außerdem war der Gelenkschub entsprechend flüchtig.

Da der Verletzte in Ostpreußen beheimatet war, konnten wir ihn später nicht mehr erreichen.

Fall 20 *(Beobachtung 700).*

E. D., 26 J., kaufmännischer Angestellter; geb. 20. 9. 18, verwundet 11. 12. 43, untersucht 20. 11. 44 ff.

Vorgeschichte: Familie: o. B. — Selbst: Bis auf Knöchelbruch mit 8 Jahren immer gesund.

Chirurgische Verletzungsfolgen: Am 11. 12. 43 Bombensplitterverletzung auf der *rechten* Kopfseite: Je eine Einschußwunde rechts in der Gegend des Stirnhöckers und rechts hinten tief parietal hinter und über dem rechten Ohr. Anfangs wurde an einen Durchschuß gedacht. Röntgenologisch zeigten sich an den Einschußstellen je eine Impressionsfraktur und zwei intracerebrale Stecksplitter. Der vordere, fast erbsengroße Metallsplitter lag unmittelbar *links* an der Mittellinie 0,8 cm schräg aufwärts hinter der Sellalehne; der hintere, nahezu kaffeebohnengroße saß links direkt an der Mittellinie occipital 2 cm unter der Interna gegen

das Scheitelbein zu. Weitere kleine Metallsplitter waren in die Kopfschwarte des rechten
Vorderhauptes und ein linsengroßer in das linke Siebbein eingesprengt. Operation der beiden
Impressionsfrakturen am 2. Tag nach der Verletzung: An beiden Stellen war die Dura durchschlagen, Ausräumung je einer 3 cm tiefen Hirntrümmerhöhle. Hinten wurden einige Knochensplitter entfernt. Vorne kam es zu einer durch Tamponade beherrschbaren Blutung. Duraplastik. Primärer Wundverschluß über Tampon. Infektion beider Wunden. Ende Dezember
meningitischer Schub und kleinapfelgroßer Prolaps an der hinteren Wunde, der Ende Januar
1944 wieder zurückging. Die vordere Wunde war im Februar, die hintere im März 1944 geschlossen. Traumatische Netzhautablösung am rechten Auge. Im August 1944 mußte die
rechte Kieferhöhle wegen einer vom 1. Prämolaren ausgehenden Infektion operativ ausgeräumt werden. Im 12. Monat nach der Verletzung fand sich ein 3:4 cm großer, glatter
Knochendefekt rechts frontal und ein 3,5:4,5 cm großer ebensolcher Defekt rechts hinten

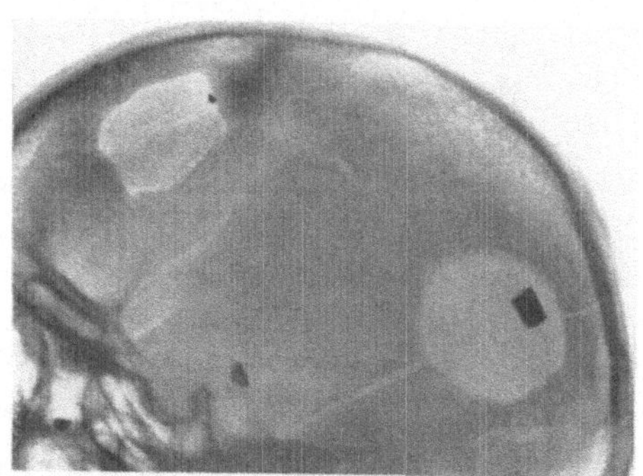

Abb. 20a (Fall 20). Stecksplitter 0,8 cm schräg
aufwärts hinter der Sellalehne.

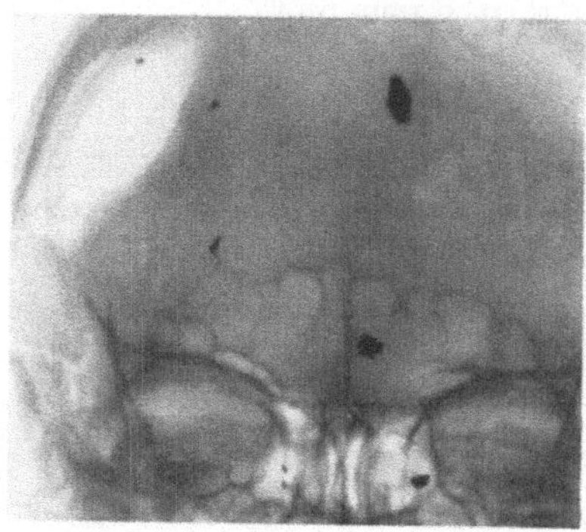

Abb. 20b (Fall 20). Splitter nach Überkreuzung der
Mittellinie links in der Seitenwand des 3. Ventrikels.

tief parietooccipital mit reizlosen Narben, eingesunkenen und pulsierenden vernarbten
Weichteilen. Unveränderte Stecksplitterlage (s. Abb. 20a und 20b).

Neurologische Verletzungsfolgen: Weiß von der Verwundung nichts. Retrograde Amnesie
für 2 Monate. Dauer der Bewußtlosigkeit unbekannt. Volle Erinnerung erst ab Anfang
Februar 1944. Sehverschlechterung rechts. Etwas Brummen im Kopf, sonst keine Klagen.
Wurde bereits Anfang April 1944 bedingt k. v. geschrieben! Am 30. 4. 44 im Urlaub erster
großer epileptischer Anfall. Weitere große Anfälle am 30. 5., 15. 6., 27. 7., 9. 8. und 30. 10. 44.
Etwa 1 Jahr nach der Verletzung noch Klagen über starke Vergeßlichkeit, Abnahme der
geistigen Leistungsfähigkeit und Sehverschlechterung rechts. Sonst keinerlei Kopf-
beschwerden. Objektiv war er kurz vor der Operation „euphorisch, aber einigermaßen klar".
Nach der Operation und während der Meningitis somnolent und zeitweise delirös. Erst Ende
Januar vollständige Aufhellung des Bewußtseins. Praktisch schon damals keine Klagen.
Keine somatisch-neurologischen Ausfälle. Visusverschlechterung rechts durch traumatische
Netzhautablösung. Starke psychische Veränderungen mit Vergeßlichkeit und allgemeiner
Verlangsamung.

Encephalogramm: Allgemeiner Hydrocephalus, besonders auch des 3. Ventrikels. Der
rechte Seitenventrikel ist etwas weiter als der linke. Das rechte Hinterhorn ist weitgehend
zum Defekt ausgezogen. Der vordere Metallstecksplitter liegt unmittelbar in der linken
Seitenwand und Basis des 3. Ventrikels. Liquor o. B.

Interne Befunde: Größe 181 cm. Gewicht 88,3 kg. Athletisch gebauter, kräftiger Mann.
Breiter Unterkörper. Rosa Haut. Volle männliche Behaarung. Fettpolster gut entwickelt
und normal verteilt. Muskulatur und Knochenbau kräftig. Gliedmaßen proportioniert.
Der rechte Augapfel liegt etwas tiefer in der Orbita, Lidspalten aber gleich weit. Rechte
Pupille etwas enger (kein sicherer Horner). Nase frei. Zunge sauber. Lückengebiß. Schmelz-
defekte. Rachenorgane o. B. Bohnengroße, etwas druckempfindliche Drüse am rechten
Kieferwinkel.

Keine Struma.

Thorax breit, elastisch (92/100). Lungen o. B. Herz o. B. Puls regelmäßig, 84. Arterienrohr o. B. RR im Stehen 115/80 (P. 84), im Liegen 135/75 (P. 64). Bauchorgane, Gliedmaßen und Genitale o. B. Urin o. B.

Gering vermehrte Erregbarkeit der Kopfvasomotoren. Nach Bücken deutlicher Blutandrang (P. 13:13). Roter, länger anhaltender Dermographismus. Mittelstarke respiratorische Arrhythmie. Haut anfangs etwas feucht. Achselschweiß. Keine Hauttalgvermehrung. Innerlich ruhig. Kein Tremor. Sehr starke Verlangsamung aller psychischen Reaktionen.

Ergänzende Angaben: Appetit und Verdauungsorgane waren immer in Ordnung. Gewicht wie früher. Kein krankhafter Durst. Keine vasomotorischen Beschwerden. Schlaf o. B. Potenz herabgesetzt. Libido vermindert. Alkohol- und Nicotintoleranz nicht erprobt.

Die erst ab April 1944 vorliegenden Krankenblattkurven ergaben einen unauffälligen Puls- und Temperaturkurvenverlauf. Am Tage der Kieferhöhlenoperation Temperatur von 38,8⁰, anschließend 10 Tage Subfebrilität. Urin immer o. B. Senkung normal. RR 115/70. Gewicht um 87 kg konstant. Während der Meningitis im Dezember-Januar 1943/44 bis 7000/3 Zellen im Liquor.

Genauere interne Beobachtung vom 30. 11. bis 5. 12. 44: Temperatur zwischen 36 und 37⁰ schwankend, rectal einige Teilstriche höher. Pulsfrequenz mit nur geringen Schwankungen um 70 in der Minute. RR in der Ruhe zwischen 105/60 und 95/55. Urinmengen zwischen 1 und 1,5 Liter; Tagesmenge größer als Nachtportionen. Spontankonzentration bis 1020.

Tabelle 59. *Wasserversuch am 28. 11. 44.*

Zeit (Stunden)	Menge (cm³)	Spezifisches Gewicht
Morgenurin	165	1002
1500 cm³ Wasser		
$^1/_2$	425	1002
1	585	1002
$1^1/_2$	275	1002
2	340	1003
$2^1/_2$	120	1004
3	110	1009
$3^1/_2$	75	1009
4	46	1010
	1976	
6	55	1024
8	37	1027
10	45	1029
12	37	1035
	174	
24	200	1030

Gewicht vorher: 86,5 kg.
Gewicht nachher: 85,6 kg.

Fraktionierte Magenaushebung: Schon nüchtern freie Salzsäure (20/35). Nach Coffeinprobetrunk höchste Säurewerte von 35/47; etwas spätacide.

Tabelle 60. *Blutzuckerkurve nach 50 g Dextrose per os am 24. 11. 44.*

Zeit (Minuten)	Blutzucker (mg-%)
nüchtern	86
50 g Dextrose per os	
20	148
40	136
60	131
90	83
120	77
150	77
180	83
210	76
Im Urin kein Zucker.	

Tabelle 61. *Blutzuckerkurve nach 1 EH Insulin auf 15 kg Körpergewicht intravenös am 27. 11. 44.*

Zeit (Minuten)	Blutzucker (mg-%)
nüchtern	101
1 EH Insulin auf 15 kg Körpergewicht intravenös	
15	74
30	72
45	99
60	101
90	112
120	112
Nach 30 min Schweiß und allgemeine Mattigkeit	

Tabelle 62. *Spezifischdynamische Eiweißwirkung am 23. 11. 44.*

Zeit (Stunden)	Umsatz (%)
nüchtern	—25
Eiweißfrühstück	
1	+ 2
2	+11
3	+ 9
4	+ 2
5	+ 3

Röntgenuntersuchung der Brustkorborgane: o. B.

Röntgenuntersuchung des Magens: Leichte Sekretvermehrung im Nüchternmagen. Der Brei haftet schlecht auf der Schleimhaut. Keine Faltenvergröberung. Bei Vollfüllung gut tonisierter Hakenmagen mit kräftiger Peristaltik und rechtzeitig einsetzender Entleerung. Bulbus und Duodenum o. B.

Urteil: Magen außer leichter Sekretvermehrung organisch und funktionell o. B.

Grundumsatz am 20. 11. 44: —20%. Grundumsatz am 23. 11. 44: —25%.

Zusammenfassung. Es handelt sich bei dem 26jährigen Mann um 2 Hirnstecksplitter, die durch die *rechte* Hemisphäre eindrangen. Der vordere erbsengroße liegt in der *linken* Seitenwand des 3. Ventrikels direkt hinter und über der Sellalehne und hat *nach Richtung des Schußkanals wahrscheinlich das rechte Stammhirn und den 3. Ventrikel durchschlagen.* Operative Versorgung der sich später infizierenden Einschüsse. Postoperative Meningitis und Prolaps an der hinteren Hirnwunde. Kontusion des rechten Auges. Neurologische Lokalzeichen wurden niemals gefunden. Dafür entwickelten sich aber eine schwere allgemeine hirntraumatische Wesensveränderung mit im Vordergrunde stehender allgemeiner Verlangsamung, eine traumatische Epilepsie und ein allgemeiner Hydrocephalus, besonders auch des 3. Ventrikels. Der geringe Enophthalmus und die Pupillenverengerung rechts gehen auf eine Orbitaläsion rechts durch einen Stecksplitter, der im linken Siebbein liegen blieb, zurück.

Internistisch waren bei der gewöhnlichen körperlichen Untersuchung gröbere Störungen nicht zu finden. Hervorzuheben wäre nur ein lebhafter Dermographismus, eine leichte Schweißvermehrung auf der Haut und eine Blutdrucklabilität. Bei den Stoffwechseluntersuchungen ergab sich eine Erniedrigung des Grundumsatzes, eine nur geringe spezifisch-dynamische Eiweißwirkung und eine gewisse Insulinempfindlichkeit, die sich nicht so sehr an einer tiefen Erniedrigung der Blutzuckerkurve als mehr an den klinischen Allgemeinsymptomen verriet.

Als Komplikation wurde eine Infektion der rechten Kieferhöhle durchgemacht, die von einem infizierten Zahn ausging.

Der Verletzte, der in Pommern beheimatet war, wurde später als vermißt gemeldet.

Fall 21 *(Beobachtung 468).*

P. B., 32 J., Fabrikarbeiter; geb. 30. 5. 12, verwundet 17. 3. 44, untersucht 1. 8. 44 und 12.—17. 12. 51.

Vorgeschichte: Familie: o. B. — Selbst: Mit 7 Jahren Lungenentzündung.

Chirurgische Verletzungsfolgen: Am 17. 3. 44 Granatsplitterverletzung hinter dem rechten Ohr über dem Warzenfortsatz mit tiefer Einsprengung von Knochen- und Metallsplittern. Operation am 4. Tage nach der Verletzung mit primärer Versorgung der Hirnwunde und komplikationsloser Heilung. Als Residuen der Verletzung finden sich ein talergroßer Knochendefekt über dem rechten Mastoid ohne Mitbeteiligung der Zellräume des rechten Warzenfortsatzes, reizlose Narben mit pulsierenden, eingesunkenen Weichteilen und röntgenologisch hinten temporal 3—5 cm tief intracerebral gelegenen Knochensplittern und 3 Metallstecksplitter, von denen der größte — von den Ausmaßen eines Apfelsinenkernes — links neben der Falx auf der Grenze zwischen Stirn- und Scheitellappen tief intracerebral liegt, während die beiden anderen linsengroßen rechts basal 2,0 cm von der Mittellinie entfernt etwas hinter und über der Clivushöhe lokalisiert sind (s. Abb. 21a und 21b).

Neurologische Verletzungsfolgen: Verwundung gespürt. Summen im Kopf. Umgefallen. Wurde zum Kompagniegefechtsstand geschleppt und verlor dort für 24 Std das Bewußtsein. Kein Erbrechen. Sofortige linksseitige Lähmung, Gefühlsstörung und Gesichtsfeldausfall nach links. Nur wenig Kopfschmerzen. Kein Schwindel. Schnelle Besserung der Lähmung. Konnte nach 10 Wochen schon aufstehen. Im 5. Monat nach der Verletzung noch leichte Stirnkopfschmerzen bei Wetterumschlag, gewisse Schwäche und Taubheit der linken Körperseite, Sehbehinderung nach links und Vergeßlichkeit. Objektiv geringe Hemiparese und Hemihypästhesie links. Unvollständige homonyme Hemianopsie nach links, verminderte Konzentrationsfähigkeit und Stimmungslabilität bei prompter Reaktionsweise.

Encephalogramm: Luftfüllung nicht gelungen. Leicht erhöhter Liquordruck. Nonne-Apelt positiv, 18/3 Zellen.

Interne Befunde: Größe 165 cm. Gewicht 62 kg. Kräftiger, proportioniert gebauter Mann. Männliche Behaarung. Geringe Fettpolster. Wirkt relativ alt (soll schon immer bezüglich seines Alters überschätzt worden sein). Lückengebiß. Sonst Kopforgane o. B. Keine Struma.

Leichte Trichterbrust. Lungen o. B. Herz o. B. Puls 88, regelmäßig. Arterienrohr zart. RR im Stehen 115/85 (P. 88), im Liegen 130/95 (P. 76). Bauch: Leber etwas groß, leicht konsistenzvermehrt und eine Spur druckempfindlich. Kein Milztumor. Genitale o. B. Urin o. B.

Keine verstärkte Reaktionsbereitschaft der Kopfvasomotoren. Nach Bücken mäßiger Blutandrang (P. 13:13). Unauffälliger Dermographismus. Mittelstarke respiratorische Arrhythmie. Achselschweiß und feuchte Hände (links mehr als rechts). Innerlich ruhig. Kein Tremor.

Ergänzende Angaben: Appetit und Verdauungsorgane waren immer in Ordnung. Gewicht wie früher. Kein vermehrter Durst. Schlaf immer gut. Keine vasomotorischen Störungen. Potenz o. B. Alkoholtoleranz nicht erprobt. Rauchen nicht so gut vertragen wie früher.

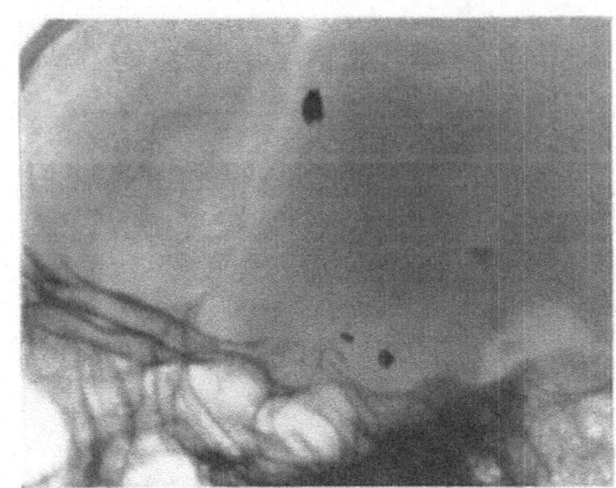

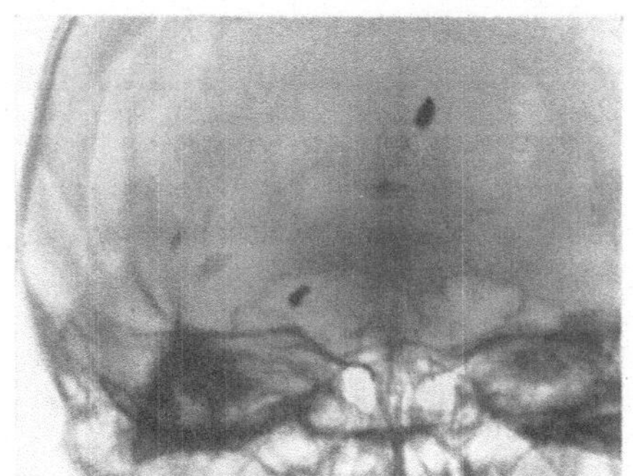

Abb. 21 a (Fall 21). 2 Stecksplitter hinter der Höhe der Sellalehne; ein dritter weiter oben.

Abb. 21 b (Fall 21). Die beiden dicht nebeneinander projizierten Splitter liegen 2,0 cm rechts der Mittellinie, der dritte links oben paramedian.

Nach den Krankenblattkurven hatte er ab 31. 3. 44 normale Temperaturen und eine entsprechende Pulsregulation. RR zwischen 130/90 und 105/80. Viermalige Urinuntersuchungen immer einwandfrei. Am 8. 1. 44 wurde der Nylander und Fehling im Urin positiv gefunden. Nach 2 Std klang die Reaktion ab. Der Verletzte hatte 2 Std vorher reichlich süße Plätzchen gegessen, die von einer Betreuungsorganisation gestiftet worden waren. Zur gleichen Zeit wurde bei mehreren anderen Verletzten (s. Beobachtung 464) unter den gleichen Umständen eine positive Reduktionsprobe im Urin beobachtet. Verabreichung von 100 g Dextrose zusätzlich zu seiner Mahlzeit ergab bei unserem Verletzten keine Zuckerausscheidung im Urin. Auch zeigten sich später bei ihm bei häufigeren Kontrollen nie wieder reduzierende Substanzen im Urin mit den obengenannten Untersuchungsmethoden. Die Menge der reduzierenden Substanzen war nur gering. Es ließen sich nicht mehr als 0,2% rechtsdrehende Bestandteile im Urin finden.

Fraktionierte Magenausheberung: Schon nüchtern freie Salzsäure (6/25). Nach Coffeinprobetrunk höchste Säurewerte 75 min nach der Reizung mit 56/82.

Röntgenuntersuchung der Brustkorborgane: o. B.

Röntgenuntersuchung des Magens: Keine Sekretvermehrung. Normale Falten. Tonus, Peristaltik und Entleerung einwandfrei. Bulbus und Duodenum o. B.

Urteil: Magen organisch und funktionell o. B.

Klinische Nachuntersuchung vom 12.—17. 12. 51: Arbeitet ohne Unterbrechung in seinem Beruf weiter. 1947 wurde ihm ein Sohn geboren. Zeitweise Kopfschmerzen, gelegentlich Schwindelgefühl und Vergeßlichkeit. Keine Anfälle.

Verdauungsorgane weiter in Ordnung. Gewicht konstant um 60 kg. Kein vermehrter Durst. Schlaf gut, nur gelegentlich frühes Erwachen. Potenz o. B. Alkohol und Nicotin in kleinen Dosen leidlich vertragen.

Am körperlichen Befund hatte sich nichts Wesentliches geändert. Gewicht 60,3 kg. Der Defekt pulsiert. Keine Struma. RR im Stehen 125/90 (P. 80), im Liegen 140/90 (P. 68). Leber etwas groß. Genitale o. B.

Tabelle 63. *Wasserversuch am 16.12.51.*

Zeit (Stunden)	Menge (cm³)	Spezifisches Gewicht
Morgenurin	40	1033
1500 cm³ Wasser		
½	20	1033
1	100	1002
1½	300	1000
2	450	1000
2½	400	1000
3	200	1002
3¼	50	1010
4	40	1012
	1560	
6	130	1015
8	100	1012
10	100	1015
12	30	1030
	360	
24	40	1032

Gewicht vorher: 60,8 kg.
Gewicht nachher: 60 kg.

Tabelle 64. *Blutzuckerkurve nach 50 g Dextrose per os am 15.12.51.*

Zeit (Minuten)	Blutzucker (mg-%)
nüchtern	97
50 g Dextrose per os	
30	195
60	163
90	134
120	134
150	70
180	74
210	74
240	68

Im Urin kein Zucker.

Grundumsatz am:
14.12.51 +27%;
15.12.51 +26%;
17.12.51 +22%.

Tabelle 65. *Blutzuckerkurve nach 1 EH Insulin auf 15 kg Körpergewicht intravenös am 13.12.51.*

Zeit (Minuten)	Blutzucker (mg-%)
nüchtern	104
1 EH Insulin auf 15 kg Körpergewicht intravenös	
5	93
15	92
30	41
45	64
60	61
90	110
120	68

Nach 30 min leichter Schock mit Blässe, Zittern, Schweiß und Schwindel.

Nervensystem: Unvollständige Hemianopsie nach links, leichte Reflexsteigerung und Hypästhesie auf der linken Körperseite. Keine Lähmungen oder pathologische Reflexe. Keine gröberen hirntraumatischen Wesensveränderungen.

Tabelle 66. *Spezifisch-dynamische Eiweiß-wirkung am 17.12.51.*

Zeit (Stunden)	Umsatz (%)
nüchtern	+22
Eiweißfrühstück	
1	+7
2	+11
3	+11
4	+12
5	+18

Keine auffällige emotionelle Vasolabilität. Dermographismus gering. Leichte respiratorische Arrhythmie. Feuchte Hände, Füße und Achselhöhlen. Nach Bücken mäßiger Blutandrang ohne Schwindel (P. 13:12). Ruhig. Kein Tremor.

Normaler Verlauf der Puls- und Temperaturkurve. Urin o. B. Spontane Urinmenge gegen 1 Liter in 24 Std. Tagesmenge größer als Nachtmenge. Spontankonzentration bis 1028. Gewichtskurve konstant etwas über 60 kg. Ruheblutdruck 125/75 (P. 68).

Hb.: 85%, Ery.: 4,14 Mill., Leuko.: 3800. Differentialblutbild: 3% Baso., 4% Stabk., 54% Segmk., 34% Lympho.. 5% Mono. Senkung 4/10. Kochsalz im Serum 500 mg-%. Calcium: 12,3 mg-%, Kalium 16,25 mg-%. Rest-N.: 24 mg-%. Harnsäure: 3,0 mg-%. Wa.R.: negativ. EKG: o. B.

Röntgenuntersuchungen: Schädel: Splitterlage unverändert. Thorax: Herz und Lungen o. B. Magen: Organisch und funktionell o. B.

Zusammenfassung. Bei dem 32jährigen Arbeiter liegt eine primär versorgte und komplikationslos verheilte Impressionsschußfraktur im rechten Schläfenbein über dem Warzenfortsatz mit tiefer, zum Teil kontralateraler Splittereinsprengung vor. Zwei linsengroße Metallstecksplitter liegen rechts paramedian etwas hinter und über der Clivushöhe; ein apfelsinenkerngroßer Metallstecksplitter hat in Richtung nach vorne und oben zu die Mittellinie überquert. Es kam zu einer Läsion der rechten inneren Kapsel mit Hemiparese, Hemihypästhesie und

Hemianopsie nach links. Die neurologischen Ausfälle zeigten gute Rückbildungstendenz.

Auf internistischem Fachgebiet waren außer einer Blutdrucklabilität greifbare vegetative oder hormonale Störungen nicht zu erkennen. Eine einmalige positive Reduktionsprobe im Urin war auf überreichlichen Genuß süßer Plätzchen zurückzuführen. Diese Beobachtung wurde am gleichen Tage bei mehreren anderen Verletzten gemacht (unter anderem s. Beobachtung 464, Fall 18).

Nach einer Auskunft des behandelnden Arztes aus dem Jahre 1948 und nach der klinischen Beobachtung im Dezember 1951 hatte sich am Befinden und Status nichts Wesentliches geändert. Die Stoffwechseluntersuchungen ergaben eine gewisse Labilität der Blutzuckerregulation und eine erhöhte Insulinempfindlichkeit, aber keinerlei Hinweise auf eine diabetische Stoffwechsellage. Der Grundumsatz lag ein wenig hoch, ohne daß klinisch die geringsten Zeichen einer Hyperthyreose bestanden; entsprechend war die spezifisch-dynamische Eiweißwirkung nur schwach ausgeprägt. Die Blutdrucklabilität hatte sich verloren.

Fall 22 *(Beobachtung 754).*

W. K., 21 J., Arbeiter; geb. 10. 10. 23, verwundet 21. 9. 43, untersucht 29. 12. 44ff.

Vorgeschichte: Familie: o. B. — Selbst: Stotterer bis zum 12. Lebensjahr. Mäßige Schulleistungen. Mit 16 Jahren Polyneuritis, die in 3 Monaten ganz abklang. 1942 14 Tage Angina.

Chirurgische Verletzungsfolgen: Am 21. 9. 43 Bombensplittereinsprengung in die linke Schläfengegend 2 Querfinger vor dem oberen Ohrmuschelansatz. Keine operative Versorgung. Keine Wundkomplikationen. Röntgenologisch bohnengroßer Knochendefekt an der Einschußstelle in der linken Schläfe ohne erkennbare intracerebrale Knochensplittereinsprengungen. 1,0:0,3:0,5 cm großer Metallstecksplitter unmittelbar hinter der Sellalehne 1,0 cm links der Mittellinie (s. Abb. 22a und 22b).

Neurologische Verletzungsfolgen: Verwundung gespürt. Konnte noch stehen und gehen. Kein Erbrechen. Nach $\frac{1}{2}$ Std für einige Stunden bewußtlos. Ständig Kopfschmerzen. Konnte die ersten 2 Monate das linke Auge nicht öffnen. Beim Aufheben des Oberlides Doppelbilder. Sonst keine Lähmungen oder andersartige Ausfälle. 15 Monate nach der Verletzung noch leichte Kopfschmerzen, besonders bei Hitze, Geräuschen und in überfüllten Räumen. Bückschwindel, Reizbarkeit, Vergeßlichkeit und erschwerte Auffassung. Kam zur Untersuchung, weil er sich unerlaubt von der Truppe entfernt hatte. Objektiv kleine Einschußnarbe an der oben beschriebenen Stelle in der linken Schläfe. Die linke Pupille ist mittelweit (weiter als rechts), fehlende Lichtreaktion links, auch Fehlen der konsensuellen Verengerung links bei Belichtung des rechten Auges. Konvergenzverengerung links erhalten. Gestörte Lidschlußreaktion links. Keine Parese der äußeren Augenmuskeln (unvollständige Oculomotoriuslähmung links), Fundus und Gesichtsfeld o. B. Linker Cornealreflex fehlt. Anästhesie im ersten und zweiten Trigeminusast links. Absinken des vorgehaltenen linken Armes. Dysdiadochokinese links; sonst keine neurologischen Ausfälle. Psychisch: Erhöhte Reizbarkeit, psychopathisches Verhalten, konstitutionell wenig differenziert.

Encephalogramm: Das Ventrikelsystem ist etwas nach links verlagert, der rechte Seitenventrikel ein wenig weiter als der linke. 3. Ventrikel spaltförmig und nicht erweitert. 4. Ventrikel o. B. Einschußstelle in der linken Schläfe und Lage des Metallstecksplitters wie oben beschrieben. Liquor o. B.

Interne Befunde: Größe 173 cm. Gewicht 65 kg. Schlank, leicht dysplastischer Habitus. Breites Becken. Grobe, bläuliche, feuchte Gliedmaßenenden. Fettpolster an Brust und Bauch betont. Kleine Narbe 2 Querfinger vor dem linken oberen Ohransatz mit darunter gelegener flacher, fingerkuppengroßer Knochendelle. Leichte Lidrandentzündung. Lidspalten gleich weit. Nase frei. Rhagaden am Naseneingang, besonders links. Rachitische Zähne. Tonsillen o. B. Mehrere erbsen- bis kirschgroße derbe Drüsen unter dem linken horizontalen Kieferast. Keine Struma.

Lungen o. B. Herz o. B. Puls 84, regelmäßig. RR im Stehen 110/80 (P. 76), im Liegen 118/60 (P. 64).

Bauchorgane o. B. Relativ kleines Genitale (schon früher). Gliedmaßen o. B. Urin o. B.

Blasse Haut. Kein vermehrtes Spiel der Kopfvasomotoren. Nach Bücken nur geringer Blutandrang (P. 12:13). Etwas feuchte Haut. Achselschweiß. Feuchte, kühle, bläuliche

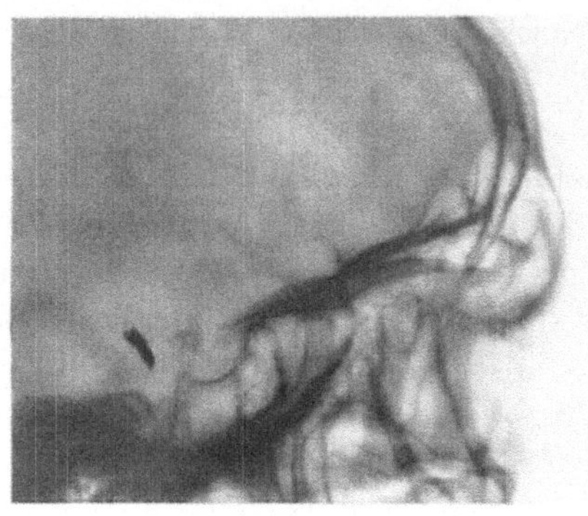

Abb. 22a (Fall 22). Stecksplitter hinter die Sellalehne projiziert.

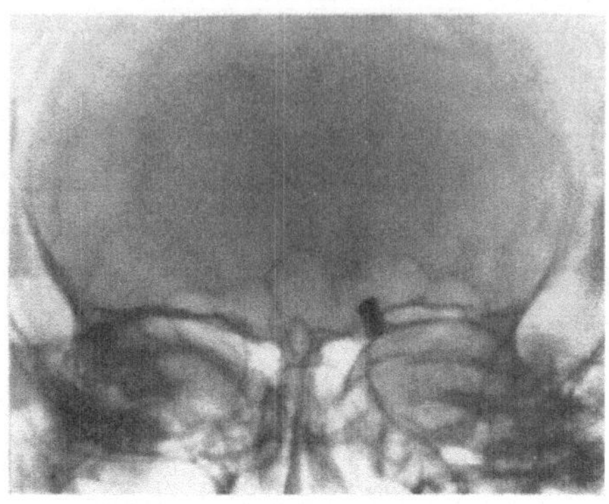

Abb. 22b (Fall 22). Splitter 1,0 cm links der Mittellinie.

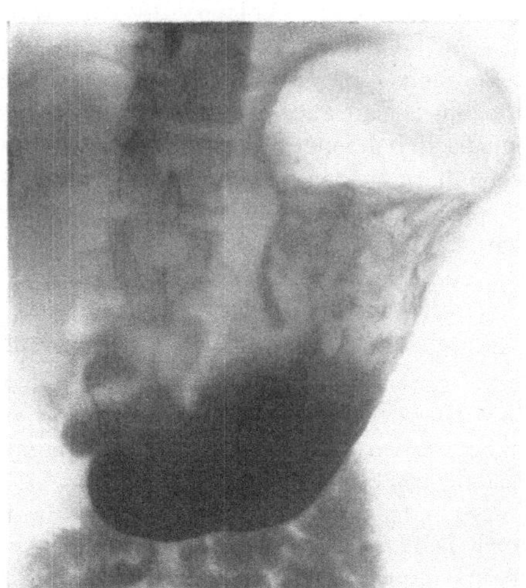

Abb. 22c (Fall 22). Großer atonischer Sackmagen mit viel Sekret und verzögerter Austreibung (2. 1. 45).

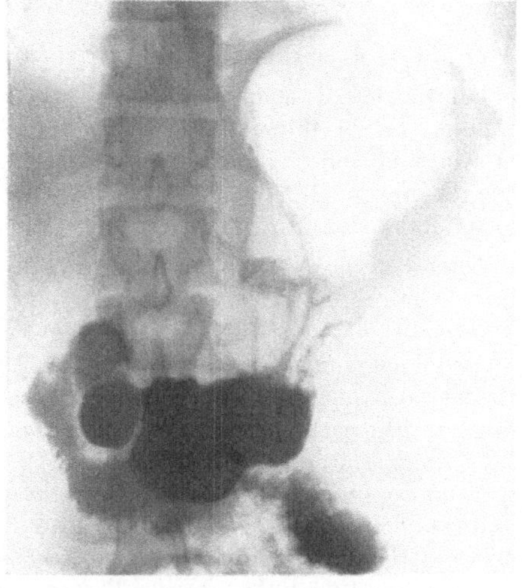

Abb. 22d (Fall 22). Gewisse Besserung des Befundes (20. 1. 45).

Hände und Füße. Keine Hauttalgvermehrung. Deutliche respiratorische Arrhythmie. Kein Tremor.

Ergänzende Angaben: Appetit und Verdauungsorgane waren immer in Ordnung. Gewicht wie früher. Kein vermehrter Durst. Schlaf gut. Mehr Schweißneigung als früher. Potenz ungestört. Nach Alkoholgenuß Kopfschmerzen. Rauchen vertragen, merkt danach eine ausgesprochene Beruhigung, die er früher dabei nicht kannte.

Nach den Krankenblattkurven verliefen Puls und Temperatur unauffällig. Mehrfache Urinkontrolle einwandfrei. Hb.: 100, Ery.: 5,1 Mill., Leuko.: 6100. 7% Eos., 2% Stabk., 59% Segmk., 27% Lympho., 5% Mono.

Fraktionierte Magenausheberung: Nüchtern freie Säure mit starker Sekretvermehrung. Maximalwerte 41/61. Nach Alkoholprobetrunk angedeuteter Klettertyp, hoch- und spätacide. Höchste Säurewerte 65/79. Starke Sekretvermehrung.

Tabelle 67. *Wasserversuch am 6. 1. 45.*

Zeit (Stunden)	Menge (cm³)	Spezifisches Gewicht
1500 cm³ Wasser		
$^1/_2$	460	1004
1	560	1002
$1^1/_2$	455	1004
2	105	1008
$2^1/_2$	60	1015
3	40	1018
$3^1/_2$	25	1020
4	20	1021
	1725	
6	48	1027
8	42	1033
10	35	1035
12	45	1035
	170	
24	275	1035

Gewicht vorher: 63,4 kg.
Gewicht nachher: 62,8 kg.

Tabelle 68. *Blutzuckerkurve nach 50 g Dextrose per os am 4. 1. 45.*

Zeit (Minuten)	Blutzucker (mg-%)
nüchtern	90
50 g Dextrose per os	
20	144
40	156
60	127
90	105
120	100
150	98
180	98
210	92

Im Urin kein Zucker.
Eine probeweise 4 Tage später vorgenommene gleiche Belastung ergab ganz genau denselben Verlauf der Blutzuckerkurve.

Röntgenuntersuchung der Thoraxorgane: o. B.

Röntgenuntersuchung des Magens am 2.1.45: Oesophaguspassage frei. Im Nüchternmagen ungewöhnlich große Sekretmenge. Große, während der Untersuchung noch zunehmende Magenblase. Magenschleimhaut wegen des starken Sekretgehaltes und der Schummerung nicht zu beurteilen. Unterer Magenpol bei Vollfüllung in Beckenkammhöhe. Schlaffer Sackmagen mit nur geringer Peristaltik am unteren Magenpol. Erste Austreibung erst nach 10 min langer Rechtsseitenlagerung. Die Entleerung sistiert sofort wieder nach dem Aufrichten. Bulbus schlaff, sonst o. B.

Urteil: Großer schlaffer Sackmagen mit reichlich Sekret, erschwerter Austreibung und Atonie (s. Abb. 22c).

Kontrolluntersuchung am 9. 1. 45 bei liegendem Magenschlauch: Nach Absaugen von reichlich Nüchternsaft stellt sich ein hochgradig mit Luft gefüllter, schlaffer Sackmagen dar, in den wieder sehr schnell vermehrt Sekret abgeschieden wird. Magenfalten besonders oben stark verbreitert und wulstig; im Antrum etwas schmaler. Bei Vollfüllung wieder schlaffer Tonus, allerdings nicht mehr so ausgesprochen wie bei der ersten Untersuchung. Träge Peristaltik und dadurch verzögerte Ausschüttung. Schlaffer, lufthaltiger Bulbus. Keine organische Stenose.

Urteil: Wieder atonisch-hypersekretorischer Magen mit Korpusgastritis.

Kontrolluntersuchung am 20. 1. 45 mit liegendem Magenschlauch: Noch kindskopfgroße Magenblase, Faltenschwellung, Schummerung der Schleimhaut, Sekretvermehrung, oberflächliche, später besser durchschnürende Peristaltik und jetzt rechtzeitige Austreibung in einen normalen Bulbus.

Urteil: Auch jetzt noch atonisch-gastritisch-hypersekretorischer Magen. Gewisse Besserung des Befundes während der Beobachtungszeit (s. Abb. 22d).

Tabelle 69. *Blutzuckerkurve nach 1 EH Insulin auf 15 kg Körpergewicht intravenös am 5. 1. 45.*

Zeit (Minuten)	Blutzucker (mg-%)
nüchtern	84
1 EH Insulin auf 15 kg Körpergewicht intravenös	
15	60
30	55
45	75
60	86
90	93
120	93

Keine Schockerscheinungen.

Tabelle 70. *Spezifischdynamische Eiweißwirkung am 7. 1. 45.*

Zeit (Stunden)	Umsatz (%)
nüchtern	— 8
Eiweißfrühstück	
1	+25
2	+17
3	+28
4	+21

Grundumsatz am 30. 12. 44: —11%. Grundumsatz am 17. 1. 45: —8%.

Von dem behandelnden Arzt hörten wir Ende 1948 und im Sommer 1950, daß unser Patient nicht arbeite und von einer Rente lebe. Er habe bei Hitze noch Kopfweh und beim Bücken Schwindelgefühl; die Libido sei vermindert. Schlaf, Appetit, Flüssigkeitsbedürfnis regulär. Er habe keine weiteren Erkrankungen durchgemacht und stehe sonst auch nicht in längerer Behandlung. Das Gewicht lag bei 62,5 kg. Der körperliche Befund war in Ordnung. Urin o. B. 1950 betrug der RR im Liegen 115/70, sofort nach Aufstehen 105/75 und nach 4 min Stehen 110/75.

Zusammenfassung. Bei dem 21jährigen Mann ist von links temporobasal her ein 1,0:0,5:0,3 cm großer Metallstecksplitter direkt links neben und hinter die Sellagegend eingesprengt worden, der eine Ophthalmoplegia interna links, eine Unsicherheit im linken Arm und eine Anästhesie des ersten und zweiten linken Trigeminusastes wahrscheinlich durch eine Mittelhirnläsion und periphere Schädigung des Trigeminus an der Schädelbasis verursachte. Es handelt sich bei dem Verletzten um einen konstitutionell unterbegabten, psychopathischen Mann, der bei der Truppe disziplinare Schwierigkeiten hatte. Psychiatrischerseits wurde die Möglichkeit einer Charakterveränderung durch die Hirnschußverletzung zugegeben.

Internistisch waren außer einer Blutdrucklabilität weder im äußeren Erscheinungsbild noch mit den Laboratoriumsmethoden irgendwelche vegetativhormonalen Störungen zu erheben. Auffällig war nur das Verhalten des Magens. Die Aushebung ergab eine Supersekretion, eine Entfärbung des Probetrunkes erst nach 70 min und eine Spät- und Superacidität. Am 2. 1. 45 war der Magen röntgenologisch groß, schlaff, mit Luft und Sekret gefüllt, er entleerte sich nur sehr träge und spät. Das Relief war nicht zu beurteilen. Ein organischer Befund lag sonst nicht vor. Am 9. 1. 45 war nach Absaugen des Mageninhaltes noch die Atonie, Supersekretion und verzögerte Entleerung feststellbar. Das Relief war gastritisch vergröbert. Am 20. 1. war der Tonus etwas besser, die Schleimhautschwellung und die Supersekretion aber noch deutlich vorhanden. Die jetzt bessere Peristaltik führte zu einer rechtzeitigen Austreibung. Ein organischer Befund war wieder nicht zu erheben. Eigenartigerweise hatte der Verletzte nicht die geringsten Magenbeschwerden und solche auch nie gehabt. Er aß immer Vollkost, der Stuhl war geregelt. Irgendwelche sonstigen exogenen Schäden waren weder aus der Anamnese zu gewinnen, noch waren irgendwelche erblichen Belastungen mit Magenerkrankungen aufzudecken.

Nach Auskünften des behandelnden Arztes hatte sich 4 und 6 Jahre später keine Änderung ergeben. Magenbeschwerden waren nie aufgetreten. Die Blutdrucklabilität verlor sich. Auch $8^1/_4$ Jahre nach der Verwundung bestätigte uns der Verletzte selbst die gleichen Verhältnisse.

Fall 23 *(Beobachtung 98).*

P. P., 31 J., Möbelträger; geb. 13. 11. 12, verwundet 12. 1. 43, untersucht 12. 4. 44ff.

Vorgeschichte: Familie: Vater mit 47 Jahren an Lungentuberkulose gestorben. — Selbst: Außer Nasenscheidewandoperation mit nachfolgender leichter Angina und harmlosem Schädelstreifschuß immer gesund. Schlechte Schulbildung. Arbeiter, Artist, Möbelträger, Fallschirmjäger.

Chirurgische Verletzungsfolgen: Am 12. 1. 43 Granatsplitterverletzung am linken Vorderkopf mit Einschuß links nahe der Mittellinie in der Stirnhaargrenze, fünfmarkstückgroßem Impressionsbruch, tiefer Knochensplitterpyramide und einem 1,1:0,9:0,4 cm großen Metallstecksplitter 1,3 cm links der Mittellinie direkt hinter der oberen Sellalehne. Meningitis am

7. Tage nach der Verletzung. Operation am 10. Tage mit Trepanation, Entsplitterung, Absaugung von blutig-schmierigem Hirnbrei, Eröffnung des linken Vorderhornes unter Liquorabfluß und Schwammtamponade. Sekundäre Wundheilung in 6 Wochen. Wiederholt meningitische Schübe über 2 Monate hin. 15 Monate nach der Verletzung fanden sich noch ein 2,5:2,0 cm großer, glatter, hochfrontal links an der Mittellinie gelegener Knochendefekt mit reizloser Narbe und eingesunkenen, pulsierenden Weichteilen, ein kleinfingernagelgroßer, 3,5 cm tief im linken Stirnhirn lokalisierter Knochensplitter und der oben erwähnte Metallstecksplitter in unveränderter Lage (s. Abb. 23a und 23b).

Neurologische Verletzungsfolgen: Verwundung kaum gemerkt. Noch 300 m gelaufen, dann zusammengebrochen. Kein Erbrechen. Keine retrograde Amnesie. Nach $^1/_4$ Std bewußtlos. Erster Erinnerungseindruck erst wieder 5 Monate (!) später. Hatte niemals irgendwelche Kopfbeschwerden und wollte deswegen anfangs eine Kopfverletzung gar nicht wahr haben. Objektiv bot er anfangs eine träge Lichtreaktion der linken Pupille, eine geringe

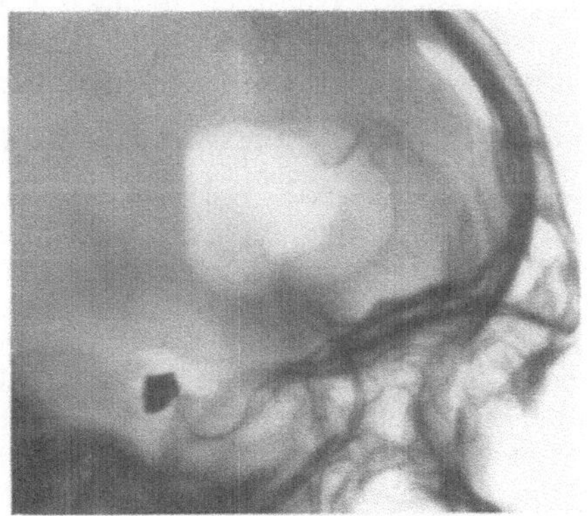

Abb. 23a (Fall 23). Stecksplitter hinter der Höhe der Sellalehne. Hydrocephalus.

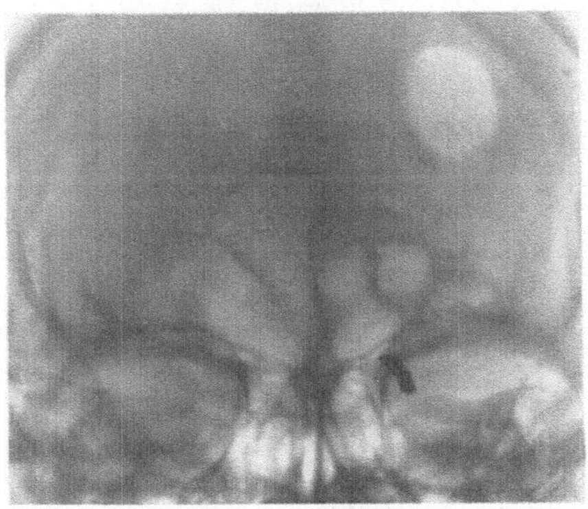

Abb. 23b (Fall 23). Seitlicher Abstand von der Mittellinie 1,3 cm nach links.

rechtsseitige zentrale Facialisparese und eine leichte Reflexsteigerung auf der rechten Körperseite ohne Lähmungen oder Gefühlsstörungen. Zur Charakterisierung besonders des psychischen Bildes seien einige Krankenblattauszüge gegeben. 19. 1. 43: ,,dösig, apathisch." 23. 1.: ,,vermehrt motorisch unruhig, Verwirrtheitszustände." 4. 2.: ,,benommen, schläfrig." 10. 2.: ,,zunehmend verwirrt, Maskengesicht, spontanlos." 16. 2.: ,,unsauber." 26. 2.: ,,desorientiert, eingetrübt, trinkt Urin, völlig ohne Antrieb, kataton, ohne alle Spontaneität, maskenhafte Starre des Gesichtes, keine Wünsche, beantwortet Fragen." 8. 3.: ,,ohne Antrieb, ohne Bewegung, kataton, meist unsauber, muß gefüttert werden, ißt dann viel, spricht spontan nichts, fixiert aber. Auf Fragen langsame, monotone, dürftige Antworten, immer in einfachen Worten. Örtlich und zeitlich desorientiert. Etwas Rigor an Armen und Beinen." 16. 3.: ,,Sprache und Ausdruck gehemmt, spricht nur einfache Worte." 22. 3.: ,,ziemlich apathisch, desorientiert, falsche Antworten, lacht ohne Grund, witzelt. Decubitus." 16. 4.: ,,seit einigen Tagen merkliche Somnolenz ohne Meningitis." 30. 4.: ,,läßt unter sich, witzelt, lächelt." Mitte Mai: ,,Entscheidende Besserung." Mitte Juni: ,,orientiert, ruhig, teilnehmend, erkennt die Ehefrau." 10. 7.: Aufstehversuch. 23. 7.: ,,noch etwas läppisch." Das Bild wurde damals vom beratenden Psychiater als Stirnhirn-Stammhirnsyndrom aufgefaßt. Am Augenhintergrund wurden nur vorübergehend während der Meningitis etwas verwaschene Papillen gesehen. Später waren Fundus und Gesichtsfeld einwandfrei. Der Liquor war bis Ende Februar trüb; die Zellzahl schwankte zwischen 100 und 6000/3.

Zur Zeit unserer Untersuchung — 15 Monate nach der Verletzung — blieb der rechte Mundfacialis nur in der Mimik noch etwas zurück, und der rechte PSR war noch etwas lebhafter. Sonst war der gesamte neurologische Status einwandfrei. Der Psychiater fand ihn geordnet, orientiert, unauffällig. Perzeption und Gedankenablauf nicht gestört. Intellektuell bis auf reines Schulwissen (s. oben) gut. Kopfrechnen, Kombinationsfähigkeit, logisches Denken gut. Keine Konzentrationsschwäche oder Ermüdbarkeit. Aufmerksamkeit etwas

Tabelle 71. *Blutdruck- und Pulskurve im Liegen und Stehen am 12. 4. 44.*

Zeit (Minuten)	RR	Puls	Zeit (Minuten)	RR	Puls
	liegend			stehend	
sofort	120/75	48	sofort	120/80	60
1	115/75	48	1	105/75	60
2	115/75	48	2	105/75	60
3	115/75	48	3	105/75	60
			5	105/75	60

Tabelle 72. *Wasserversuch am 9. 5. 44.*

Zeit (Stunden)	Menge (cm³)	Spezifisches Gewicht
1500 cm³ dünner Tee		
½	90	1006
1	250	1003
1½	440	1000
2	400	1001
2½	180	1002
3	120	1004
3½	100	1010
4	80	1010
	1660	
6	120	1010
8	85	1019
10	25	1022
12	40	1027
	270	
24	225	1026

Gewicht vorher: 72,5 kg.
Gewicht nachher: 71,5 kg.

wechselnd. Merkfähigkeit wenig herabgesetzt. Von optischen und akustischen Eindrücken wurden je 80% reproduziert. Im ganzen vielleicht etwas fehlende Selbstkritik.

Encephalogramm: Deutlicher Hydrocephalus beider Seitenventrikel und des 3. Ventrikels. Zusätzliche Ausweitung und Deformierung des linken Vorderhornes zum Defekt hin und auch nach unten zu. Das Septum pellucidum und der 3. Ventrikel sind leicht links verlagert. Der oben erwähnte Knochensplitter liegt nahe am linken Vorderhorn, der Metallsplitter seitlich unterhalb des 3. Ventrikels. Luftfüllung der Basalzisterne. Liquor o. B.

Interne Befunde: Größe 170 cm. Gewicht 72 kg. Muskulöser, kräftig gebauter, frisch und unbehindert wirkender Mann. Etwas blasse Gesichtsfarbe, sonst gut durchblutete und normal behaarte Haut. Gleichmäßig entwickelte und verteilte Fettpolster. Keine Striae. Knochenbau und Muskulatur stark. Lidspalten gleich weit. Bindehäute reizlos. Nase frei. Zunge sauber. Gutes Gebiß. Gingivitis, die schon seit der Vorkriegszeit besteht. Tonsillen mittelgroß, reizlos. Keine Kieferwinkeldrüsen.

Tabelle 73. *Blutzuckerkurve nach 14 EH Insulin subcutan am 24. 5. 44.*

Zeit (Minuten)	Blutzucker (mg-%)
nüchtern	105
14 EH Insulin subcutan	
30	95
60	66
90	32
120	55
150	56
180	37

Schockerscheinungen nach 90 min.

Tabelle 74. *Blutzuckerkurve nach 50 g Dextrose per os am 18. 5. 44.*

Zeit (Minuten)	Blutzucker (mg-%)
nüchtern	106
50 g Dextrose per os	
30	136
60	181
90	118
120	77
150	90
180	92

Im Urin kein Zucker.

Tabelle 75. *Spezifischdynamische Eiweißwirkung am 17. 5. 44.*

Zeit (Stunden)	Umsatz (%)
nüchtern	—16,5
Eiweißfrühstück	
1	± 0
2	— 4,6
3	± 0
4	± 0

Keine Struma.

Lungen o. B. Herz o. B. Puls 72, regelmäßig. Arterienrohr zart. RR im Stehen 105/75 (P. 60), im Liegen 115/75 (P. 48) (s. unten). Bauchorgane: Leistenbruch- und Blinddarmoperationsnarben. Sonst normaler Tastbefund. Kräftiges Genitale. Gliedmaßen: Leichte Syndaktylie zwischen 2. und 3. Zehe beiderseits. Urin o. B.

Keine vermehrte Tätigkeit der Kopfvasomotoren, auch nicht nach Bücken. Kurzdauernder, schwacher Dermographismus. Nur geringe respiratorische Arrhythmie. Keine Schweiß- oder Hauttalgvermehrung. Geringe Bradykardieneigung. Innerlich ruhig. Kein Tremor.

Ergänzende Angaben: Appetit und Verdauungsorgane waren immer in Ordnung. Gewicht wie vor der Verletzung. Nie vermehrter Durst. Schlaf o. B. Keine vasomotorischen Störungen. Potenz o. B. Alkohol bisher nicht genossen, aber 250 cm³ einer 15%igen Alkohollösung bei der fraktionierten Magensonde gut vertragen. Rauchen wie früher ohne Beschwerden.

Nach den Krankenblattkurven hatte er 3 Wochen nach der Verletzung höhere Temperaturen bis maximal 39,5⁰, dann nur noch anfangs gelegentlich subfebrile Zacken bei den Meningitisschüben. Im März 1944 mußte wegen akuter Appendicitis eine Operation vorgenommen werden, die ungestört verlief. Während des akuten Appendicitisschubes hatte er 3 Tage mäßig erhöhte Temperatur. Die Pulsreaktion war den Fieberbewegungen immer angemessen. Das Gewicht schwankte nicht erheblich. Im Juli 1943 wog er 70 kg; allmählicher Anstieg auf 78 kg im Dezember 1943, dann Abfall zum Normalgewicht. Der häufig auch während der meningitischen Schübe untersuchte Urin enthielt nie Zucker oder sonstige pathologische Bestandteile. Blutbild am 30. 7. 43: Hb.: 110, Ery.: 5,5 Mill., Leuko.: 5200. 3% Eos., 3% Stabk., 58% Segmk., 31% Lympho., 5% Mono.; Blutbild am 15. 3. 44: Hb.: 94, Ery.: 4,9 Mill., Leuko.: 5200, 1% Baso., 5% Eos., 2% Stabk., 44% Segmk., 41% Lympho., 7% Mono. Senkung 1/4. Grundumsatz am 17. 5. 44: —16,5%.

Zusammenfassung. Ein links hochfrontal nahe der Mittellinie gelegener Granatsplittereinschuß führte bei dem damals 30jährigen Mann zu einem Impressionsbruch des Schädeldaches, zu einer bis auf das linke Vorderhorn reichenden Trümmerhöhle, einer Einsprengung eines fast bohnengroßen Metallsplitters links neben und hinter die Hypophysengegend, einem am 10. Tage operativ eröffneten Frühabsceß im linken Stirnhirn mit Ventrikelfistel und vielfachen meningitischen Schüben. Der Metallsplitter und ein größerer Knochensplitter in der Nähe des linken Vorderhornes blieben neben einem allgemeinen Hydrocephalus und narbiger Verziehung des linken Vorderhornes zurück. Außer leichten spastischen Zeichen rechts bot der Verletzte neurologisch für 5 Monate ein sehr schweres cerebrales Zustandsbild, das als Stirnhirn-Stammhirnsyndrom aufgefaßt werden muß (s. oben). Erstaunlich ist die praktisch fast völlige Restitution aller dieser Störungen und die stets völlige Beschwerdefreiheit des an sich robusten Verletzten.

15 Monate nach der Verwundung waren bei der üblichen internen Untersuchung überhaupt keine vegetativ-hormonalen Ausfälle oder Dysregulationen greifbar. Nur bei der genauen Stoffwechselanalyse ergaben sich eine Erniedrigung des Grundumsatzes, eine fehlende spezifisch-dynamische Eiweißwirkung und eine gesteigerte Insulinempfindlichkeit.

Der Verletzte machte im 14. Monat nach der Verwundung eine akute Appendicitis durch, die in ihrem Verlauf keinerlei Besonderheiten bot.

Er konnte später von uns nicht mehr erreicht werden, da er unbekannt aus der Ostzone verzogen war.

Fall 24 *(Beobachtung 574).*

G. P., 33 J., Landarbeiter, geb. 21. 10. 10, verwundet 27. 7. 44, untersucht 28. 9. 44 ff.

Vorgeschichte: Familie: o. B. — Selbst: Als Kind Mittelohrentzündung. Vor 3 Jahren linksseitige Lungenentzündung.

Chirurgische Verletzungsfolgen: Am 27. 7. 44 Granatsplitterverletzung mit Einschuß 1 cm seitlich vom linken äußeren Lidwinkel und Einsprengung eines 0,7:0,3:0,3 cm großen, unregelmäßigen Metallstecksplitters in die linke mittlere Schädelgrube 1,4 cm neben der

Mittellinie und unmittelbar hinter der Sellalehne (s. Abb. 24a und 24b). Als Folge der Verletzung entstand ein Lidhämatom links, eine Protrusio bulbi, Netzhautriß und Beschränkung der Bulbusbeweglichkeit. Ungestörter Wundverlauf. Kein operativer Eingriff.

Neurologische Verletzungsfolgen: Bei der Verwundung Schlag verspürt. Vorübergehende Erblindung des linken Auges. Nach 5 min für einen Tag bewußtlos. Kein Erbrechen. Anfangs sehr heftige Kopfschmerzen. Später Doppelbilder. Keine Lähmungen. Zur Zeit unserer Untersuchung noch Kopfbeschwerden nachts und bei Anstrengungen. Doppelbilder und Sehverschlechterung links. Vergeßlicher, Gedankenarbeit erschwert. Objektiv betrug 2 Monate nach der Verletzung der Visus links 5/20 wegen Netzhautriß in der Maculagegend. Ptose des linken Oberlides, Lähmung des linken Musculus rectus superior, inferior und des obliquus.

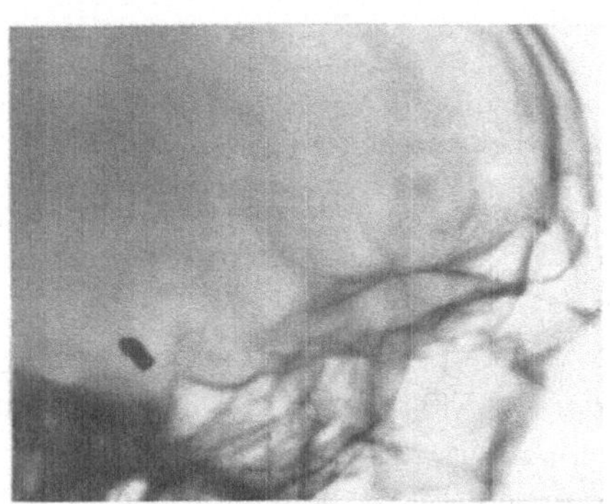

Abb. 24a (Fall 24). Stecksplitter hinter der Sellalehne.

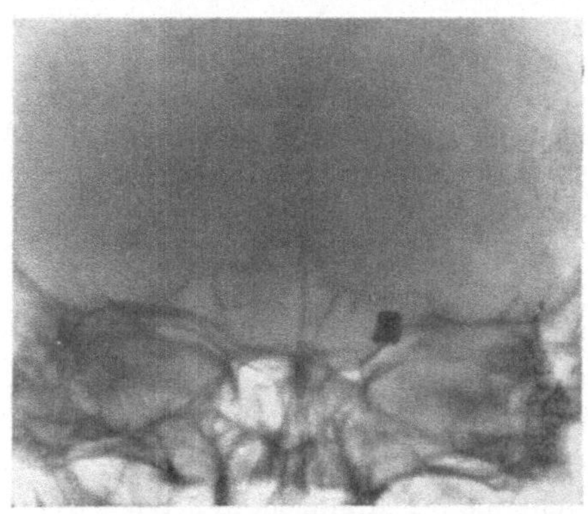

Abb. 24b (Fall 24). Seitlicher Abstand des Splitters von der Mittellinie 1,4 cm.

Abweichen der rechten Hand nach links beim Bárány. Etwas unsicherer Gang. Leicht ermüdbar. Konstitutionell etwas debil und bereits unverkennbare Tendenz zur psychogenen Symptombildung.

Encephalogramm: Normales Ventrikelbild. 3. Ventrikel spaltförmig.

Der Liquor enthielt fast 2 Monate lang immer eine Eiweiß- und Zellvermehrung bis 250/3 Zellen, ohne daß meningitische Zeichen bestanden.

Interne Befunde: Größe 163 cm. Gewicht 55 kg. Mittelkräftig. Breite Hüften. Grober Knochenbau. Derbe Gliedmaßenenden. Rosa Haut. Volle männliche Behaarung. Ausreichende, normal verteilte Fettpolster. Lichtung des Kopfhaares. Der linke Bulbus tritt weiter vor als der rechte, ist nach unten außen gerichtet. Nase frei. Mäßige Kiefersperre. Lückengebiß. Schmelzdefekte. Zunge sauber. Rachen o. B.

Keine Struma.

Thorax: Rundrücken, wenig elastisch (84/88 cm).

Lungen o. B. Herz o. B. 2. AT. betont. Puls leicht beschleunigt, regelmäßig, 100. Arterienrohr nicht verhärtet. RR im Stehen 125/90 (P. 108 und mehr), im Liegen 135/90 (P. 100). Bauchorgane o. B. Genitale relativ klein. Gliedmaßen grob. Akrocyanose. Urin o. B.

Mäßig verstärkte Reaktion der Kopfgefäße. Nach Bücken deutlicher Blutandrang ohne Beschwerden (P. 17:17). Erhebliche respiratorische Arrhythmie. Keine Schweiß- oder Hauttalgvermehrung. Innerlich gespannt, unfrei, zum Teil grobe, zitterige Bewegungen und unregelmäßiger Händetremor. Keine Basedowzeichen.

Ergänzende Angaben: Appetit und Verdauungsorgane waren immer in Ordnung. Nie Magenbeschwerden. Am Ausgangsgewicht sollen noch 5 kg fehlen. Kein vermehrter Durst. Schläft gut ein. Der Schlaf ist aber kürzer und oberflächlicher. Keine vasomotorischen Beschwerden. Potenz o. B. Alkohol- und Nicotintoleranz noch nicht erprobt.

Aus den Krankenblattkurven ergaben sich keine Besonderheiten. Keine Dauertachykardie während der Ruhe.

Blutbild am 23. 8. 44: Hb.: 86, Ery.: 4,8 Mill., Leuko.: 5400. 4% Eos., 5% Stabk., 56% Segmk., 32% Lympho., 3% Mono.

Fraktionierte Magenausheberung: Im Nüchternsaft freie Salzsäure, maximal 32/42. Nach Coffeinprobetrunk höchste Säurewerte 31/40. Ruhiger Verlauf der Sekretionskurve. Keine besondere Sekretvermehrung.

Röntgendurchleuchtung der Brustkorborgane: o. B.

Röntgenuntersuchung des Magens: Deutliche Nüchternsekretvermehrung. Schlaffer Tonus, so daß sich der erste Breischluck gleich im ganzen Magen verteilt. Schleimhautfalten kaum verbreitert. Pylorus anfangs länger geschlossen. Nach Vollfüllung Hakenmagen mit nur mäßigem Tonus, wechselnden Perioden von lebhafter Peristaltik und Erschlaffung. Die Entleerung kommt erst spät in Gang und vollzieht sich in sehr unregelmäßigen Schüben. Der Bulbus ist deformiert, zeigt mehrfache Taschenbildung, aber keinen Nischenfleck; keine Druckempfindlichkeit und keine besondere Schleimhautschwellung (s. Abb. 24c).

Urteil: Narbenbulbus. Sekretvermehrung. Gewisse funktionelle Besonderheiten (schlaffer Tonus, kräftiger Pylorusschluß, unregelmäßige Peristaltik und Entleerung).

Grundumsatz am 28. 9. 44: $+18\%$.

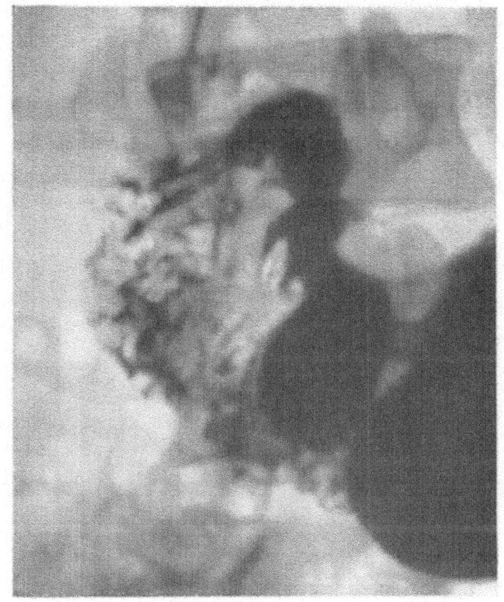

Abb. 24c (Fall 24). Narbenbulbus. 2 Monate nach der Hirnverletzung erstmals festgestellt.

Tabelle 76. *Wasserversuch am 3.10.44.*

Zeit (Stunden)	Menge (cm³)	Spezifisches Gewicht
1500 cm³ Wasser		
½	315	1005
1	470	1002
1½	520	1002
2	450	1003
2½	180	1006
3	75	1010
3½	60	1011
4	65	1013
	2135	
6	185	1015
8	90	1017
10	47	1025
12	45	1033
	367	
24	345	1025

Gewicht vorher: 56,9 kg.
Gewicht nachher: 54,9 kg.

Tabelle 77. *Blutzuckerkurve nach 50 g Dextrose per os am 30.9.44.*

Zeit (Minuten)	Blutzucker (mg-%)
nüchtern	89
50 g Dextrose per os	
20	149
40	139
60	137
90	112
120	86
150	87
180	91
210	98
Im Urin kein Zucker.	

Tabelle 78. *Blutzuckerkurve nach 1 EH Insulin auf 15 kg Körpergewicht intravenös am 2. 10. 44.*

Zeit (Minuten)	Blutzucker (mg-%)
nüchtern	91
1 EH Insulin auf 15 kg Körpergewicht intravenös	
15	74
30	57
45	77
60	88
90	81
120	81
Keine Schockzeichen.	

Zusammenfassung. Es handelt sich bei dem fast 34jährigen Landarbeiter um einen etwa erbsengroßen Granatstecksplitter in der linken mittleren Schädelgrube 1,4 cm links der Mittellinie in Höhe der Sellalehne, etwas vor und über der linken Pyramidenspitze. Einschuß neben dem linken lateralen Lidwinkel mit Kontusion des Bulbus und Lähmung verschiedener äußerer Augenmuskeln. Sonst keine gröberen neurologischen Ausfälle. Kein operativer Eingriff. Zwei Monate lang entzündliche Reaktion im Liquor. Der deutlich debile Mann neigte bereits zu groben psychogenen Symptombildungen.

Internistisch wirkte er im ganzen schon vorzeitig verbraucht (Beruf!). Hervorzuheben ist eine gewisse Pulslabilität, die vorwiegend emotionellen Charakter trug. Der linksseitige Exophthalmus war lokal bedingt; der Tremor rein psychogen entstanden. Für eine Thyreotoxikose war bei einem Grundumsatzwert von $+18\%$ keinerlei Anhalt gegeben. Auch sonst waren keine Stoffwechselstörungen erfaßbar.

Beachtlich ist weiter bei ihm eine leichte Gastritis und ein Narbenbulbus, ohne daß der Mann je Magenbeschwerden gehabt hatte (debil, Beruf!). Der Narbenprozeß am Bulbus muß nach dem ganzen Befund alt sein. Die Verwundung lag zur Zeit der Röntgenuntersuchung des Magens erst 2 Monate zurück, so daß eine Ulcusentstehung mit anschließender Bulbusvernarbung durch die Hirnverletzung schon aus zeitlichen Gründen kaum anzunehmen ist.

Eine spätere Verbindung konnte mit dem Verletzten nicht mehr aufgenommen werden, da er aus einem abgetretenen Gebiet stammte.

Fall 25 *(Beobachtung 479)*.

E. R., 34 J., Landwirt, geb. 30. 10. 09, verwundet 25. 3. 44, untersucht 8. 8. 44 ff.

Vorgeschichte: Familie: Ein Bruder des Vaters starb an Lungentuberkulose. Die Großmutter mütterlicherseits hatte eine chronische Polyarthritis. — Selbst: Mit 13 Jahren Diphtherie. Mit 17 Jahren Lungenentzündung.

Chirurgische Verletzungsfolgen: Am 25. 3. 44 Granatsplitterverletzung in der rechten Schläfengegend vor dem oberen Ansatz der Ohrmuschel mit Hirntrümmerhöhle im rechten Schläfenlappen und Knochensplitterstraße zu einem fast pfennigstückgroßen Metallstecksplitter, der über 6 cm tief unter der Tabula interna der Einschußgegend lag und sich im seitlichen Strahlengang dicht hinter die Sellalehne projizierte (s. Abb. 25a und 25b). Hirnvorfall durch die Einschußwunde. Operation am 2. Tage nach der Verletzung mit vollständiger Ausräumung der tiefen Hirntrümmerhöhle und Magnetentfernung des „tiefsitzenden Metallsplitters", wobei eine schwere intracerebrale Blutung auftrat. Primärer Wundschluß. Nach 8 Tagen hoher Fieberanstieg mit eitriger Wundsekretion ohne Meningitiszeichen, so daß eine Encephalitis angenommen wurde, die bei konservativem Verhalten abklang. Sekundäre Wundheilung in 3 Monaten. Die vor der Operation nachweisbaren Knochen- und Metallsplitter waren röntgenologisch nach der Ausräumung nicht mehr zu sehen. Die Narbe über dem fünfmarkstückgroßen Knochendefekt war reizlos, eingesunken und pulsierte.

Neurologische Verletzungsfolgen: Verwundung gespürt. Nicht bewußtlos. Erbrechen. Später längere Zeit benommen. Keine Lähmungen. Konnte noch taumelig gehen. Sehverschlechterung. Nur leichte Kopfschmerzen und Schwindel, die im 5. Monat nach der Verletzung nur noch bei Besonnung bemerkbar waren.

Objektiv war er vor der Operation am 26. 3. ansprechbar. Keine neurologischen Ausfälle. Bradykardie. Ein Tag nach der Operation noch leicht benommen. Damals leichte Ptose rechts, Pupillenerweiterung rechts, beiderseits träge und unausgiebige Lichtreaktion, feinschlägiger Nystagmus beim Blick nach links. Allgemeine Verlangsamung. Im 5. Monat nach der Verwundung Hyposmie, Schwäche des linken Mundwinkels bei der Mimik, linker PSR lebhafter, Hypästhesie am linken Arm und Bein, unvollständige linksseitige homonyme Hemianopsie für weiß und Farben bei zusätzlicher konzentrischer Einengung des Gesichtsfeldes auf dem linken Auge. Papille rechts temporal, links allgemein abgeblaßt (Tractus- oder Opticusschädigung?). Visus beiderseits 5/12. Psychisch wenig differenziert.

Encephalogramm: Kein allgemeiner Hydrocephalus. Das rechte Unterhorn ist mäßig erweitert und deformiert. Der 3. Ventrikel ist etwas groß und eine Spur nach rechts verlagert (s. Abb. 25c). Liquor o. B.

Interne Befunde: Größe 173 cm. Gewicht 74 kg. Kräftiger, gut genährter Mann. Mäßige männliche Behaarung. Frische Farben. Normal verteilte Fettpolster. Etwas grobe Gliedmaßenenden. Nase frei. Zunge sauber. Kleine zerklüftete Tonsillen. Rechts derbe kleine Lymphdrüse am Kieferwinkel. Außer geringer Gesichtsasymmetrie sonst Kopforgane o. B. Keine Struma.

Lungen o. B. Herz bis auf leise systolische Unreinheit o. B. Puls 80, regelmäßig. Arterienrohr zart. RR im Stehen 120/90 (P. 84), im Liegen 140/85 (P. 60).

Bauchorgane und Genitale o. B. Urin o. B.

Keine nennenswerte Erhöhung der spontanen Erregbarkeit der Kopfgefäße. Nach Bücken mittelstarker Blutandrang (P. 13:12). Länger anhaltender, roter Dermographismus.

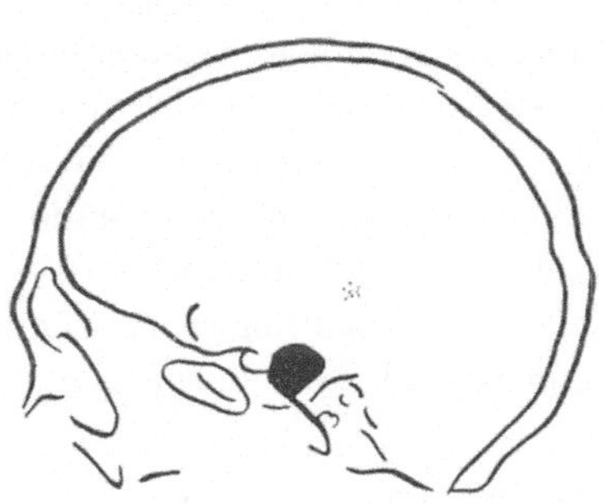

Abb. 25a (Fall 25). Der große Stecksplitter projiziert sich in die hintere Sellagegend.

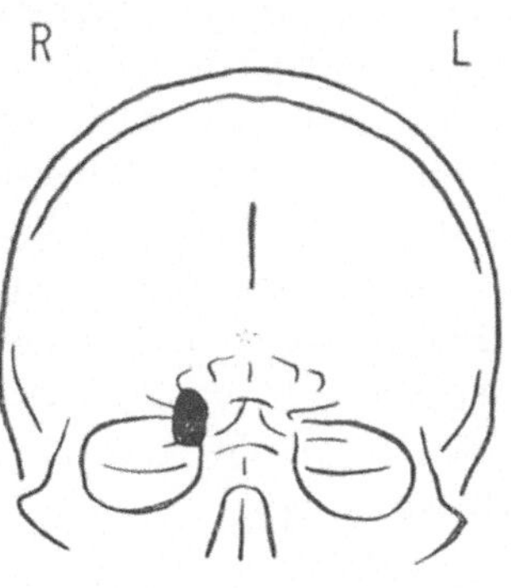

Abb. 25b (Fall 25). Seitlicher Abstand von der Mittellinie 1,5 cm rechts.

Spur feuchte Körperhaut und Hände. Achselschweiß. Keine Hauttalgvermehrung. Deutliche respiratorische Arrhythmie. Innerlich ruhig. Kein Tremor.

Ergänzende Angaben: Gewicht konstant. Stuhl regelmäßig. Kein vermehrter Durst. Schlaf anfangs schlecht, jetzt gut. Keine vasomotorischen Störungen. Potenz o. B. Rauchen wie früher vertragen. Alkoholtoleranz nicht erprobt. 4 Wochen nach der Verwundung wurde über Magenbeschwerden geklagt und eine „subacide Gastritis" gefunden. Die genaue Anamnese ergab hierüber: Erstmals im 17. Lebensjahr nach einer Pneumonie Magenbeschwerden, die nach dem Essen in Abhängigkeit von der Art der Speisen auftraten und in Drücken, Aufstoßen und Stuhlträgheit bestanden. Diät, Ruhe und Wärme brachten Besserung. Im Mai 1942 die gleichen Beschwerden, die damals zu einer Durchuntersuchung führten, deren Ergebnis ihm nicht bekannt ist. Eine Diätkur brachte Erfolg. Bald nach der Verwundung wieder Magendrücken, Inappetenz und Stuhlverstopfung, die in einigen Wochen behoben waren. Gegenwärtig nur gelegentlich Aufstoßen, sonst von seiten des Magen-Darmkanals auch bei Vollkost keine Beschwerden.

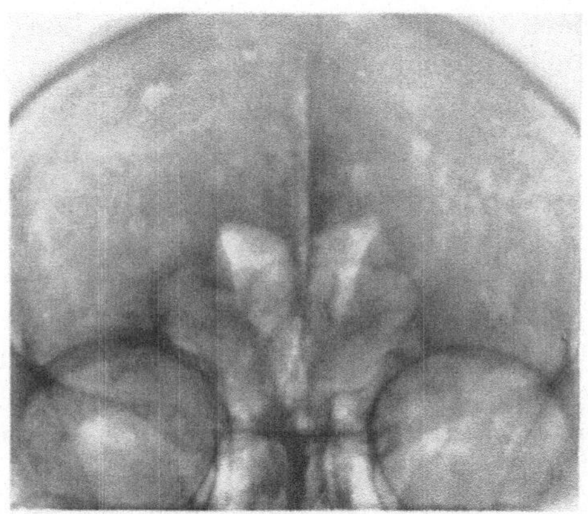

Abb. 25c (Fall 25). Status nach Magnetentfernung des großen rechtsseitigen Stammhirnstecksplitters mit leicht vergrößertem und rechtsverlagertem 3. Ventrikel.

Aus den Krankenblattkurven war zu entnehmen, daß die Temperatur in 4 Wochen nach der Verletzung zur Norm abfiel. Während der vermuteten Encephalitis Anfang April mehrmals hohe Temperaturzacken zwischen 38—40°. Pulsreaktion angemessen.

Blutbild am 11. 8. 44: Hb.: 94, Ery.: 5,3 Mill., Leuko.: 7200. 2% Eos., 7% Stabk., 53% Segmk., 35% Lympho., 3% Mono.

Fraktionierte Magenausheberung: Weder im Nüchternsaft noch nach Coffeinprobetrunk war freie Salzsäure zu gewinnen.

Röntgenuntersuchung der Brustkorborgane: o. B.

Röntgenuntersuchung des Magens: Keine Sekretvermehrung. Normale Falten. Regulärer Tonus. Peristaltik, Entleerung und Bulbus o. B.

Urteil: Magen organisch und funktionell o. B.

Keine weiteren Stoffwechseluntersuchungen.

Zusammenfassung. Es handelte sich bei dem 35jährigen Verletzten um einen relativ sehr großen, tief temporal rechts gegen die Mittellinie und Hypophysengegend zu gelegenen Metallstecksplitter mit intracerebraler Knochensplitterpyramide. Der Metallsplitter wurde trotz seines tiefen Sitzes 2 Tage nach der Verwundung mit einem Magneten entfernt und dabei eine größere Blutung verursacht. Anfänglich bestanden keine neurologischen Ausfälle. Nach der Operation kam es bei gleichzeitiger Encephalitis zu einer linksseitigen homonymen Hemianopsie, zu leichten Halbseitenzeichen links, einer Erweiterung der rechten Pupille und einer leichten Ptose, einer Opticusschädigung sowie einer Verschlechterung des Geruchsvermögens. Die restierenden neurologischen Ausfälle waren gering. Encephalographisch waren das rechte Unterhorn und der 3. Ventrikel etwas erweitert und verzogen. Der Splittersitz und die neurologischen Symptome lassen eine Läsion der rechten Stammganglien- und Mittelhirngegend wahrscheinlich erscheinen.

Das Besondere dieser Beobachtung ist die gelungene operative Entfernung eines so großen Stammhirnstecksplitters.

Internistisch bestand bei dem etwas primitiven, kräftigen Mann eine leichte Labilität des Kreislaufes (Puls, Blutdruck, Vasomotorium). Weiter fand sich eine anacide Gastritis, die eindeutig anamnestisch bis zum 17. Lebensjahr zurückverfolgt werden konnte und erstmals nach einer Pneumonie in Erscheinung trat. Von seiten dieser öfter rezidivierenden Erkrankung bekam er etwa 4 Wochen nach der Verwundung die ihm schon vorher bekannten Beschwerden, die bei Diätbehandlung wieder — wie schon früher — in einigen Wochen praktisch restlos verschwanden. Für ein Ulcusleiden sprach weder die gastritische Art der Beschwerden noch der Röntgenbefund.

Der in Westpreußen beheimatete Mann konnte später von uns nicht mehr erreicht werden.

Fall 26 *(Beobachtung 471).*

H. R., 32 J., Landarbeiter, geb. 21. 10. 11, verwundet 21. 10. 43, untersucht 3. 8. 44 ff.

Vorgeschichte: Familie: o. B. — Selbst: Bisher drei leichte Verwundungen. August 1942 während der Lazarettbehandlung eines Oberschenkelsteckschusses erstmals 4 Malariaanfälle. Infektion im Kaukasusgebiet.

Chirurgische Verletzungsfolgen: Am 21. 10. 43 Granatsplitterverletzung rechts an der Basis der Schläfe über dem Jochbein mit bis auf die Schädelbasis reichender, fingerkuppengroßer Impressionsfraktur und tiefer Knochen- und Metallsplittereinsprengung im Bereich der rechten mittleren Schädelgrube. Operation wegen Infektion am 8. 11. 43: Markstückgroße Trepanation, Hirnprolaps, Spontanentleerung von dickem, gelbem Eiter aus einer 4 cm tiefen Abszeßhöhle mit fehlender Abgrenzung, Entfernung einiger Knochensplitter. Gummischwammtamponade. Die Höhle mit ihrer encephalitischen Wand grenzte sich erst nach 3 Wochen ab und granulierte in $^1/_4$ Jahr zu. Nach der Operation für 14 Tage meningitischer Schub. Ende Juni 1944 pflaumengroßer Abszeß in den Narbenweichteilen der rechten Schläfe. Im 10. Monat nach der Verletzung fanden sich noch ein markstückgroßer, schwach pulsierender Knochendefekt vor dem rechten Ohr mit eingesunkenen Weichteilen und im Röntgenbild eine Reihe von stecknadelkopf- bis erbsengroßen Metallstecksplittern rechts basal in der mittleren Schädelgrube vom Defekt bis in die Sellanähe reichend. Der größte (0,9:0,6:0,5 cm) Stecksplitter lag 1,0 cm rechts der Mittellinie und 1,0 cm hinter und etwas oberhalb der Sellalehne. Drei weitere, gut pfefferkorngroße Metallsplitter waren 4—6 cm tief in der Basis des rechten Schläfenlappens, die übrigen oberflächlicher lokalisiert (s. Abb. 26 a und 26 b).

Neurologische Verletzungsfolgen: War anfangs nicht bewußtlos. Keine retrograde Amnesie. Kein Erbrechen. Nach einigen Stunden für 2 Tage Bewußtseinsverlust. Beschwerden in Gestalt von Kopfschmerz und Schwindel waren immer sehr gering. Anfangs fand sich nur eine peripher bedingte, rechtsseitige Facialislähmung. Später erwiesen sich die Eigenreflexe am linken Arm und Bein etwas lebhafter, ohne daß weitere spastische Zeichen bestanden. Psychisch euphorisch und affektinkontinent. Im 10. Monat nach der Verletzung nur noch Ziehen in der Stirn bei Wetterumschlag und Besonnung. Kein Schwindel. Vergeßlicher und reizbarer. Objektiv noch geringe Eigenreflexerhöhung auf der linken Körperseite. Psychisches Verhalten wie oben beschrieben.

Encephalogramm: Deformierung des rechten Unterhornes. Ganz geringe Erweiterung des 3. Ventrikels. Der zutiefst lokalisierte Metallsplitter entspricht in seiner Lage der Höhe des Bodens des 3. Ventrikels, von dem er 1,0 cm nach rechts liegt. Liquor o. B.

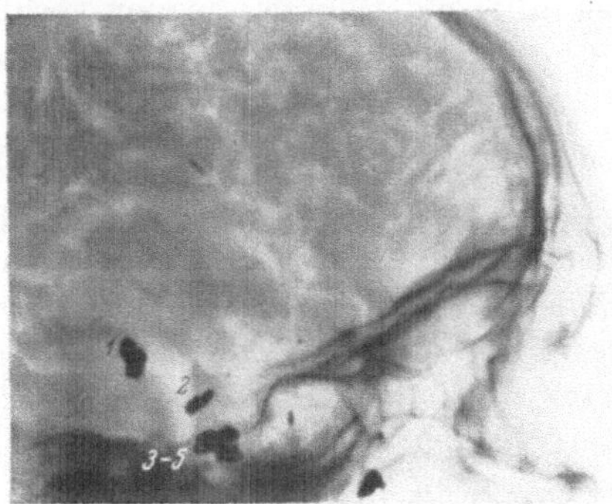 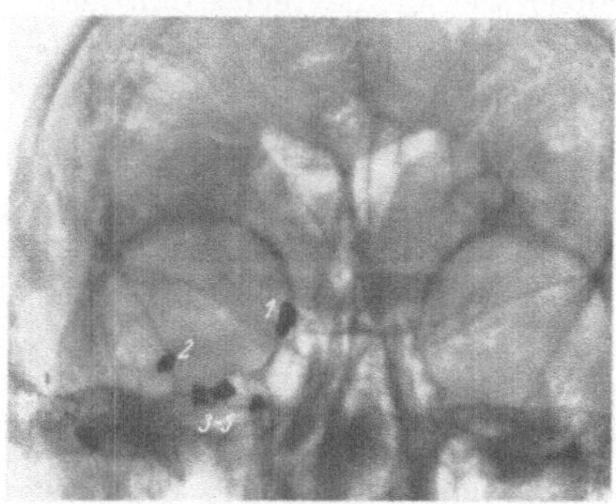

Abb. 26a (Fall 26). 1 Splitter (*1*) paramedian hinter und über der Sellalehne, 4 in der Basis des Schläfenlappens (*2—5*).

Abb. 26b (Fall 26). Der paramediane Splitter (*1*) hat rechts einen Abstand von 1,0 cm vom Boden des 3. Ventrikels.

Interne Befunde: Größe 184 cm. Gewicht 87 kg. Kräftig gebauter, gut genährter Mann. Männliche Behaarung. Normal verteilte Fettpolster. Reizlose Narbe vor dem rechten Ohr. Lückengebiß. Kopforgane sonst o. B.

Keine Struma.

Lungen o. B. Herz o. B. Puls regelmäßig, 88. Arterienrohr zart. RR im Stehen 105/80 (P. 84), im Liegen 115/70 (P. 56). Bauchorgane o. B. Kein Milztumor. Genitale o. B. Urin o. B.

Keine vermehrte Spontanreaktion der Kopfgefäße. Nach Bücken wenig Blutandrang mit etwas Unsicherheit (P. 13:12). Kurzer Dermographismus. Deutliche respiratorische Arrhythmie. Keine Schweiß- oder Hauttalgvermehrung. Feuchte Hände und Füße. Innerlich ruhig. Kein Tremor.

Ergänzende Angaben: Magen und Verdauung waren immer in Ordnung. Gewicht wie früher. Kein vermehrter Durst. Der Schlaf war nie gestört. Von seiten des Vasomotoriums keine Klagen. Potenz o. B. Alkoholtoleranz nicht erprobt. Rauchen vertragen.

Der Verletzte bekam in der Rekonvaleszenz nach seiner Hirnverletzung dreimal Rückfälle seiner Malaria tertiana, und zwar im Februar, April und Juni 1944. Jedesmal prompte Entfieberung auf Atebrin-Plasmochin. Die einzelnen Fieberzacken traten in den typischen Intervallen auf, stiegen über 40⁰ an und kehrten nach einigen Stunden zur Temperaturausgangslage zurück. Sie unterschieden sich im ganzen Verlauf in nichts von dem üblichen Bilde der Malaria tertiana. Zu Beginn des Malariarezidivs war die Hirnwunde bereits abgeheilt und der Verletzte außer Bett.

Aus den Krankenblattkurven ergab sich, daß die Temperatur in den ersten Tagen nach der Verletzung hoch, dann für etwa 4 Wochen meist subfebril war. Später mit Ausnahme der Malariaanfälle Fieberfreiheit. Angemessene Pulsreaktion. Der Liquor stand bei 22 Punktionen bis Anfang Dezember 1943 unter Druck, zeigte eine Eiweißvermehrung und eine Zellzahl bis 160/3. Mehrfache Urinuntersuchungen ergaben stets einwandfreie Resultate.

Fraktionierte Magenausheberung: Schon im Nüchternsaft freie Salzsäure (2/22). Später nach Coffeinprobetrunk subacide Werte, die erst nach 120 min eine Höhe von maximal 20/60 erreichten.

Röntgenuntersuchung der Brustkorborgane: o. B.

Röntgenuntersuchung des Magens: Keine Sekretvermehrung. Normale Falten. Regulärer Tonus. Der Pylorus ist anfangs länger geschlossen. Erste Breientleerung erst 5 min nach rechter Seitenlage und Druck auf den Magen. Bulbus und Duodenum o. B.

Urteil: Magen organisch o. B. Pylorospasmus.

Keine Stoffwechseluntersuchungen.

Zusammenfassung. Es handelt sich bei dem 35jährigen Mann um eine Granatsplitterimpressionsfraktur rechts temporobasal mit Frühabsceß, Encephalitis, Meningitis und Einsprengung mehrerer, zum Teil bis über erbsengroßer Metallsplitter tief in die rechte mittlere Schädelgrube und teilweise in den rechten Hirnstammbereich. Nur geringe neurologische Halbseitenzeichen links. Wenig Beschwerden.

Auf internem Fachgebiet ergaben sich keine grob greifbaren vegetativhormonalen Funktionsstörungen.

Der Kranke machte nach der Schädelverletzung — als die Wunden schon verheilt waren — 3 Malaria tertiana-Rückfälle durch, die in ihrem Verlauf dem üblichen Bilde dieser Erkrankung entsprachen. Er hatte bereits 1942 anläßlich einer Oberschenkelstecksplitterverletzung 4 Malariaanfälle. Der Magensaft war subacide, der Pylorustonus erhöht. Da gleichzeitig eine chronische Malaria bestand, dürfte ätiologisch der Hirnsteckschuß für die geringe Subacidität ohne sonstige gastritische Veränderungen im Magenröntgenbefund kaum in Frage kommen.

Weil der Verletzte in einer der abgetretenen Ostprovinzen wohnte, war später keine Verbindung zu ihm mehr aufzunehmen.

Fall 27 *(Beobachtung 645).*

J. K., 37 J., Landwirt; geb. 20. 5. 07, verwundet 30. 6. 44, untersucht 26. 10. 44 ff.

Vorgeschichte: o. B.

Chirurgische Verletzungsfolgen: Am 30. 6. 44 Minenverletzung des rechten Vorderarmes, rechten Hand, linken Beines und rechten Auges. Kleine Einschußwunde rechts außen im Oberlid mit Erblindung des rechten Auges durch Kontusionsblutung. Nach 10 Wochen Enucleation des erblindeten rechten Auges. Komplikationslose Wundheilung. Röntgenologisch linsengroßer Metallstecksplitter 4 mm rechts neben der Mittellinie, 3 mm hinter der Mitte der Sellalehne (s. Abb. 27a und 27b). Keine Hirnoperation.

Neurologische Verletzungsfolgen: Verwundung gespürt. Konnte in einen Bunker zurückgehen. Dort für 1 Std bewußtlos. Kein Erbrechen. Keine Lähmungen. Rechtes Auge blind. Anfangs etwas Schwindelgefühl und Druck in der rechten Schädelseite. 4 Monate nach der Verletzung noch zeitweilig leichte Scheitelkopfschmerzen. Objektiv war nie ein pathologischer neurologischer Befund zu erheben. Der Stecksplitter behielt seine oben beschriebene Lage etwas hinter der Hypophysenlehne bei.

Encephalogramm: Deutlicher symmetrischer Hydrocephalus beider Seitenventrikel. 3. Ventrikel nicht nennenswert vergrößert. Luft in der Basalzisterne. Der Stecksplitter liegt rechts seitlich und unterhalb des 3. Ventrikels, vermutlich in der Basalzisterne. Liquor o. B.

Interne Befunde: Größe 167 cm. Gewicht 62,7 kg. Kräftiger, gut genährter Mann. Voller Brustkorb. Vielfache Narben an der rechten Hand, am rechten Vorderarm und linken Bein. Brünette Hautfarbe. Männliche Behaarung. Gut entwickelte, normal verteilte Fettpolster. Kräftige Muskulatur und entsprechender Knochenbau. Das rechte Auge fehlt. Kleine Narbe am rechten äußeren Lidwinkel. Nase frei. Zunge sauber. Gebiß abgenutzt, aber gut erhalten. Zahnfleisch am Oberkiefer etwas aufgelockert. Rachenorgane o. B.

Keine Struma.

Lungen o. B. Herz o. B. Puls 72, regelmäßig. Arterienrohr o. B. RR im Stehen 120/90 (P. 80), im Liegen 120/85 (P. 60). Bauchorgane und Genitale o. B. Gliedmaßen s. oben. Urin o. B. Kein vermehrtes Spiel der Kopfvasomotoren. Nach Bücken nur geringer Blutandrang ohne Beschwerden (P. 16:11). Kurzer, roter Dermographismus. Geringe respiratorische Arrhythmie. Körperhaut feucht. Mäßige Talgvermehrung im Gesicht und Acnepusteln und alte Narben (auch am Rücken). Innerlich ruhig. Kein Tremor.

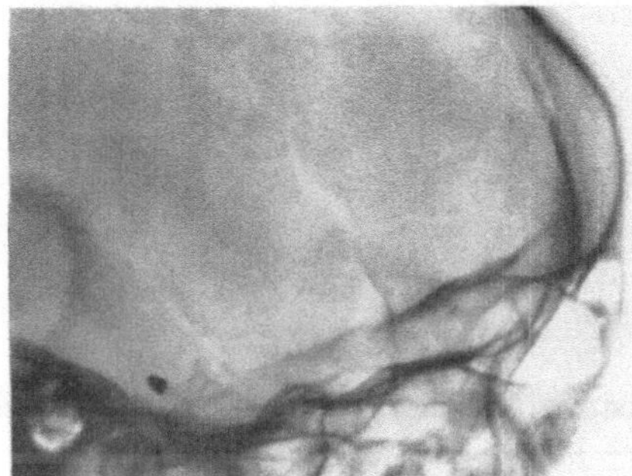

Abb. 27 a (Fall 27). Stecksplitter hinter der Sellalehne.

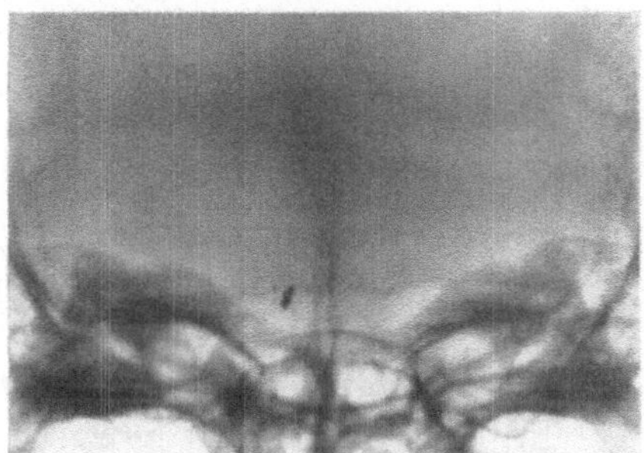

Abb. 27 b (Fall 27). Splitter 0,4 cm rechts neben der Mittellinie.

Ergänzende Angaben: Appetit und Verdauungsorgane waren immer in Ordnung. Gewicht konstant. Nie vermehrter Durst. Schlaf gut. Vasomotorium und Potenz o. B. Alkoholtoleranz nicht erprobt. Rauchen in kleinen Dosen vertragen.

Aus den Krankenblattkurven ergab sich für den Puls- und Temperaturverlauf nichts Besonderes. Der Urin war bei mehrfachen Untersuchungen immer einwandfrei.

Fraktionierte Magenausheberung: Im Nüchternsaft schon freie Säure (18/35). Nach Coffeinprobetrunk Spät- und geringe Superacidität (maximal 61/73).

Röntgenuntersuchung der Thoraxorgane: Kräftiges Herz ohne Vergrößerung. Lungen o. B.

Röntgenuntersuchung des Magens: Im Fornix kleine Kaskade, die sich schnell ausgleicht. Der Magen entfaltet sich bei kräftigem Tonus erst allmählich. Keine Sekretvermehrung. Keine Faltenvergröberung. Bei Vollfüllung gut tonisierter Hakenmagen mit schnell einsetzender und tief durchschnürender Peristaltik und anfangs kräftig geschlossenem Pylorus; später normale Ausschüttung. Kleiner hypertonischer Bulbus.

Urteil: Magen organisch o. B. Leichter Hypertonus.

Grundumsatz am 26. 10. 44: +10%.

Tabelle 79. *Wasserversuch am 28.10.44.*

Zeit (Stunden)	Menge (cm³)	Spezifisches Gewicht
Morgenurin	24	1026
1500 cm³ Wasser		
$^1/_2$	210	1006
1	480	1003
$1^1/_2$	355	1003
2	665	1002
$2^1/_2$	295	1004
3	80	1008
$3^1/_2$	52	1009
4	95	1012
	2232	
6	86	1019
8	77	1019
10	36	1032
12	55	1032
	254	
24	245	1030

Gewicht vorher: 63,2 kg.
Gewicht nachher: 61,7 kg.

Zusammenfassung. Bei dem 37jährigen Mann ist ein linsengroßer Minenstecksplitter durch den rechten äußeren Lidwinkel eingedrungen und 4 mm rechts der Mittellinie direkt hinter der Sellalehnenmitte seitlich und unterhalb des 3. Ventrikels liegen geblieben. Das durch Kontusion erblindete rechte Auge wurde 10 Wochen nach der Verwundung entfernt. Neurologische Ausfälle fehlten.

Tabelle 80. *Blutzucker-kurve nach 50 g Dextrose per os am 7.11.44.*

Zeit (Minuten)	Blutzucker (mg-%)
nüchtern	95
50 g Dextrose per os	
20	146
40	168
60	123
90	90
120	88
150	88
180	90

Im Urin kein Zucker.

Tabelle 81. *Blutzuckerkurve nach 1 EH Insulin auf 15 kg Körpergewicht intravenös am 1.11.44.*

Zeit (Minuten)	Blutzucker (mg-%)
nüchtern	101
1 EH Insulin auf 15 kg Körpergewicht intravenös	
15	62
30	73
45	89
60	92
90	98
120	100

Nach 30 min ist der Patient etwas schlapp und die Haut feucht.

Tabelle 82. *Spezifisch-dynamische Eiweiß-wirkung am 11.11.44.*

Zeit (Stunden)	Umsatz (%)
nüchtern	+ 1
Eiweißfrühstück	
1	+ 7
2	+ 7
3	+15
4	+ 6
5	+ 9

Im Encephalogramm ließ sich ein Hydrocephalus beider Seitenventrikel ohne sichere Erweiterung des 3. Ventrikels feststellen.

Internistisch war bei diesem Verletzten kein pathologischer Befund zu erheben. Eine gewisse Schweißzunahme auf der Haut war kaum nennenswert. Die geringe Hauttalgvermehrung findet ihre Erklärung in einer alten Seborrhoe. Die Stoffwechseluntersuchungen deckten eine etwas geringe spezifisch-dynamische Eiweißwirkung, sonst aber nichts Abnormes auf. Die Insulinempfindlichkeit war vielleicht etwas erhöht. Der Magen erwies sich als hypertonisch und der Magensaft entsprechend hoch- und spätacide.

Da der Verletzte aus den baltischen Randstaaten kam, war er für uns später nicht mehr auffindbar.

Fall 28 *(Beobachtung 405).*

H. L., 18 J., kaufmännischer Angestellter; geb. 10.11.24, verwundet 9.10.43, untersucht 10.7.44.

Vorgeschichte: Familie: Mutter öfter Herzbeschwerden. — Selbst: Bisher immer gesund.

Chirurgische Verletzungsfolgen: Am 9.10.43 Granatsplitterverletzung oben über der Mitte des rechten Scheitelbeines und tief temporal rechts vor und etwas über der Ohrmuschel. Röntgenologisch an beiden Verletzungsstellen Impressionen des Schädelknochens und oberflächliche Metallsplittereinsprengungen. Ein kaffeebohnengroßer Metallsplitter lag 0,5 cm rechts der Mittellinie, 0,3 cm hinter und über der Sellalehne. Operation am 7. Tage nach der Verletzung. 1. Trepanation einer pfennigstückgroßen Internaimpression über dem rechten Scheitelbein. Knocheninfektion. Dura gespannt (angeblich nicht verletzt), bläulich durchscheinend. Eröffnung eines schmierigen, bräunlich veränderten Hämatoms und einer haselnußgroßen Zerfallshöhle. Schwammtamponade. 2. Trepanation über der rechten Schläfe, wo die Interna ebenfalls imprimiert und die Dura stark eingedrückt war. In den Knochentrümmern ein linsengroßer Metallsplitter. Äußeres Durablatt angerissen, inneres erhalten. Meningeaunterbindung. Schwamm auf die nicht eröffnete Dura. Liquor klar. Keine Meningitis. Die parietale Hirnhöhle grenzte sich in 8 Tagen sauber ab. Am 7.12.43 Temperatur, Unruhe, starke Kopfschmerzen, linksseitige Hemiparese. Liquor trübe. Absceßverdacht. Revision der Schläfentrepanation und Punktion ohne Eiter. Revision der Parietaltrepanation: In 2 cm Tiefe braungelber Eiter. Eröffnung einer 6 cm tiefen Absceßhöhle. Schwammtamponade. Zunächst Besserung der Meningitis nach der Operation, dabei aber schlechte Abgrenzung der Hirnhöhle. Anfang Januar 1944 vorübergehender Prolaps und neuer meningitischer Schub. Mitte Januar war die Höhle sauber und die Meningitis abgeklungen. Anfang Februar Schwammentfernung. Noch Fisteleiterung wegen Knochensequester bis April 1944 (2 Auskratzungen). 9 Monate nach der Verletzung zwei pulsierende Knochendefekte rechts parietal und temporal mit oberflächlichen kleinen Metallsplittereinsprengungen in den Weichteilen. Erbsengroßer Metallstecksplitter in unveränderter Lage wie oben beschrieben (s. Abb. 28a und 28b).

Neurologische Verletzungsfolgen: War nicht bewußtlos. Kein Erbrechen. Die Lähmung trat erst nach der 2. Operation auf. Sie war anfangs komplett. Nach 5 Wochen kamen die ersten Bewegungen im Arm wieder, dann folgte das Bein in der Restitution. 9 Monate nach der Verletzung noch leichte linksseitige Hemiparese mit spastischen Zeichen und Sensibilitätsstörungen. Am Fundus Reste eines alten Ödems. Psychisch unauffällig. Subjektiv wurde noch über ständig leichte Kopfschmerzen mit Exacerbation bei Wetterumschlag und Hitze und über vermehrte Reizbarkeit geklagt.

Encephalogramm: Mäßiger allgemeiner Hydrocephalus. Der ganze rechte Seitenventrikel ist stärker erweitert als der linke. Beträchtliche Erweiterung des 3. Ventrikels. Das Ventrikelsystem ist im ganzen nach der rechten Seite verlagert. Der Metallsplitter liegt unmittelbar rechts unten und seitlich in der Wand des 3. Ventrikels. Liquor o. B.

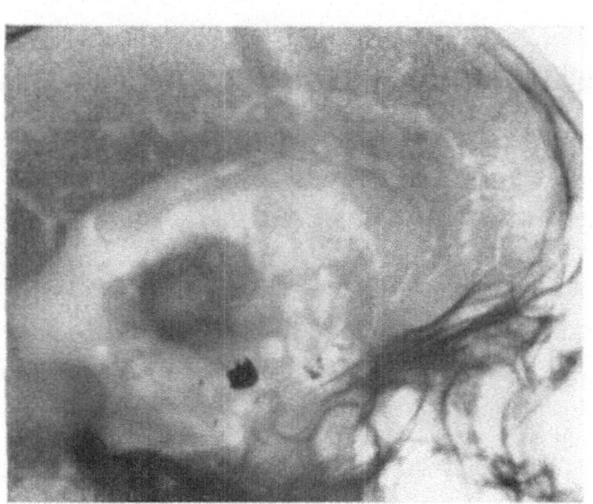 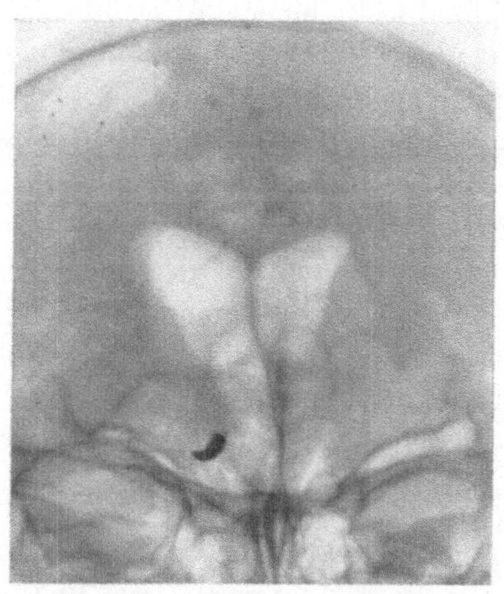

Abb. 28a (Fall 28). Stecksplitter 0,3 cm hinter und über der Sellalehne.

Abb. 28b (Fall 28). Splitter in der vorderen unteren Seitenwand des stark erweiterten 3. Ventrikels 0,5 cm rechts der Mittellinie.

Interne Befunde: Größe 171 cm. Gewicht 65,5 kg. Schlanker, gut mittelkräftiger, proportioniert gebauter Mann. Leicht hemiplegischer Gang. Volle männliche Behaarung. Normal verteilte Fettpolster. Links reizlose Narben am Kopf. Schmelzdefekte an den Zähnen. Sonst Kopforgane o. B.

Keine Struma.

Lungen o. B. Herz: Gespaltener 1. Ton, sonst o. B. Puls 76, regelmäßig. Arterienrohr zart. RR im Stehen 115/85 (P. 80), im Liegen 125/75 (P. 56).

Bauchorgane und Genitale o. B. Urin o. B.

Mäßig verstärktes Spiel der Kopfvasomotoren (auch früher schon immer leicht errötet). Nach Bücken nur mäßiger Blutandrang (P. 12:10). Mittelstarke respiratorische Arrhythmie. Achselschweiß. Sonst keine Schweiß- oder Hauttalgvermehrung. Innerlich ruhig. Kein Tremor.

Ergänzende Angaben: Appetit und Verdauungsorgane waren immer in Ordnung. Gewicht unverändert. Kein vermehrter Durst. Schläft schlechter ein als früher und ist leicht ermüdet. Schwitzt mehr als früher. Potenz o. B. Alkoholtoleranz nicht erprobt. Rauchen in kleinen Dosen vertragen.

Aus den Krankenblattkurven ergab sich eine Fieberperiode im Oktober 1943 und eine zweite im Dezember 1943. Beiden folgte ein subfebriles Nachstadium. Später Fieberfreiheit. Angemessene Pulsreaktion. Die Zellzahl im Liquor stieg bei dem ersten meningitischen Schub im Oktober 1943 bis auf 220/3, bei dem zweiten Schub bis auf 2130/3.

Am 2. 1. 44 eine Temperaturzacke bis 38,4° mit rotem Hals und Schluckbeschwerden (katarrhalischer Infekt, der am nächsten Tage schon abgeklungen war). Mehrfache Urinuntersuchungen immer o. B.

Blutbild am 17. 2. 44: Hb.: 97%, Ery.: 5,1 Mill., Leuko.: 7000. 1% Eos., 4% Stabk., 74% Segmk., 19% Lympho., 2% Mono. Blutbild am 12. 7. 44: Hb.: 98%, Ery.: 5,4 Mill., Leuko.: 7000. 1% Baso., 11% Eos., 2% Stabk., 53% Segmk., 26% Lympho., 7% Mono.

Zusammenfassung. Es handelt sich bei dem 18jährigen Verletzten um einen kaffeebohnengroßen Granatstecksplitter 3 mm über und hinter der Sellalehne und 0,5 cm rechts der Mittellinie in der unteren Seitenwand des 3. Ventrikels. Der Einschuß war nicht ganz sicher zu bestimmen. Er war entweder parietal oder temporal rechts zu suchen. Die Beschreibungen des Operationsbefundes ließen einen sicheren Schluß in dieser Richtung nicht zu, da angeblich eine penetrierende Duraverletzung an beiden Stellen nicht gesehen wurde. Nach der Ausdehnung der Hirnverletzung ist der parietale Sitz des Einschusses wahrscheinlicher. Die Hirnverletzung war gefolgt von einer Infektion, einem parietalen Frühabsceß, einem Absceßrezidiv nach 2 Monaten und zwei meningitischen Schüben. Zur Zeit des zweiten Abscesses stellte sich eine linksseitige, gut restituierende Hemiparese ein.

Auffällig ist die fehlende Bewußtlosigkeit und die geringe Wesensveränderung. Trotz des Sitzes des Metallsplitters in unmittelbarer Nähe des 3. Ventrikels war bei dem Verletzten außer einer mäßigen Vasolabilität kein greifbarer pathologischer Befund an den inneren Organen zu erheben.

Der Verletzte machte Anfang Januar 1944 — während noch die große Absceßhöhle und die Meningitis bestanden — einen leichten katarrhalischen Infekt der oberen Luftwege durch, der praktisch in einem Tag abklang.

Da der Verletzte in den abgetretenen Ostgebieten wohnte, konnten wir ihn später nicht mehr auffinden.

Fall 29 *(Beobachtung 125).*

H. M., 23 J., Arbeiter; geb. 10. 12. 20, verwundet 6. 9. 43, untersucht 11. 4. 44.

Vorgeschichte: Familie: o. B. — Selbst: 1941 3 Wochen fieberhafte rechtsseitige Rippenfellentzündung. Sonst gesund.

Chirurgische Verletzungsfolgen: Am 6. 9. 43 Granatsplitterverletzung links temporooccipital hinter dem linken Ohr mit Impressionsfraktur und intracerebraler Einsprengung von Knochen- und Metallsplittern. Operation am 5. Tage nach der Verletzung wegen Meningitis und Absceßverdacht: Trepanation einer erbsengroßen Impressionsfraktur, Entleerung eines 5 cm tief liegenden Frühabscesses mit Knochensplittern; Schwammtamponade. Abklingen der Meningitis nach der Operation und sekundäre störungsfreie Heilung der Hirnwunde. Röntgenologisch fand sich neben der Impressionsfraktur links temporooccipital eine tiefe Einsprengung mehrerer Metallsplitter: Ein apfelkerngroßer Splitter lag occipitoparietal direkt links der Mittellinie an der Falx, zwei kleine Splitter medial und basal im linken Occipitalhirn, ein reiskorngroßer Metallsplitter hart rechts neben der Mittellinie etwas hinter und oberhalb der Sellalehne. Nach der Operation war die Lage der Metallsplitter unverändert. Im Defektbereich fanden sich noch 4—5 kleine, oberflächlich gelegene Knochensplitter (s. Abb. 29a und 29b).

Neurologische Verletzungsfolgen: Nach der Verwundung kurze Bewußtlosigkeit. Keine Lähmungen. Sofort kopftraumatische Beschwerden. Im 8. Monat nach der Verletzung noch Klagen über leichte dauernde Kopfschmerzen, die bei Anstrengungen und Wetterwechsel zunahmen, und elektrisches Rieseln durch den ganzen Körper bei schnellen Kopfbewegungen. Vorzeitige körperliche Ermüdbarkeit, Neigung zu Schweißausbrüchen, Merk- und Gedächtnisschwäche und allgemeine Verlangsamung und Reizbarkeit. Objektiv leichte linksseitige Innenohrschwerhörigkeit, sonst während der ganzen Beobachtungszeit keine somatisch-neurologischen Ausfälle. Psychisch leichte hirntraumatische Wesensveränderungen. Keine Encephalographie. Keine Liquoruntersuchung. Über dem 3:2 cm großen Trepanationsdefekt links temporooccipital hinter der Ohrmuschel waren die Narbenverhältnisse reizlos und die Weichteile, die leicht pulsierten, eingesunken. Die Splitterlage hatte sich nicht verändert (s. oben).

Interne Befunde: Schlank, mittelkräftig, frisch. Haut gut durchblutet. Normale männliche Behaarung. Regulär verteilte Fettpolster. Kopforgane bis auf leichte Rötung der Tonsillen und eine kleine Drüsenschwellung am rechten Kieferwinkel o. B.

Spur diffuse Struma ohne vermehrte Vascularisation.

Lungen o. B. Herz o. B. Puls 88, regelmäßig. Arterienrohr zart. RR im Stehen 120/80 (P. 92), im Liegen 120/70 (P. 68).

Bauchorgane o. B. Genitale und Gliedmaßen o. B. Urin o. B.

Keine erhöhte Erregbarkeit der Kopfgefäße. Kurzer, roter Dermographismus. Geringe respiratorische Arrhythmie. Keine Schweiß- oder Hauttalgvermehrung. Nicht gesteigert erregbar. Kein Tremor.

Ergänzende Angaben: Appetit und Verdauungsorgane waren immer in Ordnung. Gewicht unverändert. Schlaf und Potenz nicht gestört. Häufige Schweißausbrüche, die früher fehlten. Kein vermehrter Durst. Alkoholtoleranz bisher nicht erprobt. Rauchen vertragen.

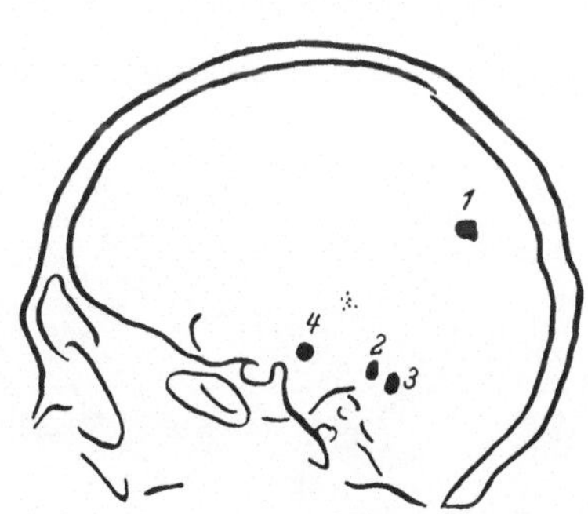

Abb. 29a (Fall 29). 4 Stecksplitter, von denen einer (*4*) im Bereich des Stammhirns liegt.

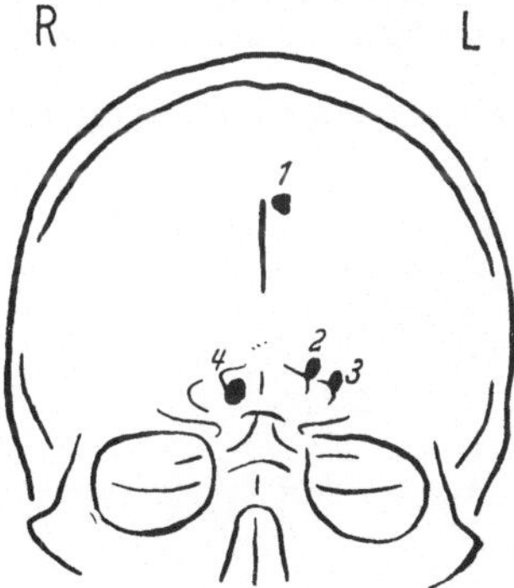

Abb. 29b (Fall 29).
Lage der Splitter zur Mittellinie.

Der Verlauf der Temperatur- und Pulskurve war während der ganzen Lazarettbehandlung unauffällig. Bei achtmaliger Urinuntersuchung wurde nie ein pathologischer Befund erhoben.

7 Wochen nach der Verletzung machte der Kranke eine leichte Rachendiphtherie mit positivem Bacillenbefund und einer flüchtigen Akkommodationsparese durch. Er hatte 6 Tage subfebrile Temperaturen. Serum wurde wegen des ganz leichten Verlaufes nicht gegeben. An die Diphtherie schloß sich eine akute rechtsseitige Otitis media mit zentraler Spontanperforation des Trommelfelles an, die fast fieberlos mit nur geringer Sekretion verlief und schnell ohne Defekt abheilte.

8 Jahre später hörten wir von dem behandelnden Arzt, daß er bisher keine weiteren Erkrankungen durchgemacht habe und daß er nur über Kopfschmerzen bei Hitze und Bückschwindel klage. Alle übrigen Funktionen waren ungestört. Der Blutdruck betrug im Liegen 125/75 (P. 72), im Stehen 110/75 (P. 80).

Zusammenfassung. Es handelt sich bei dem 23jährigen Mann um eine Granatsplitterverletzung *links* temporooccipitobasal mit Frühabsceß und Meningitis, die nach Operation am 5. Tage komplikationslos ausheilte. Neben der Knochensplitterpyramide, von der oberflächlich im Defektbereich noch 4—5 kleine Knochensplitter restierten, fand sich eine tiefe Einsprengung von 4 Metallsplittern, von denen 3 hinten im Großhirnbereich links nahe der Mittellinie liegen blieben. Der vierte, reiskorngroße Metallsplitter nahm seinen Weg weiter nach vorne zu und saß nach Überkreuzung der Mittellinie nahe *rechts* an ihr etwas hinter und oberhalb der Sellalehne. Keine neurologischen Ausfälle mit Ausnahme leichter hirntraumatischer Wesensveränderungen.

Der 7 Monate beobachtete Kranke verriet während dieser Zeit keine grob klinisch greifbaren vegetativ-hormonalen Störungen. Es bestand bei ihm nur noch nach seinen Angaben eine vermehrte Schweißneigung und nach dem Befund eine geringe Pulslabilität, die noch nicht als pathologisch angesprochen werden kann. Eine kleine inaktive Struma war alt und erklärt sich aus seiner Herkunft (Kärnten).

Der Verletzte machte 7 Wochen nach der Verwundung eine leichte Rachendiphtherie und anschließend daran eine ebenso harmlos verlaufende, akute rechtsseitige Otitis media durch, die beide ohne Dauerfolgen schnell abklangen.

8 Jahre später war nach dem Bericht des behandelnden Arztes die Pulslabilität behoben, sonst hatte sich keine Änderung ergeben.

Fall 30 *(Beobachtung 403).*

H. H., 20 J., Malergeselle; geb. 21. 10. 23, verwundet 10. 3. 44, untersucht 10. 7. 44.

Vorgeschichte: Familie: o. B. — Selbst: Er und seine Geschwister neigen zu Anginen. Dezember 1942 leichte Gelbsucht und Angina. Dezember 1943 linksseitiger Mandelabsceß.

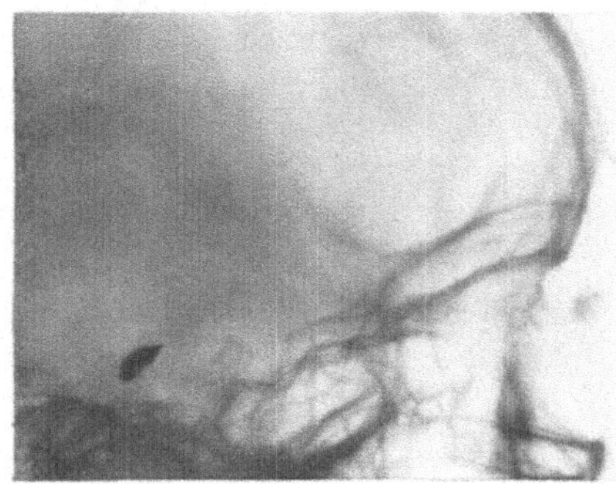

Abb. 30a (Fall 30).
Stecksplitter 1,3 cm hinter der Sellalehne.

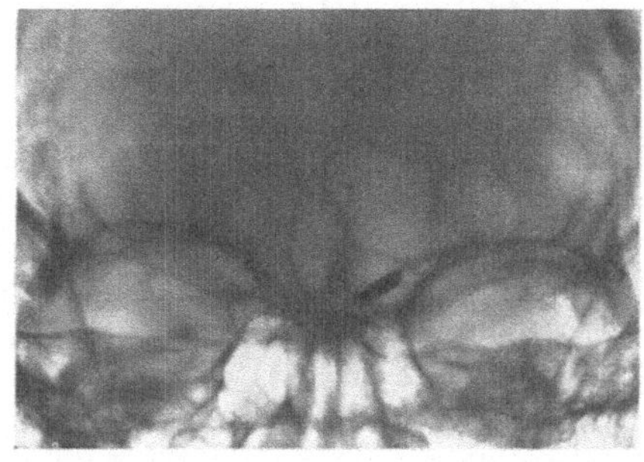

Abb. 30b (Fall 30). Die Spitze des Splitters, der entfernt wurde, liegt 0,3 cm links der Mittellinie.

Chirurgische Verletzungsfolgen: Am 10. 3. 44 Granatstecksplitterverletzung links tief temporal mit Einschuß 1 cm vor dem oberen Ansatz der linken Ohrmuschel und 1,2:0,3: 0,3 cm großem, länglichem Metallsplitter 1,3 cm hinter der Sellalehne und 3 mm links der Mittellinie (s. Abb. 30a und 30b). Am 2. Tage markstückgroße Trepanation der kirschkerngroßen Impressionsfraktur, Erweiterung des bohnengroßen Duraloches, Ausräumung eines nach medial in die Tiefe gehenden, kleinfingerkalibergroßen Schußkanals, Entfernung kleiner Knochensplitter und des länglichen Metallsplitters aus über 6 cm Tiefe mit dem Magneten. Nach Duranaht primärer Wundschluß über einem Weichteildrain. Primäre Heilung. 4 Monate nach der Verletzung glatter Knochendefekt links tief temporal mit einem linsengroßen Knochensplitter unter dem hinteren Defektumfang. Keine Metallstecksplitter mehr im Gehirn.

Neurologische Verletzungsfolgen: Erst 10 min nach der Verletzung Bewußtseinsverlust. Kein Erbrechen. Einen Tag nach der Operation wieder erwacht. Keine Lähmungen. Nur 1 Woche nach der Verwundung Kopfschmerzen, dann beschwerdefrei. Seit den letzten 2 Wochen Gefühl des Elektrisiertwerdens im Nacken und in beiden Armen beim Kopfneigen nach vorne. Objektiv keinerlei neurologische und psychische Ausfälle. Eingesunkene, pulsierende Weichteile über dem Knochendefekt. Kein Encephalogramm.

Interne Befunde: Größe 165 cm. Gewicht 59 kg. Schlank, proportioniert, mittelkräftig. Männliche Behaarung. Regulär verteilte Fettpolster. Reizlose Narbenverhältnisse an der linken Schläfe. Gewisse Gesichtsasymmetrie. Die linke Pupille ist eine Spur weiter als die rechte. Große, links narbige Tonsillen. Bohnengroße, derbe, indolente Drüse am linken Kieferwinkel, sonst Kopforgane o. B.

Keine Struma.

Lungen o. B. Herz o. B. Puls regelmäßig, 76. Arterienrohr zart. RR im Stehen 105/75 (P. 72), im Liegen 120/70 (P. 48).

Bauchorgane und Genitale o. B. Urin o. B.

Kein vermehrtes Spiel der Kopfvasomotoren. Nach Bücken nur geringer Blutandrang ohne Beschwerden (P. 10:12). Dermographismus mäßig lange, rot. Mittelstarke respiratorische Arrhythmie. Keine Schweiß- oder Hauttalgvermehrung. Innerlich ruhig. Kein Tremor.

Ergänzende Angaben: Appetit und Verdauungsorgane waren immer in Ordnung. Gewicht wie früher. Nie vermehrter Durst. Schlaf, Vasomotorium und Potenz o. B. (1943 Go. in 2 Wochen ausgeheilt.) Alkohol schlecht vertragen. Rauchen bekommt ihm.

Nach den Krankenblattkurven bestanden anfangs für 14 Tage subfebrile Temperaturen, dann Fieberfreiheit. Unauffällige Pulsreaktion. Urin einwandfrei. Normale Senkung. Blutbild am 12. 7. 44: Hb.: 90%, Ery.: 4,8 Mill., Leuko.: 6600. 1% Baso., 2% Eos., 2% Stabk., 44% Segmk., 45% Lympho., 6% Mono.

Keine weiteren Stoffwechseluntersuchungen.

Nachdem der Verletzte ohne jede Beschwerden voll leistungsfähig in Beruf und Sport gewesen war, starb er $2^{1}/_{2}$ Monate später an einer akuten Appendicitis. Trotz Exsudat war die Bauchhöhle primär verschlossen worden, so daß eine Peritonitis eintrat, der er 8 Tage nach der Operation erlag.

Zusammenfassung. Es handelte sich bei dem 20jährigen Mann um einen „Hirnsteckschuß in den Stammganglien links", wie die Diagnose des operierenden Chirurgen lautete. Der Einschuß lag vor dem linken Ohr. Der über 1,0 cm lange Granatstecksplitter wurde am 2. Tage nach der Verwundung mit dem Magneten aus der Gegend links etwas hinter und dicht neben der Sellalehne entfernt. Primärer Wundverlauf. Niemals neurologische oder psychische Ausfälle.

Internistisch bot der praktisch beschwerdefreie Verletzte keinerlei greifbare Störungen. Er litt seit der Kindheit an einer chronischen Tonsillitis, die von der Verwundung bis zu unserer Untersuchung ruhig blieb.

$2^{1}/_{2}$ Monate später starb er an einer akuten Appendicitis mit Peritonitis aus völligem Wohlbefinden und bester Leistungsfähigkeit, wahrscheinlich weil bei schon vorhandenem Exsudat die Bauchhöhle primär verschlossen wurde.

Fall 31 *(Beobachtung 57).*

G. G., 31 J., technischer Angestellter; geb. 25. 8. 12, verwundet 15. 10. 43, untersucht 7. 3. 44.

Vorgeschichte: Familie: Mutter und eine Schwester leiden lange unter anderem an nervösen Herzbeschwerden. — Selbst: Mit 23 Jahren Blutvergiftung von der rechten Hand ausgehend; sonst gesund.

Chirurgische Verletzungsfolgen: Am 15. 10. 43 Granatsplitterverletzung hinter dem *rechten* Ohr in Höhe des oberen Ansatzes der Ohrmuschel über dem Warzenfortsatz mit röntgenologisch nachweisbarer intracerebraler Knochensplitterpyramide unter der bohnengroßen Einschußöffnung und einem erbsengroßen Metallstecksplitter direkt *links* neben der Mittellinie 2 Querfinger über der vorderen Pyramidenkante. Beiderseits traumatische Trommelfellruptur. Am 19. Tage nach der Verletzung Trepanation mit Entfernung eines Frühabscesses und offener Wundbehandlung. Wundschluß in 6 Wochen. Keine weiteren Komplikationen. Im 5. Monat nach der Verletzung ergaben sich reizlose Narbenverhältnisse, fünfmarkstückgroßer, glatter Trepanationsdefekt hinter dem rechten Ohr über dem nicht eröffneten Zellsystem des Warzenfortsatzes mit pulsierenden, eingesunkenen Weichteilen, einigen kleinen intracerebralen Knochensplittern in Defektnähe und der obengenannte, unverändert lokalisierte, erbsengroße Metallstecksplitter (s. Abb. 31a und 31b).

Neurologische Verletzungsfolgen: Bei der Verwundung sofort für mehrere Stunden bewußtlos. 3 Wochen lang erbrochen; viel Kopfschmerzen. Schwäche im linken Bein. Vor der Trepanation viel Schlaf und eine „Art Dämmerzustand". Nach der Operation hörte das Erbrechen auf, die Kopfschmerzen besserten sich bald. Die Schwäche im linken Bein ging zurück. Im 5. Monat nach der Verwundung noch ziehende rechtsseitige Kopfschmerzen

bei Wetterumschlag. Kein Schwindel. Geringe Schwäche im linken Bein. Schwierigkeiten
bei der räumlichen Orientierung, besonders draußen im Gelände. Gesteigerte Erregbarkeit
und Ratlosigkeit bei Einwirkung vielfältiger Eindrücke. Objektiv leichte spastische Parese
des linken Beines ohne Sensibilitätsstörung gleich nach der Verletzung. Nach Abklingen
der Bewußtlosigkeit zunächst klar. Am 2. 11.: „Schlafsucht, mangelnde Spontaneität,"
beginnende Stauungspapille. Nach der Entleerung des Abscesses schnelle Aufhellung des
Sensoriums. Mitte Dezember hatte die Restitution der Beinlähmung gute Fortschritte
gemacht. Zur Zeit unserer Untersuchung im 5. Monat nach der Verletzung waren keine
spastischen Zeichen mehr nachweisbar. Psychisch: Selbstunsicher, gehemmt, innerlich
erregt, keine gröberen hirntraumatischen Wesensveränderungen.

Kein Encephalogramm. Liquor o. B.

Interne Befunde: Größe 173 cm. Gewicht 63 kg. Schlank, kaum mittelkräftig. Wenig
Fettpolster. Etwas feuchte Haut. Männliche Behaarung. Knochenbau und Muskulatur
kaum mittelstark. Gliedmaßenenden proportioniert. Feuchte, blaue, kühle Hände. Rechte

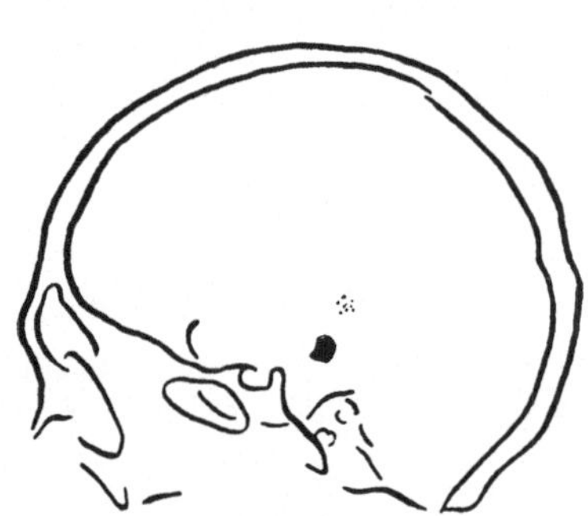

Abb. 31a (Fall 31).
Stecksplitter über der vorderen Pyramidenkante.

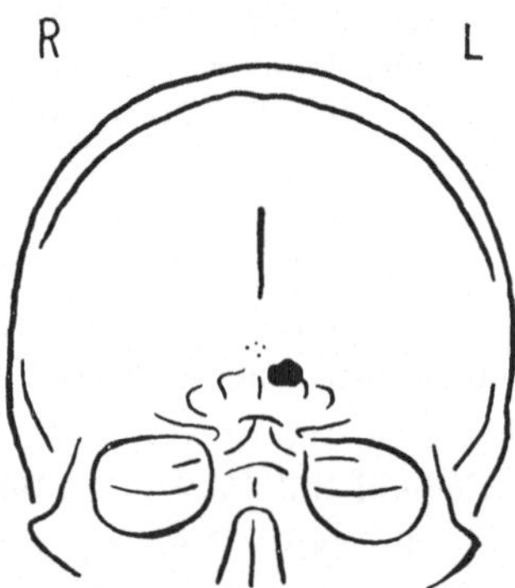

Abb. 31b (Fall 31). Splittersitz direkt links
neben der Mittellinie, die überkreuzt wurde.

Lidspalte etwas weiter als die linke (kein Horner). Nase frei. Zunge sauber. Völlig verrottetes
Gebiß. Große, reizlose Tonsillen. An beiden Kieferwinkeln ganz kleine indolente Drüsen.
Leichte Schwerhörigkeit beiderseits.

Keine Struma.

Thorax elastisch (86/92). Lungen o. B. Herz o. B. Tachykardie. Puls regelmäßig, 126.
Arterienrohr zart. RR im Stehen 135/90 (P. 132), im Liegen 120/85 (P. 92). Bauchorgane
o. B. Genitale o. B. Gliedmaßen: Senkfüße, sonst o. B. Urin o. B.

Ergänzende Angaben: Appetit und Verdauungsorgane waren immer in Ordnung. Das
Ausgangsgewicht ist noch nicht ganz erreicht. Nie vermehrter Durst. Schlaf nur nach
Aufregungen schlecht. Vasomotorium und Potenz o. B. Alkohol nicht vertragen. Rauchen
in kleinen Dosen bekömmlich.

Nach den Krankenblattkurven boten Puls- und Temperaturverlauf keine Auffälligkeiten.
Der Ruhepuls lag in den letzten Wochen um 60. Nach der Absceßoperation wurde im Krankenblatt eine Tachykardieneigung erwähnt, ohne daß die Kurvenaufzeichnungen eine längere
Tachykardiephase aufwiesen. Der RR betrug vor der Operation 100/80 (P. 79). Urin am
26. 10. 43 o. B.

Keine weiteren Stoffwechseluntersuchungen.

Zusammenfassung. Bei dem 31jährigen Mann liegt eine Granatsplitterimpressionsfraktur hinter dem *rechten* Ohr mit Einsprengung eines erbsengroßen
Metallstecksplitters direkt *links* neben der Mittellinie 2 Querfinger über der
vorderen Pyramidenkante vor. Als Komplikation der zunächst nicht operativ
versorgten Verwundung trat ein Frühabsceß auf, der Ende der 3. Woche entleert
wurde. Nach Sekundärheilung der Hirnwunde blieben noch neben dem obengenannten Metallstecksplitter einige kleine intracerebrale Knochensplitter unter

dem Defekt zurück. An neurologischen Ausfällen war eine flüchtige zentrale Parese des linken Beines festzustellen. Keine bleibenden gröberen psychischen Defekte.

Internistisch fand man im 5. Monat nach der Verletzung einzig eine Neigung zu emotioneller Tachykardie. Pulsbeschleunigung fehlte in der Ruhe. Die Zahl der Herzschläge in Ruhe und bei emotioneller Belastung schwankte zwischen 60 und 132 in der Minute, ohne daß dabei der Blutdruck eine entsprechende Labilität aufwies. Im Krankenblatt wurde diese Tachykardie nach der Absceß-operation — offenbar kurzfristig — vermerkt. Zum Verständnis dieser nur emotionellen Tachykardie mag als konstitutioneller Faktor angeführt werden, daß die Mutter und eine Schwester mit 49 Jahren an „nervösen Herzstörungen" leiden. Es ist sehr wahrscheinlich, daß wir hierin eine konstitutionelle Bereit-schaft zu solchen Reaktionen sehen müssen, die durch die Verletzungsfolgen unterstrichen wurde. Der Verletzte zeigte sich auch sonst psychisch selbst-unsicher, gehemmt und innerlich erregt. Er verspürte dabei keinerlei abnorme Sensationen. Thyreotoxische Züge waren in dem Krankheitsbild nicht zu erkennen.

Es gelang nicht, mit dem in der Ostzone beheimateten Verletzten später eine Verbindung aufzunehmen.

Fall 32 *(Beobachtung 767)*.

F. B., 21 J., Offizier; geb. 23. 1. 23, verwundet 9. 9. 44, untersucht 27. 12. 44 ff.

Vorgeschichte: Familie: Mutter Polyneuritis und gallenleidend. — Selbst: Als Kind Diph-therie, Ruhr, Stomatitis und mit 14 Jahren Blinddarmoperation.

Chirurgische Verletzungsfolgen: Am 9. 9. 44 Granatsplitterverletzung an der rechten Kopf- und Halsseite. Multiple kleine Einschüsse mit zahlreichen, meist oberflächlichen Weichteilsplittern. Ein haselnußgroßer Metallsplitter hat die rechte Schläfenbeinschuppe dicht über und etwas hinter dem rechten Ohr durchschlagen. Röntgenologisch an dieser Stelle pfennigstückgroße Impressionsfraktur mit intracerebralen Knochensplittern und einem 1,3:0,8:0,8 cm großen Metallstecksplitter unmittelbar rechts an der Mittellinie in der Gehör-gangsvertikalen 2,0 cm über der vorderen Pyramidenkante (3,5 cm schräg aufwärts nach hinten von der Sellalehne). Vorübergehender meningitischer Schub bis Ende September. Kom-plikationslose Wundheilung zunächst ohne Operation. 4 Wochen nach der Verletzung operative Versorgung der Splitterpyramide: Trepanation, Auslösung der Knochensplitter und Verfolgung des mit Hirnbrei und encephalitischem Gewebe angefüllten alten Schuß-kanals, wobei der rechte Seitenventrikel eröffnet wird. Schwammbehandlung. Nur geringe meningitische Reaktion. Der Ventrikel schloß sich in 8 Tagen. Längere Zeit kleinerer Ring-prolaps, der noch zur Zeit unserer Untersuchung bestand. Der Metallstecksplitter hatte seine Lage nach der Operation nicht verändert (s. Abb. 32a und 32b).

Neurologische Verletzungsfolgen: Verwundung gespürt. Keine retrograde Amnesie. Fiel bei der Verwundung zusammen, merkte eine starke Blutung, gab noch Anweisungen und erinnert sich auch noch an den Rücktransport. Erst am nächsten Tag reißt die Erinnerung für kurze Zeit ab. Anfangs sehr starke Kopfschmerzen, häufiges Erbrechen und vollständige linksseitige Lähmung ohne Gefühlsstörung. Nach 4 Wochen kam die erste Bewegung im linken Bein wieder. $3^1/_2$ Monate nach der Verletzung noch zeitweise Kopfschmerzen ohne Schwindel, vollständige Lähmung des linken Armes und Schwäche des linken Beines bei normalem Gefühl. Beim Schreiben ließ er kürzlich die linke Bogenseite frei. Geistige Leistungen wie früher. Objektiv fand sich sofort nach der Verwundung eine linksseitige Halbseitenlähmung. In den ersten Tagen war er unruhig und quärulatorisch. Gegen Ende September ruhiger, „schläft viel", „läßt nachts unter sich". Vollständige Paralyse links ohne Sensibilitätsstörungen mit spastischen Reflexen. Horner rechts. Stimmung euphorisch. Geistige Leistungen gut. Etwas spärliche Mimik. Talgvermehrung im Gesicht (die früher schon bestanden haben soll). Homonyme Hemianopsie nach links. Vor der Operation war der Verletzte apathisch, hinterher erholte er sich schnell. Bei der Untersuchung $3^1/_2$ Monate nach der Verletzung war der linke Arm noch völlig gelähmt, das Bein erlaubte schon Gehversuche. Die Hemianopsie war unverändert. Bei sonst intakten geistigen Leistungen erschien er euphorisch. Der Mutter fielen an dem Sohn gegen früher keine Wesensveränderungen auf.

Encephalogramm: Leichte Erweiterung des gesamten Ventrikelsystems mit Ausbuchtung des rechten Ventrikeldreiecks zum Defekt. Stecksplitterlage unverändert. Im Liquor noch geringe Zellvermehrung.

Interne Befunde: Gewicht 58,5 kg. Bettlägeriger schlanker, kaum mittelgroßer und mittelkräftiger Mann mit Kopfverband. Blasses Gesicht. Brünette Haut. Volle männliche Behaarung. Fettpolster gut entwickelt und normal verteilt. Muskulatur und Knochenbau mittelstark. Halbseitenlähmung links. Fingerkuppengroßer, nicht überhäuteter Prolaps

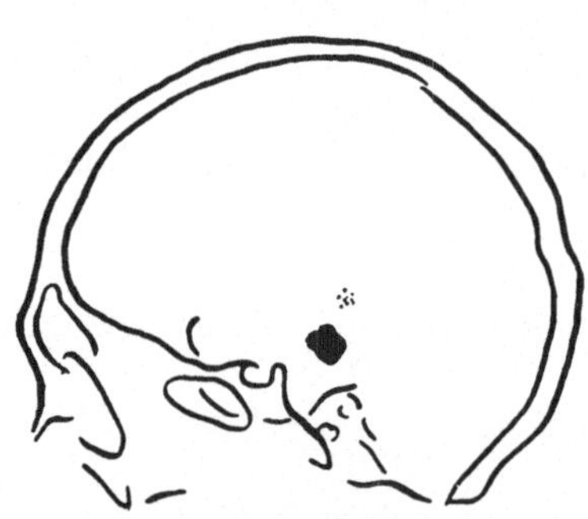
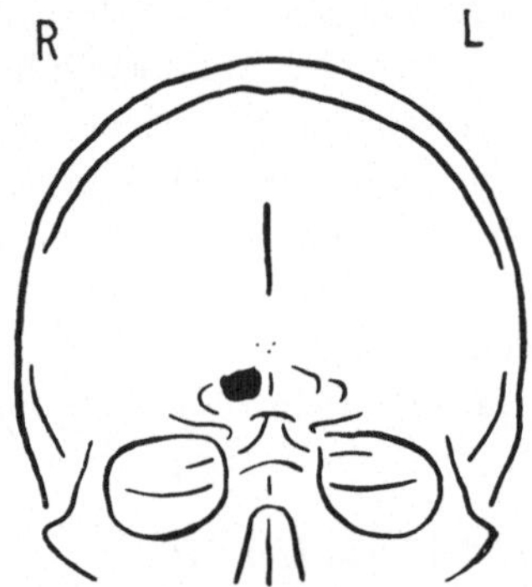

Abb. 32 a (Fall 32). Großer Stecksplitter in der Gehörgangsvertikalen 3,5 cm schräg aufwärts hinter der Sellalehne.

Abb. 32 b (Fall 32). Seitenlage rechts nahe der Mittellinie.

über und hinter dem rechten Ohr. Frisches Gerstenkorn am rechten Oberlid. Horner rechts. Hören gut. Nase frei. Zunge sauber. Gebiß gepflegt. Eine Zahnfistel links oben. Rachenorgane o. B.

Keine Struma. Narben und tastbare Metallsplitter in der rechten Halsnackengegend.

Lungen o. B. Herz o. B. Puls 80, regelmäßig. Arterienrohr zart. RR 110/70. Bauch: Geringer Meteorismus. Appendixnarbe. Genitale o. B. Gliedmaßen links kühler und feuchter. Urin o. B. Im Sediment einige Leukocyten und ganz vereinzelt ein Erythrocyt.

Kein verstärktes Spiel der Kopfvasomotoren. Keine Vermehrung der Schweiß- oder Hauttalgsekretion. Kein Salbengesicht. Acne auf dem Rücken, die früher schon bestanden hat. Länger anhaltender, roter Dermographismus. Kein Tremor. Kein Rigor.

Ergänzende Angaben: Appetit und Verdauungsorgane waren immer ganz in Ordnung. Gewicht wie früher (um 60 kg). Wasserlassen o. B. Kein vermehrter Durst (nur anfangs wegen Trockenkost Trinkbedürfnis). Schläft schwer ein. Hat anfangs viel geschlafen, brauchte aber zum Essen nicht geweckt zu werden. Vasomotorium: Kannte schon früher immer etwas Bückschwindel und Herzsensationen, daran hat sich nichts geändert. Potenz o. B. (1943 komplikationslos ausgeheilte Go.) Alkohol- und Nicotintoleranz nicht erprobt.

Nach den Krankenblattkurven Fieber bis 21. 9. und Subfebrilität bis 7. 10. Nach der Operation 5 Tage Temperaturanstieg bis 38⁰, dann fieberfrei. Unauffälliges Verhalten des Pulses. Urin bei mehrfacher Untersuchung, erstmals am Tage nach der Verletzung o. B. RR 125/80. Blutbild am 10. 9. 44: Hb.: 72, Ery.: 3,5 Mill., Leuko.: 4200. 2% Stabk., 84% Segmk., 14% Lympho. (leichte Anämie durch stärkeren Blutverlust). Im Liquor während des ersten meningitischen Schubes bis 4052/3 Zellen.

Fraktionierte Magenausheberung am 18. 1. 45: Schon nüchtern freie Salzsäure (47/59). Nach Coffeinprobetrunk deutliche Superacidität mit Höchstwerten von 103/115.

Röntgenuntersuchung der Thoraxorgane: o. B.

Röntgenuntersuchung des Magens: Keine Nüchternsekretvermehrung. Normale Falten. Regulärer Tonus. Bald einsetzende, gut durchschnürende Peristaltik. Anfänglich durch kräftigen Pylorustonus verzögerte Ausschüttung. Bulbus mit kleiner Luftblase ohne Deformation. Duodenum o. B.

Urteil: Magen morphologisch o. B. Etwas vermehrter Pylorustonus.

Grundumsatz am 18. 1. 45: —7%. Grundumsatz am 19. 1. 45: —2%.

Ein Wasserversuch wurde mit Rücksicht auf den noch bestehenden Prolaps nicht vorgenommen.

Tabelle 83. *Blutzuckerkurve nach 50 g Dextrose per os am 7. 11. 44.*

Zeit (Minuten)	Blutzucker (mg-%)
nüchtern	95
50 g Dextrose per os	
20	111
40	123
60	123
90	118
120	109
150	82
180	88
210	97

Im Urin keine Zuckerausscheidung.

Tabelle 84. *Blutzuckerkurve nach 1 EH Insulin auf 15 kg Körpergewicht intravenös am 13. 11. 44.*

Zeit (Minuten)	Blutzucker (mg-%)
nüchtern	105
1 EH Insulin auf 15 kg Körpergewicht intravenös	
15	78
30	87
45	101
60	108
90	106
120	101

Tabelle 85. *Spezifisch-dynamische Eiweißwirkung am 19. 1. 45.*

Zeit (Stunden)	Umsatz (%)
nüchtern	— 2
Eiweißfrühstück	
1	+ 3
2	+ 3
3	+ 7
4	+ 5
5	+22

Zusammenfassung. Bei dem 21jährigen Mann liegt ein ungewöhnlich großer, in der rechten Schläfe etwas über und hinter dem Ohr eingedrungener Metallstecksplitter im rechten hinteren oberen Stammganglienbereich (Übergang des 3. Ventrikels zum Aquädukt) mit einer spastischen linksseitigen Hemiparese und Hemianopsie vor. Es dürfte sich um eine Verletzung der inneren Kapsel und wahrscheinlich des rechten Tractus opticus gehandelt haben. Der rechtsseitige Horner erklärt sich durch eine periphere Halssympathicusverletzung, da an der oberen Halswirbelsäule rechts seitlich hinten ein Metallstecksplitter nachweisbar war. Initialer meningitischer Schub. Erwähnenswert sind die anfängliche starke Unruhe mit quärulatorischem Wesen, dann Apathie, vermehrter Schlaf und Euphorie. Sonst fehlten greifbare hirntraumatische Wesenszüge.

Auf internistischem Fachgebiet bot der Verletzte eine Superacidität ohne organischen Röntgenbefund und ohne Magenbeschwerden. Der Pylorustonus war leicht erhöht. Bei den Stoffwechseluntersuchungen verlief die Blutzuckerkurve etwas träge. Nur mäßige Reaktion auf Insulin ohne Schocksymptome. Der Grundumsatz war in Ordnung, die spezifisch-dynamische Eiweißwirkung etwas schwach und verspätet. Zu beachten ist, daß diese Stoffwechseluntersuchungen schon einige Monate nach der schweren Verletzung und Operation bei noch bestehendem leichtem Prolaps durchgeführt wurden. Andere Weichteilmitverletzungen heilten komplikationslos ab.

Es gelang uns nicht, den aus der Ostzone stammenden Verletzten später noch aufzufinden.

Fall 33 *(Beobachtung 97).*

H. K., 35 J., Tischlergeselle; geb. 11. 6. 08, verwundet 2. 6. 43, untersucht 12. 4. 44 ff. und am 30. 5. 44.

Vorgeschichte: Familie: Beide Eltern starben zwischen dem 60. und 70. Lebensjahr an einem Herzleiden. — Selbst: Als Kind Scharlach und Otitis rechts. Sonst immer gesund.

Chirurgische Verletzungsfolgen: Am 2. 6. 43 multiple Granatsplitterverletzungen der linken Kopfseite (Augenbraue, Scheitelbein, Ohrmuschelansatz und Nackengegend) mit komplikationslosem Heilverlauf und oberflächlicher Wundversorgung am 2. Tag, an dem der Liquor gelblich und etwas trübe war. Röntgenologisch zeigte sich ohne sicher erkennbaren Einschuß am Schädel ein linsengroßer Granatstecksplitter intracerebral 2,0 cm links der Mittellinie, 3,0 cm schräg aufwärts hinter der Sellalehne (s. Abb. 33a und 33b). Keine Trepanation.

Gleichzeitige Mitverletzung der rechten Lunge durch kleinen Granatstecksplitter und Hämatothorax rechts, der ohne Infektion in einem halben Jahr mit einer leichten Verschwartung ausheilte.

Neurologische Verletzungsfolgen: Sofort für 10 min bewußtlos. Kein Erbrechen. Keine retrograde Amnesie. Am 2. Tage nach der Verletzung Kribbeln in der rechten Hand, Schwächegefühl im rechten Arm und später beim Aufstehen auch im rechten Bein. Die

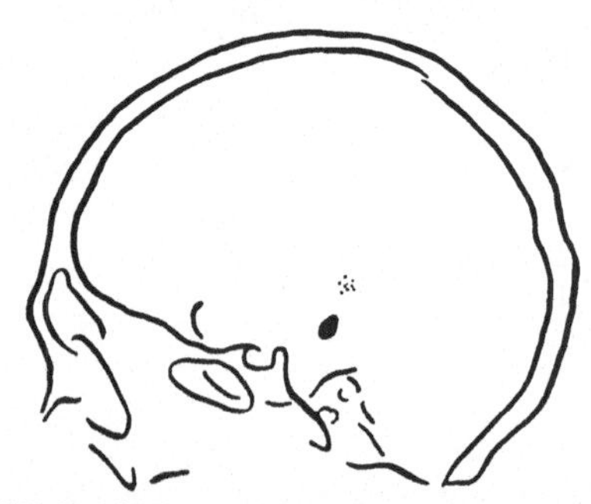

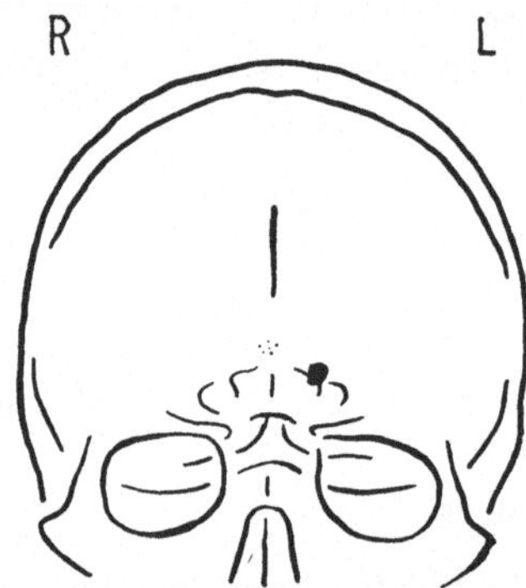

Abb. 33a (Fall 33). Stecksplitter 3,0 cm schräg
aufwärts hinter der Sellalehne.

Abb. 33b (Fall 33). Seitenabstand des
Splitters 2,0 cm links der Mittellinie.

kopftraumatischen Beschwerden gingen bis zu unserer Untersuchung bis auf etwas Kopfdruck, gelegentliches Stechen im Scheitel und Vergeßlichkeit weitgehend zurück. Objektiv wurde eine Hypästhesie an der rechten Hand und regelmäßig ein Fehlen beider Patellar- und Achillessehnenreflexe gefunden. Im psychischen Bilde keine Auffälligkeit. Im 10. Monat nach der Verletzung fehlten die Eigenreflexe an den Beinen, die Hypästhesie an der rechten Hand war noch vorhanden. Die Papillen erschienen etwas blaß. Das Gesichtsfeld war beiderseits nach rechts im Sinne einer angedeuteten rechtsseitigen homonymen Hemianopsie eingeschränkt. Psychisch unauffällig. Röntgenologisch war am Schädel ein Einschuß auch jetzt nirgends erkennbar. Der linsengroße Metallstecksplitter hatte seine Lage unverändert beibehalten. Trotz zweimaligen Encephalographieversuches kam es zu keiner Ventrikelfüllung. Liquor o. B. Die Luesreaktionen waren im Blut und Liquor einwandfrei negativ.

Interne Befunde: Größe 179,5 cm. Gewicht 75 kg. Wenig trainierter, stubenfarbener, mittelkräftiger Mann. Hängeschultern. Rosa Haut. Normale männliche Behaarung. Etwas weiche, aber regulär verteilte Fettpolster. Muskulatur mittelstark. Knochenbau kräftig. Beiderseits etwas große Augen ohne Basedowzeichen. Nase frei. Hörvermögen rechts herabgesetzt (alte Otitis). Zunge sauber. Große, gerötete linke Tonsille, aus der sich auf Druck flüssiger Eiter entleert. Vergrößerte Kieferwinkeldrüse rechts.

Keine Struma.

Brustkorb symmetrisch, wenig elastisch (83/87). Mehrere Narben rechts im Rücken. Zeichen einer geringen Schwarte rechts hinten unten. Kein Katarrh. Herz o. B. Puls 72, regelmäßig. Arterienrohr zart. RR im Stehen 135/90 (P. 72), im Liegen 140/90 (P. 60).

Bauchorgane, Genitale und Gliedmaßen o. B. Urin o. B.

Kein vermehrtes Spiel der Kopfvasomotoren. Kurzer, roter Dermographismus. Geringe respiratorische Arrhythmie. Keine Schweiß- oder Hauttalgvermehrung. Innerlich ruhig. Kein Tremor.

Ergänzende Angaben: Appetit und Verdauungsorgane waren immer in Ordnung. Kein vermehrter Durst. Gewicht wie früher. Schläft seit der Verwundung schwerer ein. Bei körperlicher Arbeit etwas mehr Schweiß als früher. Potenz o. B. (1928 eine Go. komplikationslos ausgeheilt). Alkoholtoleranz nicht erprobt. Gegen Nicotin empfindlicher als früher.

Puls- und Temperaturverlauf waren nach den Krankenblattkurven unauffällig. Mehrfache Urinuntersuchungen immer o. B. RR im Februar 1944: 125/85. Der Verletzte machte am 13. und 14. 5. 44 eine typische lacunäre Angina mit 39,6° Temperatur durch, bei der ganz flüchtig für einige Tage eine Spur Eiweiß ohne Sedimentbefund im Urin auftrat.

Keine weiteren Stoffwechseluntersuchungen.

Nach 2 Berichten des behandelnden Arztes aus den Jahren 1949 und 1951 waren die geringen kopftraumatischen Beschwerden unverändert. Verdauungsorgane, Flüssigkeitsbedürfnis, Schlaf, Libido in Ordnung. Keine weiteren Erkrankungen durchgemacht. Betreibt ein Tabakgeschäft. Gewicht 87 kg. Urin o. B. RR im Liegen 150/95 (P. 64), sofort nach Aufstehen 145/95 (P. 76), nach 5 min Stehen 135/95 (P. 72).

Beide Patellar- und Achillessehnenreflexe fehlten weiter, ohne daß sonst andere Symptome aufgetreten wären.

Zusammenfassung. Es handelt sich bei dem 35jährigen Verletzten um multiple Granatsplitterverwundungen an der linken Kopf- und rechten Rückenseite mit Lungenstecksplitter und einem linsengroßen Hirnstecksplitter links neben der Mittellinie, 3,0 cm flach schräg aufwärts hinter der Sellalehne, 2.0 cm über der Pyramidenhöhe. Der Einschuß war nicht sicher zu bestimmen. Neurologisch fand sich im 10. Monat nach der Verletzung noch eine geringe Hypästhesie an der rechten Hand und eine angedeutete rechtsseitige homonyme Hemianopsie. Eine Areflexie an den Beinen, die während der ganzen Lazarettbeobachtung konstant war, ist schwer zu deuten, zumal Befunde vor der Verletzung fehlen. Für eine abortive Tabes (der Verletzte hatte 1928 eine Go.) lagen nicht genügend Anhaltspunkte vor.

Auf internistischem Fachgebiet war nur eine kleine rechtsseitige Pleuraschwarte nach der Lungensteckschußverletzung und eine alte chronische linksseitige Tonsillitis und Otitis media festzustellen. Ein angedeuteter Exophthalmus war alt und konstitutionell. Klinisch greifbare vegetativ-hormonale Regulationsstörungen wurden vermißt.

Als Komplikation wurde im 12. Monat nach der Verletzung eine akute lacunäre Angina mit hohem 2tägigem Fieber durchgemacht, ohne daß sonst Komplikationen auftraten.

Zwei Arztberichte aus den Jahren 1949 und 1951 und weitere Auskünfte durch den Verletzten selbst ergaben, daß außer einem Gewichtsanstieg von 12 kg (s. Alter und Habitus!) in den gut 8 Jahren seit der Verwundung keine Veränderung oder Neuerkrankung aufgetreten war.

Fall 34 *(Beobachtung 681).*

H. St., 24 J., Arbeiter; geb. 14. 3. 20, verwundet 17. 3. 44, untersucht 15. 11. 44 ff.

Vorgeschichte: Familie: o. B. — Selbst: 1940 Absceß nach infiziertem Insektenstich an der linken Hand. Schlechter Schüler.

Chirurgische Verletzungsfolgen: Am 17. 3. 44 Granatsplitterverletzung gut 1 Querfinger über der linken Ohrmuschel mit kleiner Impressionsfraktur, Knochensplittereinsprengung in den linken Schläfenlappen und einem fast kaffeebohnengroßen Metallstecksplitter 1,5 cm links der Mittellinie in der Gehörgangsvertikalen 1,6 cm über der oberen Pyramidenkante. Komplikationslose Wundheilung. Operativ osteoplastische Versorgung der Verletzung am 5. 7. 44 mit Excision der Durahirnnarbe, Entfernung von Knochensplittern und kleinen Cysten bis auf 3 cm Tiefe und freier Galeaperiostplastik. Primäre Heilung. 8 Monate nach der Verletzung fest eingeheilter Knochendeckel links temporal mit reizlosen Narbenverhältnissen. 5 Clips im Operationsbereich. Metallstecksplitter wie oben beschrieben. Keine weiteren intracerebralen Splitter (s. Abb. 34a und 34b). Gleichzeitige oberflächliche Weichteilverletzungen am Rücken.

Neurologische Verletzungsfolgen: Sofort für 1—2 Wochen bewußtlos; zwischendurch verschwommene Eindrücke. Erbrechen? Keine Lähmungen. Sprachstörung. Starke Kopfschmerzen, die nach der Operation fast verschwanden. Zur Zeit unserer Untersuchung noch leichte Kopfschmerzen bei Wetterumschlag, geringe Vergeßlichkeit. Sprachstörung weitgehend gebessert.

Objektiv mehrere Tage Bewußtlosigkeit, anfangs Druckpuls (52). Weite, reaktionslose Pupillen. Auswärtsschielen links. Leichte spastische Zeichen auf der rechten Körperseite ohne Lähmung, aber mit starker Hyperästhesie. Schon beim Bestreichen der Haut klagte er über heftige Schmerzen und fing an zu weinen. Dauer dieser Hyperästhesie 8 Tage. Zur gleichen Zeit blutiger Liquor. Nach 8 Tagen, als das Sensorium sich aufhellte, schwere amnestische Aphasie. Papillenödem. Weitgehende Rückbildung der neurologischen Ausfälle.

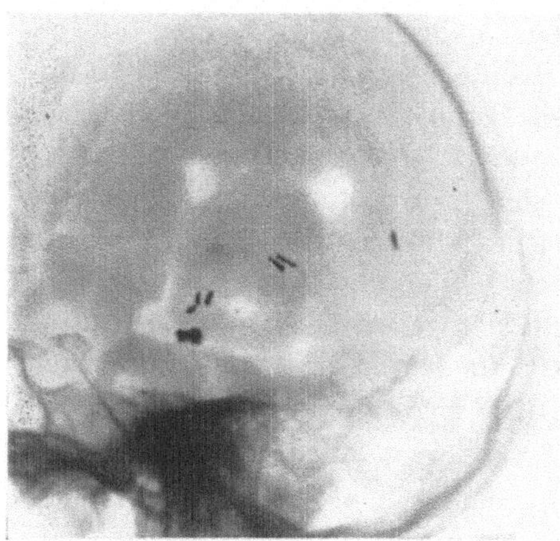
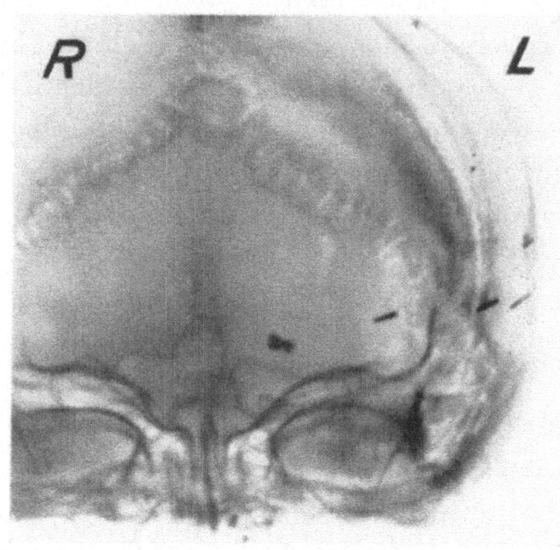

Abb. 34a (Fall 34). Stecksplitter in der Gehörgangs-vertikalen 1,6 cm über der oberen Pyramidenkante.

Abb. 34b (Fall 34).
Splittersitz 1,5 cm links der Mittellinie.

Im 8. Monat nach der Verletzung nur noch Wortsinnverständnisstörungen. Keine Schwierigkeiten beim Benennen. Motorischer Sprachanteil intakt. Sonst keine weiteren neurologischen Befunde. Psychisch leichte, wahrscheinlich im wesentlichen konstitutionelle Debilität.

Encephalogramm: Kein allgemeiner Hydrocephalus. Der linke Seitenventrikel ist eine Spur weiter als der rechte. Mäßige Ausweitung des linken Unterhorns zum Defekt. Liquor o. B.

Interne Befunde: Größe 164,5 cm. Gewicht 64,5 kg. Kräftig gebaut. Rosa Haut. Volle männliche Behaarung. Gut entwickelte, normal verteilte Fettpolster. Muskulatur und Knochenbau mittelstark. Proportionierte Gliedmaßen. Augen o. B. Nase frei. Zunge sauber. Gebiß gepflegt. Große, reizlose Tonsillen. Rachen o. B.

Keine Struma. Narben am Rücken.

Lungen o. B. Herz o. B. Puls regelmäßig, 72. Arterienrohr zart. RR im Stehen 110/70 (P. 72), im Liegen 130/60 (P. 68).

Bauchorgane ohne pathologischen Tastbefund. Genitale o. B.

Gliedmaßen: 3 alte Incisionsnarben auf dem linken Handrücken. Urin o. B., im Sediment gelegentlich einzelne Erythrocyten.

Keine verstärkte spontane Gefäßreaktion am Kopf. Blaß. Geringer Blutandrang beim Bücken ohne Beschwerden (P. 13:11). Mäßige respiratorische Arrhythmie. Unauffälliger Dermographismus. Außer etwas Achselschweiß sonst keine Schweiß- oder Hauttalgvermehrung. Innerlich ruhig. Kein Tremor.

Ergänzende Angaben: Appetit und Verdauungsorgane waren immer in Ordnung. Gewicht wie früher. Kein krankhafter Durst. Schlaf gut. Vasomotorium und Potenz o. B. Alkoholtoleranz nicht erprobt. Rauchen in kleinen Dosen vertragen.

Nach den Krankenblattkurven bestanden bis zum 22. 3. leichte Temperaturen, dann Fieberfreiheit. Anfängliche Bradykardie. Später angemessene Pulsreaktion. Nach der

Schädeloperation 3 Tage subfebril. Zweimalige Urinuntersuchung negativ. Am 26. 4. 44 trat ohne ersichtlichen Grund für 10 min ein Anfall mit Pfötchenstellung auf.

Fraktionierte Magenausheberung: Schon nüchtern freie Säure (12/25). Höchste Säurewerte 30 min nach Coffeinprobetrunk 33/45.

Röntgendurchleuchtung der Brustkorborgane o. B.

Röntgendurchleuchtung des Magens: Keine Sekretvermehrung. Schleimhautfalten nicht verbreitert. Kräftiger, leicht erhöhter Tonus. Tief durchschnürende Peristaltik. Rechtzeitige Entleerung. Hypertonischer, sonst einwandfreier Bulbus. Urteil: Magen organisch o. B. Tonuserhöhung.

Grundumsatz: —10%.

Nach einem Bericht des behandelnden Arztes und des Vaters von 1950 steht er in Arbeit, hat gelegentlich Kopfschmerzen, ist reizbarer und vergeßlicher. Verdauungsfunktionen, Schlaf, Flüssigkeitsbedürfnis, Libido ungestört. Er machte außer zweimaliger akuter Bronchitis keine weiteren Erkrankungen durch.

RR im Liegen 125/70 (P. 52), sofort nach Aufstehen 130/95 (P. 76), nach 4 min Stehen 120/90 (P. 56).

Zusammenfassung. Bei dem 24jährigen Mann liegt ein links temporal über der Ohrmuschel eingedrungener, 1,5 cm links neben der Mittellinie in der Ohrvertikalen und 1,6 cm über der Pyramide lokalisierter, fast kaffeebohnengroßer Metallstecksplitter vor. Eine 3 cm tiefe Trümmerhöhle wurde erst 4 Monate nach der Verletzung ausgeräumt und osteoplastisch gedeckt.

Neurologisch sind eine Bewußtseinsstörung von über 8 Tagen, eine flüchtige Hyperästhesie (Thalamus!), eine amnestische Aphasie und eine rechtsseitige spastische Symptomatologie sowie eine flüchtige doppelseitige Pupillenstarre und eine Augenmuskellähmung links (Internusparese?) hervorzuheben. Auffällig ist die zum Teil sehr schnelle und weitgehende Rückbildung dieser Erscheinungen. Eine leichte Debilität scheint im wesentlichen anlagebedingt zu sein.

Der interne Status war bis auf eine Blutdrucklabilität völlig regelrecht.

Nach den kurzen Krankenblattnotizen scheint am 26. 4. 44 ein tetanischer Anfall vorgekommen zu sein. Später bot er keine tetanischen Symptome mehr.

Der behandelnde Arzt berichtete uns 6 Jahre später, ohne eine Veränderung gesehen zu haben. Der Blutdruck war nach den mitgeteilten Werten noch labil.

Fall 35 *(Beobachtung 710).*

W. H., 21 J., Malergeselle; geb. 4. 5. 23, verwundet 13. 8. 43, untersucht 24. 11. 44.

Vorgeschichte: Familie: o. B. — Selbst: Mit 8 Jahren Scharlach, sonst gesund.

Chirurgische Verletzungsfolgen: Am 13. 8. 43 zwei Granatsplitterverletzungen an der Stirn (links in der Stirnhöckergegend und rechts über der medialen Augenbraue). Röntgenologisch rechts vorne keine Fraktur, links frontal Impressionsbruch mit intracerebraler Knochensplitterpyramide und mehreren Stecksplittern im linken Stirnhirn. Ein pfefferkorngroßer Metallstecksplitter direkt links neben der Mittellinie 1,0 cm vorwärts und abwärts auf der Verbindungslinie zwischen der verkalkten Glandula pinealis und oberen Sellalehne. Am 2. Tage nach der Verwundung Trepanation, Entsplitterung und Absaugung einer 5 cm tiefen Hirntrümmerhöhle, Duraplastik, primärer Wundverschluß. Infektion der Wunde. Am 10. 9. 43 Entleerung eines gut abgegrenzten Hirnabscesses in der alten Wunde nach Entfernung der nekrotischen Plastik. Schwammtamponade bis zur Ausheilung Anfang November 1943. Am 9. 12. 43 erneute Freilegung der Hirnduranarbe links frontal wegen Absceßverdacht (neurologische Symptome s. unten), ohne daß Eiter gefunden wurde. Ab Mitte Januar 1944 erneut Absceßverdacht wegen beginnender Stauungspapille. Anfang März wurde schließlich nach einem erneuten Encephalogramm jetzt im *rechten* Frontalhirn ein verdrängender Prozeß entdeckt und am 4. 3. 44 ein apfelgroßer Stirnhirnabsceß rechts 1cm unter der Hirnoberfläche eröffnet und mit Schwamm drainiert. Dabei zeigte sich der Stirnbeinknochen rechts osteomyelitisch verändert (einer der Einschüsse lag rechts frontal!). Dieser Schwamm lag bis zum 8. 6. 44. An weiteren Komplikationen wurden durchgemacht: September 1943

Oberlidabsceß links; November 1943 bis Mai 1944 schwere meningitische Schübe, die mit Sulfonamiden und Ausblasungen beherrscht wurden; Januar bis Februar 1944 drei Spritzenabscesse am linken Oberschenkel und Gesäß, zum Teil mit Leistendrüsenschwellung; eine Thrombophlebitis am linken Oberschenkel; März 1944 Furunkel über dem Kreuzbein; wiederholt leichte Prolapsentwicklung im Zusammenhang mit den Meningitiden und Absceßbildungen; kurz vor unserer Untersuchung einige kleine Furunkel am Hals. $1^1/_4$ Jahr nach der Verletzung bestanden noch zwei glatte Knochendefekte rechts und links im Stirnbein vorne mit eingesunkenen, pulsierenden Weichteilen und der oben erwähnte Metallstecksplitter über der mittleren Schädelgrube in unveränderter Lage. Keine weiteren Splittereinsprengungen (s. Abb. 35a und 35b).

Neurologische Verletzungsfolgen: Weiß von der Verwundung nichts. Retrograde Amnesie von 14 Tagen. Anfangs 3 Tage bewußtlos. Später Erinnerungslücken für die Operationen. Keine Lähmungen. Zunächst viel Kopfschmerzen. In letzter Zeit nur noch

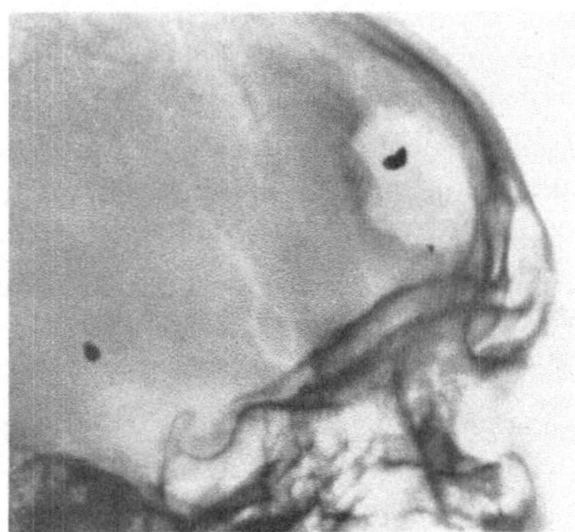

Abb. 35a (Fall 35). Stecksplitter 1,0 cm vor
und etwas abwärts der Glandula pinealis.

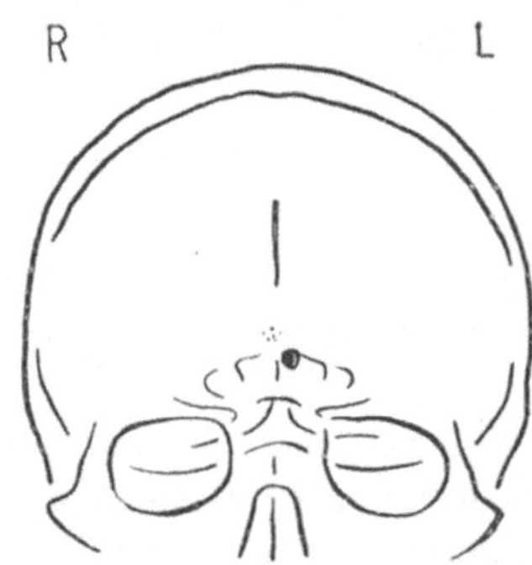

Abb. 35b (Fall 35).
Splitter direkt links neben der Mittellinie.

Stirnkopfweh bei Wetterumschlag und allgemeine Vergeßlichkeit. Nach den anfangs etwas lückenhaften Krankenblättern war er nach der Verwundung zunächst bewußtlos, erbrach einmal. Kurz vor der ersten Operation kehrte das Bewußtsein wieder. Im November 1943 wurde er apathisch, antriebsarm und langsam. An beiden Beinen trat eine leichte Reflexsteigerung hervor. Auf und ab in dem psychischen Bild zwischen Aufhellung des Sensoriums, vermehrter Regsamkeit und Zurücksinken in Apathie und Benommenheit in Abhängigkeit von den Hirndruckverhältnissen und den meningitischen Schüben. Erst nach der Entleerung des letzten Abscesses schnelle Erholung des psychischen Bildes. Somatischneurologisch waren immer beiderseits an den Beinen leichte spastische Zeichen und am Fundus ein Papillenödem zu konstatieren. Mit der Entleerung des rechtsseitigen Hirnabscesses verschwanden die Stauungserscheinungen am Augenhintergrund und die linksseitigen spastischen Zeichen schnell. Es blieb eine geringe Reflexerhöhung auf der rechten Körperseite zurück. Im psychischen Verhalten fiel noch eine gewisse Abstumpfung und leichte Verlangsamung auf.

Encephalogramm: Mäßiger allgemeiner Hydrocephalus internus mit zusätzlicher erheblicher Ausweitung beider Vorderhörner auf die Defekte zu. Im Liquor noch geringe Zellvermehrung.

Am 5.5.44 ein großer epileptischer Anfall zu Beginn eines meningitischen Schubes.

Interne Befunde: Größe 184 cm. Gewicht 69,9 kg. Groß, schlank, jugendlich frisches Gesicht. Entstellung durch die Narben an der Stirn. Etwas femininer Körperbau: Breites Becken, Hängeschultern, leichter Fettansatz an Bauch und Brust, X-Beine. Männliche Behaarung. Nur geringer Bartwuchs. Rasur jeden 3. Tag. Gut entwickelte Fettpolster. Mittelkräftige Muskulatur. Schlanker Knochenbau. Hände bläulich, etwas kühl und leicht feucht.

Lidspalten und Pupillen gleichweit. Nase frei. Zunge sauber. Gebiß gut erhalten. Tonsillen klein. Etwas Schleim an der hinteren Rachenwand.

Keine Struma.

Thorax elastisch (84/94 cm). Lungen o. B. Herz bis auf etwas unreine Systole o. B. Puls regelmäßig, 88. Arterienrohr zart. RR im Stehen 115/85 (P. 92), im Liegen 135/65 (P. 84). Bauchorgane und Genitale o. B.

Gliedmaßen: Narben am linken Oberschenkel und Gesäß. Urin: Bis auf einige Leukocyten und ganz vereinzelte Erythrocyten o. B.

Bei Emotionen deutlich verstärktes Spiel der Kopfvasomotoren (will früher in gleicher Weise leicht errötet sein). Nach Bücken mäßiger Blutandrang ohne Beschwerden (P. 16:13). Länger anhaltender, roter Dermographismus. Mittelstarke respiratorische Arrhythmie. Außer feuchten Händen keine Schweiß- oder Hauttalgvermehrung. Innerlich ruhig. Kein Tremor.

Ergänzende Angaben: Appetit und Verdauungsorgane waren immer in Ordnung. Das Gewicht hat um 3 kg zugenommen. Kein krankhafter Durst. Schlaf gut. Vasomotorium und Potenz o. B. Alkoholtoleranz nicht erprobt. Rauchen vertragen.

Nach den Krankenblattkurven im August und von Oktober bis Dezember 1943 häufig Temperaturschübe bis 38^0 oder subfebrile Perioden mit entsprechender Pulsreaktion. Auch im Januar 1944 noch mehrfach Fieberzacken. Später Puls- und Temperaturkurve unauffällig. Häufige Urinkontrollen ergaben bei immer negativen Eiweiß- und Zuckerproben nur gelegentlich leichte Leukocytenvermehrung. Die Blutdruckwerte schwankten zwischen 110/60 bis 130/90, nur einmal wurde 140/90 gemessen. Blutbild am 7. 9. 44: Hb.: 87%, Ery.: 4,9 Mill., Leuko.: 6000. 1% Baso., 2% Eos., 3% Stabk., 50% Segmk., 42% Lympho., 2% Mono.

Fraktionierte Magenaushebung: Schon im Nüchternsaft freie Salzsäure (40/54). Nach Coffeinprobetrunk schneller Anstieg der Säurewerte bis maximal 83/93 nach 75 min.

Tabelle 86. *Wasserversuch am 29. 11. 44.*

Zeit (Stunden)	Menge (cm³)	Spezifisches Gewicht
1500 cm³ Wasser		
$^1/_2$	135	1008
1	220	1002
$1^1/_2$	170	1002
2	—	—
$2^1/_2$	—	—
3	—	—
$3^1/_2$	150	1005
4	—	—
	675	
6	245	1005
8	200	1012
10	—	—
12	115	1024
	560	
24	235	1030

Tabelle 87. *Blutzuckerkurve nach 50 g Dextrose per os am 27. 11. 44.*

Zeit (Minuten)	Blutzucker (mg-%)
nüchtern	99
50 g Dextrose per os	
20	134
40	142
60	115
90	120
120	94
150	98
180	105
210	90

Im Urin kein Zucker.

Tabelle 88. *Blutzuckerkurve nach 1 EH Insulin auf 15 kg Körpergewicht intravenös am 28. 11. 44.*

Zeit (Minuten)	Blutzucker (mg-%)
nüchtern	96
1 EH Insulin auf 15 kg Körpergewicht intravenös	
15	59
30	51
45	82
60	96
90	100
120	101

Keine Schockerscheinungen.

Tabelle 89. *Spezifisch-dynamische Eiweißwirkung am 1. 12. 44.*

Zeit (Stunden)	Umsatz (%)
nüchtern	—13
Eiweißfrühstück	
1	+12
2	+18
3	+21
4	+25
5	+21

Röntgenuntersuchung der Thoraxorgane: o. B.

Röntgenuntersuchung des Magens: Keine Sekretvermehrung. Normale Falten. Bei Vollfüllung normal tonisierter Hakenmagen mit regulärer Peristaltik und schneller Entleerung. Bulbus und Duodenum o. B.

Urteil: Magen organisch einwandfrei. Etwas beschleunigte Entleerung.

Grundumsatz am 24. 11. 44: +1%. Grundumsatz am 1. 12. 44: —13%.

Nach Arztberichten aus den Jahren 1948 und 1950 arbeitet der Verletzte in seinem Beruf. Er klagte noch über Kopfschmerzen und Vergeßlichkeit. 1946 war ein großer epileptischer Anfall aufgetreten; ihm folgten später jährlich zwei kleine Anfälle. Die Libido war vermindert; Schlaf, Verdauung usw. in Ordnung. Im November 1948 wurde eine linksseitige „gemischtherdige, aktive Lungenoberfeldtuberkulose" entdeckt und in einer halbjährigen Sanatoriumskur zum Abheilen gebracht. Das Gewicht betrug 71 kg. RR im Liegen 125/75 (P. 52), sofort nach Aufstehen 125/75, nach 4 min Stehen 125/75. Es war von Verlangsamung und Abgestumpftheit im Wesen die Rede. Zur Zeit des letzten Berichtes war eine Gastritis aufgetreten, ohne daß röntgenologisch ein Ulcus gefunden werden konnte. 1951 ereignete sich vorübergehend ein schwerer Status epilepticus.

Zusammenfassung. Bei dem 21jährigen Mann liegt eine frontal lokalisierte Granatsplitterverletzung vor, die auf der linken Seite zu einem Impressionsbruch des Schädels, auf der rechten Seite nur zu einer Weichteilwunde führte. Links wurde neben im Stirnhirn lokalisierten Knochen- und Metallsplittern ein pfefferkorngroßer Metallstecksplitter so eingesprengt, daß er 1,0 cm vor und etwas unterhalb der Glandula pinealis links nahe an der Mittellinie zu liegen kam. Nach Ausräumung der frontalen Trümmerhöhle links kam es durch Infektion an dieser Stelle zu einem Frühabsceß und im rechten Stirnhirnlappen zu einem Spätabsceß, der entweder metastatisch von links her oder — was wahrscheinlicher ist — von einer schleichenden Osteomyelitis des rechten Stirnbeins ausging, das von der Weichteilwunde rechts infiziert wurde. Als Komplikationen machte der Verletzte vier meningitische Schübe, Weichteileiterungen (Abscesse, Furunkel) und eine Thrombophlebitis durch.

Neurologisch boten sich vorübergehende linksseitige und bleibende rechtsseitige spastische Zeichen, ein allgemeiner Hydrocephalus mit zusätzlicher Ausweitung beider Vorderhörner und eine hirntraumatische Wesensveränderung.

Internistisch ist ein etwas femininer Habitus und eine leichte Blutdruck- und Gefäßlabilität zu verzeichnen, wobei der Habitus sicher als anlagebedingt anzusprechen ist (breites Becken, Hängeschultern, X-Beine, geringer Bartwuchs usw.) und die Gefäßlabilität wenigstens anamnestisch schon durch eine gewisse konstitutionelle Bereitschaft vorgebildet war. Die weiteren Laboratoriumsuntersuchungen ergaben eine leichte Verzögerung der Wasserausscheidung im Trinkversuch, einen kräftigen Insulineffekt und eine leichte Superacidität des Magensaftes ohne organischen Röntgenbefund. Der Grundumsatz war etwas niedrig, die spezifisch-dynamische Eiweißwirkung gut. Im ganzen können diese Ausschläge noch nicht als pathologisch bewertet werden. Dies Ergebnis verdient besondere Beachtung wegen der schweren, über das Gehirn abgelaufenen Schäden und wegen der Stecksplitterlokalisation.

4 Jahre später erfuhren wir durch seine Ärzte und Angehörigen von seltenen epileptischen Absencen und einer damals erstmals entdeckten linksseitigen Oberfeldtuberkulose, die durch eine halbjährige Sanatoriumskur ausheilte. 6 Jahre nach unserer ersten Untersuchung wurde eine Gastritis ohne Ulcusbefund behandelt. Die Blutdrucklabilität war nicht mehr nachweisbar. $8^{1}/_{2}$ Jahre nach der Verwundung war der Zustand bis auf eine Zunahme der Epilepsie unverändert.

Fall 36 *(Beobachtung 402).*

H. H., 19 J., Friseur; geb. 10. 12. 24, verwundet 29. 2. 44, untersucht 10. 7. 44.

Vorgeschichte: Familie: o. B. — Selbst: August 1943 an der Ostfront drei typische Malariaanfälle.

Chirurgische Verletzungsfolgen: Am 29. 2. 44 Granatsplitterverletzung in der rechten Schläfengegend. Einschuß 2 Querfinger vor dem oberen Ansatz der rechten Ohrmuschel. Keine operative Versorgung. Ungestörter Wundverlauf. Anfangs meningitischer Reizzustand. Röntgenologisch kleine lochförmige Einschußfraktur rechts tief temporal mit feiner intracerebraler Knochensplitterstraße und zwei fast erbsengroßen Metallstecksplittern, die beide in der Mittellinie liegen, der eine an der Falx im Occipitalbereich, der andere in der Gegend der Glandula pinealis (s. Abb. 36a und 36b).

Neurologische Verletzungsfolgen: Bei der Verwundung zunächst nicht bewußtlos. Nach einigen Minuten Erlöschen der Erinnerung für einen Tag. Kein Erbrechen. Sofortige Lähmung der linken Körperseite unter Bevorzugung des Armes. Keine Kopfschmerzen. Das Bein war in etwa 3 Monaten, der Arm in 4 Monaten wieder hergestellt. Zur Zeit unserer Untersuchung klagte er noch bei Hitze über etwas Kopfdruck, geringe Schwäche in der linken

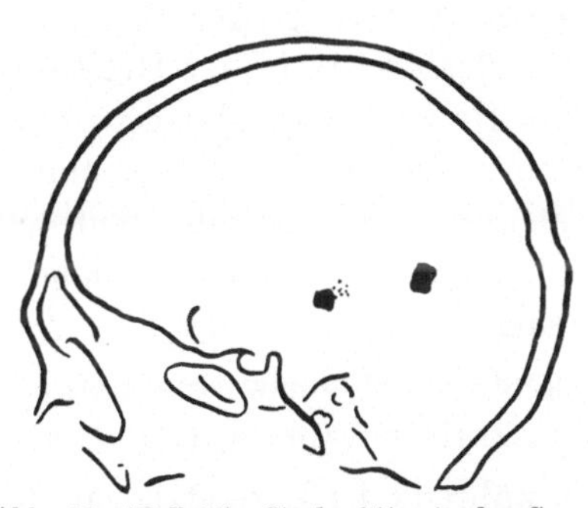

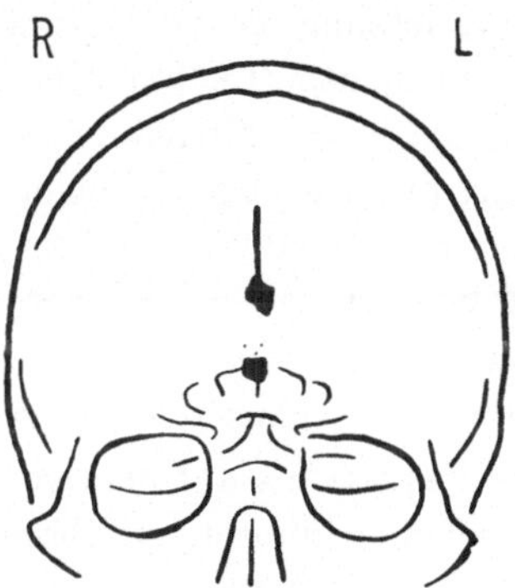

<table>
<tr><td>Abb. 36a (Fall 36). Stecksplitter in der Gegend
der Glandula pinealis und im Occipitalhirn.</td><td>Abb. 36b (Fall 36).
Die Splitter liegen in der Mittellinie.</td></tr>
</table>

Hand und einen Gesichtsfeldausfall nach links. Objektiv fand sich eine leichte linksseitige Trochlearisschwäche, eine Reflexsteigerung am linken Arm, eine geringe Hypästhesie links im Gesicht und am linken Arm sowie eine Hemianopsie nach links. Psychisch war der Verletzte unauffällig.

Encephalogramm am 8. 5. 44: Keine Luftfüllung. Im Liquor Eiweißvermehrung und 45/3 Zellen.

Interne Befunde: Größe 182 cm. Gewicht 69 kg. Schlank, mittelkräftig, etwas weiche Formen. Frische Farben. Kühle, akrocyanotische Gliedmaßen. Geringe männliche Behaarung. Normal verteilte Fettpolster. Kleine reizlose Narbe 2 Querfinger vor dem oberen Ansatz der rechten Ohrmuschel. Augen reizlos. Nase frei. Gebiß ungepflegt. Zunge sauber. Tonsillen o. B. Kleine Kieferwinkeldrüse rechts.

Schilddrüse etwas betont, noch keine Struma.

Lungen o. B. Herz o. B. Puls 80, regelmäßig. Arterienrohr zart. RR im Stehen zwischen 115/80 und 105/80 (P. 88), im Liegen 125/75 (P. 64).

Leber eben fühlbar, weich. Ganz kleiner, leicht druckempfindlicher Milztumor. Genitale o. B. Urin o. B.

Keine vermehrte emotionelle Reaktion der Kopfgefäße. Nach Bücken mäßiger Blutandrang mit etwas Schwindel (P. 15:13). Mittelstarke respiratorische Arrhythmie. Kurzdauernder, roter Dermographismus. Achselschweiß, sonst keine Schweiß- oder Hauttalgvermehrung. Kühle, feuchte Hände (schon früher, links jetzt verstärkt). Innerlich ruhig. Kein Tremor.

Ergänzende Angaben: Appetit und Verdauungsorgane waren immer in Ordnung. Gewicht unverändert. Kein vermehrter Durst, Schlaf gut. Schwitzt seit der Malaria — nicht aber seit der Verwundung — mehr. Potenz o. B. Alkoholtoleranz nicht erprobt. Rauchen gut vertragen.

Nach den Krankenblattkurven war die Temperatur bis 6. 3. 44 erhöht. Puls anfangs um 56 (Meningitis), später regulär. RR im Juni 115/85. Urin o. B. Anfangs war bei dem meningitischen Schub der Liquor blutig, der Eiweißgehalt stark vermehrt, Zellzahl 304/3. Am 6. 4. 44 plötzlich Schüttelfrost und Temperatur bis 39,8°. Schnelle Entfieberung.

2 Tage später erneuter Anfall. Im Blut Malaria tertiana Plasmodien. Bei typischer Atebrin-
Plasmochinkur schnelle Entfieberung. Am 14. und 16. 6. 44 wieder zwei gleiche Fieber-
attacken. Zweite Atebrin-Plasmochinkur mit promptem Erfolg. Kurz vor der Verwundung
begann bei ihm außerdem eine Furunkulose, die im März 1944 abheilte. Es waren noch frische
Furunkelnarben an der Haut zu sehen.

Keine Stoffwechseluntersuchungen.

Ende 1948 berichtete er, daß er seinen Beruf voll ausübe und nur nach langer Arbeit
Kopfschmerzen bekomme. Sonst gehe es ihm gut. Irgendwelche Erkrankungen oder sonstige
Gesundheitsstörungen habe er nicht bemerkt. Er stehe nicht in ärztlicher Behandlung.
Gewicht 67 kg. 1952 bestätigte er diese Angaben. Inzwischen war ihm eine Tochter geboren
worden.

Zusammenfassung. Es handelt sich bei dem 19jährigen Mann um eine Granatsplitterverletzung rechts tief temporal ohne operative Versorgung. Einsprengung
feiner Knochensplitter am Einschuß und zweier etwa erbsengroßer Metallstecksplitter, die in der Mittellinie, der eine occipital, der andere in der Gegend der
Glandula pinealis liegen blieben. Der letztere dürfte nach Lage des Einschusses
das rechte Stammhirn durchschlagen und zu einer Läsion der rechten inneren
Kapsel geführt haben. Kurzer anfänglicher meningitischer Schub. Gut restituierende linksseitige Hemiparese und Hemihypästhesie sowie Hemianopsie
nach links. Psychisch keine Wesensveränderungen.

Internistisch bis auf geringe Vasolabilität keine erwähnenswerten Besonderheiten. Keine klinisch greifbaren hormonal-vegetativen Störungen.

Eine im Gang befindliche Furunkulose heilte während der Lazerettbehandlung
schnell ab. Eine alte Malaria tertiana, die schon 1943 zu Anfällen geführt hatte,
trat im 2. und 4. Monat nach der Verletzung mit je zwei typischen Fieberanfällen
wieder in Erscheinung, die ganz den gleichen Verlauf — wie er sonst bei dieser
Erkrankung üblich ist — nahmen und durch Atebrin-Plasmochin leicht behoben
wurden. Der Tastbefund an Milz und Leber erklärt sich durch die chronische
Malaria.

$4^1/_2$ und 8 Jahre nach der Verwundung berichtete er über volle Berufsfähigkeit,
praktische Beschwerdefreiheit und keine Neuerkrankungen. Einen Arzt hatte
er bisher nicht benötigt.

Fall 37 *(Beobachtung 528).*

A. M., 35 J., Nadler; geb. 3. 9. 09, verwundet 29. 4. 44, untersucht 6. 9. 44 ff.

Vorgeschichte: Familie: o. B. — Selbst: Mit 8 Jahren Diphtherie. Seit dem 15. Lebensjahr periodisch Ohrlaufen. 1942 zwei Monate Wolhynisches Fieber. Im gleichen Jahre
Exostosenoperation am rechten Kniegelenk. 1943 Appendektomie.

Chirurgische Verletzungsfolgen: Am 29. 4. 44 Granatsplitterverletzung in der linken
Schläfengegend. Einschuß 1 Querfinger vor und etwas oberhalb des oberen Ansatzes der
linken Ohrmuschel. Röntgenologisch kleiner Lochdefekt links tief temporal am Einschuß,
feine Knochensplitterstraße zu einem pfefferkorngroßen Metallstecksplitter 1,0 cm links der
Mittellinie und 2,3 cm flach schräg aufwärts der Sellalehne (1,2 cm über der Pyramide kurz
vor der Gehörgangsvertikalen) (s. Abb. 37a und 37b). Keine operative Versorgung. Keine
Wundkomplikation. Weitere kleine Metallstecksplitterverletzungen an der linken Halsseite und im Gesicht.

Neurologische Verletzungsfolgen: Verletzung noch gespürt, aber gleich danach für
4 Tage bewußtlos. Erbrechen. Keine retrograde Amnesie. Anfangs mäßige Kopfschmerzen.
Sofort Gesichtsfeldausfall nach rechts. Keine Lähmungen (mit Ausnahme einer peripher
bedingten linksseitigen Accessoriusparese). Im 5. Monat nach der Verletzung noch bei Anstrengungen, Hitze und Wetterumschlag linksseitige Kopfschmerzen. Bückschwindel, Sehstörung nach rechts; vergeßlicher, reizbarer; verlangsamter Gedankenablauf. Objektiv

war er nach dem Krankenblatt am 1. 5. wieder klar. Die rechte Pupille war weiter als die linke, beide reagierten träge auf Licht. Hemianopsie nach rechts. Sonst keine neurologischen Ausfälle. Bei der Untersuchung im 5. Monat nach der Verletzung waren die Pupillen in Ordnung, die Hemianopsie nach rechts bestand weiter. Sonst keine somatisch-neurologischen oder psychischen Auffälligkeiten. Röntgenbefund am Schädel wie oben. Kein Encephalogramm. Liquor o. B.

Interne Befunde: Größe 166 cm. Gewicht 66 kg. Mittelkräftiger, muskulöser, proportioniert gebauter, relativ alt wirkender Mann mit beginnender Ergrauung des Kopfhaares. Volle männliche Behaarung. Normal verteilte Fettpolster. Einschußnarbe in der linken

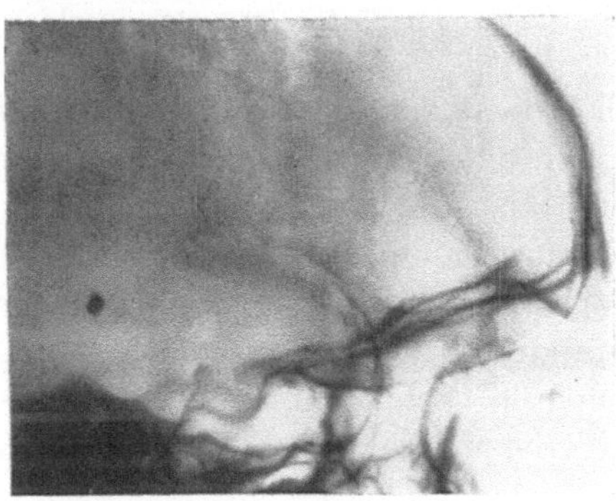

Abb. 37 a (Fall 37). Stecksplitter 2,3 cm schräg aufwärts hinter der Sellalehne.

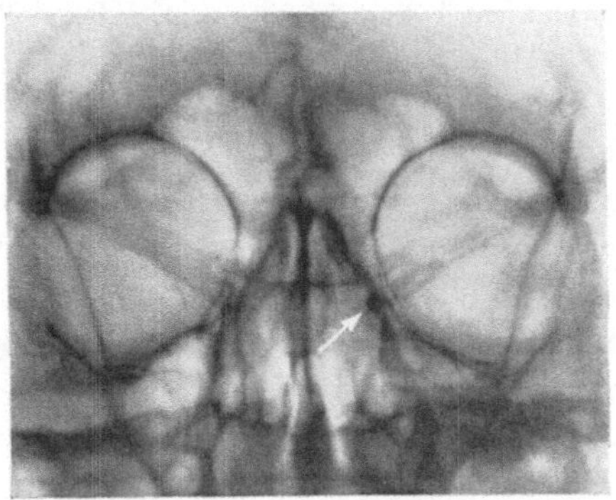

Abb. 37 b (Fall 37). Splitter 1,0 cm links der Mittellinie (↓). (Nebenhöhlentechnik.)

Schläfe reizlos. Erschwertes Hörvermögen durch chronischen Adhäsivprozeß beiderseits. Oberkieferprothese. Große Zahnlücken mit Paradentose unten. Kleine Kieferwinkeldrüse rechts. Sonst Kopforgane o. B.

Keine Struma.

Spur Skoliose der Brustwirbelsäule. Thoraxdehnbarkeit: 87/92 cm. Lungen o. B. Herz o. B. Puls 72, regelmäßig. Arterienrohr nicht verhärtet. RR im Stehen 115/75 (P. 72), im Liegen 115/75 (P. 60). Bauchorgane bis auf Blinddarmoperationsnarbe o. B. Genitale o. B. Gliedmaßen o. B. Urin o. B.

Blaß. Keine verstärkte Reaktion der Kopfgefäße. Nach Bücken kein vermehrter Blutandrang, aber etwas Schwindelgefühl (P. 11:10). Geringe respiratorische Arrhythmie. Roter, länger anhaltender Dermographismus. Keine Schweiß- oder Hauttalgvermehrung. Ruhig. Kein Tremor.

Ergänzende Angaben: Appetit und Verdauungsorgane waren immer in Ordnung. Niemals Magenbeschwerden. Ausgangsgewicht vor der Verwundung wurde wieder erreicht. Kein krankhafter Durst. Schläft schwerer ein und oberflächlicher als früher. Keine vasomotorischen Störungen. Potenz o. B. Alkohol und Nicotin nicht vertragen.

Nach den Krankenblattkurven hatte der Verletzte bis zum 9. 5. subfebrile Temperatur; dann war er fieberfrei. Angemessene Pulsfrequenz. Mitte Juni vorübergehend Leukocytenvermehrung im Urinsediment ohne Beschwerden. Später Urin immer einwandfrei. RR im Juli 105/70. 8 Tage vor unserer Untersuchung machte der Verletzte eine typische katarrhalische Angina durch, bei der er 3 Tage lang bis maximal 38,3° fieberte.

Fraktionierte Magenausheberung: Schon nüchtern hohe Säurewerte und etwas Sekretvermehrung (50/62). Kurvenverlauf nach Coffeinprobetrunk hoch- und spätacide. Maximale Werte von 57/75 erst nach 2 Std.

Röntgenuntersuchung der Brustkorborgane: o. B.

Tabelle 90. *Blutzuckerkurve nach 50 g Dextrose per os am 7. 9. 44.*

Zeit (Minuten)	Blutzucker (mg-%)
nüchtern	102
50 g Dextrose per os	
20	173
40	182
60	162
90	121
120	101
150	96
180	77
210	93

Im Urin keine Zuckerausscheidung.

Röntgenuntersuchung des Magens: Kleine Kaskade im Fornix, die sich später ausgleicht. Anfangs kleine Sekretmenge, die im Verlauf der Untersuchung zu einer handbreit hohen Flüssigkeitsschicht ansteigt. Falten stark verbreitert. Tonus unauffällig. Gut durchschnürende Peristaltik. Schnelle Austreibung. Bulbus und Duodenum o. B. Kein Druckschmerz.

Urteil: Gastritis und Hypersekretion.

Grundumsatz am 7. 9. 44: +6%.

Nach dem Bericht seines behandelnden Arztes von 1951 bestanden noch Kopfschmerz, Schwindel, Gedächtnisstörungen, Reizbarkeit, schlechter Schlaf und Herabsetzung der Libido sowie Sehstörungen. Irgendwelche anderen Erkrankungen waren nicht aufgetreten. Das Gewicht betrug 74,5 kg in Kleidern. RR im Liegen 120/80 (P. 78), sofort nach Aufstehen 115/75 (P. 88), nach 5 min Stehen 110/80 (P. 100). Urin o. B.

Zusammenfassung. Es handelt sich bei dem 35jährigen Mann um einen pfefferkorngroßen Metallstecksplitter in der linken Hirnstammgegend 1,0 cm neben der Mittellinie und 2,3 cm schräg hinter und über der Sellalehne mit Einschuß dicht vor dem oberen Ansatz der linken Ohrmuschel und feiner Knochensplitterstraße im Verlauf des Schußkanals ohne operative Versorgung.

Neurologisch bot er anfangs eine Pupillendifferenz, eine träge Lichtreaktion und eine sich nicht restituierende Hemianopsie nach rechts, sonst bestanden keine Ausfälle. Nach dem Befund ist eine Verletzung des linken Tractus opticus wahrscheinlich.

Internistisch wirkte der Verletzte vorzeitig gealtert und wenig elastisch. Die vegetativen Regulationen waren stabil, besonders auch das Verhalten des Blutdruckes und der Vasomotoren. Die Magenuntersuchung ergab eine etwas hochacide, supersekretorische Gastritis, ohne daß je Beschwerden bei dem Verletzten bestanden hatten.

Kurz vor der Entlassung machte er in 3 Tagen eine typische katarrhalische Angina durch, die komplikationslos ablief. Die mit der Hirnverletzung gleichzeitig erfolgten Weichteilläsionen am Gesicht und Hals heilten schnell ab.

Durch den behandelnden Arzt erfuhren wir 1951, daß in den abgelaufenen 7 Jahren bis auf eine Gewichtszunahme von 8 kg (Alter, Konstitutionstyp!) keine wesentliche Änderung und keine Neuerkrankung aufgetreten sei.

Fall 38 *(Beobachtung 65).*

A. O., 23 J., Landarbeiter; geb. 10. 12. 20, verwundet 4. 11. 43, untersucht 10. 3. 44. Vorgeschichte: Familie: Väterlicherseits mit Bronchialasthma belastet. — Selbst: Schlechter Schüler. Gewisse Atembeschwerden bei Belastung schon seit Jahren. 1942 rechtsseitiger Lungendurchschuß.

Chirurgische Verletzungsfolgen: Am 4. 11. 43 Granatsplitterverletzung in der rechten Schläfengegend vor dem oberen Ohrmuschelansatz mit bohnengroßer Impression, Hirnbrei- und Liquoraustritt und einem erbsengroßen Metallstecksplitter direkt rechts der Mittellinie 2 Querfinger über der Pyramidenhöhe in der Gehörgangsvertikalen (s. Abb. 38a und 38b). Am gleichen Tage operative Entfernung zahlreicher Knochensplitter, eines subduralen Hämatoms und zertrümmerter Hirnmassen. Der Stecksplitter wurde nicht erreicht. Primäre Wundheilung. Keine Komplikationen.

Neurologische Verletzungsfolgen: Verwundung gespürt; noch 10 Schritte gelaufen; dann zusammengebrochen und für 2 Tage bewußtlos. Von Anfang an linksseitige Halbseitenlähmung und Sprachstörung. Keine Kopfschmerzen. Die Lähmung besserte sich im Bein weitgehend, im Arm weniger. Auch die Sprachstörung ging bis auf Reste zurück. Im 5. Monat nach der Verletzung noch Schwäche auf der linken Körperseite, schwere Zunge beim Aussprechen komplizierterer Wörter, schwerfälliger, vergeßlicher und reizbarer. Objektiv bestand sofort nach der Verletzung eine fast komplette linksseitige Hemiparese mit leichten Sensibilitätsstörungen, einer Pupillenerweiterung rechts und einer Dysarthrie. Zur Zeit unserer Untersuchung bot er noch eine spastische, mäßig restituierte Hemiparese links (Bein besser als Arm), leichte Sensibilitätsstörung am linken Arm, Erschwerung der Aussprache, wenig Mimik, bisweilen Zwangslachen, allgemeine Verlangsamung, herabgesetzte Krankheitseinsicht, Euphorie und eine gewisse Debilität.

Encephalogramm: Mäßiger Hydrocephalus der Seitenventrikel. Stärkere Ausbuchtung des 3. Ventrikels. Ausweitung der vorderen und mittleren Partien des rechten Seitenventrikels. Der Stecksplitter lag rechts seitlich neben dem hinteren Teil des 3. Ventrikels. Außerdem fanden sich direkt unter dem glatten 1,5:1,5 cm großen temporalen Knochendefekt oberflächlich intracerebral einige kleine Knochensplitter. Liquor o. B.

Interne Befunde: Größe 172 cm. Gewicht 71 kg. Kräftiger Mann mit hemiplegischem Gang. Haut gut durchblutet. Männliche Behaarung. Fettpolster ausreichend entwickelt und normal verteilt. Kräftige Muskulatur. Starker Knochenbau. Einige kleine Furunkel

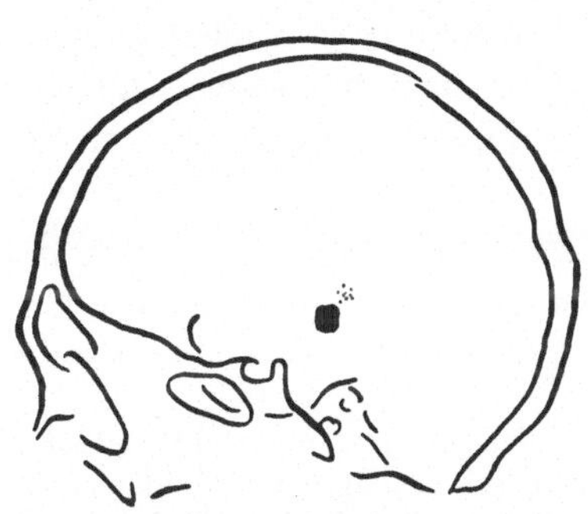
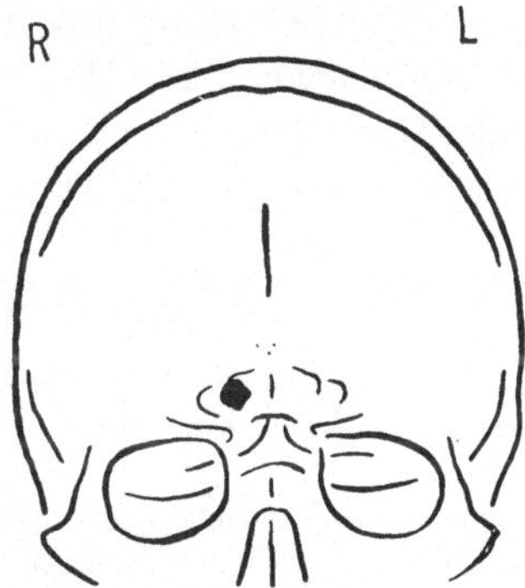

Abb. 38a (Fall 38). Stecksplitter in der Gehörgangsvertikalen unterhalb der Pinealis.

Abb. 38b (Fall 38). Seitliche Lage in der hinteren rechten Seitenwand des erweiterten 3. Ventrikels.

an den Unterschenkeln. Mehrere Furunkelnarben am Körper. Reizlose Narbenverhältnisse in der rechten Schläfengegend vor dem Ohr. Schwache Pulsation des von Muskulatur bedeckten Defektes. Augen o. B. Nase frei. Zunge sauber. Ungepflegtes Lückengebiß. Kleine Tonsillen. Rachen o. B.

Kleine, diffuse, weiche Struma ohne vermehrte Vascularisation.

Narben nach Durchschuß an der rechten Thoraxseite. Gute Dehnbarkeit (91/98 cm). Gelegentlich einige zähe Geräusche über der Bifurkationsgegend. Keine Schwartenzeichen. Lungen sonst o. B. Herz: Bis auf kurze systolische Unreinheit und leichte Spaltung des 2. PT. o. B. Puls regelmäßig, 96. Arterienrohr zart. RR im Stehen 135/110 (nach 3 min auf 115/90 zurückgehend), im Liegen 120/75 (P. 76). Bauchorgane und Genitale o. B. Gliedmaßen: Linke Hand bläulicher. Zwei Glieder des linken Zeigefingers fehlen. Urin o. B.

Kein verstärktes Spiel der Kopfvasomotoren. Geringe respiratorische Arrhythmie. Unauffälliger Dermographismus. Keine Schweiß- oder Hauttalgvermehrung.

Ergänzende Angaben: Appetit und Verdauungsorgane waren immer in Ordnung. Gewicht war angeblich vor der Verletzung 10 kg höher. Kein krankhafter Durst. Keine Schlaf- oder vasomotorischen Störungen. Potenz o. B. Alkoholtoleranz nicht erprobt. Nicotin wie früher gut vertragen.

Nach den Krankenblattkurven war die Temperaturregulierung ungestört. Ruhepuls um 64. Mehrfache Urinkontrollen immer einwandfrei. 4 Wochen nach der Verwundung entwickelte sich eine leicht verlaufende, noch nicht abgeklungene Furunkulose. Am 2. 12. 43 wurde ein Furunkel über dem linken Trochanter incidiert.

Keine weiteren Stoffwechseluntersuchungen.

Zusammenfassung. Bei dem 23jährigen Mann handelt es sich um eine operativ versorgte Granatsplitterimpressionsfraktur rechts temporobasal mit erbsengroßem Metallstecksplitter rechts neben den hinteren Abschnitten des 3. Ventrikels 2 Querfinger über der oberen Pyramidenkante in der Gehörgangsvertikalen. Als neurologische Ausfälle fanden sich eine spastische Hemiparese links, eine Hypästhesie am linken Arm, eine Dysarthrie und hirntraumatische Wesensverände-

7*

rungen bei einer gewissen konstitutionellen Debilität. Das Ventrikelsystem war hydrocephal erweitert und zusätzlich lokal ausgezogen (s. oben). Vorübergehend bestand eine Erweiterung der rechten Pupille.

Internistisch bot er im 5. Monat nach der Verletzung eine kleine, ruhende, diffuse Struma, einen Zustand nach altem rechtsseitigem Lungendurchschuß, eine geringe Tracheitis mit zähen katarrhalischen Geräuschen und eine gewisse Blutdrucklabilität. Sonst waren grob klinisch keine greifbaren vegetativ-hormonalen Störungen erkennbar. Die Struma ist alt und erklärt sich aus der Herkunft des Kranken (Kärnten). Die kaum bemerkenswerte leichte Tracheobronchitis bestand nach den Angaben des Verletzten schon früher und dürfte ursächlich auf die erbliche Belastung mit Asthma vom Vater her zurückgehen.

Als Komplikation trat 4 Wochen nach der Verwundung eine leicht verlaufende Furunkulose auf, die zur Zeit unserer Untersuchung noch nicht abgeklungen war.

Da der Verletzte Ausländer ist, konnten wir ihn später nicht mehr erreichen.

Fall 39 *(Beobachtung 533).*

E. R., 25 J., Bankangestellter; geb. 24. 9. 19, verwundet 28. 1. 44, untersucht 11. 9. 44 ff.

Vorgeschichte: Familie: Vater magenleidend. Eine Schwester mit 23 Jahren an Lungentuberkulose gestorben. Ein Bruder mit 32 Jahren lungenkrank (Tbc). — Selbst: Immer gesund.

Chirurgische Verletzungsfolgen: Am 28. 1. 44 Granatsplitterverletzung rechts tief temporal über dem Jochbogen vor dem rechten Ohr. Röntgenologisch linsengroßer Metallstecksplitter im Bereich der rechten mittleren Schädelgrube 1,5 cm rechts neben der Mittellinie und 1,5 cm über der Pyramidenkante. Wegen anhaltender Somnolenz am 10. Tage nach der Verletzung operative Freilegung des Einschusses: Linsengroßes Duraloch, aus dem nach Erweiterung plötzlich altes und frisches Blut herausquillt; Aussaugen einer Zerfallshöhle und des nach schräg hinten medial verlaufenden Schußkanals. Blutstillung. Gummilasche. Am 12. 2., am 21. 2. und 7. 3. je ein Schub eines Gesichtserysipels von der Wunde ausgehend. Die Hirnwunde granulierte bis Anfang April zu. Splitterlage im Röntgenbild nach 8 Monaten unverändert. 4:6 cm großer Knochendefekt rechts tief temporal über dem Ohr. Keine weiteren Splittereinsprengungen (s. Abb. 39a und 39b).

Neurologische Verletzungsfolgen: Sofort bewußtlos. Auf $1/_4$ Std sich erstreckende retrograde Amnesie. Bis auf gelegentliche undeutliche Eindrücke keine Erinnerung an die ersten 2 Monate nach der Verwundung. Anfangs keine Kopfschmerzen, kein Schwindel, keine Lähmungen, aber sofort Doppelbilder. Am 6. 4. plötzlich Gefühlsstörung auf der linken Körperseite. Im 8. Monat nach der Verletzung noch bei Anstrengungen ab und an Kopfweh, Doppelbilder beim Blick nach unten, Gefühlsstörung auf der linken Körperseite. Vergeßlichkeit und erhöhte Ermüdbarkeit. Objektiv bot er gleich nach der Verletzung bis zur Operation ständige Somnolenz, Ungeschicklichkeit der rechten Hand und Trochlearislähmung rechts. Am 6. 4. apoplektiforme Entstehung einer Hemihypästhesie links mit gleichzeitiger Zell- und Eiweißvermehrung im Liquor, die bis Ende April abklang (zwischen 150 und 48/3 Zellen). Im psychischen Bilde wurde von vorübergehender Logorrhoe im Wechsel mit Gleichgültigkeit und schwermütiger Verstimmung berichtet. Im 8. Monat nach der Verletzung noch rechtsseitige Trochlearislähmung, Dysdiadochokinese der rechten Hand, geringe Reflexsteigerung am linken Arm, Abschwächung der Fremdreflexe links und Hemihypästhesie links. Psychisch: Depressiv, haftend, Hemmungszustände.

Encephalogramm: Ganz geringer symmetrischer Hydrocephalus. Liquor o. B.

Interne Befunde: Größe 173 cm. Gewicht 61,3 kg. Schlank, leichter Rundrücken. Weiße Haut. Wenig Behaarung. Geringe Fettpolster in gleichmäßiger Verteilung. Mittelstarke Muskulatur. Schlanker Knochenbau. Kühle Gliedmaßenenden. Keine Überstreckbarkeit der Finger, normale Mitbewegungen. Reizlose Narbenverhältnisse vor dem rechten Ohr. Eingesunkene, pulsierende Weichteile über dem Defekt. Lidspalten und Pupillen gleich weit. Nase frei. Zunge sauber. Ausgezeichnetes Gebiß mit einer Lücke. Tonsillen klein, reizlos. Rachen o. B.

Keine Struma.

Thorax flach, elastisch. Lungen o. B. Herz o. B. Puls regelmäßig, 100. Arterienrohr zart. RR im Stehen 105/80 (P. 88), im Liegen 125/75 (P. 60).

Bauchorgane und Genitale o. B. Gliedmaßen kühl. Plattfüße beiderseits. Urin o. B.

Keine verstärkte spontane Reaktion der Kopfgefäße. Nach Bücken mittelstarker Blutandrang ohne Beschwerden (P. 16:12). Länger anhaltender Dermographismus mit leichtem Ödem. Mäßige respiratorische Arrhythmie. Keine Schweiß- oder Hauttalgvermehrung. Innerlich ruhig. Kein Tremor. Während der Untersuchung etwas arm an Mimik und Spontanbewegungen.

Ergänzende Angaben: Anfang April entwickelte sich bei ihm für 2 Monate ein sehr starker Appetit, der dann wieder zur Norm zurückging. Die Verdauungsorgane waren

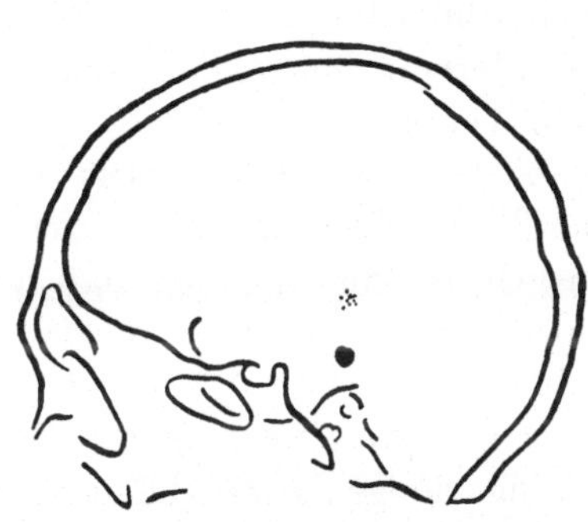

Abb. 39a (Fall 39). Stecksplitter
1,5 cm über der oberen Pyramidenkante.

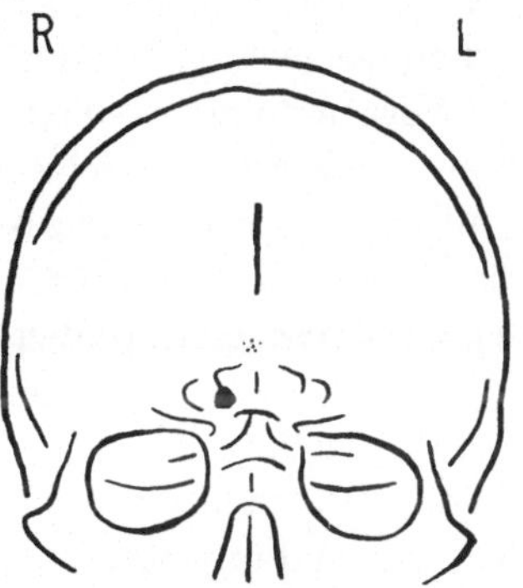

Abb. 39b (Fall 39).
Seitliche Lage 1,5 cm rechts der Mittellinie.

Tabelle 91. *Wasserversuch am 14.9.44.*

Zeit (Stunden)	Menge (cm³)	Spezifisches Gewicht
1500 cm³ Wasser		
$^1/_2$	235	1006
1	475	1002
$1^1/_2$	450	1002
2	425	1003
$2^1/_2$	300	1004
3	155	1008
$3^1/_2$	100	1009
4	25	1016
	2165	
6	150	1018
8	115	1018
10	50	1024
12	65	1026
	380	
24	225	1023

Gewicht vorher: 61,6 kg.
Gewicht nachher: 60,4 kg.

Tabelle 92. *Blutzuckerkurve nach 50 g Dextrose per os am 12.9.44.*

Zeit (Minuten)	Blutzucker (mg-%)
nüchtern	96
50 g Dextrose per os	
20	143
40	170
60	154
90	125
120	108
150	88
180	83
210	83

Im Urin kein Zucker.

Tabelle 93. *Spezifischdynamische Eiweißwirkung am 13.9.44.*

Zeit (Stunden)	Umsatz (%)
nüchtern	— 5
Eiweißfrühstück	
1	+ 2
2	— 4
3	+ 5
4	+15
5	+20

immer in Ordnung. Keine gröberen Gewichtsveränderungen. Nie krankhafter Durst. Schlaf nicht gestört. Vasomotorium und Potenz o. B. Ein Glas Wein gut vertragen. Nichtraucher.

Die Krankenblattkurven lagen nur unvollständig vor. Soweit vorhanden, ergaben sich keine Besonderheiten.

Genaue interne Beobachtung vom 9.—15. 9. 44: Die Temperatur bewegte sich in dieser Zeit um etwas über 36⁰. Der Puls lag morgens öfters unter 60, stieg im Laufe des Tages gelegentlich bis 80 an. Der Blutdruck erreichte morgens nach dem Schlaf als niedrigsten Wert 100/60. Das Körpergewicht schwankte um 61 kg. Die Urinmenge betrug 1—2 Liter. Spontankonzentration bis 1028. Urin immer einwandfrei.

Fraktionierte Magenausheberung: Der Nüchternsaft enthielt schon freie Salzsäure (20/37). Bei Coffeinprobetrunk höchster Säurewert mit 47/62 nach gut 2 Std.

Röntgenuntersuchung der Brustkorborgane: o. B.

Röntgenuntersuchung des Magens: Zartes Relief. Der erste Breischluck tritt schnell in den Bulbus über. Sonst guter Tonus. Peristaltik und Bulbus o. B.

Urteil: Magen organisch o. B. Herabsetzung des Pylorustonus.

Grundumsatz am 9. 9. 44: $+2\%$; am 13. 9. 44: -5%.

Zusammenfassung. Es handelt sich bei dem 25jährigen Mann um einen linsengroßen Metallstecksplitter in der rechten mittleren Schädelgrube 1,5 cm rechts der Mittellinie und ebensoviel über der Pyramidenkante. Der Einschuß lag vor dem rechten Ohr. Neurologisch bot er eine Trochlearislähmung rechts, eine Unsicherheit der rechten Hand und eine Hemihypästhesie links, die erst 9 Wochen nach der Verwundung apoplektiform entstand. Hervorzuheben sind weiter die lange Somnolenz und die schweren psychischen Veränderungen.

Internistisch war eine gewisse Blutdrucklabilität festzustellen. Die Stoffwechselanalyse ergab im ganzen reguläre Verhältnisse bis auf eine verzögerte spezifisch-dynamische Eiweißwirkung. Beachtlich ist die Angabe, daß vom 3.—5. Monat nach der Verletzung eine besondere Steigerung des Appetits bestanden haben soll.

Der Verletzte machte drei kurze Schübe einer Wundrose im 1. und 2. Monat nach der Verwundung durch, ohne daß nachteilige Folgen zurückblieben oder das Erysipel einen besonderen Verlauf nahm.

Der in Ostpreußen beheimatete Verletzte konnte von uns später nicht mehr erreicht werden.

Fall 40 *(Beobachtung 727).*

A. S., 18 J., Maurer; geb. 2. 2. 26, verwundet 18. 10. 44, untersucht 2. 12. 44 ff.

Vorgeschichte: Familie: o. B. — Selbst: Immer gesund.

Chirurgische Verletzungsfolgen: Am 18. 10. 44 Granatsplitterverletzung in der *rechten* Schläfengegend vorne basal mit erbsengroßer Einschußwunde, unter der röntgenologisch eine Impressionsfraktur mit einigen Knochensplittern sichtbar war. Intracerebral lag in der Nähe des Einschusses ein linsengroßer Metallsplitter. Ein zweiter, fast erbsengroßer Metallstecksplitter fand sich 0,3 cm *links* neben der Mittellinie etwas hinter der Ohrvertikalen 2,0 cm über der vorderen Pyramidenkante und 2,8 cm flach schräg aufwärts hinter der Sellalehne. Operative Versorgung am 3. Tag mit zweipfennigstückgroßer Trepanation, Erweiterung des erbsengroßen Duraloches, Aussaugen einer Hirntrümmerhöhle, Entfernung des kleinen Metallsplitters und Duraplastik. Primärer Wundverlauf, keine Meningitis.

6 Wochen nach der Verletzung bestand noch ein gut pflaumengroßer Knochendefekt rechts vorne temporal mit reizlosen Narbenverhältnissen. Der tiefe Hirnstecksplitter hatte seine Lage unverändert beibehalten (s. Abb. 40a und 40b).

Neurologische Verletzungsfolgen: Verwundung gespürt. Keine retrograde Amnesie. Zusammengefallen. Erbrechen. Keine Lähmungen gemerkt. Nach einigen Minuten bewußtlos geworden und nur vorübergehend auf dem Rücktransport kurz erwacht. Endgültige Erinnerung erst an die Zeit nach der Operation. In den ersten Tagen war er fast blind, später sah er nur Umrisse. Schnelle Erholung der Sehschärfe, die rechts noch nicht ganz in Ordnung ist. Anfangs auch geringe Schwäche in der linken Körperseite ohne Gefühlsstörung und Doppelbilder. Sofort sehr starkes Schlafbedürfnis, schlief Tag und Nacht; mußte zum Essen geweckt werden. Besserung erst nach 4 Wochen. Gleichzeitig auffällig starker Appetit. Nur mäßige Kopfschmerzen. 6 Wochen nach der Verletzung keine Kopfschmerzen mehr. Etwas vergeßlicher und erschwerte Auffassung. Noch Doppelbilder beim Blick nach rechts. Keine Gliederschwäche mehr. Schlaf wieder in Ordnung.

Objektiv war aus den Krankenblättern zu entnehmen: 26. 10.: ,,Schläft viel, noch somnolent." 13. 11.: ,,Benommen, schläft viel." 6. 12.: ,,Leichte Abducenslähmung links,

Lichtreaktion der Pupillen beiderseits träge; schläft viel, schwer fixierbar, deutliche Distanz-
und Hemmungslosigkeit." Zur Zeit unserer Untersuchung fand sich folgendes: Rechte Lidspalte eine Spur enger, rechte Pupille vielleicht etwas kleiner. Bei der gewöhnlichen Untersuchung beiderseits kaum eine Lichtreaktion; an der Spaltlampe ausreichendes Pupillenspiel.
Konvergenzverengerung gut. Bei herabgesetzter Beleuchtung keine Pupillendifferenz.
Bulbus, Visus und Gesichtsfeld beiderseits o. B. Seitwärts- und Abwärtsblick beiderseits
gut. Bulbusaufwärtsbewegungen unmöglich (vertikale Blickparese), dabei rotatorische
Bewegungen der Augäpfel. BELLsches Phänomen fehlt. Zentrale Mundfacialisschwäche
links. Bewegungsunruhe der Zunge beim Vorstrecken. Acusticus und Vestibularis beiderseits
intakt. Leichte Parese, Tonuserhöhung und Reflexsteigerung am linken Arm. Dysdiadochokinese links. Bauchdecken- und Cremasterreflexe links schwächer. Auch am linken Bein
leichte Parese, Tonuserhöhung und Reflexsteigerung. Babinski links positiv. Sensibilität

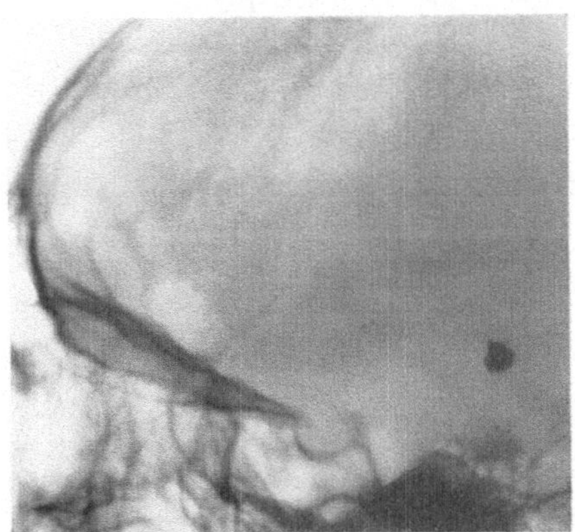

Abb. 40 a (Fall 40). Stecksplitter flach
schräg aufwärts 2,8 cm hinter der Sellalehne.

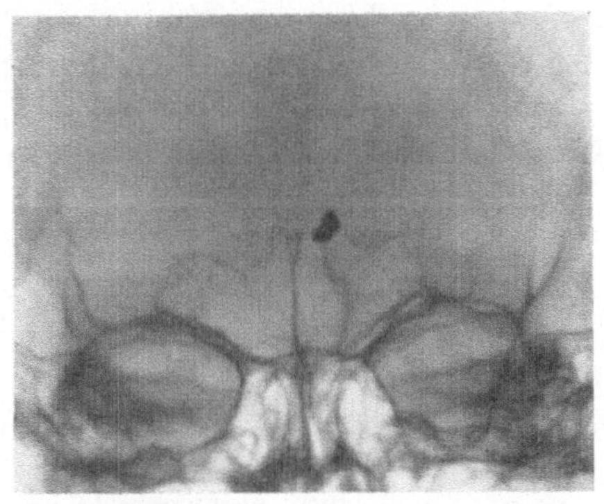

Abb. 40 b (Fall 40). Splitter 0,3 cm
links der Mittellinie, die er überkreuzt hat.

bis auf Hypästhesie im unteren linken seitlichen Thoraxbereich o. B. Sprache o. B. Mitbewegungen im linken Arm herabgesetzt. Psyche: Übertrieben heiter, läppisch, euphorisch,
zäh, erhöht ermüdbar, Merkschwäche. Schläft im Vorzimmer vor der Untersuchung ein.
Choreiforme Unruhe (wackelt unmotiviert hin und her, bewegt den Kopf, atmet tief durch
usw.). Tickartiges Zukneifen des rechten Auges.

Bei einem Encephalographieversuch keine Luftfüllung der Ventrikel. Liquor o. B.

Interne Befunde: Größe 170 cm. Gewicht 63 kg. Jugendliches Aussehen, etwas weiche
Formen. Rosige Hautfarbe. Kaum Bartwuchs (Rasur höchstens alle 4 Wochen). Geringe
Körperbehaarung. Weibliche Schamhaargrenze. Weiche Haut. Fettpolster straff, gut ent-
wickelt, normal verteilt. Keine Striae. Muskulatur eben mittelstark. Etwas grobe Glied-
maßenenden, leichte Akrocyanose. Bindehäute reizlos. Nase frei. Zunge sauber. Sehr gutes
Gebiß. Tonsillen groß, zerklüftet, rechts Pfröpfe. Beiderseits kleine Kieferwinkeldrüsen,
Rachenorgane sonst o. B.

Keine Struma.

Thorax elastisch (87/93). Schleppt links etwas nach (Parese). Das linke Zwerchfell steht
etwas höher als das rechte. Lungen o. B. Herz o. B. Puls regelmäßig, 96. Arterienrohr
zart. RR im Stehen 110/95 (P. 116), im Liegen 120/90 (P. 84, wechselnd!).

Bauchorgane und Genitale o. B. Gliedmaßen s. oben. Urin o. B.

Mäßige emotionelle Reaktion der Kopfgefäße (schon früher). Nach Bücken unwesent-
licher Blutandrang ohne Beschwerden (P. 18:17). Länger anhaltender, roter Dermographismus
mit reflektorischer Randzone. Keine Schweiß- oder Hauttalgvermehrung. Mittelstarke
respiratorische Arrhythmie. Kein Tremor.

Ergänzende Angaben: Appetit seit der Verwundung deutlich stärker geworden. Magen-
und Darmtätigkeit immer in Ordnung. Das Gewicht hat seit der Verwundung um 8 kg
zugenommen (vor der Verletzung maximal 55 kg). Wasserlassen o. B. Schlaf s. oben, soll
jetzt wieder normal sein. Schwitzt bei heißem Essen mehr als früher. Vasomotorium sonst
o. B. Alkohol: Ein Glas Likör gut vertragen. Rauchen gut vertragen.

Nach den Krankenblattkurven war die Temperatur bis Ende Oktober subfebril, dann normal. Pulskurve unauffällig. Blutbild am 16. 11.: Hb.: 90, Ery.: 4,6 Mill., Leuko.: 5800. 2% Eos., 2% Stabk., 53% Segmk., 33% Lympho., 10% Mono.

Vom 18.—20. 11. machte er eine leichte Angina follicularis ohne Komplikationen durch. Die Temperatur stieg für 2 Tage bis 38° an, geringe Pulsreaktion.

Tabelle 94. *Wasserversuch am 9. 12. 44.*

Zeit (Stunden)	Menge (cm³)	Spezifisches Gewicht
1000 cm³ Wasser		
½	100	1015
1	455	1002
1½	550	1002
2	225	1004
2½	90	1010
3	120	1008
3½	85	1011
4	60	1015
	1685	
6	85	1022
8	50	1031
10	45	1032
12	40	1035
	220	
24	140	1030

Gewicht vorher: 63,8 kg.
Gewicht nachher: 62,8 kg.

Tabelle 95. *Blutzuckerkurve nach 50 g Dextrose per os am 6. 12. 44.*

Zeit (Minuten)	Blutzucker (mg-%)
nüchtern	85
50 g Dextrose per os	
20	136
40	136
60	130
90	97
120	63
150	54
180	65

Urin zuckerfrei. Patient klagt nach 90 min über starke Müdigkeit, schläft dauernd auf dem Stuhl ein.

Ergebnis einer genaueren internistischen Beobachtung vom 8.—14. 12. 44: Temperatur zwischen 36 und 37°. Ruhepuls zwischen 70 und 80. RR wechselte nicht unerheblich zwischen Stehen und Liegen (135/65 und 105/85); dabei bewegte sich der Puls zwischen 60 und 120 Schlägen in der Minute. Das Gewicht nahm in dieser Zeit von 63,1 auf 64 kg zu. Spontane Urinmengen zwischen 1 und 1,5 Liter. Spontankonzentration bis 1027.

Fraktionierte Magenaushebrung: Schon nüchtern freie Salzsäure (14/28). Höchster Säurewert erst am Ende der Aushebrung nach 120 min mit 67/87. Klettertyp der Kurve.

Röntgenuntersuchung der Brustkorborgane: o. B.

Röntgenuntersuchung des Magens: Keine Nüchternsekretvermehrung. Normale Falten. Hochstehender, gut tonisierter Hakenmagen mit kleiner Kaskade im Fornix. Kräftig durchschnürende Peristaltik und schnell einsetzende Entleerung. Bulbus und Duodenum o. B.

Urteil: Magen organisch einwandfrei. Gewisse Hypermotilität und schnelle Entleerung.

Tabelle 96. *Blutzuckerkurve nach 1 EH Insulin auf 15 kg Körpergewicht intravenös am 7. 12. 44.*

Zeit (Minuten)	Blutzucker (mg-%)
nüchtern	89
1 EH Insulin auf 15 kg Körpergewicht intravenös	
15	72
30	71
45	81
60	90
90	96
120	90

Keine Schockerscheinungen.

Tabelle 97. *Spezifischdynamische Eiweißwirkung am 13. 12. 44.*

Zeit (Stunden)	Umsatz (%)
nüchtern	—12
Eiweißfrühstück	
1	± 0
2	+ 6
3	+29
4	+14
5	+12

Grundumsatz am 2. 12. 44: +5%.

Ende 1948 teilte er mit, daß er bei der Arbeit Schwindel, Brechreiz, Schweißausbruch, plötzliches Ermüden und gelegentlich „träumerische Zustände mit Kopfleere" habe. Gewicht 67 kg.

1951 hörten wir von seinen behandelnden Ärzten, daß außer der Hirnverletzung keine weiteren Erkrankungen vorlägen und daß der Blutdruck normal sei. Anfang 1952 fielen ein Insulin- und Adrenalinversuch normal aus, beim VOLHARDschen Wasserversuch wurden von 1500 cm³ in den ersten 4 Std 1880 cm³ und in 24 Std 2370 cm³ ausgeschieden. Im Gegensatz zu früher wurde jetzt von einer „sexuellen Übererregbarkeit" gesprochen.

Zusammenfassung. Es handelt sich bei dem 18jährigen Jugendlichen um eine sehr lehrreiche Krankengeschichte. Der frontotemporal an der Basis eingedrungene, fast erbsengroße Stecksplitter muß die Stammhirngegend *rechts* durchschlagen haben. Er blieb *links* nahe der Mittellinie unterhalb der Glandula pinealis liegen. Die Symptomatologie spricht für eine Zwischenmittelhirnläsion: Vertikale Blickparese, angedeutete reflektorische Pupillenstarre, leichte spastische Hemiparese links, choreiforme Unruhe, psychische Veränderungen wie Euphorie, läppisches Gebaren und allgemeine hirntraumatische Wesenszüge. An vegetativ-hormonalen Auffälligkeiten sind hervorzuheben: Schlafsucht, vermehrter Appetit, 9 kg Gewichtszunahme in 2 Monaten, hypoglykämische Anwandlung nach 50 g Dextrose per os mit deutlicher Hypoglykämie und Blutdruck- und Pulslabilität.

Prämorbide mag es sich um einen leicht femininen Typ gehandelt haben, da die oben beschriebenen körperlichen Stigmata nicht erst nach der Verwundung entstanden sein können.

Sonst war der interne Status regelrecht.

4 Wochen nach der Verletzung machte er eine leichte Angina follicularis durch, die in 2 Tagen bei einer Temperaturerhöhung bis 38⁰ abklang.

Nach einem persönlichen Bericht 4 Jahre später scheinen bei Belastung die kopftraumatischen Beschwerden wohl zugenommen zu haben, ohne daß aber sonst eine Änderung eintrat. Auch 7 Jahre nach der Verwundung konnten seine behandelnden Ärzte während zweier stationärer Kuren über die neurologischen Störungen hinausgehende interne Komplikationen nicht feststellen; nur die Wasserdiurese im VOLHARDschen Versuch fiel jetzt überschießend aus, und zum erstenmal wurde auch eine sexuelle Übererregbarkeit angegeben.

Fall 41 *(Beobachtung 519).*

M. Sch., 35 J., Kaufmann; geb. 15. 11. 08, verwundet 19. 1. 44, untersucht 2. 9. 44.

Vorgeschichte: Familie: Vater starb an Schrumpfniere. Ein Großvater Suicid. — Selbst: Bis 8. Lebensjahr Bettnässer. Als Kind Leistenbruchoperation und Scharlach. Mit 22 Jahren linksseitige feuchte Rippenfellentzündung. Mit 28 Jahren Handphlegmone rechts.

Chirurgische Verletzungsfolgen: Am 19. 1. 44 Granatsplitterverletzung in der linken Schläfengegend 1 cm über dem Jochbein, 2 cm temporal vom linken äußeren Lidwinkel. Keine operative Versorgung des Einschusses. Röntgenologisch stecknadelkopfgroßer Granatsplitter im linken Jochbogen. Einsprengung eines feinen Knochensplitters bis in die Mitte des frontotemporalen Schußkanals links. Bohnengroßer (1,2:0,6:0,9 cm) Metallstecksplitter 1,0 cm links der Mittellinie und 2,2 cm horizontal hinter der Oberkante der Sellalehne (s. Abb. 41 a und 41 b).

Neurologische Verletzungsfolgen: Von der Verwundung zunächst nichts gemerkt, nicht sofort bewußtlos. Keine retrograde Amnesie. Konnte mit der blutenden Wunde noch einige 100 m gehen. Dann für 2 Tage bewußtlos. Keine Lähmungen. Anfangs Druckgefühl im Kopf, keine Schmerzen. Im 8. Monat nach der Verletzung nur noch vergeßlicher und ermüdbarer, aber sonst keine Kopfbeschwerden.

Nach den Krankenblättern wurde objektiv niemals ein abnormer neurologischer Befund erhoben. Fundus o. B. Im Juni 1944 bot er noch eine Merkschwäche, eine allgemeine Verlangsamung und Umständlichkeit. Zur Zeit unserer Beobachtung im 8. Monat nach der Verletzung waren sichere psychische Ausfälle nicht mehr vorhanden. Der neurologische Befund war regelrecht. Sprache und Fundus o. B.

Encephalogramm: Mäßiger allgemeiner Hydrocephalus mit Bevorzugung der linken Seite, deutlicher Erweiterung des 3. Ventrikels und zusätzlicher Ausbuchtung des linken Unterhornes. Lage des eingesprengten Metallstecksplitters unverändert. Liquor o. B.

Interne Befunde: Größe 177 cm. Gewicht 70 kg. Schlanker, proportioniert und gut mittelkräftig gebauter Mann. Volle männliche Behaarung. Gut ausgebildete, normal verteilte Fettpolster. Keine femininen Züge. Reizlose, kleine Einschußnarbe links temporal über dem Jochbogen (s. oben). Ungepflegtes Gebiß. Kopforgane sonst o. B.

Keine Struma.

Lungen o. B. Herz o. B. Puls 64, regelmäßig. Arterienrohr zart. RR im Stehen 110/65 (P. 64), im Liegen 115/70 (P. 52). Leistenbruchoperationsnarbe links. Kein abnormer Tastbefund im Bauchraum. Genitale: Relativ klein; beide Hoden auffällig klein

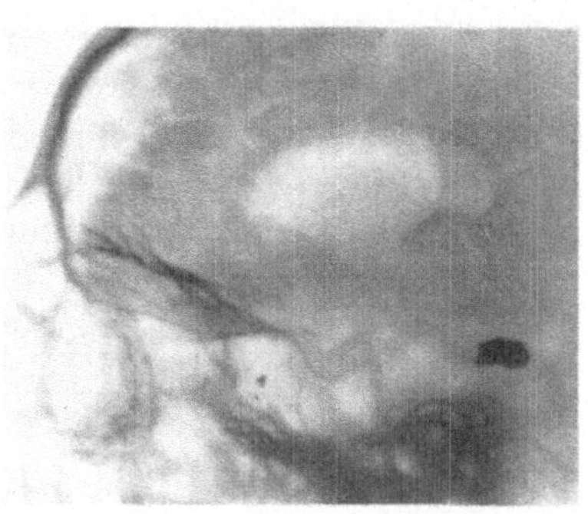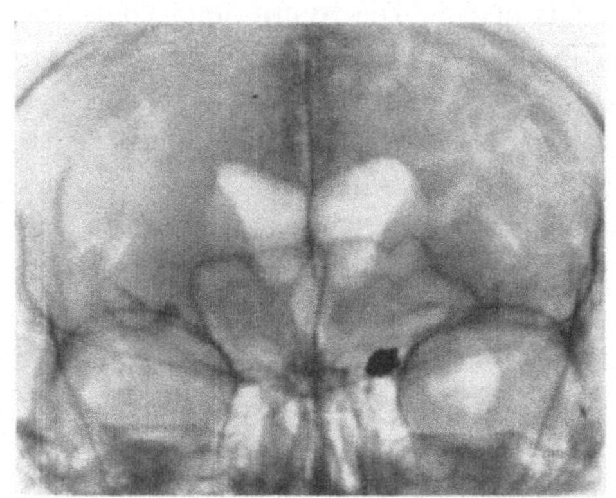

Abb. 41 a (Fall 41). Stecksplitter 2,2 cm waagerecht hinter der Sellalehne.

Abb. 41 b (Fall 41). Seitlicher Abstand des Splitters 1,0 cm links von der Mittellinie. Hydrocephalus unter Mitbeteiligung des 3. Ventrikels.

und schlaff (nach seinen Angaben war der Zustand des Genitale immer so). Äußere Hämorrhoiden. Schlanke Gliedmaßen. Urin o. B.

Keine nennenswerte emotionelle Reaktion der Kopfvasomotoren. Nach Bücken deutlicher Blutandrang ohne Beschwerden (P. 11:11). Mittelstarke respiratorische Arrhythmie. Länger anhaltender, roter Dermographismus. Keine Schweiß- oder Hauttalgvermehrung. Innerlich ruhig. Kein Tremor.

Ergänzende Angaben: Appetit und Verdauungsorgane waren immer in Ordnung. Gewicht wie vor der Verwundung. Kein vermehrter Durst. Schlaf und Vasomotorium o. B. Potenz: Libido vermindert. Alkohol auch jetzt in kleinen Dosen vertragen. Nichtraucher.

Nach den Krankenblattkurven bestand bis Ende Januar 1944 subfebrile Temperatur, dann Fieberfreiheit. Angemessene Pulsreaktion. Mehrfache Urinuntersuchungen immer o. B. Blutbild am 26. 5. 44: Hb.: 90, Ery.: 4,5 Mill., Leuko.: 5000. 2% Stabk., 36% Segmk., 55% Lympho., 7% Mono.; am 19. 7. 44: Hb.: 95, Ery.: 5,2 Mill., Leuko.: 5800. 1% Baso., 5% Eos., 4% Stabk., 56% Segmk., 26% Lympho., 8% Mono.

Nach mehreren Berichten des Verletzten selbst und seines behandelnden Arztes war er in seinem Beruf voll arbeitsfähig und hatte nur geringe Beschwerden. 1949 wog er 64 kg. RR 110/65 (P. 64). Urin o. B.

1950 wurden wieder normale interne und neurologische Befunde von seinem Arzt mitgeteilt. Nur das Gedächtnis wurde als reduziert bezeichnet. Schlafbedürfnis, Flüssigkeitsaufnahme, Verdauungsfunktion in Ordnung. Libido „mäßig". Er sei „in diesen Dingen von Natur aus sehr ruhig veranlagt". Kinder hatte er — angeblich aus äußeren Gründen — bisher nicht. Der RR betrug im Liegen 110/75 (P. 64), sofort nach dem Aufstehen 105/85 (P. 64), nach 4 min Stehen 110/90 (P. 66).

Im Januar 1950 hatte er eine Hämorrhoidenoperation gehabt; sonst war er immer gesund gewesen.

Zusammenfassung. Es handelt sich bei dem 35jährigen Mann um einen fast bohnengroßen Metallstecksplitter in der linken Stammhirngegend 1,0 cm links der

Mittellinie und 2,2 cm waagerecht hinter der oberen Sellalehne. Der Einschuß lag links tief frontotemporal. Der Schußkanal ist durch einen feinen Knochensplitter markiert. Es bestehen und bestanden bei ihm keine neurologischen Ausfälle. Die Beschwerden im 8. Monat nach der Verletzung waren sehr gering. Anfängliche psychische Veränderungen zeigten eine weitgehende Restitution.

Internistisch bot der Verletzte nur eine Blutdrucklabilität. Die Hoden waren bei ihm unterentwickelt, ohne daß sonst endokrine Züge im Gesamtbild sichtbar waren. Keine Änderung der Gewichtsverhältnisse durch die Verwundung. Der Kranke versicherte, daß der Zustand des Genitale immer so gewesen sei. Die Libido soll seit der Verletzung nachgelassen haben. Er war verheiratet, hatte aber keine Kinder.

Die Auskünfte des voll arbeitenden Patienten selbst und seines behandelnden Arztes ergaben 4 und 6 Jahre später keine Änderung der Beschwerden und des Befundes.

Fall 42 *(Beobachtung 565).*

M. K., 28 J., Landwirt; geb. 1. 10. 15, verwundet 20. 10. 43, untersucht 23. 9. 44 ff.

Vorgeschichte: Familie: Vater seit 25 Jahren magenleidend, wahrscheinlich Ulcus. — Selbst: November 1941 bis April 1942 bei der Truppe Übelkeit, Brechreiz, Magendruck und blutige Durchfälle. Danach 4 Monate Lazarettbehandlung. Anschließend schwere Gelbsucht. Bis zur Verwundung immer wieder wechselnd dyspeptische Beschwerden.

Chirurgische Verletzungsfolgen: Am 20. 10. 43 Granatsplitterimpressionsfraktur links hinten hochoccipital nahe der Mittellinie mit Einsprengung mehrerer Knochensplitter bis zu 3,5 cm Tiefe ins Gehirn und einem fast kaffeebohnengroßen (0,8:0,6:0,5 cm) Metallstecksplitter links 1,0 cm neben der Mittellinie, 0,5 cm unter und etwas vor der verkalkten Zirbeldrüse. Anfangs meningitischer Schub. 5 Wochen nach der Verletzung operative Freilegung des Impressionsbruches, fingernagelgroßes Duraloch, Entsplitterung und Absaugung einer fast fingerlangen Trümmerhöhle. Schwammbehandlung. Vom 11.—18. 1. 44 erneuter meningitischer Schub. Ende Februar 1944 Schwammentfernung. Mitte März Wunde geschlossen. 11 Monate nach der Verletzung gut talergroßer, glatter Trepanationsdefekt links occipital, etwas links neben und über der Protuberantia occipitalis mit nicht eingesunkenen, aber pulsierenden Weichteilen. Röntgenologisch noch einige kleine Knochensplitter im Defektbereich. Lage des tiefen Metallstecksplitters unverändert (s. Abb. 42a und 42b).

Weitere Stecksplitterverletzungen am linken Arm, an beiden Schultern und am linken Gesäß mit längerer Wundeiterung.

Neurologische Verletzungsfolgen: Keine retrograde Amnesie. 1 min nach der Verletzung für 7 Tage bewußtlos. Halbseitenlähmung rechts mit Gefühls- und Sprachstörung (konnte schlecht sprechen, aber alles verstehen) und Gesichtsfeldausfall rechts. Anfangs keine Kopfschmerzen. Die Sprachstörung verlor sich in einigen Wochen ganz; die Hemiparese besserte sich; die Hemianopsie blieb bestehen. Im 11. Monat nach der Verletzung subjektiv noch: Stirnkopfschmerzen bei Anstrengungen, Aufregungen und Wetterumschlag; Bückschwindel; Gedächtnisschwäche; Erschwerung des Schreibens und der Wortaussprache bei schwierigen Worten; Schwäche und Gefühlsstörung sowie Gesichtsfeldausfall rechts. Objektiv: In Restitution begriffene Hemiparese rechts, Hemihypästhesie rechts, Hemianopsie nach rechts; Sprache o. B.; allgemeine Verlangsamung.

Encephalogramm: Mäßiger allgemeiner Hydrocephalus, links etwas stärker als rechts; starke Ausziehung des linken Hinter- und Unterhornes zum Defekt. Splitterlage wie oben. Liquor o. B.

Interne Befunde: Größe 174 cm. Gewicht 82,5 kg. Ausgesprochen athletisch gebauter Mann mit sehr kräftiger Muskulatur. Grober Knochenbau. Rosa Haut. Volle männliche Behaarung. Gut entwickelte, normal verteilte Fettpolster. Hemiplegischer Gang. Narben am linken Hinterkopf reizlos. Augen o. B. Nase frei. Zunge sauber. Lückengebiß, Schmelzdefekte und Zahnstein mit Zahnfleischretraktion vorn unten. Tonsillen mittelgroß, zerklüftet, sauber. Rachen o. B.

Schilddrüse besonders rechts etwas vergrößert, nicht vermehrt vascularisiert (Umfang 41 cm). (Eine Stiefschwester gleichfalls Kropf.)

Thorax breit, elastisch (97:104 cm). Lungen o. B. Herz o. B. Puls 76, regelmäßig. Arterienrohr zart. RR im Stehen 125/95 (P. 72), im Liegen 130/90 (P. 52). Bauch: Keine

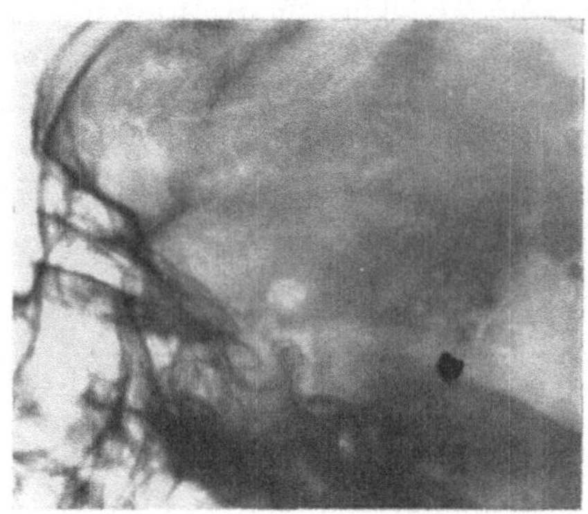

Abb. 42a (Fall 42). Stecksplitter 0,5 cm unter und etwas vor der Glandula pinealis.

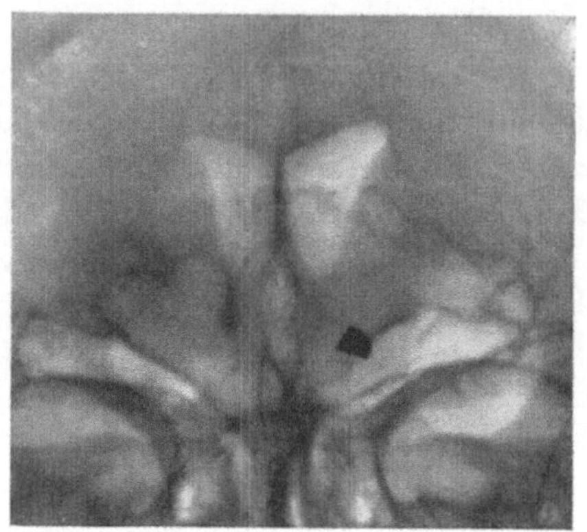

Abb. 42b (Fall 42). Seitlicher Abstand des Splitters links von der Mittellinie 1,0 cm.

Milz-Leberschwellung. Genitale o. B. Verletzungsfolgen durch Stecksplitter.

Tabelle 98. *Wasserversuch am 30.9.44.*

Zeit (Stunden)	Menge (cm³)	Spezifisches Gewicht
Morgenurin	610	1024
1500 cm³ Wasser		
½	95	1008
1	195	1002
1½	435	1002
2	430	1002
2½	370	1002
3	150	1004
3½	100	1008
4	62	1012
	1837	
6	115	1022
8	57	1024
10	45	1025
12	27	1029
	244	
24	165	1030

Gewicht vorher: 81,6 kg.
Gewicht nachher: 80,2 kg.

Gliedmaßen: Krampfadern am rechten Bein und Urin o. B.

Keine nennenswerte Verstärkung des Spieles der Kopfvasomotoren. Nach Bücken deutlicher Blutandrang mit Schwindelgefühl (P. 15:12). Länger anhaltender, roter Dermographismus. Keine Schweiß- oder Hauttalgvermehrung. Innerlich ruhig. Kein Tremor. Geringe respiratorische Arrhythmie.

Ergänzende Angaben: Die oben angeführten Magen-Darmbeschwerden gingen nach der Verwundung während der Bettruhe und Diät zurück. Mit Wiedereinnahme der Vollkost zeitweilig Inappetenz, Magendruck, Wechsel von Verstopfung und Durchfall. Das Ausgangsgewicht wurde wieder erreicht. Kein vermehrter Durst. Schlaf gut, anfangs viel geschlafen. Vasomotorium und Potenz o. B. Alkohol und Rauchen gut vertragen.

Nach den Krankenblattkurven bestand in den ersten 14 Tagen hohes Fieber, danach gelegentlich subfebrile Zacken wegen Weichteileiterungen. Während der beiden meningitischen Schüben Fieber bis 39⁰. Angemessene Pulsreaktion. Mehrfache Urinuntersuchungen o. B. Blutbild am 29. 8. 44: Hb.: 88, Ery.: 5,2 Mill., Leuko.: 6600. 4% Eos.. 2% Stabk., 47% Segmk., 41% Lympho., 6% Mono. Senkung 5/10.

Genaue klinische Beobachtung vom 26. 9. bis 5. 10. 44: Temperatur zwischen 36 und 37⁰ schwankend, rectal um 0,5⁰ höher. Ruhepuls zwischen 60 und 70. RR in der Ruhe 110/80 (diastolisch gelegentlich auch niedriger). Gewicht konstant mit 81 kg. Nur nach dem Wasserversuch Verminderung um 1,4 kg. Urinmengen gegen 1 Liter, Spontankonzentration bis 1035.

Fraktionierte Magenausheberung: Im Nüchternsaft keine freie Salzsäure. Gallerückfluß. Nach Coffeinprobetrunk und anschließender Histamingabe ebenfalls keine freie Säure.

Röntgenuntersuchung der Thoraxorgane: o. B.

Röntgenuntersuchung des Magens: Keine Sekretvermehrung. Zarte Falten. Guter Tonus. Bei Vollfüllung relativ kleiner Magen mit glatten Konturen, regulärer Peristaltik und Entleerung. Bulbus duodeni o. B.

Urteil: Magen morphologisch und funktionell o. B.

Grundumsatz am 25. 9. 44: +4%. Grundumsatz am 27. 9. 44: +1%.

Tabelle 99. *Blutzuckerkurve nach 50 g Dextrose per os am 26. 9. 44.*

Zeit (Minuten)	Blutzucker (mg-%)
nüchtern	91
50 g Dextrose per os	
20	120
40	159
60	126
90	112
120	100
150	86
180	84
210	78
Im Urin kein Zucker.	

Tabelle 100. *Blutzuckerkurve nach 1 EH Insulin auf 15 kg Körpergewicht intravenös am 28. 9. 44.*

Zeit (Minuten)	Blutzucker (mg-%)
nüchtern	105
1 EH Insulin auf 15 kg Körpergewicht intravenös	
10	74
20	58
30	51
40	62
50	74
60	87
90	103
120	110
Kein Schock.	

Tabelle 101. *Spezifischdynamische Eiweißwirkung am 27. 9. 44.*

Zeit (Stunden)	Umsatz (%)
nüchtern	+1
Eiweißfrühstück	
1	−3
2	−3
3	−3
4	±0
5	±0

Zusammenfassung. Bei dem 29jährigen Mann liegt ein links occipital eingedrungener, etwa kaffeebohnengroßer Granatsplitter 0,5 cm vor, unter und 1,0 cm links neben der verkalkten Epiphyse. Die Einschußtrümmerhöhle wurde operativ gesäubert und heilte sekundär aus. Zwei meningitische Schübe. Als neurologische Folgen waren zu verzeichnen rechtsseitige Hemiparese und Hypästhesie, Hemianopsie nach rechts und allgemeine hirntraumatische Wesensveränderungen.

Internistisch bot der Verletzte das Bild eines athletisch gebauten Mannes ohne grob-klinisch greifbare vegetativ-hormonale Regulationsstörungen. Die genaue Durchuntersuchung ergab eine Achylie mit geringen dyspeptischen Beschwerden. Diese Erkrankung schloß sich an eine im Felde 1941 durchgemachte Ruhr an und verlief schubweise. Sie besserte sich nach der Verwundung bei Bettruhe und Diät und machte sich erneut beim Aufstehen und Vollkost bemerkbar. Eine Abhängigkeit von der Hirnverletzung war sonst nicht erkennbar. Die Achylie hat offensichtlich keine Beziehung zur Hirnverletzung. Die Stoffwechselbelastungsproben zeigten nur ein völliges Fehlen der spezifisch-dynamischen Eiweißwirkung bei normalem Grundumsatz.

Eine alte Struma erklärt sich daraus, daß der Patient aus Bayern stammt. Schließlich sei noch darauf verwiesen, daß väterlicherseits eine erbliche Belastung mit Magenulcus vorlag, ohne daß bei dem Verletzten entsprechende Beschwerden oder Symptome zu erkennen waren.

Einige Weichteilmitverletzungen heilten komplikationslos.

8 Jahre später berichtete er uns, daß er als Rentner lebe und wegen seiner hirntraumatischen Beschwerden nicht arbeite, auch Magenbeschwerden wie früher träten öfter auf.

Fall 43 *(Beobachtung 476)*.

J. T., 34 J., Schamotteformer; geb. 11. 10. 09, verwundet 21. 8. 43, untersucht 5. 8. 44 ff.

Vorgeschichte: In der Familie keine erblichen Krankheiten bekannt. — Selbst: Immer gesund.

Chirurgische Verletzungsfolgen: Am 21. 8. 43 Granatsplitterverletzung der rechten Gesichtsseite mit Einsprengung zahlreicher kleiner Metallsplitter in die Gesichtsweichteile rechts, Kontusion des rechten Auges, Glaskörperblutung rechts und linsengroßem Metallstecksplitter 0,5 cm rechts der Mittellinie 0,6 cm unter und etwas vor der verkalkten Glandula pinealis. Der Einschuß war 3 cm unter dem rechten äußeren Augenwinkel über dem Jochbein zu suchen, wo der Knochen aufgerauht und noch andere kleine Metallstecksplitter röntgenologisch sichtbar und zum Teil auch fühlbar waren (s. Abb. 43a und 43b). Keine Schädeloperation. Multiple Mitverletzungen durch Granatsplitter: Unterschenkelschußbruch rechts

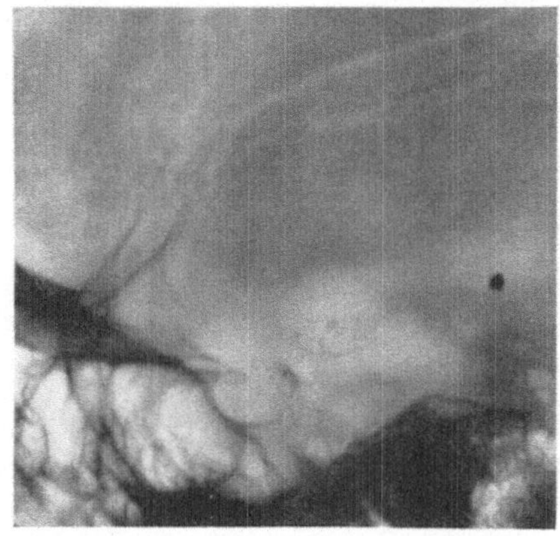

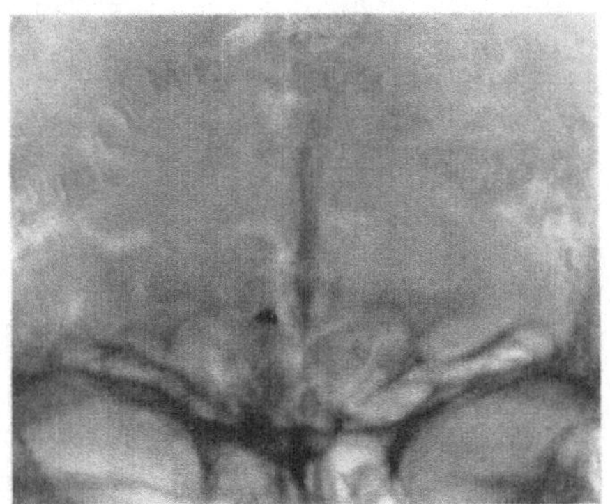

<table>
<tr><td>Abb. 43a (Fall 43). Stecksplitter 0,6 cm
unter und etwas vor der Glandula pinealis.</td><td>Abb. 43b (Fall 43). Seitliche Splitterlage rechts
nahe der Mittellinie.</td></tr>
</table>

mit Stecksplittereinsprengung und Peroneuslähmung; Oberarmstecksplitter links mit Ulnaris- und Medianusschaden. Sekundäre, langwierige Wundheilung der rechtsseitigen Unterschenkelfraktur mit knöcherner Konsolidierung. Mehrfache Sequestrotomien. Fisteleiterung noch bis zu 1 Jahr nach der Verwundung.

Neurologische Verletzungsfolgen: Hat von der Verwundung nichts gemerkt. Retrograde Amnesie. Allmähliche Aufhellung des Bewußtseins erst etwa 2 Monate nach der Verletzung. Hatte von seiner Kopfverwundung niemals Beschwerden. War nur stark vergeßlich. Die Hauptbelästigung verursachte ihm die Beinverletzung. Objektiv verlief die Erkrankung wie folgt: 4. 9. 43: Sehr schwerer Allgemeinzustand, nicht orientiert, hochgradiger Rigor der Muskulatur, besonders der rechten Körperseite. Maskenartige Starre des Gesichtes. Unaufhörliches, starkes Schwitzen und viel Durst. Immer wiederkehrende Streckspasmen beider Beine, besonders rechts. Ruckartige Zuckungen vor allem der Streckermuskeln (rechts stärker als links). 8. 9.: Pupillen weit, fast reaktionslos. Anfang Oktober: Allmähliche Aufhellung des Bewußtseins. Schweiße und Durst sind behoben. Der Rigor in den Armen ist verschwunden, in den Beinen noch vorhanden. Noch unwillkürliche Zuckungen in den Beinen. Wenig Mimik. Horner rechts. Pupillenreaktion abgesehen von den Bulbuskontusionsfolgen rechts sonst intakt. Peripher bedingte Medianus-, Ulnaris- und Peroneusschädigung. 1 Jahr nach der Verletzung von seiten des Kopfes keine Beschwerden. Objektiv linsengroßer Metallstecksplitter tief intracerebral wie oben beschrieben. Einschußnarbe über dem rechten Jochbein 3 cm unter dem äußeren rechten Lidwinkel. Außer den peripher bedingten Nervenverletzungen am linken Arm und rechten Bein keine zentral-nervösen Ausfälle bis auf Verarmung der Mimik links und Horner rechts. Keine Merkschwäche. Alle anfänglichen extrapyramidalen Störungen waren behoben. Linkes Auge o. B. Rechts keine Fundussicht wegen Glaskörpertrübung.

Encephalogramm: Ventrikelfüllung nicht gelungen. Liquor o. B.

Interne Befunde: Größe 164 cm. Gewicht 65 kg. Etwas untersetzter, mittelkräftiger, leicht dysplastisch gebauter Mann. Hängeschultern, breites Becken, grobe Gliedmaßen. Männliche Behaarung. Normal verteilte Fettpolster. Gesichtsasymmetrie. Nase weicht nach rechts ab, rechte Ohrmuschel nach unten; der rechte Bulbus liegt tiefer in der Orbita; die rechte Lidspalte ist enger. Bei hellem Licht sind beide Pupillen gleich weit, im Dunkeln ist die rechte Pupille enger (Horner). Paradentose. Tonsillen klein, rechts einige kleine Pfröpfe. Keine Kieferwinkeldrüsen.

Keine Struma.

Lungen o. B. Herz o. B. Puls 80, regelmäßig. RR im Stehen 105/80 (P. 80), im Liegen 115/80 (P.64). Beim Übergang vom Liegen zum Stehen sinkt der Druck anfangs auf 95/75 ab (P. 72).

Bauchorgane und Genitale o. B.

Narben am linken Oberarm und rechten Bein nach den obengenannten Stecksplitterverletzungen.

Urin o. B.

Keine vermehrte spontane Reaktion der Kopfgefäße. Nach Bücken deutlicher Blutandrang mit etwas Unsicherheit (P. 12:11). Länger anhaltender, roter Dermographismus. Mittelstarke respiratorische Arrhythmie. Keine Schweiß- oder Hauttalgvermehrung. Innerlich ruhig. Kein Tremor.

Ergänzende Angaben: Appetit und Verdauung waren immer in Ordnung. Gewicht wie früher. Kein vermehrter Durst (mit Ausnahme der ersten Wochen, an die er sich nicht erinnert). Schlaf gut, war nie gestört. Potenz o. B. Alkohol: 2 Schnäpse gut vertragen. Rauchen in kleinen Mengen bekömmlich.

Die Krankenblattkurven zeigten in den ersten beiden Monaten unregelmäßige, zum Teil hohe Temperaturen (Osteomyelitis des rechten Unterschenkels!). Die Pulsreaktion war angemessen. Im Urin Anfang September einmal eine Spur Eiweiß und Leukocytenvermehrung, später immer einwandfrei. Blutsenkung erst Anfang Februar 1944 normal. Liquor am 8. 9. 43 und später o. B. Wasserhaushalt, in der Zeit vom 8.—12. 8. 44 geprüft, in Ordnung. Spontane Urinmengen 1 Liter oder weniger in 24 Std. Spontankonzentration bis 1035.

Blutbild am 16. 8. 44: Hb.: 92, Ery.: 5,5 Mill., Leuko.: 7600. 4% Eos., 2% Stabk., 45% Segmk., 37% Lympho., 12% Mono.

Fraktionierte Magenausheberung: Nüchtern freie Salzsäure (35/71). Nach Coffeinprobetrunk höchster Wert von 70/90 nach 50 min. Keine Sekretvermehrung.

Röntgenuntersuchung der Brustkorborgane: o. B.

Röntgenuntersuchung des Magens: Normale Falten. Keine Sekretvermehrung. Kaskade im oberen Magendrittel, die nicht ganz verstreicht. Peristaltik, Entleerung und Bulbus o. B.

Urteil: Kaskadenmagen ohne organische oder funktionelle Auffälligkeiten.

Zusammenfassung. Es handelt sich bei dem 35jährigen Mann um einen linsengroßen Metallstecksplitter direkt rechts an der Mittellinie etwas unterhalb der Epiphysengegend. Der Einschuß ist rechts in der Jochbeingegend zu suchen, wodurch sich auch eine Kontusion des rechten Augapfels erklärt. Nach Einschußstelle, Sitz des Splitters und nach der anfänglichen Symptomatologie ist eine Stammhirnverletzung als sicher anzusehen. Beachtlich sind die lange Bewußtseinstrübung, die extrapyramidale Symptomatologie, die starken Schweiße, die rechtsseitige Oculomotoriusbeteiligung und die doppelseitige vorübergehende Pupillenstarre. Alle anfangs sehr groben neurologischen Störungen bildeten sich

Tabelle 102. *Wasserversuch am 6. 8. 44.*

Zeit (Stunden)	Menge (cm³)	Spezifisches Gewicht
Nachturin	165	1033
1500 cm³ Wasser		
¹⁄₂	165	1031
1	240	1006
1¹⁄₂	560	1003
2	585	1003
2¹⁄₂	475	1003
3	150	1007
3¹⁄₂	50	1014
4	35	1016
	2260	
6	110	1022
8	40	1025
10	35	1028
12	60	1029
	245	
24	137	1030

Gewicht vorher: 64,2 kg.
Gewicht nachher: 63 kg.

relativ schnell und praktisch vollständig zurück. Auffällig ist die weitgehende Beschwerdefreiheit des Verletzten.

Im Bereich der vegetativen Regulationen war rund 1 Jahr nach der Verletzung nur noch eine gewisse Blutdrucklabilität und eine leicht erhöhte Vasomotorentätigkeit zu beobachten. Der arterielle Druck sank beim Übergang vom Liegen zum Stehen vorübergehend ab. Weitere tiefgreifende Ausfälle ließen sich sonst nicht finden.

Ob der Horner rechts wirklich als zentrogen entstanden angesehen werden darf, bleibt meines Erachtens sehr fraglich, da der Verletzte sowieso Dysplastiker ist und noch andere Asymmetrien besonders am Kopf aufweist. Außerdem dürften die rückwärtigen Partien der Augenhöhle mitgeschädigt worden sein. Alte Bilder, nach denen man diese Frage vielleicht hätte entscheiden können, konnte der Kranke nicht vorweisen.

Unter den zahlreichen Mitverletzungen (rechtes Bein, linker Arm, rechte Gesichtsseite) führte eine Unterschenkelschußbruchosteomyelitis zu einer längeren Eiterung, die aber schließlich in Jahresfrist auch restlos und ohne weitere Komplikationen abheilte.

Bisher gab der Verletzte auf verschiedene Anfragen keine Antwort.

Fall 44 *(Beobachtung 322).*
E. G., 19 J., Maurergeselle; geb. 12. 8. 24, verwundet 20. 9. 43, untersucht 14. 6. 44 und 15.—24. 7. 50.
Vorgeschichte: Familie: o. B. Keine Belastung mit Ulcusleiden. — Selbst: Immer gesund.
Chirurgische Verletzungsfolgen: Am 20. 9. 43 Granatsplitterverletzung links occipital mit linsengroßer Einschußwunde 1 Querfinger links der Mittellinie, mit röntgenologisch kleinem Lochdefekt links occipital in der Nähe der Lambdanaht 2,0 cm neben der Mittellinie, mit Knochensplittereinsprengung und einem pfefferkorngroßen Metallstecksplitter direkt in der Mittellinie 4,0 cm flach schräg aufwärts hinter der Sellalehne und 2,0 cm über der hinteren Pyramidenkante in der Gegend der nichtverkalkten Glandula pinealis. Am 3. Tage nach der Verwundung operative Versorgung durch Trepanation, Ausräumung einer kleinen Trümmerhöhle und Entfernung mehrerer Knochensplitter. Primärer Duraverschluß. Komplikationslose Heilung. Im 9. Monat nach der Verletzung reizlose Narbenverhältnisse über dem kleinen, 1 Querfinger links von der Protuberantia occipitalis gelegenen, derb narbig verschlossenen Knochendefekt, der nicht pulsiert. Röntgenologisch ein kleiner Knochensplitter im Defektniveau und unveränderte Lage des tiefen Hirnstecksplitters (s. Abb. 44 a und 44 b).
Neurologische Verletzungsfolgen: Verwundung gespürt. Anfangs nicht bewußtlos. Leichter Schleier vor den Augen. Keine Lähmungen. Später vorübergehend „ohnmächtig". Nach der Operation 4 Tage bewußtlos. Keine gröbere Sehstörung. Zuerst viel Kopfschmerzen. Gegenwärtig — 9 Monate nach der Verletzung — abends mäßige Kopfschmerzen. Kein Schwindel. Objektiv wurden bei ihm (auch ophthalmologisch) keine somatischen oder psychischen Ausfälle gesehen außer einem Verlust beider Achillessehnenreflexe und Abschwächung beider Patellarsehnenreflexe; ein Befund, der im Januar 1944 erstmals aufgezeichnet wurde und später immer konstant war.
Kein Encephalogramm. Liquor o. B. Wa.R. negativ.
Interne Befunde: Größe 163 cm. Gewicht 64,5 kg. Untersetzt, athletisch gebaut. Blasses Gesicht. Rosa Haut. Geringe Behaarung. Gut entwickelte Fettpolster. Knochenbau und Muskulatur kräftig. Nase frei. Zunge sauber. Gebiß gepflegt. Rachenorgane o. B.
Keine Struma.
Thorax breit, elastisch (87/94). Lungen o. B. Herz außer leisem systolischem Geräusch o. B. Puls regelmäßig, 72, gut gefüllt. Arterienrohr zart. RR im Stehen 105/70 (P. 72), im Liegen 125/75 (P. 64).
Bauchorgane und Genitale o. B. Gliedmaßen: Senkfüße. Akrocyanose. Angeborene bogige Verkürzung beider Kleinfinger nach innen zu mit röntgenologisch feststellbarer symmetrischer Mißbildung der Mittelphalangen dieser Finger.

Urin o. B.

Kein verstärktes emotionelles Spiel der Kopfvasomotoren. Nach Bücken kein nennenswerter Blutandrang, keine Beschwerden. Nur geringe respiratorische Arrhythmie. Unauffälliger Dermographismus. Achselschweiß. Feuchte Hände. Sonst keine Schweiß- oder Hauttalgvermehrung. Innerlich ruhig. Kein Tremor.

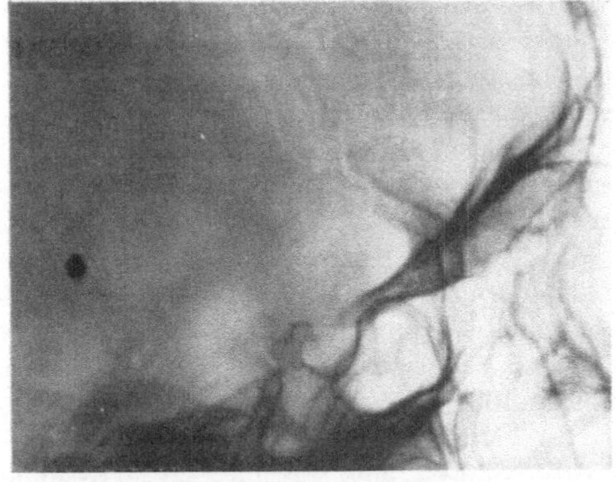

Abb. 44 a (Fall 44). Stecksplitter 4,0 cm flach schräg aufwärts hinter der Sellalehne.

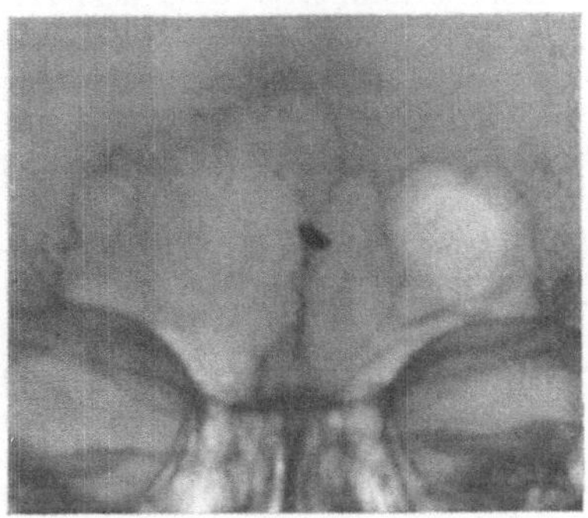

Abb. 44 b (Fall 44). Splittersitz genau in der Mittellinie.

Tabelle 103. *Wasserversuch am 23. 7. 50.*

Zeit (Stunden)	Menge (cm³)	Spezifisches Gewicht
	1500 cm³ Wasser	
$^1/_2$	250	1005
1	150	1004
$1^1/_2$	200	1000
2	90	1002
$2^1/_2$	40	1018
3	30	1020
$3^1/_2$	40	1020
4	30	1020
	830	
6	100	1020
8	150	1019
10	50	1022
12	50	1022
	350	
24	185	1027

Gewicht vorher: 58,8 kg.
Gewicht nachher: 58,7 kg.

Tabelle 104. *Blutzuckerkurve nach 50 g Dextrose per os am 24. 7. 50.*

Zeit (Minuten)	Blutzucker (mg-%)
nüchtern	89
50 g Dextrose per os	
30	160
60	139
90	121
120	86
150	77
180	80
210	92
240	100

Im Urin kein Zucker.

Tabelle 105. *Blutzuckerkurve nach 1 EH Insulin auf 15 kg Körpergewicht intravenös am 18. 7. 50.*

Zeit (Minuten)	Blutzucker (mg-%)
nüchtern	84
1 EH Insulin auf 15 kg Körpergewicht intravenös	
10	84
20	74
30	70
40	52
50	62
60	52
90	73
120	89

Nach 40 min leichter Schock mit Blässe, Schweiß, Schlafneigung. Schnelle Erholung.

Ergänzende Angaben: Appetit und Verdauungsorgane waren immer in Ordnung. Gewicht konstant. Kein krankhafter Durst. Schlaf gut. Vasomotorium und Potenz o. B. Alkohol- und Nicotintoleranz gut.

Aus den Krankenblattkurven waren irgendwelche Auffälligkeiten nicht zu entnehmen. Blutbild am 17. 6. 44: Hb.: 106, Ery.: 5,4 Mill., Leuko.: 6000. 2% Eos., 3% Stabk., 53% Segmk., 38% Lympho., 4% Mono.

Klinische Nachuntersuchung vom 15.—24. 7. 50: Hilft in der elterlichen Landwirtschaft. Seit 1947 verheiratet. Aus äußeren Gründen keine Kinder. Außer Stechen in der Wunde bei schweren Arbeiten keine Kopfbeschwerden. Schläft seit 2 Jahren abends schwer ein.

War bisher mit Ausnahme seines Magens nicht krank. Im Herbst 1948 erstmals Schmerzen im mittleren Oberbauch und Bluterbrechen. Damals wurde ein Zwölffingerdarmgeschwür gefunden. $^1/_4$ Jahr Diätkur ohne Bettruhe. Seither alle 2—3 Monate für 3—4 Tage Magenschmerzen ohne Zusammenhang mit dem Essen. Gelegentlich etwas Hungerschmerz. Hält dauernd Diät. Stuhl regelmäßig. Wasserlassen o. B. Potenz o. B. Alkohol und Nicotin vertragen.

Befund: 1,66 m Größe. 59 kg Gewicht. Guter Allgemeinzustand. Narbenverhältnisse am Kopf unverändert. Über dem ERBschen Punkt diastolisches Geräusch. Puls 80, regelmäßig. RR 105/50. Im Stehen und Liegen keine über das normale Maß hinausgehende Druckschwankungen (SCHELLONG). Bauchorgane und Genitale o. B.

Neurologisch keine neuen Symptome. Die Achillessehnenreflexe fehlen auch heute. Im psychischen Verhalten etwas langsam, sonst aber intakt. Stecksplitterlage im Röntgenbild unverändert.

Temperaturkurve normal. Ruhepuls um 60 in der Minute. RR 105/50 bei wiederholten Kontrollen. Spontane Urinmengen um 1 Liter. Tages- und Nachtmengen ohne größere Differenz Spontankonzentration 1023.

Hb.: 90, Ery.: 4,7 Mill., Leuko.: 5300. Differentialblutbild: 5% Eos., 10% Stabk., 53% Segmk., 29% Lympho., 3% Mono. Blutsenkung: 2/6. Rest-N.: 36 mg-%, Harnsäure: 3,3 mg-%, NaCl: 590 mg-%, Bilirubin: 0,75 mg-%, SFR: 100 mg-%. Wa.R.: negativ. EKG: Linkstyp, Linkshypertrophie.

Röntgenuntersuchung der Thoraxorgane: Herz nicht vergrößert, Linksbetonung; sonst o. B.

Tabelle 106. *Spezifisch-dynamische Eiweißwirkung am 20. 7. 50.*

Zeit (Stunden)	Umsatz (%)
nüchtern	— 1
Eiweißfrühstück	
1	— 1
2	+ 9
3	+13
4	+13
5	+27

Röntgenuntersuchung des Magens: Keine Sekretvermehrung. Etwas grobe Falten. Kräftiger Tonus. Lebhafte Peristaltik. Prompte Entleerung. Vermehrte Nachsekretion. Der Bulbus duodeni ist kaum verformt; das Relief ist unregelmäßig und vergröbert. Keine Ulcusnische.

Urteil: Geringe Narbenveränderungen am Bulbus; Gastroduodenitis. Kein frisches Ulcus.

21. 7. 50: Normale Reaktion von Blutdruck, Puls und Blutzucker auf 1 cm³ Adrenalin subcutan.

Zusammenfassung. Es handelt sich bei dem 19jährigen Mann um einen pfefferkorngroßen, von links occipital eingedrungenen Metallstecksplitter direkt in der Mittellinie in der Gegend der Glandula pinealis. Die Impressionsfraktur am Einschuß mit der darunter gelegenen Hirntrümmerhöhle wurde am 3. Tage operativ versorgt und heilte primär aus. Neurologisch war bei dem Verletzten nur ein Fehlen beider Achillessehnenreflexe und eine Abschwächung beider Patellarreflexe zu verzeichnen. Wahrscheinlich ist dieser Befund alt. Eine anamnestische Aufklärung war nicht möglich. Eine Lues ließ sich ausschließen.

Internistisch war bei dem kräftigen jungen Mann kein pathologischer Befund zu erheben. Die vegetativen Regulationen waren entsprechend seinem Konstitutionstyp bis auf eine geringe Blutdrucklabilität stabil.

6 Jahre später konnte er klinisch nachuntersucht werden. Es hatte sich bei ihm inzwischen ohne faßbare Ursache eine Aorteninsuffizienz mit völliger Kompensation und Beschwerdefreiheit entwickelt. Weiter hatte er erstmals 5 Jahre nach der Hirnverletzung Ulcusbeschwerden auf Grund eines nachgewiesenen Ulcus duodeni bekommen. Bei der Nachuntersuchung fanden wir einen ganz gering deformierten Bulbus und eine Gastroduodenitis. Die Stoffwechseluntersuchung deckte eine etwas verzögerte Wasserausscheidung, eine gewisse Insulinempfindlichkeit und eine späte spezifisch-dynamische Eiweißwirkung auf. Die Blutdrucklabilität war behoben.

Fall 45 *(Beobachtung 96)*[1].

E. G., 30 J., Dipl.-Kaufmann; geb. 8. 10. 13, verwundet 15. 9. 43, untersucht 11. 4. 44ff., 13.—18. 8. 47 und 9.—14. 6. 52.

Vorgeschichte: Familie: o. B. — Selbst: Immer gesund.

Chirurgische Verletzungsfolgen: Am 15. 9. 43 Granatsplitterverletzung medial am *linken* Oberlid mit bohnengroßer Einschußwunde, Lidhämatom, subconjunctivaler Blutung und leichter Kontusion des linken Bulbus in Gestalt von kleinen Hämorrhagien am Fundus. Einsprengung eines 10:11:8 mm großen, nahezu viereckigen, zackigen Granatsplitters *rechts* neben der Mittellinie dicht hinter der Sellalehne am Clivus. Das Dorsum sellae ist an seinem Fuß abgesprengt und unter Beibehaltung seiner senkrechten Stellung um etwa 1 cm nach rückwärts versetzt; der Sellaboden ist abgeflacht und der Eingang zur Sella auf 2,4 cm erweitert (s. Abb. 45a und 45b). Keine Operation. Primäre Wundheilung.

Neurologische Verletzungsfolgen: Verwundung gespürt und zunächst für harmlos gehalten. Nicht bewußtlos. Ging zu Fuß in Begleitung in ein Feldlazarett. Keine Kopfschmerzen,

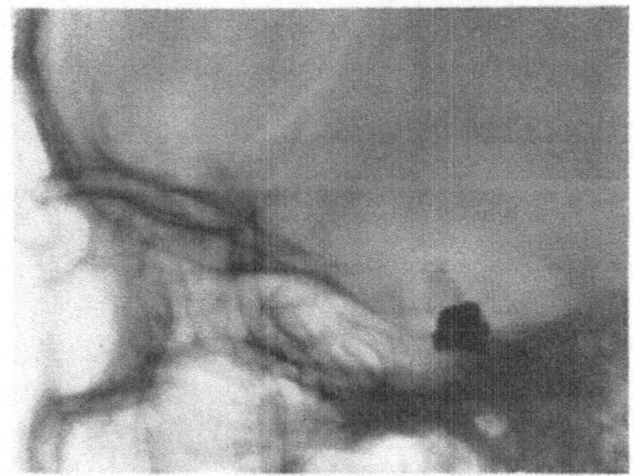

Abb. 45a (Fall 45). Hypophysenschußverletzung
mit Abriß der Sellalehne,
Stecksplitter dicht neben dem Clivus.

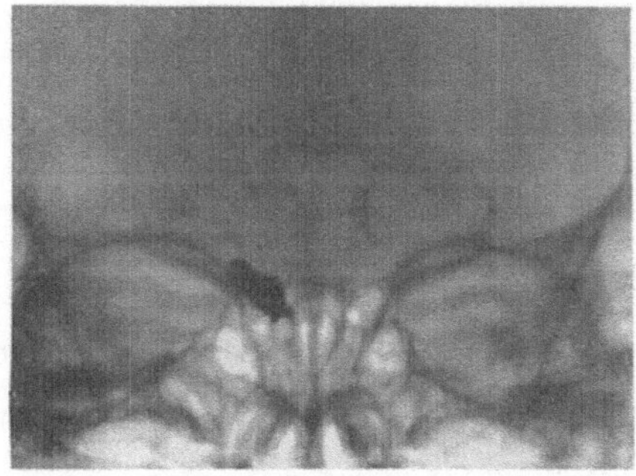

Abb. 45b (Fall 45).
Der große Stecksplitter liegt ganz nahe links
an der Mittellinie, die er überkreuzt hat.

kein Schwindel; nur einmal erbrochen. Anosmie links, Hyposmie rechts, leichte Atrophie beider Nn. optici mit fast kompletter linksseitiger Hemianopsie bei normalem Visus. Sonst keinerlei somatische oder psychische Ausfälle auf neurologischem Gebiet. Der Befund blieb bis 1952 praktisch konstant.

Kein Encephalogramm. Liquor am 30. 9. 43: 12/3 Zellen.

Interne Verletzungsfolgen: In der ersten Woche nach der Verwundung stieg die Temperatur bis auf 39,5° an, dann wurde sie für etwa 2 Wochen subfebril, um schließlich unter die Norm abzufallen. Er verlor sofort jeden Appetit, nahm nur etwas Keks und sehr reichlich Tee zu sich, weil bald ein quälender Durst einsetzte, der ihn auch regelmäßig nachts mehrmals zum Trinken zwang. Der Mund trocknete immer schnell aus. Die Urinmenge nahm entsprechend zu. In 3 Monaten verlor sich der Durst ganz. Bald nach der Verletzung setzten weiter heftige Durchfälle ohne Schleim- und Blutabgang und ohne Tenesmen ein, die von der Art der Nahrung weitgehend unabhängig waren und periodisch schwankten. Sie hielten $^1/_4$ Jahr hartnäckig an, verloren sich dann allmählich weitgehend. Mit dem Appetitmangel, den Durchfällen und dem Durst ging das Gewicht von 62,5 kg auf 47,5 kg zurück (in 2 Monaten). Der Kranke war äußerst matt, kraftlos und hinfällig. Das Gedächtnis und die Konzentrationsfähigkeit ließen nach. Die Haut wurde trocken und schuppend, die Haare begannen auszufallen. Die Temperatur sank auf Werte zwischen 35,6 und 36° ab. Der Puls ging von anfangs 80—100 Schlägen auf 52 in der Minute zurück. Im ersten Vierteljahr völlige Bettlägerigkeit. Ganz allmählich Erholung ohne Hypophysenpräparate.

Befund am 11. 4. 44: Größe 1,67 m, Gewicht 56 kg. Schlanker, blasser, grazil gebauter Mann. Haupthaar vorn schütter. Aus der reichlichen Stammbehaarung lassen sich unter leichtem Zug Haarbüschel entfernen. Haut kühl, trocken, leicht schuppend. Fettpolster und Muskulatur spärlich. Matter Gesamteindruck, allgemeine Verlangsamung und psychische Hemmung.

---

[1] Vgl. WEDLER, H.-W.: Dtsch. Arch. klin. Med. **193**, 389 (1948).

Kleine Narbe medial am linken Oberlid. Der linke Bulbus liegt etwas tiefer, die linke Pupille ist ein wenig enger. Nase frei. Zunge sauber. Zähne gepflegt. Tonsillen klein. Keine Struma.

Thorax flach, elastisch. Lungen o. B. Herz o. B. Puls regelmäßig, weich. RR 105/80. Bauch o. B. Etwas schlaffer Penis, der oft kühl sein soll. Keine Hodenatrophie. Gliedmaßen schlank; keine Nagelveränderungen.

Urin o. B.

Kein verstärktes Spiel der Kopfvasomotoren. Nur geringe respiratorische Arrhythmie. Sehr kurzer und geringer Dermographismus. Keinerlei Schweißneigung oder Hauttalgvermehrung.

Appetit wieder besser, nur schnelles Sättigungsgefühl. Stuhl: Nur noch zeitweilig 2 bis 3 breiige Entleerungen am Tage, sonst fest und regulär. Ißt alles. Kein verstärkter Durst mehr. Wasserlassen o. B. Schlaf gut, anfangs erschwertes Einschlafen. Potenz gering, Libido erhalten (hatte schon vorher diese neurotische Fehlhaltung!).

Der Verletzte konnte im September 1944, im August 1947 und im Juni 1952 nachuntersucht werden. Es trat anfangs eine fortlaufende Besserung seines Befindens und des Befundes ein, der im Längsschnitt nach einzelnen Gesichtspunkten nachfolgend aufgeführt werden soll:

Temperaturregulierung: Anfangs kurzer hoher Fieberschub, dann 2 Wochen Subfebrilität, anschließend Hypothermie, die andeutungsweise noch nach fast 9 Jahren sichtbar war; sie spielte noch meist um 36°. Dabei war die Fieberfähigkeit erhalten, wie sich aus einer leichten katarrhalischen Angina am 13. 10. 43 und einem kurzen katarrhalischen Infekt vom 6. und 7. 9. 44 mit einer Zacke von 39,5° ergab.

Tabelle 107. *RR und Puls bei Lagewechsel im April 1944.*

Zeit (Minuten)	RR	Puls	Zeit (Minuten)	RR	Puls
	liegend			stehend	
1	120/80	56	sofort	95/60	62
2	115/80	60	1	105/80	68
3	110/80	52	2	105/80	68
4	120/75	52	3	105/85	72
5	120/75	56	4	105/90	76
			5	105/85	68
			6	105/85	72

Schlaf-Wachrhythmus: Keine Störung bis auf anfänglich erschwertes Einschlafen und etwas vermehrtes Schlafbedürfnis.

Potenz: Keine Hodenatrophie. Schon vor der Verletzung bestand bei erhaltener Libido eine Potenzschwäche. Sie blieb unverändert. Erst 1948 kam es mit dem Abschluß einer Ehe zu einer Normalisierung dieser neurotischen Fehlhaltung, allerdings blieb er auf diesem Gebiet weniger leistungsfähig. Am 6. 5. 52 wurde ihm ein Sohn geboren.

Kreislauf: Der Puls folgte der Temperatur. Anfangs im Fieber 80—100. Während der Hypothermie bis 52 abfallend. Bei den beiden Infekten reagierte der Puls angemessen mit. Der Blutdruck sank im ersten Vierteljahr nach der Verletzung bis auf 85/65. Später erholte er sich, blieb aber an der unteren Grenze der Norm. Beim SCHELLONG im April 1944 kurze hypodyname Phase (s. Tabelle 107), die sich später verlor.

4 Jahre nach der Verletzung betrug das Ruheschlagvolumen 50 cm³; das Minutenvolumen 3 Liter. Nach Belastung (4 min 120 Watt) stieg das Schlagvolumen um 51% an. Die Pulsfrequenz änderte sich nicht, sondern erhöhte sich erst nach etwa 16 min. Auffallend war der geringe Blutdruckanstieg nach der Arbeitsleistung (Mitteldruckerhöhung um nur 7%). Auch die Pulswellengeschwindigkeit änderte sich nach der Belastung kaum. „Aus dem Verhalten von Frequenz, mittlerem Blutdruck und der Pulswellengeschwindigkeit muß auf eine extrakardiale Regulationsstörung geschlossen werden." 1952 lag der RR bei 100/70 im Stehen (P. 80) und 105/70 im Liegen (P. 60). SCHELLONG o. B.

Wasserhaushalt: Anfangs bestand nach der Anamnese eine Polydipsie und Polyurie ohne Zuckerausscheidung. Mengenbestimmungen erfolgten erst für 8 Tage Ende November 1943, als der Durst schon zurückgegangen war. Die 24-Stundenmengen betrugen damals 1,5 bis 2,0 Liter mit einem spezifischen Gewicht von 1010—1013. Im Urin in den fast 9 Jahren nie pathologische Bestandteile. Im VOLHARDschen Wasserversuch, der im ersten Jahr 4mal angestellt wurde, ließen sich grobe Störungen aufdecken. Einer von ihnen sei als Beispiel wiedergegeben (s. Tabelle 108). Es findet sich eine stark verzögerte Ausscheidung und eine Konzentrationsschwäche. 4 Jahre später war nur noch die Retentionsneigung vorhanden. Die Harnmengen lagen 1944, 1947 und 1952 etwas unter 1 Liter. 1948 wurde ambulant eine Bestimmung der Tages- und Nachtmengen für 1 Woche durchgeführt. Dabei waren bei

Tabelle 108. *Wasserversuche am 19. 9. 44, 17. 8. 47 und 12. 6. 52.*

Zeit (Stunden)	Menge (cm³)	Spezifisches Gewicht	Zeit (Stunden)	Menge (cm³)	Spezifisches Gewicht	Zeit (Stunden)	Menge (cm³)	Spezifisches Gewicht
1500 cm³ Wasser			1000 cm³ Wasser			1500 cm³ Wasser		
½	15	1011	½	—	—	½	25	1014
1	15	1011	1	30	1028	1	20	1010
1½	33	1011	1½	25	1020	1½	35	1008
2	60	1006	2	65	1002	2	40	1010
2½	75	1006	2½	50	1002	2½	35	1008
3	70	1006	3	60	1001	3	40	1009
3½	70	1006	3½	100	1002	3½	60	1010
4	70	1006	4	85	1006	4	25	1002
	408			415			280	
6	230	1006	6	50	1010	6	150	1010
8	375	1004	8	100	1008	8	160	1006
10	360	1006	10	120	1006	10	190	1004
12	95	1002	12	30	1024	12	140	1003
	1060			300			640	
24	575	1013	24	210	1026	24	385	1011
Summa	2043		Summa	925		Summa	1305	

Gewicht vorher: 56,0 kg.   Gewicht vorher: 55,8 kg.   Gewicht vorher: 57,5 kg.
Gewicht nachher: 55,5 kg.   Gewicht nachher: 55,9 kg.   Gewicht nachher: 56,6 kg.

einzelnen Schwankungen in Summa die Nachtmengen etwas höher als die Tagesmengen (Tagesurinmenge von 7 Tagen: 4870 cm³, Nachturinmenge von den zugehörigen Nächten: 5320 cm³). 1952 zeigte der Wasserversuch wieder eine Ausscheidungsverzögerung und grobe Konzentrationsschwäche.

Grundumsatz: Er betrug im Mai 1944 —22,5%, im September 1944 —13%, im August 1947 —9% und im Juni 1952 —4%. Die spezifisch-dynamische Eiweißwirkung war bei 4 Prüfungen im Laufe von fast 9 Jahren nicht gröber gestört (s. Tabelle 109). Das Gewicht änderte sich seit 1944 in 8 Jahren nicht mehr (56—57 kg).

Tabelle 109. *Spezifisch-dynamische Eiweißwirkung am 5.5.44, 6.9.44, 14.8.47 und 10.6.52.*

Zeit (Stunden)	Umsatz (%)	Zeit (Stunden)	Umsatz (%)	Zeit (Stunden)	Umsatz (%)	Zeit (Stunden)	Umsatz (%)
nüchtern	—22,5	nüchtern	—13	nüchtern	— 9	nüchtern	— 4
Eiweißfrühstück		Eiweißfrühstück		Eiweißfrühstück		Eiweißfrühstück	
1	+ 6	1	+ 5	1	+ 3	1	± 0
2	+15	2	+15	2	+13	2	+19
3	+16	3	+15	3	+14	3	+ 9
4	+10	4	+ 9	4	+10	4	+ 8
		5	+24	5	+ 5	5	+14

Kohlenhydratstoffwechsel: Der Urin war immer, auch nach den Belastungsproben zuckerfrei, der Nüchternblutzucker praktisch normal. Die Kurven nach peroraler Dextrosebelastung hatten ein sehr wechselndes Ergebnis. ½ Jahr nach der Verletzung war die Reaktion äußerst gering, nach 1 Jahr eher überschießend, nach 4 Jahren deutlich unruhig und nach fast 9 Jahren einwandfrei (s. Tabelle 110).

Tabelle 110. *Dextrosebelastungen am 3. 5. 44, 28. 8. 44, 16. 8. 47 und 10. 6. 52.*

Zeit (Minuten)	Blutzucker (mg-%)	Zeit (Minuten)	Blutzucker (mg-%)	Zeit (Minuten)	Blutzucker (mg-%)	Zeit (Minuten)	Blutzucker (mg-%)
nüchtern	98	nüchtern	88	nüchtern	129	nüchtern	97
50 g Dextrose per os		50 g Dextrose per os		50 g Dextrose per os		50 g Dextrose per os	
30	102	20	136	30	149	30	125
60	81	40	162	60	133	60	143
90	108	60	144	90	108	90	113
50 g Dextrose per os		90	135	120	121	120	101
120	92	120	99	150	92	150	104
150	108	150	63	180	116	180	115
180	90	180	63	210	80	210	78
210	80	210	85	240	90	240	78

Gegenüber Insulin bestand eine sehr starke Überempfindlichkeit. Bei 10 EH Altinsulin subcutan kam es sowohl im Mai wie im September 1944 zu schwersten hypoglykämischen Schockreaktionen mit Blässe, Schweiß, Kollaps, Benommenheit usw., so daß besonders der erste Versuch vorzeitig abgebrochen werden mußte. Nach intravenöser Traubenzuckergabe kam es nur relativ langsam zu einer Erholung. 4 Jahre später war die hypoglykämische Reaktion, gemessen am Blutzuckerwert, nach der gleichen Insulindosis auch noch deutlich verstärkt, aber mit keinerlei subjektiven oder objektiven Schockerscheinungen verbunden. Nach fast 9 Jahren bestand die Insulinempfindlichkeit immer noch. Es kam jetzt auch wieder zu deutlichen Schocksymptomen (s. Tabelle 111).

Tabelle 111. *Insulinbelastungen am 4. 5. 44, 13. 9. 44, 18. 8. 47 und 13.6.52.*

Zeit (Minuten)	Blutzucker (mg-%)	Zeit (Minuten)	Blutzucker (mg-%)	Zeit (Minuten)	Blutzucker (mg-%)	Zeit (Minuten)	Blutzucker (mg-%)
nüchtern	97	nüchtern	80	nüchtern	83	nüchtern	82
10 EH Insulin s. c.		10 EH Insulin s. c.		10 EH Insulin s. c.		10 EH Insulin s. c.	
30	71	30	51	30	78	30	69
60	71	60	86	60	55	60	47
90	82	90	81	90	55	90	54
120	46	120	42	120	57	120	43
150	38	150	42	150	55	150	49
180	22	180	47	180	45	180	54
		210	63	210	49	210	47
Wegen schwersten Schocks abgebrochen		240	42	240	49	240	40
		270	50	Kein Schock		Schock	
		Schock					

Im Blutbild waren bei wiederholten Untersuchungen niemals Zeichen einer Anämie oder Polycythämie zu sehen. Die Leukocytenwerte waren normal und bis auf eine zeitweilige Eosinophilie bis zu 8% im ersten Jahr nach der Verletzung auch normal verteilt. Die Senkung war nie merklich beschleunigt. Wa.R. mehrfach negativ. Rest-N: normal. Kochsalz im Serum 1944: 620 mg-%, 1947: 600 mg-%, 1952: 540 mg-%. Calcium 1944: 10,7 mg-%, 1947: 12,8 mg-%. Kalium 1944: 19,8 mg-%. Bilirubin im Serum normal. Takata Ara: negativ.

Die fraktionierte Magenaushebung ergab 1944 schon nüchtern freie Salzsäure (5/17 und 21/41). Nach Alkoholprobetrunk beliefen sich die Höchstwerte auf 53/67, wobei die Entleerung schnell ging und die Nachsekretion gering war.

Röntgenologisch wurde sowohl 1944 wie 1947 und 1952 an den Thoraxorganen außer einem relativ kleinen Herz nichts Abnormes gefunden. Der Magen bot ein normales Relief, regulären Tonus, aber eine überstürzte Entleerung. Bulbus duodeni o. B. Die Darmpassage war im ersten Jahr und ebenso nach 4 und 9 Jahren noch deutlich beschleunigt. Der Brei war 3 Std nach der Mahlzeit bereits bis ins Sigma vorgedrungen.

Zusammenfassung. Bei dem zur Zeit der Verwundung 30jährigen Mann liegt eine der seltenen sicheren Hypophysenschußverletzungen vor. Das relativ große Projektil drang durch das linke Oberlid medial ein, durchschlug an der Basis der vorderen Schädelgrube wahrscheinlich die linken Siebbeinzellen und überkreuzte in der Keilbeinhöhle die Mittellinie, wobei vermutlich der Sellaboden durchschlagen und die hinteren Clinoidfortsätze abgerissen und um 1 cm nach hinten versetzt wurden. Das Geschoß blieb dicht links neben der dislozierten Sellalehne und dem Clivus liegen. Es kam dabei zu einer Schädigung vorwiegend des linken Olfactorius und des rechten Tractus opticus.

Die Krankengeschichte dieses Verletzten bietet eine Reihe von Besonderheiten:

Die Verwundung führte nicht zu einer Störung des Bewußtseins. Nach der Verwundung konnte der Mann noch ohne Beschwerden einen längeren Fußmarsch machen. Die neurologischen Ausfälle waren immer äußerst gering, dafür die endokrinen Störungen um so eindrucksvoller. Es entwickelte sich im unmittelbaren Anschluß an die Verletzung eine ausgesprochene Simmondssche Kachexie mit Adynamie, Gewichtssturz von 15 kg, Inappetenz, Durchfällen, Hypothermie, Bradykardie, Hypotonie, trockener Haut, Haarausfall, Grundumsatzerniedrigung und einer Reihe von Regulationsstörungen des Stoffwechsels und Kreislaufes. Sowohl die Art der Verletzung als auch ihre Folgen sprechen für eine Schädigung beider Hypophysenlappen, da anfangs — entgegen den meisten Erfahrungen — auch ein Diabetes insipidus vorgelegen haben dürfte, wenngleich damals eine genaue Unterlegung dieser Annahme nicht erfolgte.

Von den Stoffwechselstörungen sind hervorzuheben: Eine Oligurie, eine erhöhte und labile Zuckertoleranz, eine hochgradige Insulinempfindlichkeit und eine starke Erniedrigung des Grundumsatzes. Am geringsten waren die Störungen der Genitalsphäre, für deren Beurteilung unser Verletzter allerdings wegen einer älteren neurotischen Fehlhaltung auf diesem Gebiet weniger geeignet ist.

Im Laufe von fast 9 Jahren konnte eine weitgehende Rückbildung der Syndrome beobachtet werden, so daß äußerlich praktisch keine Ausfälle mehr sichtbar waren. Nur die genaue klinische Analyse deckte nach 9 Jahren noch gewisse gemilderte Defekte auf. So war die Temperatur noch etwas niedrig, die Magen-Darmpassage noch beschleunigt, der Umsatz leicht gesenkt, der Blutdruck an der unteren Grenze der Norm, die Kreislaufregulation bei Belastung gestört, die Blutzuckerregulation labil und vor allem die Wasserausscheidung verzögert (Oligurie) sowie die Insulinempfindlichkeit gesteigert.

Soweit wir die Literatur übersehen, handelt es sich hier um den ersten Fall einer Simmondsschen Kachexie nach einem Hypophysenschuß.

Der Kranke machte 4 Wochen nach der Verletzung eine leichte katarrhalische Angina und 1 Jahr später einen kurzen grippalen Infekt durch. Beide Male reagierte er einwandfrei mit der Temperatur und dem Puls. Die Infekte wurden ohne jede Komplikation in je 2 Tagen überwunden!

Fall 46 *(Beobachtung 141).*

H. M., 22 J., Gärtner; geb. 10. 1. 22, verwundet 4. 11. 43, untersucht 14. 4. 44 und 19.—24. 1. 49.

Vorgeschichte: Familie: o. B. — Selbst: Bis auf fünf leichtere Verwundungen immer gesund.

Chirurgische Verletzungsfolgen: Am 4. 11. 43 Granatstecksplitterverletzung links frontal dicht unter dem linken Stirnhöcker mit Impressionsfraktur, Erblindung des linken Auges und über erbsengroßem Metallstecksplitter links hart neben der Mittellinie im Knochen der vorderen Schädelgrube dicht vor der Sella (s. Abb. 46a und 46b). Operation am Tage nach der Verwundung mit Trepanation der Impressionsfraktur, wobei sich aus der Durawunde unter starkem Druck Hirnbrei und geronnenes Blut entleerte. Absaugung einer taubeneigroßen Trümmerhöhle. Dabei Blutung aus der Arteria cerebri anterior, die durch Clips verschlossen wurde. Duraplastik. Primärer Wundverschluß. Während der Operation 10 min lang Atemstillstand. Komplikationslose Wundheilung. Der tiefe Metallstecksplitter konnte bei der Operation nicht erreicht werden.

Neurologische Verletzungsfolgen: Noch am Tage nach der Verletzung verwirrt. Lichtstarre, weite linke Pupille, linksseitige Abducenslähmung. Sonst keine neurologischen Ausfälle. Nach der Operation allmähliche Wiederkehr des Bewußtseins. Im 6. Monat nach der Verletzung keinerlei Kopfbeschwerden und auch sonst völliges Wohlbefinden. Objektiv: Erblindung des linken Auges durch Opticusatrophie, Abducenslähmung links; sonst somatisch

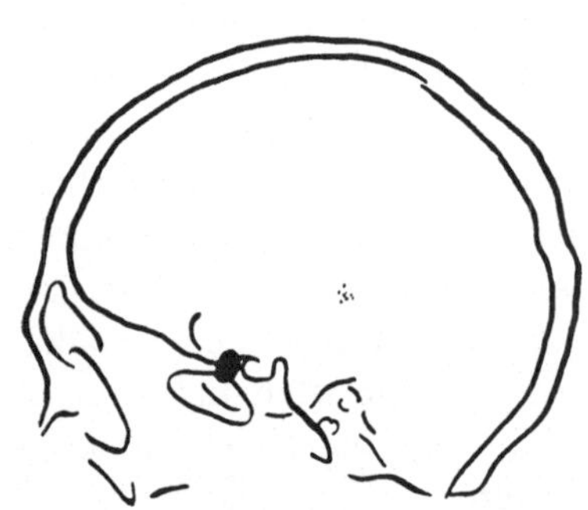
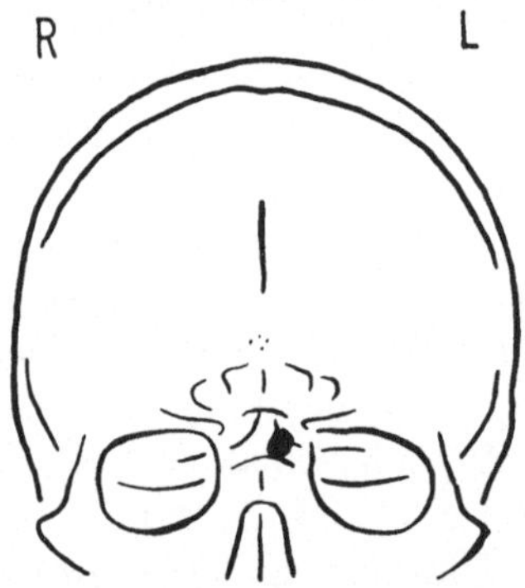

Abb. 46 a (Fall 46). Stecksplitter in der Basis der   Abb. 46 b (Fall 46). Seitenlage des Splitters
vorderen Schädelgrube dicht vor dem Sellaeingang.   dicht links neben der Mittellinie.

oder psychisch keine Ausfälle. Keine Encephalographie. Röntgenologisch 2,5:3,0 cm großer Knochendefekt links frontal in der Gegend des Stirnhöckers. Linsengroßer Knochensplitter im linken Stirnhirn. Zwei Clips tief links frontobasal (an der Arteria cerebri anterior) in der Nähe des oben beschriebenen Metallstecksplitters.

Interne Befunde: Größe 172 cm. Gewicht 81 kg. Athletisch, akromegaloid gebauter Mann. Spannweite der Arme 187 cm. Kopfumfang 62 cm. Große Ohrmuscheln. Aufbiß der Kiefer. Betonter Unterkiefer. Große Hände und Füße. Behaarung männlich. Fettpolster normal verteilt. Zunge klein, hinten etwas weißlich belegt. Beginnende Paradentose.

Keine Struma.

Thorax groß und breit (91/98). Lungen o. B. Herz bis auf systolische Unreinheit o. B. Puls 92, regelmäßig. Arterienrohr zart. RR im Stehen 115/85 (P. 100), im Liegen 125/80 (P. 80). Bauchorgane o. B. Kräftiges Genitale. Gliedmaßen o. B. Urin o. B.

Kein verstärktes emotionelles Spiel der Kopfvasomotoren. Nach Bücken deutlicher Blutandrang. Kurzdauernder, roter Dermographismus. Keine Schweiß- oder Hauttalgvermehrung (alte Acnenarben und einige frische Pusteln). Nicht erregt. Kein Tremor. Mäßige Neigung zu Tachykardie.

Ergänzende Angaben: Appetit und Verdauungsorgane waren immer in Ordnung. Gewicht hat um 3 kg zugenommen. Kein vermehrter Durst. Schlaf gut. Keine Schweißneigung. Potenz ungestört. Nichtraucher. Bisher kein Alkoholgenuß.

Nach den Krankenblattkurven waren Puls- und Temperaturverlauf unauffällig. Neunmalige Urinuntersuchungen immer normal. Seit der Verwundung keine Komplikationen aufgetreten.

Klinische Nachuntersuchung vom 19.—24. 1. 49:

Der Vater erkrankte inzwischen an einer perniziösen Anämie. Der Verletzte selbst arbeitet in der elterlichen Landwirtschaft. November 1946 machte er eine Pneumonie, Ostern 1947 für 4—5 Tage einen ganz leichten polyarthritischen Schub durch. Beim Bücken und Wetterumschlag noch Kopfschmerzen links in der Stirn. Seit Herbst 1946 alle 2—3 Wochen Anfälle mit Schwindel und kurzer Bewußtlosigkeit ohne Krämpfe. Anfang Oktober 1945 entleerte er bei der Rübenernte während der Arbeit in gebückter Stellung aus dem linken Nasenloch einen erbsengroßen Metallsplitter, nachdem er 20 min lang heftig niesen mußte. Sonst keinerlei körperliche Störungen (Appetit, Stuhl, Wasserlassen, Potenz usw. o. B.).

Befund: 1,72 m Größe. Gewicht 72,3 kg. Dysplastisch-akromegaloider Habitus wie früher. Leichte Paradentose. Lungen und Herz o. B. Puls regelmäßig, 80. RR im Stehen

Tabelle 112.
Wasserversuch am 23. 1. 49.

Zeit (Stunden)	Menge (cm³)	Spezifisches Gewicht
1500 cm³ Wasser		
$^1/_2$	270	1008
1	380	1000
$1^1/_2$	500	1000
2	280	1000
$2^1/_2$	140	1000
3	185	1002
$3^1/_2$	100	1004
4	60	1010
	1915	
6	255	1016
8	100	1020
10	110	1026
12	100	1028
	565	

Gewicht vorher: 73,3 kg.
Gewicht nachher: 72,7 kg.

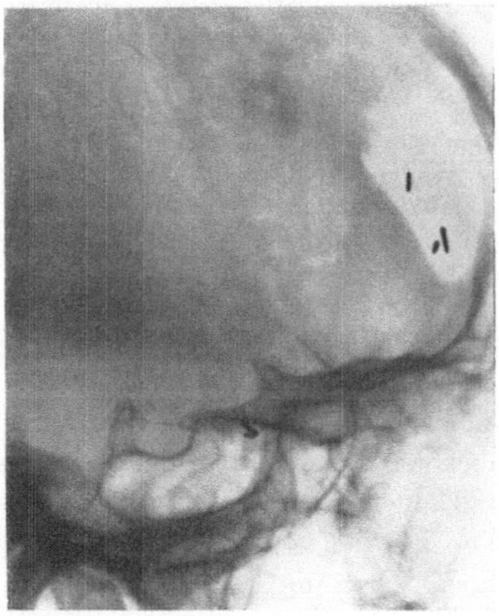

Abb. 46 c (Fall 46). Spontanabgang des Stecksplitters durch die Nase 2 Jahre nach der Verwundung. 2 Clips an der linken A. cerebri anterior (1,0 cm vor der Sella, 1,2 cm links der Mittellinie).

Tabelle 113. *Blutzuckerkurve nach 50 g Dextrose per os am 21. 1. 49.*

Zeit (Minuten)	Blutzucker (mg-%)
nüchtern	81
50 g Dextrose per os	
30	132
60	109
90	57
120	75
150	82
180	68
210	90
240	81

Im Urin kein Zucker.

Tabelle 114. *Blutzuckerkurve nach 1 EH Insulin auf 15 kg Körpergewicht intravenös am 22. 1. 49.*

Zeit (Minuten)	Blutzucker (mg-%)
nüchtern	86
1 EH Insulin auf 15 kg Körpergewicht intravenös	
5	86
15	56
30	43
45	50
60	68
90	72
120	86

Kein Schock.

Tabelle 115. *Spezifisch-dynamische Eiweißwirkung am 20. 1. 49.*

Zeit (Stunden)	Umsatz (%)
nüchtern	+11
Eiweißfrühstück	
1	+13
2	+ 8
3	+16
4	+ 8
5	+ 5

115/80 (P. 80), im Liegen 110/70 (P. 56). Normales Verhalten beim SCHELLONGschen Versuch. Bauchorgane und Genitale o. B. Grobe Gliedmaßen.

Kein verstärktes Spiel der Kopfvasomotoren. Nach Bücken deutlicher Blutandrang (P. 12:12). Ausgeprägter Dermographismus mit weißer Randzone. Geringe respiratorische Arrhythmie.

Auf der rechten Körperseite besonders am Arm wird eine leichte Hypästhesie angegeben. Keine Reflexdifferenzen. Linkes Auge blind. Pupille lichtstarr (Opticusatrophie). Im psychischen Verhalten frisch und prompt.

Röntgenuntersuchung des Schädels: 3 Clips im Defektniveau links frontal. Kleinfinger-nagelgroßer Knochensplitter links frontal 5 cm tief nahe der Mittellinie im Frontalhirn. 1,0 cm vor der Sella, 1,2 cm links der Mittellinie 2 Clips an der Schädelbasis. Der Metallstecksplitter fehlt! (s. Abb. 46c).

Sonstige Befunde: Temperaturkurve normal. Ruhepuls um 60. Urinmenge unter 1 Liter. Spontankonzentration 1025. Tagesmengen größer als Nachtmengen. Urin o. B.

Hb.: 95%, Ery.: 4,9 Mill., Leuko.: 3200. Differentialblutbild: 1% Eos., 3% Stabk., 55% Segmk., 38% Lympho., 3% Mono. Senkung: 5/13. Wa.R.: negativ.

Magensonde: Nüchtern freie HCl (20/38); nach Coffeinprobetrunk normacide Kurve mit Maximalwerten von 26/50.

Röntgenuntersuchung der Thoraxorgane: o. B.

Röntgenuntersuchung des Magens: Hypertonischer Stierhornmagen mit lebhafter Peristaltik und schneller Entleerung und Dünndarmpassage.

EKG: o. B.

Im Sommer 1950 war nach einem Bericht des behandelnden Arztes keine Änderung eingetreten. RR im Liegen 110/70 (P. 72), im Stehen 125/80 (P. 76).

Zusammenfassung. Es handelt sich bei dem 21jährigen Mann um eine Granat-splitterverletzung links frontal mit Einschuß in der Gegend des linken Stirn-höckers, Hirntrümmerhöhle, starker Blutung aus der Arteria cerebri anterior und einem über erbsengroßen Metallstecksplitter links nahe der Mittellinie im Knochen der vorderen Schädelgrube dicht vor der Sella. Im Verlauf des Schuß-kanals blieb im Stirnhirn noch ein linsengroßer Knochensplitter liegen. Folgen der Verletzung waren entsprechend dem Sitz des Stecksplitters eine linksseitige Opticusatrophie und Abducenslähmung. Erstaunlicherweise bestanden niemals kopftraumatische Beschwerden. Der Verletzte bot sonst keine neurologischen oder psychischen Ausfälle.

Internistisch verrät der Verletzte einen akromegaloiden Habitus, der nach seinen eigenen Angaben und nach vorgelegten Photographien und nach den Körperproportionen in so kurzer Zeit nach der Verwundung kaum entstanden sein kann und sicher habituell und damit alt ist. An diesem Bilde hat sich seit der Verwundung nichts geändert. Außer einer gewissen Neigung zu leichter Pulsbeschleunigung fiel bei ihm sonst bei der üblichen internistischen Unter-suchung nichts weiter auf.

Der Verletzte konnte rund 5 Jahre später klinisch nachuntersucht werden. Seit 4 Jahren hatte er leichte epileptische Anfälle. Auf der rechten Körperseite war jetzt eine geringe Hypästhesie nachweisbar. Der erbsengroße Metallsteck-splitter in der Basis der vorderen Schädelgrube vor der Sella war Ostern 1945 spontan durch die Nase abgegangen. Am internen Status hatte sich nichts geändert. Die Stoffwechseluntersuchungen ergaben eine gering erhöhte Kohlen-hydrattoleranz und eine etwas schwache spezifisch-dynamische Eiweißwirkung. Die Pulslabilität hatte abgenommen.

Weitere 1½ Jahre später war nach dem Bericht des behandelnden Arztes keine Änderung eingetreten.

Fall 47 *(Beobachtung 447).*

J. B., 22 J., Gummiarbeiter; geb. 3. 11. 21, verwundet 30. 10. 43, untersucht 26. 7. 44.

Vorgeschichte: Familie: o. B. — Selbst: Als Kind mehrere Verletzungen und im Kriege drei leichtere Verwundungen.

Chirurgische Verletzungsfolgen: Am 30. 10. 43 Granatsplitterverletzung frontobasal mit kalibergroßem Einschuß etwas temporal der Mitte des *linken* Unterlides. Ausgedehnte Kontusionsherde nasal unten am linken Augenhintergrund. Röntgenologisch gut linsengroßer Granatsplitter im rechten Siebbein und überbohnengroßer (1,6:0,5:1,1 cm) Metallstecksplitter in der *rechten* mittleren Schädelgrube 2,0 cm rechts der Mittellinie direkt hinter der Orbita, wo er den großen Keilbeinflügel berührt und nach medial bis nahe an die Carotisschlingengegend heranreicht. Primäre Wundheilung. Im 8. Monat nach der Verletzung wurden beide Siebbeine pernasal ausgeräumt, wobei an der mittleren Siebbeinplatte derbe Narbenstränge gefunden wurden. Der intranasale Stecksplitter rechts war vorher spontan abgegangen. Der Verlauf des Schußkanals, der röntgenologisch nicht sicher erkennbar war, muß nach dem Einschuß, der Splitterlage und dem Nebenhöhlenoperationsbefund durch die linke Orbita, die linken Siebbeinzellen und wahrscheinlich die vordere Keilbeinhöhle gegangen sein. Eine Sellaverletzung war nicht erkennbar.

Neurologische Verletzungsfolgen: Nicht bewußtlos. Nicht erbrochen. Keine Lähmungen. Die ersten beiden Tage blind. Anfangs viel Kopfschmerzen. Objektiv fand sich eine

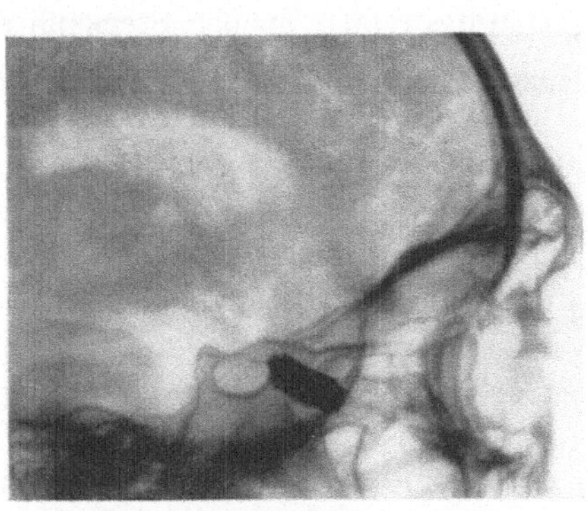

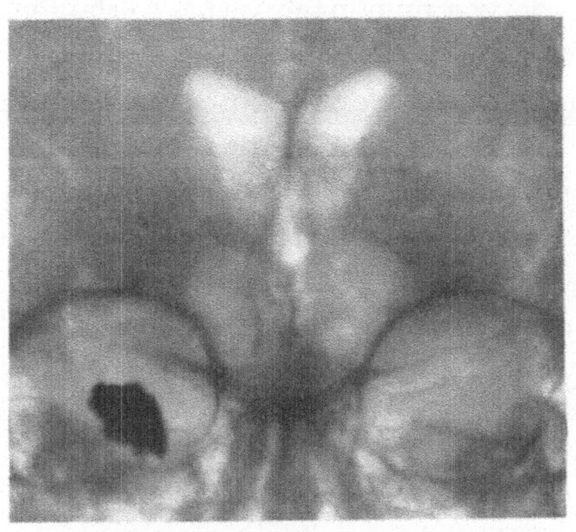

Abb. 47 a (Fall 47).
Großer Stecksplitter in der mittleren Schädelgrube
vorn in Höhe der vorderen Sella.

Abb. 47 b (Fall 47).
Seitlicher Abstand des Splitters, der die
Mittellinie überkreuzt hat, 2,0 cm rechts von ihr.

Abducenslähmung rechts für 14 Tage, eine Hyposmie und eine Hypästhesie im 2. rechten Trigeminusast. Schon im Dezember 1943 wurde rechts eine Opticusatrophie mit konzentrischer Einengung des Gesichtsfeldes sichtbar (V. rechts 5/10). 9 Monate nach der Verletzung noch bei Anstrengungen und Hitze leichte Kopfschmerzen. Kein Schwindel, etwas vergeßlicher. Hyposmie rechts, Hypästhesie V, 2 rechts, Opticusatrophie rechts mit konzentrischer Gesichtsfeldeinengung. Kontusionsherd am linken Fundus. Psychisch intakt.

Encephalogramm: Leichter gleichmäßiger Hydrocephalus, besonders auch des 3. Ventrikels. Im Liquor leichte Eiweißvermehrung, keine Pleocytose. Stecksplitterlage wie oben beschrieben (s. Abb. 47 a und 47 b).

Interne Befunde: Größe 166 cm. Gewicht 58,5 kg. Schlanker, muskulöser, frisch wirkender Mann. Geringe, normal verteilte Fettpolster. Männliche Behaarung. Blasse Gesichtsfarbe. Kleine Narbe in der Mitte der Basis des linken Unterlides, wo der Orbitalrand etwas aufgerauht ist. Der linke Augapfel liegt etwas tiefer in der Orbita. Ungepflegtes Gebiß mit Caries und Zahnfleischretraktion. Mittelgroße Tonsillen, rechts mit Pfropf und kleiner, indurierter Kieferwinkeldrüse.

Keine Struma.

Lungen o. B. Herz bis auf gespaltenen ersten Ton o. B. Puls 76, regelmäßig. Arterienrohr zart. RR im Stehen 105/70 (P. 76), im Liegen 120/75 (P. 60). Nach dem Aufstehen sinkt der RR vorübergehend auf 95/70 ab.

Bauchorgane o. B. Genitale o. B. Gliedmaßen: Deformierung des rechten Oberarmes nach alter suprakondylärer Fraktur. Urin o. B.

Kein verstärktes emotionelles Spiel der Kopfvasomotoren. Nach Bücken nur geringer Blutandrang und Schwindelgefühl (P. 12:13). Kurzdauernder, roter Dermographismus.

Kühle Hände. Keine Schweiß- oder Hauttalgvermehrung. Deutliche respiratorische Arrhythmie. Innerlich ruhig. Kein Tremor.

Ergänzende Angaben: Appetit und Verdauungsorgane waren immer in Ordnung. Das Gewicht steht noch 4 kg tiefer als vor der Verwundung. Nie vermehrter Durst. Schlaf gut. Vasomotorium: Seit der Verwundung wird ihm bei Anstrengung die Luft etwas knapp. Potenz o. B. Alkohol schlecht vertragen. Rauchen bekömmlich.

Nach den Krankenblattkurven war die Temperatur bis 10. 11. 43 subfebril, dann normal. Unauffälliges Pulsverhalten. Urin bei mehrfachen Kontrollen immer einwandfrei. Spontankonzentration am 21. 11. 43: 1024. Blutbild am 28. 7. 44: Hb.: 97, Ery.: 5,2 Mill., Leuko.: 7000. 4% Eos., 2% Stabk., 41% Segmk., 45% Lympho., 8% Mono.

Nach je einer brieflichen Nachricht von 1948 und 1952 arbeitete der Verletzte bei einem Bauern. Er hatte noch über Kopfschmerzen, gelegentliches Nasenbluten und „schwache Anfälle" zu klagen. Besondere Erkrankungen hatte er nicht durchgemacht, auch sonst keine weiteren Störungen. Sein Gewicht betrug 60 kg.

Zusammenfassung. Es handelt sich bei dem 22jährigen Mann um eine frontobasale von links nach rechts verlaufende Granatsteckssplitterverletzung mit Einschuß unter dem linken Auge und Lokalisation des relativ großen Stecksplitters hinter der rechten Orbita vorne basal und medial in der mittleren rechten Schädelgrube. Es wurden beide Siebbeine und wahrscheinlich die vordere Keilbeinhöhle durchschlagen. Von einer operativen Splitterentfernung wurde wegen der nahen Beziehung zur rechten Arteria carotis abgesehen. Als unmittelbare Verletzungsfolgen resultierten: Kontusionen am linken Augenhintergrund, Hyposmie rechts, flüchtige Abducenslähmung rechts, Opticusatrophie rechts und Hypästhesie im zweiten rechten Trigeminusast. Der Verletzte war nicht bewußtlos. Operative Siebbeinausräumung im 8. Monat nach der Verletzung wegen Infektion.

Auf internem Fachgebiet war nur eine mäßige Vasolabilität und ein leichtes, vorübergehendes Absinken des systolischen Blutdruckes beim Übergang vom Liegen zum Stehen nachzuweisen. Sonstige gröbere endokrin-vegetative Störungen waren bei der gewöhnlichen klinischen Untersuchung nicht erkennbar.

Nach je einer brieflichen Mitteilung $4^1/_2$ und $7^1/_2$ Jahre später hatte sich an seinem Zustande nichts Wesentliches geändert.

Fall 48 *(Beobachtung 636).*

G. K., 20 J., Schlosser; geb. 17. 1. 24, verwundet 21. 3. 44, untersucht 23. 10. 44ff. und 6.—11. 2. 52.

Vorgeschichte: Familie: o. B. — Selbst: Linkshänder. Mit 7 Jahren Scharlach mit „Herzfehler". 1942: 7 Wochen Lazarettbehandlung wegen Angina. 1943: 11 Wochen Gelbsucht.

Chirurgische Verletzungsfolgen: Am 21. 3. 44 Granatsplitterverletzung mit markstückgroßem Einschuß an der Nasenwurzel und einem 2,2:1,0:0,3 cm großen, unregelmäßigen Metallstecksplitter an der Basis der mittleren Schädelgrube 2,0 cm neben der Mittellinie an der rechten Seitenwand der Keilbeinhöhle (s. Abb. 48a und 48b). Operative Versorgung am Tage nach der Verwundung: Talergroße Trepanation am Einschuß. Der Schußkanal führt durch das rechte Siebbein unter Eröffnung der medialen rechten Orbitawand und durch die Keilbeinhöhle. Nach Ausräumung der rechten Stirnhöhle, der Siebbeinzellen und der Keilbeinhöhle und Entsplitterung der Orbita wurde der Stecksplitter durch die rechte Keilbeinhöhlenseitenwand extrahiert. Es floß kein Hirnbrei nach. Über eine Duraeröffnung war wegen der Tiefe des Operationsgebietes nichts auszusagen. An der Basis des rechten Stirnlappens war die Dura an 2 Stellen aufgerissen. Am rechten Stirnpol fand sich ein größeres subdurales Hämatom. Komplikationsloser Wundverlauf.

Neurologische Verletzungsfolgen: Bei der Verwundung einen Schlag gespürt, zurückgesunken, benommen, kein Erbrechen. Rechtes Auge sofort blind. Konnte anfangs nichts

hören. Keine Lähmungen. Erinnert sich noch an den Rücktransport. Anschließend bis zur
Operation bewußtlos. Nur 8 Tage Kopfschmerzen. Zur Zeit unserer Untersuchung bestanden
bis auf Erblindung des rechten Auges und eine alte Schwachsichtigkeit links keinerlei Beschwerden. Objektiv war das rechte Auge durch Opticusverletzung erblindet. Totale
Ophthalmoplegie rechts durch Orbitaverletzung. Links Astigmatismus, Schwachsichtigkeit
und durch sie bedingter Spontannystagmus. Anosmie rechts, Anästhesie V_1 rechts; sonst
während des ganzen Beobachtungsverlaufes keinerlei neurologische Ausfälle.

Encephalogramm: Erheblicher Hydrocephalus aller Hirnkammern einschließlich des
3. Ventrikels. Zusätzliche Ausbuchtung des rechten Vorderhornes nach unten zu. Liquor o. B.

Interne Befunde: Größe 180 cm. Gewicht 67,8 kg. Schlank, proportioniert gebaut.
Entstellung durch die Narbenverhältnisse an der Stirnnasenwurzel. Brünette Haut. Volle
männliche Behaarung. Mäßige, normal verteilte Fettpolster. Muskulatur und Knochenbau

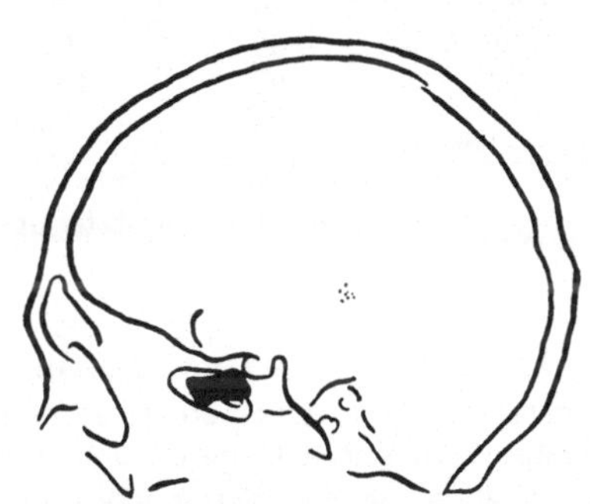

Abb. 48 a (Fall 48).
Großer Stecksplitter in der rechten Seitenwand
der Keilbeinhöhle vor seiner Extraktion.

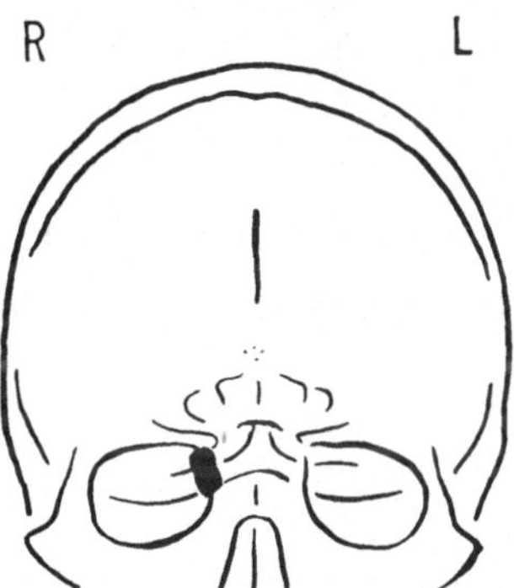

Abb. 48 b (Fall 48).
Seitenabstand des Splitters rechts
von der Mittellinie 2,0 cm.

schlank. Ptose rechts. Rechter Bulbus unbeweglich. Links Spontannystagmus. Nasenatmung frei. Zunge hinten etwas belegt. Gut erhaltenes Gebiß. Rachen o. B.
Keine Struma.

Lungen o. B. Herz o. B. Kein Anhalt für ein Vitium. Puls regelmäßig, 96. Arterienrohr
zart. RR im Stehen 130/95 (P. 92), im Liegen 145/65 (P. 68).

Leber nicht vergrößert, etwas derb und leicht druckempfindlich. Kleiner Milztumor.
Genitale o. B. Gliedmaßen: Feuchte, kühle Hände. Urin o. B.

Kein vermehrtes emotionelles Spiel der Kopfgefäße. Nach Bücken mittelstarker
Blutandrang ohne Beschwerden (P. 18:12). Länger anhaltender, roter Dermographismus.
Erhebliche respiratorische Arrhythmie. Achselschweiß; feuchte Hände und Füße (auch
schon früher!); sonst keine Schweiß- oder Hauttalgvermehrung. Innerlich leicht erregt.
Ein Spürchen feiner Händetremor.

Ergänzende Angaben: Appetit und Verdauungsorgane waren immer in Ordnung. Gewicht
wie früher. Schlaf ungestört. Vasomotorium: Etwas Herzklopfen bei Anstrengungen seit der
Verwundung. Potenz o. B. Nichtraucher. Alkoholtoleranz nicht erprobt.

Nach den Krankenblattkurven war in der ersten Woche die Temperatur subfebril; auch
im April noch ein subfebriler Nachschub. Angemessene Pulsreaktion. RR am 18. 5. 44:
130/75. Mehrfache Urinuntersuchungen immer einwandfrei. Im September 1944 für 14 Tage
leichtes akutes Rezidiv einer alten chronischen Mittelohrentzündung ohne nennenswerte
Allgemeinreaktion.

Fraktionierte Magenausheberung: Nüchtern keine freie Salzsäure. Nach Coffeinprobetrunk subacide Werte mit Maximum von 14/26 nach 45 min.

Röntgenuntersuchung der Brustkorborgane: o. B.

Röntgenuntersuchung des Magens: Keine Sekretvermehrung. Keine Schleimhautschwellung. Guter Tonus. Bald einsetzende Peristaltik und schnelle Entleerung. Bulbus
o. B. Ebenso schnelle Dünndarmpassage. Nach 15 min ist schon der größte Teil des Magens
entleert und Brei bereits im aufsteigenden Colon.

Urteil: Magen organisch o. B. Schnelle Entleerung und Dünndarmpassage.

Grundumsatz am 23. 10. 44: +3%. Grundumsatz am 27. 10. 44: +10%.

Tabelle 116. *Wasserversuch am 30. 10. 44.*

Zeit (Stunden)	Menge (cm³)	Spezifisches Gewicht
1500 cm³ Wasser		
½	175	1004
1	490	1002
1½	445	1002
2	425	1002
2½	405	1002
3	260	1004
3½	60	1010
4	50	1014
	2310	
6	55	1021
8	45	1024
10	45	1026
12	38	1029
	183	
24	89	1031

Gewicht vorher: 66,9 kg.
Gewicht nachher: 66,6 kg.

Tabelle 119.
Spezifisch-dynamische Eiweißwirkung am 27. 10. 44.

Zeit (Stunden)	Umsatz (%)
nüchtern	+ 10
Eiweißfrühstück	
1	+ 7
2	+ 4
3	+ 8
4	+ 20
5	+ 16
6	± 0

Tabelle 117. *Blutzuckerkurve nach 50 g Dextrose per os am 28. 10. 44.*

Zeit (Minuten)	Blutzucker (mg-%)
nüchtern	93
50 g Dextrose per os	
20	140
40	152
60	146
90	93
120	93
150	100
180	107
210	100

Im Urin kein Zucker.

Tabelle 118. *Blutzuckerkurve nach 1 EH Insulin auf 15 kg Körpergewicht intravenös am 1. 11. 44.*

Zeit (Minuten)	Blutzucker (mg-%)
nüchtern	107
1 EH Insulin auf 15 kg Körpergewicht intravenös	
15	64
30	71
45	87
60	92
90	103
120	98

Nach 30 min fühlte sich der Verletzte etwas schlapp.

Im Dezember 1948 erfuhren wir von seiner Mutter, daß es ihm gut gehe, daß er in Arbeit stehe, geheiratet und einen Sohn habe. Nur selten klage er einmal über Kopfweh. 1947 überstand er eine Furunkulose, die er als Lehrling vor der Verwundung auch schon einmal gehabt habe. Nach einem Alkoholexzeß sei ein einziger Anfall von Bewußtlosigkeit aufgetreten.

Der behandelnde Arzt sprach 1950 in einem Bericht von gewissen kopftraumatischen Beschwerden, verstärkter Schlaf- und Schweißneigung. Der RR wurde im Stehen und Liegen konstant mit 135/95 (P. 76) angegeben. Besondere Erkrankungen waren nicht aufgetreten.

Klinische Nachuntersuchung vom 6.—11. 2. 52: Arbeitet in seinem früheren Beruf als Schlosser. Hat seit 1948 drei Kinder. Herbst 1951 Vereiterung der rechten Kieferhöhle. Sonst gesund gewesen. Kopfweh bei längerer Arbeit, gelegentlich ganz kurzer Schwindel. vergeßlicher und reizbarer. Sehstörung auf dem linken Auge (alt!). Bei Schreck Herzklopfen; unruhiger Schlaf. Sonst keine Ausfälle. Gewicht konstant. Keine vegetativ-hormonalen Störungen.

Gewicht 75 kg. Guter Allgemeinzustand. Narbenverhältnisse am Vorderkopf unverändert. Interner Status regelrecht. RR im Liegen 135/70 (P. 72), im Stehen 135/80 (P. 104). Keine abnormen RR-Schwankungen beim SCHELLONG, größte Pulsdifferenz hierbei 40 in der Minute.

Kein verstärktes emotionelles Spiel der Kopfvasomotoren. Nach Bücken mittelstarker Blutandrang mit einer Spur Schwindel (P. 17:15). Regulärer Dermographismus. Feuchte Hände und mäßiger Achselschweiß. Deutliche Pulsschwankungen und respiratorische Arrhythmie.

Am Nervensystem Anosmie rechts und Anästhesie V 1 rechts. Sonst keine neurologischen oder psychischen Ausfälle.

Normaler Verlauf der Puls- und Temperaturkurve. Ruheblutdruck 115/75. Reguläre Urinmengen. Im Urin keinerlei pathologische Befunde. Spontankonzentration 1030. Hb.: 90%, Ery.: 4,8 Mill., Leuko.: 5200 mit normaler Verteilung der Zelltypen. Senkung: 10/22. Rest-N: 30 mg-%. NaCl: 600 mg-%. Calcium: 10,7 mg-%. Kalium: 15,7 mg-%. Bilirubin im Serum: 0,7 mg-%. Wa.R.: negativ. EKG: o. B.

Röntgenbefunde: Schädel: unveränderte Verhältnisse. Thoraxorgane: o. B. Magen: kein abnormer Befund.

Zusammenfassung. Es handelt sich bei dem 20jährigen Mann um einen frontobasal in der Mittellinie eingedrungenen, rechts neben der Keilbeinhöhle in der mittleren Schädelgrube basal liegengebliebenen, ziemlich großen Metallstecksplitter, der am Tage nach der Verletzung durch die Siebbein-Keilbeinhöhle entfernt wurde. Begleitverletzung des rechten Bulbus, der rechten Orbita, des rechten Olfactorius, Opticus und ersten Trigeminusastes; Eröffnung der Dura an der Stirnhirnbasis rechts und subdurales Hämatom am rechten vorderen Stirnpol. Ob der aus der linken mittleren Schädelgrube entfernte Stecksplitter, der röntgenologisch 2,0 cm neben der Mittellinie sichtbar war, intracerebral gelegen hatte, ließ sich nicht sicher entscheiden. Der deutliche Hydrocephalus auch des 3. Ventrikels und die zusätzliche Ausweitung des rechten Vorderhornes beweisen eine Hirnverletzung.

Tabelle 120. *Wasserversuch am 10. 2. 52.*

Zeit (Stunden)	Menge (cm³)	Spezifisches Gewicht
Nachturin	600	1026
1500 cm³ Wasser		
½	170	1001
1	420	1003
1½	460	1001
2	360	1001
2½	120	1002
3	80	1010
3½	70	1018
4	50	1018
	1730	
6	120	1012
8	60	1025
10	60	1026
12	90	1022
14	75	1024
18	100	1028
24	30	1029
	535	

Gesamtmenge: 2265 cm³.
Gewicht vorher: 76,5 kg.
Gewicht nachher: 74,5 kg.

Internistisch fand man bei dem Verletzten eine deutliche Blutdruck- und Pulslabilität sowie gewisse Zeichen vegetativer Erregbarkeitssteigerung. Kein

Tabelle 121. *Blutzuckerkurve nach 50 g Dextrose per os am 7. 2. 52.*

Zeit (Minuten)	Blutzucker (mg-%)
nüchtern	108
50 g Dextrose per os	
30	217
60	145
90	124
120	84
150	98
180	95
210	92
240	95

Im Urin kein Zucker.

Tabelle 122. *Blutzuckerkurve nach 1 EH Insulin auf 15 kg Körpergewicht intravenös am 9. 2. 52.*

Zeit (Minuten)	Blutzucker (mg-%)
nüchtern	95
1 EH Insulin auf 15 kg Körpergewicht intravenös	
5	95
10	61
15	45
30	48
45	70
60	77
90	88
120	99

Nach 30 min leichter Schock.

Tabelle 123. *Spezifisch-dynamische Eiweißwirkung am 11. 2. 52.*

Zeit (Stunden)	Umsatz (%)
nüchtern	+ 4
Eiweißfrühstück	
1	+ 5
2	+15
3	+26
4	+18
5	+18

Grundumsatz am 9. 2. 52: +1%.

Anhalt für Hyperthyreose. Die Stoffwechseluntersuchungen zeigten eine lebhafte Diurese und eine schwache spezifisch-dynamische Eiweißwirkung.

Der Magensaft war subacide, die Schleimhaut im Röntgenbild aber nicht sicher vergröbert. Die Entleerung und Darmpassage erwiesen sich als beschleunigt. Es liegt demnach eine subacide Gastritis vor. Diese dürfte bei dem

Palpationsbefund an Leber und Milz höchstwahrscheinlich ätiologisch mit dem schweren Ikterus aus dem Jahre 1943 zusammenhängen. Als Komplikation wurde 6 Monate nach der Verwundung ein kürzerer, harmloser Schub einer alten chronischen Otitis media durchgemacht.

6 Jahre nach der Verwundung war laut Bericht des behandelnden Arztes mit Ausnahme eines großen epileptischen Anfalles nach einem Alkoholexzeß und einer stabileren Blutdruckregulation keine Änderung eingetreten.

Eine klinische Nachuntersuchung 8 Jahre nach der Schußverletzung bestätigte im ganzen die bisherigen Verhältnisse. Im einzelnen fiel der Wasserversuch jetzt stabiler aus, während die Dextrosekurve labiler und die Insulin- und Eiweißwirkung etwas kräftiger waren. Der RR war stabil eingestellt, die Pulsregulation aber weiter labil.

Fall 49 *(Beobachtung 573)*.

A. O., 22 J., Fabrikarbeiter; geb. 31. 5. 22, verwundet 19. 4. 44, untersucht 27. 9. 44ff.

Vorgeschichte: Familie: o. B. — Selbst: Mit 7 Jahren Scharlach. 1941/42 Erfrierung 2.—3. Grades am linken Fuß.

Chirurgische Verletzungsfolgen: Am 19. 4. 44 Granatsplitterverletzung in der rechten Schläfen-Augengegend. Zertrümmerung des rechten Bulbus. Einschußöffnung basal in der rechten Schläfengegend. Röntgenologisch ist das rechte Orbitaldach lateral frakturiert. Pflaumenkerngroßer Metallsplitter in der mittleren Schädelgrube direkt rechts basal neben der Sella. Ein zweiter, gut linsengroßer Metallsplitter 0,5 cm links neben der Mittellinie ganz vorne und basal in der mittleren Schädelgrube (s. Abb. 49a und 49b). Operation am Tage der Verwundung: Entfernung des rechten Auges. Abtragung des lateralen rechten Orbitalbogens, des anschließenden lateralen und basalen Stirnbeines bis zum Schläfenbein und des seitlichen rechten Orbitaldaches mit Extraktion zahlreicher Knochensplitter. Einer von ihnen hat die Dura über dem vorderen rechten Schläfenlappenpol angespießt. Absaugen von Hirnbrei. Auflegen eines Periostfascienlappens. Sekundäre Wundheilung unter Abstoßung kleiner Nekrosen. Am 16. 6. wird der große Stecksplitter in der rechten mittleren Schädelgrube, der nach den Stereobildern mit einer Spitze 2 mm lateral in die Keilbeinhöhle hineinragte, durch die linke Stirnhöhle, die Siebbeinzellen und die Keilbeinhöhle, deren polypöse Schleimhaut abgetragen wird, nach Trepanation der rechten seitlichen Keilbeinhöhlenwand extrahiert. Er ragte, wie das Röntgenbild schon gezeigt hatte, mit einer Ecke von rechts vorne seitlich her in die Keilbeinhöhle hinein. Komplikationsloser Wundverlauf. 5 Monate nach der Verletzung großer pulsierender Knochendefekt rechts lateral frontobasal mit Verlust von Teilen des rechten Orbitaldaches, Anophthalmus rechts, Zustand nach Ausräumung der linken Stirnhöhle, beider Siebbein- und der Keilbeinhöhle. Linsengroßer Metallstecksplitter links vorne basal in der mittleren Schädelgrube nahe der Mittellinie. Der große Stecksplitter fehlt.

Neurologische Verletzungsfolgen: Bei der Verwundung sofort $^{1}/_{4}$ Std bewußtlos. Mehrfach erbrochen. Keine retrograde Amnesie. Rechtes Auge blind. Keine Lähmungen. Anfangs viel Kopfschmerzen. 5 Monate nach der Verletzung bei Erschütterungen und Hitze noch Schmerzen im Narbenbereich und Schwindelgefühl. Objektiv niemals neurologische Ausfallserscheinungen. Vorübergehendes Papillenödem links. Keine psychischen Veränderungen. Keine Encephalographie. Liquor o. B.

Interne Befunde: Größe 173 cm. Gewicht 63,2 kg. Schlank, mittelkräftig. Rosa, zum Teil marmorierte Haut. Männliche Behaarung. Ausreichende, normal verteilte Fettpolster. Muskulatur und Knochenbau mittelkräftig. Schlanke Gliedmaßenenden. Kühle, feuchte, blaue Hände und feuchte Füße (schon früher). Entstellung durch die Narbenverhältnisse am Vorderkopf. Linkes Auge einwandfrei. Nasenatmung unbehindert. Schleim an der hinteren Rachenwand. Zunge sauber. Tonsillen reizlos.

Keine Struma.

Lungen o. B. Herz o. B. Puls 72, regelmäßig. Arterienrohr zart. RR im Stehen 130/70 (P. 76), im Liegen 135/75 (P. 60). Bauchorgane und Genitale o. B. Gliedmaßen s. oben.

Beide Füße sind eiskalt. Fußpulse nicht zu fühlen. An der ersten und zweiten linken Zehe narbige Veränderungen nach Erfrierung. Urin o. B.

Gering vermehrte Erregbarkeit der Kopfvasomotoren. Nach Bücken mittelstarker Blutandrang ohne Beschwerden (P. 12:12). Kurzer, roter Dermographismus. Mäßige respiratorische Arrhythmie. Achselschweiß. Sonst keine Schweiß- oder Hauttalgvermehrung. Einige alte Acnepusteln am Rücken und Oberarmen.

Ergänzende Angaben: Appetit und Verdauungsorgane waren immer in Ordnung. Das Ausgangsgewicht ist fast wieder erreicht. Schlaf ungestört. Er glaubt, anfangs nach der Verletzung mehr geschlafen zu haben. Vasomotorium o. B. Potenz o. B. Alkohol- und Nicotintoleranz noch nicht erprobt.

Nach den Krankenblattkurven in der ersten Woche hohe Temperaturen, dann 8 Tage Subfebrilität. Angemessene Pulsreaktion. Später normaler Verlauf der Temperatur- und Pulskurve. 4 Wochen nach der Verwundung Schweißdrüsenabsceß links. Urin bei mehrfachen Untersuchungen einwandfrei. RR

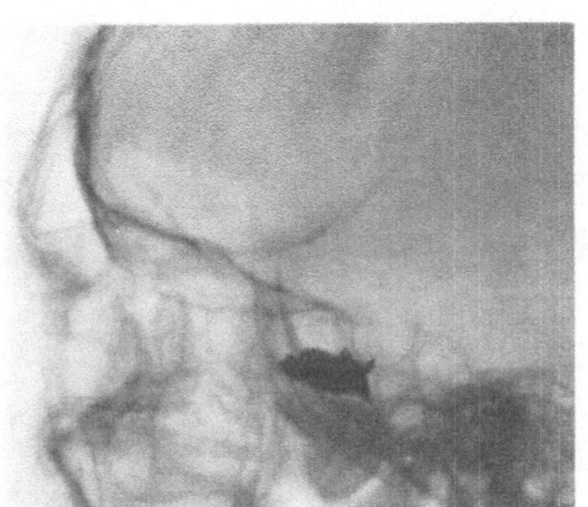

Abb. 49a (Fall 49).
Stecksplitter rechts basal neben der Sella.

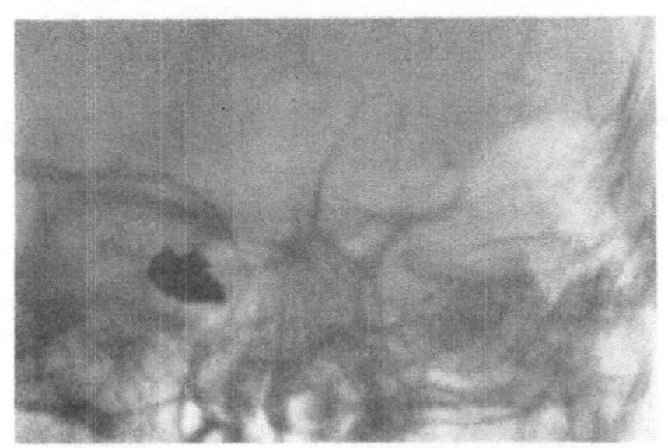

Abb. 49b (Fall 49). Der Splitter ragt mit der Spitze rechts seitlich in die Keilbeinhöhle.

zwischen 115/70 und 140/80. Blutbild am 13. 9. 44: Hb.: 103, Ery.: 5,4 Mill., Leuko.: 8600. 15% Eos., 6% Stabk., 43% Segmk., 30% Lympho., 6% Mono. Am 17. 9. wieder 9% Eos. im Ausstrich. Keine Wurmeier im Stuhl.

Fraktionierte Magenausheberung: Nüchtern keine freie Salzsäure. Nach Coffeinprobetrunk normacide. Höchstwerte 48/56.

Röntgenuntersuchung der Brustkorborgane: o. B.

Röntgenuntersuchung des Magens: Oesophaguspassage frei. Zarte Falten. Tonus, Peristaltik, Entleerung und Bulbus o. B. Urteil: Morphologisch und funktionell einwandfreier Magen.

Im Dezember 1949 erfuhren wir von ihm selbst, daß er in Arbeit stehe, zeitweise Kopfschmerz, Schwindel, Brechreiz habe und erhöht erregbar sei. Besondere Erkrankungen seien nicht aufgetreten. Das Gewicht betrage 58 kg.

Nach einem Bericht des behandelnden Arztes vom Juni 1950 hatte er nur einige harmlose katarrhalische Infekte gehabt. Er klagte über etwas Kopfweh, Schwindel, Reizbarkeit und verstärktes Schlafbedürfnis sowie Schweißneigung. Die Libido war geringer. Der RR betrug im Sitzen 110/70 (P. 60), im Liegen 110/85 (P. 60), sofort nach Aufstehen 115/85 (P. 64) und nach 4 min Stehen 110/90 (P. 72).

Tabelle 124. *Blutzuckerkurve nach 50 g Dextrose per os am 29. 9. 44.*

Zeit (Minuten)	Blutzucker (mg-%)
nüchtern	101
50 g Dextrose per os	
20	126
40	144
60	128
90	122
120	120
150	80
180	83
210	91

Zusammenfassung. Es handelt sich bei dem 22jährigen Mann um zwei Granatstecksplitter rechts und links in der mittleren Schädelgrube nahe der Mittellinie, die frontotemporal bzw. durch das rechte Auge eindrangen. Operativ gesicherte Verletzung des rechten vorderen Schläfenlappenpols. Der pflaumenkerngroße Granatstecksplitter, der an der rechten seitlichen Keilbeinhöhlenwand außen lag, wurde durch die zum Teil infizierten Nebenhöhlen von links her entfernt. Der zweite, links gelegene Splitter blieb zurück. Keine neurologischen Ausfälle.

Internistisch kein pathologischer Befund. Infektion der Nebenhöhlen (durch die sich wahrscheinlich eine Bluteosinophilie erklärt). Folgezustand nach Erfrierung der Füße 2 Jahre vor der Hirnverletzung mit Zirkulationsstörungen.

In der Rekonvaleszenz — 4 Wochen nach der Hirnverletzung — wurde ein linksseitiger Schweißdrüsenabsceß ohne Komplikation überstanden.

5 und 6 Jahre später eingeholte Auskünfte ließen keine wesentliche Änderung erkennen. Die Libido sollte abgenommen haben.

Fall 50 *(Beobachtung 621).*
O. G., 33 J., Maurer: geb. 17. 4. 11, verwundet 11. 2. 44, untersucht 14. 10. 44 ff.

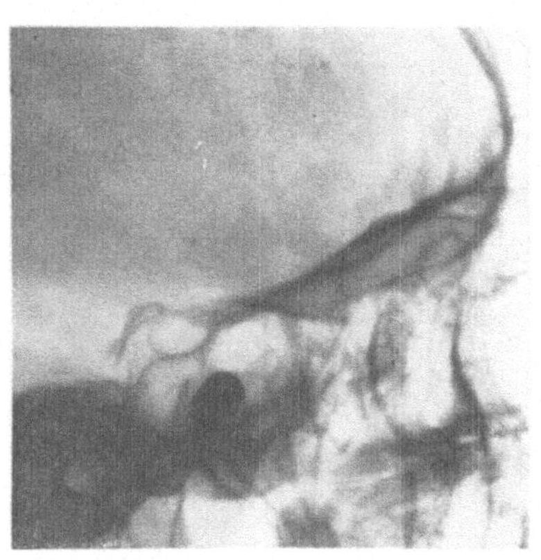

Abb. 50 a (Fall 50).
MP-Geschoß medial in der Basis der linken
mittleren Schädelgrube unter der Sellahöhe.

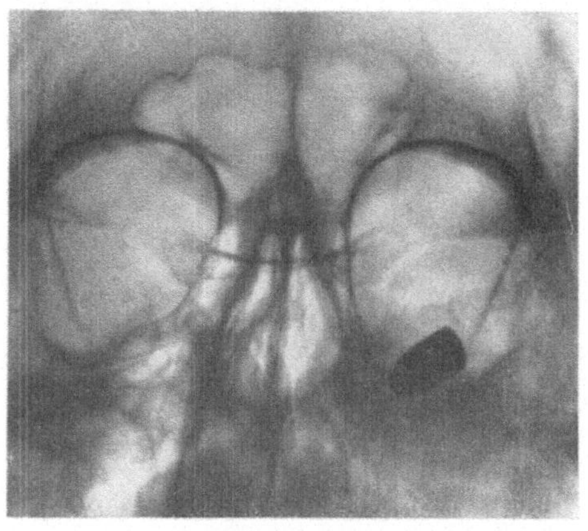

Abb. 50 b (Fall 50).
Seitlicher Abstand des Projektils 2,0 cm
von der Mittellinie.

Vorgeschichte: Familie: Vater litt an chronischem Ulcus duodeni und starb mit 50 Jahren bei einer Magenoperation. — Selbst: Seit Kindheit chronische Mittelohrentzündung und Polypen in der Nase.

Chirurgische Verletzungsfolgen: Am 11. 2. 44 MP.-Geschoßverletzung mit Einschuß rechts neben der Nasenspitze und Einsprengung des Projektils in die Basis der mittleren Schädelgrube 2,0 cm links der Mittellinie, so daß es mit der Spitze vor und seitlich am Foramen ovale zu liegen kam und sich röntgenologisch bei seitlichem Strahlengang direkt unter die Sella projizierte (s. Abb. 50a und 50b). Am 15. 3. 44 Ausräumung der infizierten linken Kieferhöhle und des Siebbeins. Trotz Entfernung auch der medialen Orbitalwand gelang es nicht, an das Projektil heranzukommen. Auch am 5. 6. 44 konnte extrakraniell von temporal her nach partieller Resektion des Jochbogens das Geschoß nicht erreicht werden. Als Komplikation trat nach der ersten Operation ein Gesichtserysipel auf, an das sich ein Hautabsceß anschloß.

Neurologische Verletzungsfolgen: War bei der Verwundung sofort bewußtlos. Keine retrograde Amnesie. Erbrechen? An die ersten Wochen nach der Verletzung erinnert er sich nur unvollkommen. Hatte Schmerzen in der linken Kopfseite und in der linken Oberkiefergegend, die auch jetzt noch bestehen. Objektiv wurde ein Reizzustand im ersten und zweiten linken Trigeminusast und eine partielle, durch die zweite Operation bedingte Schädigung des linken Facialis gefunden. Sonst bestanden keine neurologischen Ausfälle.

Encephalogramm o. B. Liquor o. B.

Interne Befunde: Größe 165 cm. Gewicht 65 kg. Kräftig, muskulös. Guter Ernährungszustand. Volle männliche Behaarung. Fettpolster normal entwickelt und verteilt. Gliedmaßen proportioniert. Operationsnarbe vor dem linken Ohr, wo der Jochbogen zum Teil fehlt. Kleine Narbe rechts neben der Nasenspitze. Nasenatmung unbehindert. Mäßige Kieferklemme. Zunge sauber. Gebiß gepflegt. Rachenorgane o. B.

Keine Struma.

Lungen o. B. Herz bis auf systolische Unreinheit o. B. Puls 96, regelmäßig. Arterienrohr zart. RR im Stehen 125/90 (P. 96), im Liegen 130/85 (P. 76). Bauchorgane und Genitale o. B. Gliedmaßen o. B. Urin o. B.

Mäßig verstärkte emotionelle Reaktion der Kopfgefäße. Nach Bücken deutlicher Blutandrang mit etwas Schwindelgefühl (P. 15:16). Er gibt an, daß seit der Verwundung bei Aufregung und Bücken der Kopf gegenüber früher rot werde. Lebhafter, länger anhaltender Dermographismus. Deutliche respiratorische Arrhythmie. Etwas Achselschweiß; sonst keine Schweiß- oder Hauttalgvermehrung. Innerlich ruhig. Kein Tremor.

Ergänzende Angaben: Appetit und Verdauungsorgane waren immer in Ordnung. Gewicht gegen früher unverändert. Kein vermehrter Durst. Schlaf unregelmäßig. Potenz o. B. Keine vasomotorischen Beschwerden (s. oben). Alkohol in kleinen Dosen vertragen. Noch nicht geraucht.

Nach den Krankenblattkurven war er bis zur ersten Operation fieberfrei. Vom 16.—21. 3. höhere Temperaturen bis 39° (Erysipel). Schnelle Entfieberung. Erneuter allmählicher Temperaturanstieg vom 23. 3.—2. 4. (Ab ceß). Dann fieberfrei. Angemessene Pulsreaktion. Mehrfache ab 23. 2. durchgeführte Urinuntersuchungen immer einwandfrei. Blutbild am 1. 9. 44: Hb.: 80, Ery.: 4,8 Mill., Leuko.: 6200. 3% Eos., 4% Stabk., 55% Segmk., 31% Lympho., 7% Mono.

Fraktionierte Magenausheberung: Nüchtern keine freie Salzsäure. Nach Coffeinprobetrunk höchste Säurewerte nach 60 min mit 47/57.

Röntgenuntersuchung der Brustkorborgane: o. B.

Röntgenuntersuchung des Magens: Hochdrängung des Magens durch geblähten Dickdarm. Keine Sekretvermehrung. Normale Falten. Tonus, Peristaltik, Entleerung und Bulbus o. B.

Urteil: Magenverdrängung durch Meteorismus, sonst morphologisch und funktionell o. B.

Grundumsatz am 16. 10. 44: +6%.

Tabelle 125. *Blutzuckerkurve nach 1 EH Insulin auf 15 kg Körpergewicht intravenös am 19. 10. 44.*

Zeit (Minuten)	Blutzucker (mg-%)
nüchtern	105
1 EH Insulin auf 15 kg Körpergewicht intravenös	
15	68
30	83
45	95
60	100
90	100
120	102

Keine Schockerscheinungen.

Nach einer persönlichen Mitteilung vom Februar 1949 bestanden bei ihm noch stärkere Kopfschmerzen und auch vereinzelt große epileptische Anfälle. Er war nur in der Lage, leichtere Arbeiten zu verrichten. Neue Erkrankungen waren nicht hinzugetreten.

Der behandelnde Arzt bestätigte in einem Bericht vom Juni 1950 die noch bestehenden kopftraumatischen Beschwerden; auch der Schlaf sollte schlechter und die Libido herabgesetzt sein. Sonst waren keine weiteren Störungen oder andere Krankheiten beobachtet worden. Der Blutdruck betrug im Liegen 110/65 (P. 78), sofort nach Aufstehen 115/70 (P. 87) und nach 4 min Stehen 100/60 (P. 66).

Zusammenfassung. Der 33jährige kräftige Mann bietet einen MP.-Steckschuß in der Basis der linken mittleren Schädelgrube vorne 2 cm neben der Mittellinie am Foramen ovale mit partieller Schädigung des linken Trigeminus. Einschuß von der rechten Nasenspitze her durch die Nasennebenhöhlen. Die Verletzung war mit einer längeren Bewußtlosigkeit verbunden. Eine operative Entfernung des Steckgeschosses gelang nicht.

Internistisch war außer einer Pulslabilität kein abnormer Befund zu erheben.

Als Komplikation trat eine Nebenhöhleninfektion und ein Gesichtserysipel mit Abszedierung auf.

4 und 6 Jahre später erfuhren wir von einer Verstärkung der kopftraumatischen Beschwerden und einzelnen großen epileptischen Anfällen. Es wurde auch über Schlafstörung und Verminderung der Libido geklagt. Das Pulsverhalten war jetzt stabiler.

Fall 51 *(Beobachtung 297)*.

G. R., 20 J., kaufmännischer Angestellter; geb. 18. 10. 23, verwundet 22. 11. 43, untersucht 5. 6. 44.

Vorgeschichte: Familie: Vater seit 11 Jahren magenleidend (Ulcus?). — Selbst: Immer gesund.

Chirurgische Verletzungsfolgen: Am 22. 11. 43 MP.-Geschoßverletzung mit Einschuß rechts an der Nasenwurzel und Erblindung des rechten Auges durch traumatischen Opticusschaden. Das Geschoß durchdrang das rechte Siebbein und die Keilbeinhöhle. Es blieb an der Basis der rechten mittleren Schädelgrube 1,5 cm rechts der Mittellinie so liegen, daß es mit seiner Basis dem Foramen lacerum und mit seiner nach seitlich vorne zeigenden Spitze dem Foramen ovale benachbart war (s. Abb. 51a und 51b). Primäre Wundheilung. Am 11. 3. 44 wurden die infizierten Nebenhöhlen (rechte Stirnhöhle, rechtes Siebbein und Keilbeinhöhle) operiert und die polypöse Schleimhaut entfernt. Komplikationsloser Wundverlauf.

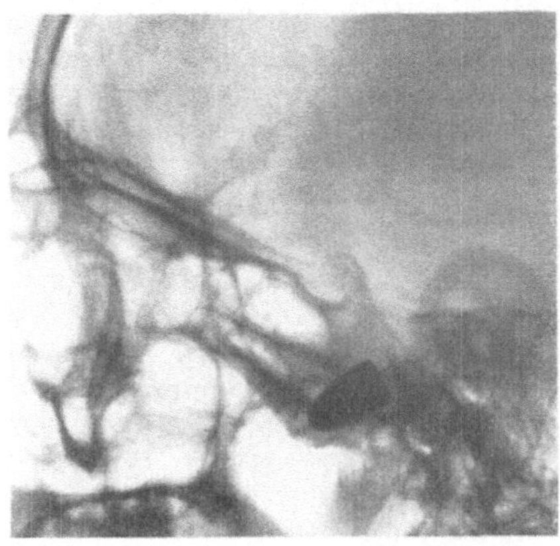

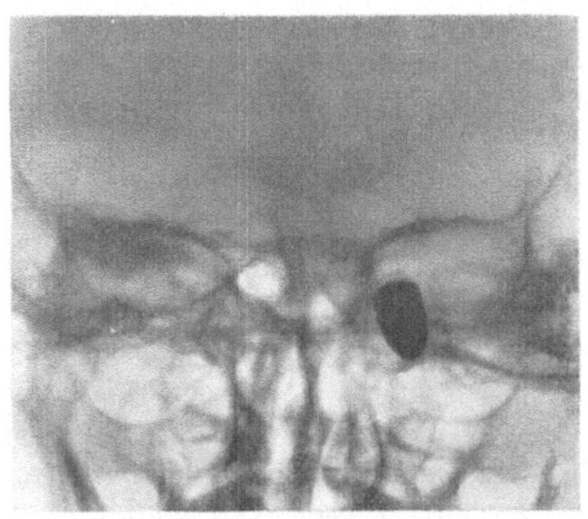

<table>
<tr><td>Abb. 51a (Fall 51). MP-Steckgeschoß medial an der Basis der mittleren Schädelgrube.</td><td>Abb. 51b (Fall 51). Seitenabstand des Projektils von der Mittellinie 1,5 cm.</td></tr>
</table>

Neurologische Verletzungsfolgen: Sofortige Bewußtlosigkeit für 10 Std. Erbrechen? Rechtes Auge blind. Keine Lähmungen. Anfangs stärkere Kopfschmerzen, die im 7. Monat nach der Verletzung nur noch gemildert bei Wetterumschlag, Belastungen und Besonnung vorhanden waren. Objektiv war das rechte Auge sofort blind. Später entwickelte sich hier eine Opticusatrophie. Hyposmie rechts. Anästhesie im rechten ersten Trigeminusast. Keine weiteren Ausfälle. Psyche: Merk- und Konzentrationsschwäche. Kein Encephalogramm.

Interne Befunde: Größe 166 cm. Gewicht 53,5 kg. Infantiler Habitus. Schlank. Etwas breites Becken. Ganz geringer Bartwuchs. Weibliche Schamhaargrenze. Kleine Warzenhöfe. Cutis marmorata. Mäßige, normal verteilte Fettpolster. Zarte Muskulatur. Graziler Knochenbau. Reizlose Narbe über der Nasenwurzel und in der rechten Augenbraue. Das rechte Auge liegt etwas tiefer in der Orbita und ist blind. Rechte Pupille enger als die linke. Sie reagiert nur konsensuell. Kopforgane sonst o. B.

Keine Struma.

Lungen o. B. Herz o. B. Puls 84, regelmäßig. Arterienrohr zart. RR im Stehen 135/85 (P. 88), im Liegen 140/80 (P. 72). Bauchorgane, Genitale und Gliedmaßen o. B. Urin o. B.

Anfangs bei der Untersuchung lebhaftes Spiel der Kopfvasomotoren mit roten Klatschen auch an Hals und Brust, die bald verschwanden und bei einer zweiten Untersuchung nicht mehr auftraten. Nach Bücken mäßiger Blutandrang zum Kopf. Länger anhaltender, roter Dermographismus. Deutliche respiratorische Arrhythmie. Kein Tremor.

Ergänzende Angaben: Appetit und Verdauungsorgane waren immer in Ordnung. Gewicht wie früher. Kein krankhafter Durst. Schlaf ungestört. Vasomotorium und Potenz o. B. Alkohol nicht vertragen. Nichtraucher.

Aus den Krankenblattkurven ergaben sich für Puls- und Temperaturverlauf keine Besonderheiten. Am 13. 2. 44 Urin o. B. Am 1., 3., 5. und 7. 4. 44 je ein plötzlicher Temperaturanstieg anfangs bis 40° als Ausdruck einer Malaria tertiana. Die Fieberzacken und die Pulsreaktion entsprachen ganz dem üblichen Malariabild. Es entwickelte sich dabei ein Milztumor. Mit Atebrin-Plasmochin prompte Entfieberung ohne Rezidiv. Infektion offensichtlich am Kubanbrückenkopf, wo regelmäßig eine Atebrinprophylaxe getrieben wurde. Bisher waren keine Malariaanfälle aufgetreten.

Der behandelnde Arzt unterrichtete uns im Februar 1951 dahin, daß der Verletzte im August 1945 eine akute Gastritis, im Mai 1948 einen Schweißdrüsenabsceß und 1949 zweimal Infekte der Nebenhöhlen durchgemacht habe. Er klage über Kopfweh, Schwindel, Reizbarkeit, Minderung der geistigen Leistungsfähigkeit und Schweißneigung. Schlaf, Potenz usw. o. B. RR im Liegen 135/100 (P. 60), sofort nach Aufstehen 130/95 (P. 56) und nach 5 min Stehen 130/95 (P. 60). Gewicht 62,5 kg. Urin o. B. Väterlicherseits Belastung mit Apoplexien.

Zusammenfassung. Bei dem 20jährigen Mann handelt es sich um ein MP.-Steckgeschoß an der Basis der rechten mittleren Schädelgrube neben der Keilbeinhöhle nahe an der Mittellinie. Der Einschuß erfolgte frontobasal durch die Nasenwurzel und die rechten Nebenhöhlen. Im 4. Monat nach der Verletzung wurden die infizierten und zertrümmerten Nebenhöhlen operativ versorgt. Die neurologischen Ausfälle waren mit einer Hyposmie rechts, einer Opticusverletzung und einer Anästhesie des rechten ersten Trigeminusastes gering.

Internistisch bot der jugendliche hypoplastische Mann eine gewisse Vasolabilität. Die hypoplastischen Züge hatten nach seinen Angaben schon unverändert vor der Verwundung bestanden. Irgendwelche sonstigen vegetativ-hormonalen Störungen hatten sich bei ihm nicht entwickelt.

Im 5. Monat nach der Verwundung traten zum erstenmal Anfälle von Malaria tertiana mit ganz typischem Verlauf auf, die sich in nichts von dem üblichen Bild dieser Erkrankung unterschieden und nach einer Atebrin-Plasmochinkur verschwanden.

Einem Bericht des behandelnden Arztes 7 Jahre nach der Verwundung entnehmen wir, daß eine wesentliche Änderung sich nicht vollzogen hat.

Fall 52 *(Beobachtung 625).*

A. P., 26 J., Arbeiter; geb. 9. 3. 18, verwundet 27. 12. 43, untersucht 18. 10. 44ff. und 3.—7. 12. 48.

Vorgeschichte: Familie: Vater Bronchialasthma. — Selbst: Mit 17 Jahren 4 Wochen Gelbsucht. 1943 Furunkulose.

Chirurgische Verletzungsfolgen: Am 27. 12. 43 Granatsplitterverletzung an der Nasenwurzel mit Liquorabfluß, Vortreibung, Blindheit und Unbeweglichkeit des linken Auges, Splitterung der linken medialen Orbitawand und des Bodens der linken Stirnhöhle. 2,6:2,3:1,0 cm großer Granatsplitter basal in der linken mittleren Schädelgrube 2,1 cm links neben der Mittellinie mit Projektion bei seitlichem Strahlengang direkt unter die Sella (s. Abb. 52a und 52b). Nach 3 Monaten Entfernung des linken Bulbus, an dem sich eine Opticusatrophie entwickelt hatte. Am 8. 5. 44 Ausräumung der infizierten linken Stirnhöhle und des linken Siebbeines mit primärer Heilung. Als Rest blieb zur Zeit der Untersuchung: Verlust des linken Auges, Knochendefekt der Vorder- und Unterwand der linken Stirnhöhle, der linken lateralen Augenhöhlenwand und des linken Siebbeines. Unveränderte Lage des linksseitigen Schläfenlappenstecksplitters und reizlose Narbenverhältnisse im Gebiet des Einschusses und der Operation.

Neurologische Verletzungsfolgen: Verwundung gemerkt. Erst nach $^1/_2$ Std für 2 Std bewußtlos. Sofortige Erblindung links. Keine Lähmungen. Nur geringe Kopfbeschwerden. Im 11. Monat nach der Verletzung noch geringe linksseitige Kopfschmerzen bei Wetterumschlag und Bücken; reizbarer, vergeßlicher. Objektiv bot er neurologisch nur eine Hypästhesie im linken 2. Trigeminusast und eine Hyposmie links.

Encephalogramm: Leichte Verlagerung des Septum pellucidum und des 3. Ventrikels nach links. Mäßige Erweiterung des 3. Ventrikels. Im Liquor 14/3 Zellen.

Interne Befunde: Größe 164 cm. Gewicht 56,8 kg. Schlank, grazil gebaut. Volle männliche Behaarung. Geringe Fettpolster. Schlanke Muskulatur und Knochenbau. Furunkelnarben am Gesäß. Entstellung durch die Narben an der Nasenwurzel und um das linke Auge, das durch eine Prothese ersetzt ist. Das rechte Auge wirkt groß (keine Änderung gegen früher). Nasenatmung unbehindert. Zunge sauber. Reizlose Tonsillen.

Keine Struma.

Lungen o. B. Herz o. B. Puls 84, regelmäßig. Arterienrohr zart. RR im Stehen 125/85 (P. 92), im Liegen 130/75 (P. 76). Bauch: Kindsfaustgroßer, reponibler Leistenbruch links. Genitale o. B. Gliedmaßen und Urin o. B.

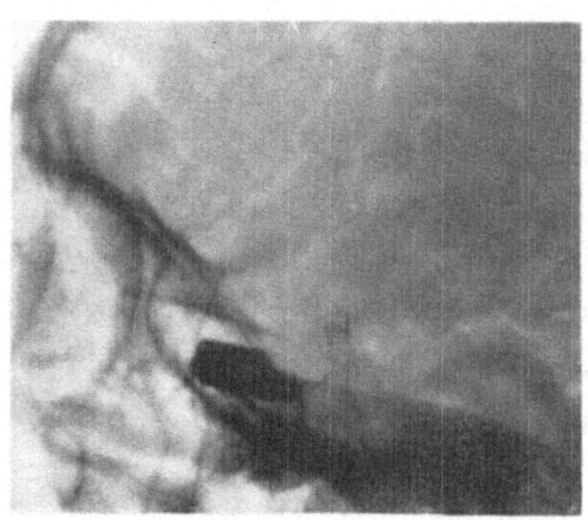

Abb. 52a (Fall 52).
Großer Stecksplitter medial an der Basis
der mittleren Schädelgrube unter der Sellahöhe.

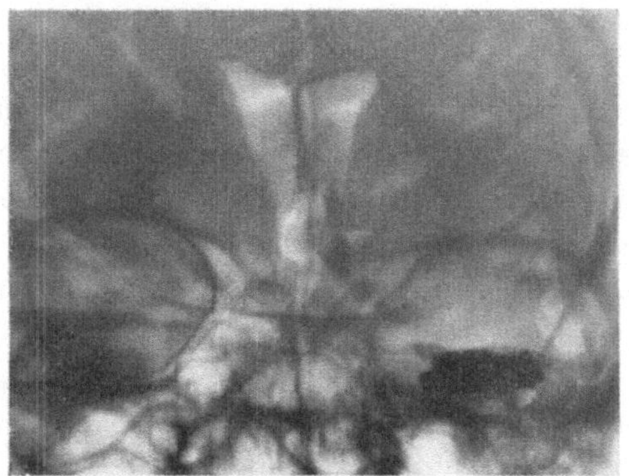

Abb. 52b (Fall 52).
Seitenabstand des Splitters von der
Mittellinie links 2,1 cm.

Keine verstärkte emotionelle Reaktion der Kopfgefäße. Nach Bücken mäßiger Blutandrang ohne Beschwerden (P. 15:15). Unauffälliger Dermographismus. Deutliche respiratorische Arrhythmie. Feuchte Hände. Sonst keine Schweiß- oder Hauttalgvermehrung. Ruhig. Kein Tremor.

Ergänzende Angaben: Appetit und Verdauungsorgane waren immer in Ordnung. Seit dem Feldzug in Rußland nach Graubrot öfter Kneifen im Leib. Das Gewicht ist um 5 kg zurückgegangen. Seit Januar 1942 Reizblase. Kein vermehrter Durst. Schlaf oberflächlich, Einschlafen erschwert. Seit dem 15. Lebensjahr bei Anstrengungen Stechen am Herzen, das unverändert geblieben ist. Potenz o. B. Alkohol gut vertragen. Nichtraucher.

Nach den Krankenblattkurven hatte er für einige Tage nach der Verwundung hohes Fieber bis 39°. Subfebrilität bis 8. 1. 44. Pulsreaktion angemessen. 13malige Urinuntersuchungen immer o. B. RR mehrfach zwischen 125/75 und 110/65. Nach der Augen- und Nebenhöhlenoperation keine gröberen Temperaturbewegungen. Mitte Mai 1944 leichte Angina mit Temperatur von 37,3°. Anfang Oktober zweite lacunäre Angina mit 39° Temperatur für einen Tag und schnellem Rückgang in 3 Tagen. Keine Komplikationen. Blutbild am 28. 9.: Hb.: 105, Ery.: 5,04 Mill., Leuko.: 6500.

Tabelle 126. *Blutzuckerkurve nach 1 EH Insulin auf 15 kg Körpergewicht intravenös am 20. 10. 44.*

Zeit (Minuten)	Blutzucker (mg-%)
nüchtern	96
1 EH Insulin auf 15 kg Körpergewicht intravenös	
15	86
30	81
45	98
60	110
90	102
120	110

Kein Schock.

Fraktionierte Magenausheberung: Schon nüchtern freie Säure (3/18). Nach Coffeinprobetrunk norm- und spätacide (43/55).

Röntgenuntersuchung der Brustkorborgane: o. B.

Röntgenuntersuchung des Magens: Etwas Sekretvermehrung im Nüchternmagen. Der erste Breischluck verteilt sich sofort auf der ganzen Innenfläche des Magens und tritt in den Bulbus über. Leichte Faltenvergröberung im Magen. Bei Vollfüllung regulärer Tonus. Etwas lebhafte Peristaltik und weiter schnelle Entleerung. Bulbus und Duodenum o. B.

Urteil: Reizmagen.

Grundumsatz am 18. 10. 44: +23%. Grundumsatz am 20. 10. 44: +11%.

Klinische Nachuntersuchung vom 3.—7. 12. 48: Ist Hilfsarbeiter. 1947 wurde ihm ein 2. Kind geboren. Beschwerden wie früher. Verdauungsorgane in Ordnung. Reizblase. Durst, Schlaf, Potenz o. B. Keine weiteren Erkrankungen durchgemacht.

Befund: Schlank. 54 kg Gewicht. Narbenverhältnisse am Kopf unverändert.

Tabelle 127. *Wasserversuch am 5. 12. 48.*

Zeit (Stunden)	Menge (cm³)	Spezifisches Gewicht
	1500 cm³ Wasser	
¹/₂	50	1018
1	210	1006
1¹/₂	440	1000
2	430	1000
2¹/₂	380	1000
3	150	1004
3¹/₂	30	1012
4	20	1022
	1710	
6	140	1012
8	50	1018
10	50	1026
12	60	1026
	300	

Gewicht vorher: 53,8 kg.
Gewicht nachher: 54,0 kg.

Tabelle 128. *Blutzuckerkurve nach 50 g Dextrose per os am 6. 12. 48.*

Zeit (Minuten)	Blutzucker (mg-%)
nüchtern	101
50 g Dextrose per os	
20	123
40	166
60	102
90	101
120	102
150	88
180	88
210	88

Im Urin kein Zucker.

Tabelle 129. *Blutzuckerkurve nach 1 EH Insulin auf 15 kg Körpergewicht intravenös am 4. 12. 48.*

Zeit (Minuten)	Blutzucker (mg-%)
nüchtern	110
1 EH Insulin auf 15 kg Körpergewicht intravenös	
5	80
15	52
30	26
45	51
60	63
90	74
120	69

Nach 30 min feuchte Haut und ganz leichter Schock.

Brustorgane: o. B. RR im Stehen 110/75 (P. 84), im Liegen 110/70 (P. 76). SCHELLONG nicht pathologisch ausfallend.

Bauchorgane: o. B. Leistenbruch 1947 operiert.

Genitale und Gliedmaßen: o. B.

Nervensystem: Anosmie links. Hyperpathie V_2 links, angedeutet auch in V_1 und V_3 links. Sonst reguläre Befunde. Keine hirntraumatischen Wesenszüge.

Emotionelle Reaktion der Kopfgefäße unauffällig. Nach Bücken mäßiger Blutandrang mit Schwindelgefühl. Geringer, roter Dermographismus. Hände und Achselhöhlen etwas feucht. Leichte respiratorische Arrhythmie. Der Puls ist etwas labil und neigt zu geringer Beschleunigung.

Puls- und Temperaturkurve regulär. Urinmengen um 1 Liter. Spontankonzentration 1020; keine pathologischen Bestandteile enthaltend.

Hb.: 100%, Ery.: 5,06 Mill., Leuko.: 8000. Differentialblutbild: 3% Stabk., 71% Segmk., 22% Lympho., 4% Mono. Rest-N: 28 mg-%, Kochsalz: 600 mg-%. Wa.R.: negativ. EKG: o. B.

Tabelle 130. *Spezifisch-dynamische Eiweißwirkung am 7. 12. 48.*

Zeit (Stunden)	Umsatz (%)
nüchtern	+ 7
Eiweißfrühstück	
1	+ 9
2	+18
4	+21
5	+ 8

Röntgenuntersuchungen:

des Schädels: Geschoßsplitter in unveränderter Lage,

der Thoraxorgane: o. B.,

des Magens: Etwas grobes Relief, guter Tonus, lebhafte Peristaltik und schnelle Entleerung. Bulbus duodeni o. B.

Urteil: Leichte Gastritis.

Aus der Kreislaufuntersuchung nach BÖGER-WETZLER ließ sich eine Labilität der Gefäßregulation erschließen.

Der behandelnde Arzt berichtete im Juni 1950 über Kopfbeschwerden bei Wetterumschlag, Bückschwindel, gewisse Reizbarkeit, Schweißneigung und gelegentlich schlechten Schlaf in Abhängigkeit von der Witterung. Potenz usw. o. B. Keine wesentlichen neuen Erkrankungen durchgemacht. RR im Liegen 110/85 (P. 88), sofort nach Aufstehen 115/85 (P. 100), nach 5 min Stehen 115/95 (P. 100).

Zusammenfassung. Die Granatsplitterverletzung führte bei dem 26jährigen Mann zu einer Zertrümmerung der Nasenwurzel, der linken Nebenhöhlen, zum Verlust des linken Auges, Opticusverletzung links und einem großen Metallstecksplitter in der Basis des linken Schläfenlappens 2,1 cm links der Mittellinie neben der Keilbeinhöhle. Neurologisch fand sich neben einer Anosmie links nur eine Sensibilitätsstörung im zweiten linken Trigeminusast und eine leichte Verziehung des Ventrikelsystems nach links sowie eine umschriebene, mäßige Erweiterung des 3. Ventrikels.

Intern waren greifbare Ausfälle nicht zu erkennen. Vielleicht liegt eine leichte Gastritis vor, die auch die Unverträglichkeit von Graubrot erklären könnte. Diese Störung besteht bei dem Verletzten seit dem Rußlandfeldzug. Sie hat sich durch die Verwundung nicht geändert. Es sollen gewisse leichte Schlafstörungen durch die Verletzung zurückgeblieben sein. Die vegetative Regulation der Vasomotoren ist etwas labil. Dadurch werden die schon seit dem 15. Lebensjahr unverändert beobachteten Herzsensationen verständlich. Ebenso erweist sich der Grundumsatz als etwas hoch und schwankend.

Interkurrent machte der Verletzte im 5. und 10. Monat nach der Verwundung je eine Angina lacunaris durch, die beide schnell und komplikationslos abklangen.

Bei einer klinischen Nachuntersuchung gut 4 Jahre später war der Befund im wesentlichen der gleiche. Es zeigte sich noch eine geringe Vasolabilität; die Reaktion auf Insulin war diesmal verstärkt, der Grundumsatz jetzt ganz normal. Neue Erkrankungen waren nicht aufgetreten.

Ein Bericht des behandelnden Arztes $1^1/_2$ Jahre später — $7^1/_2$ Jahre nach der Verwundung — besagte nichts Neues.

Fall 53 *(Beobachtung 516).*
W. B., 23 J., Arbeiter; geb. 30. 6. 21, verwundet 25. 10. 43, untersucht 2. 9. 44.
Vorgeschichte: Familie: Vater leidet an Anaemia perniciosa. — Selbst: Entfernung der Gaumenmandeln und von Nasenpolypen.
Chirurgische Verletzungsfolgen: Am 25. 10. 43 MP.-Schußverletzung *rechts* frontal nahe der Mittellinie über der Stirnhöhle mit Impressionsfraktur, frontaler Hirntrümmerhöhle und Einsprengung des Geschosses (1,1:0,9 cm) hinten in die untere Wand der *linken* Keilbeinhöhle (s. Abb. 53a und 53b). Operation am 5. Tage nach der Verletzung mit Trepanation. Wundreinigung und Absaugen des Schußkanals bis „auf die Schädelbasis". Primärer Wundverschluß. Oberflächliche Wundeiterung mit Fistelbildung für $1/_4$ Jahr infolge Sequesterabstoßung. Leichte postoperative Meningitis. Am 15. 4. 44 Versuch einer operativen Entfernung des Geschosses durch die linke Kieferhöhle. Das Geschoß wird getastet, läßt sich aber nicht extrahieren. Am 11. 7. 44 war das Geschoß spontan in die linke Kieferhöhle gewandert und konnte hier entfernt werden. Die Schleimhaut der linken Kieferhöhle und der Siebbeinzellen war inzwischen polypös verändert. Im 11. Monat nach der Verletzung bestand noch ein fünfmarkstückgroßer Knochendefekt rechts frontal mit 3 Clips und einem kleinfingernagelgroßen Knochensplitter im rechten Frontalhirn 2 cm tief nahe der Mittellinie.
Neurologische Verletzungsfolgen: Sofort für 8 Tage bewußtlos. Keine retrograde Amnesie. Erbrechen? Keine Lähmungen. Anfangs viel Kopfschmerzen. Zur Zeit unserer Untersuchung noch leichte Kopfbeschwerden bei Wetterumschlag, Schwindel bei Wärme und Bücken und leichte Vergeßlichkeit. Objektiv wurden außer beiderseitiger Anosmie keine

neurologischen Ausfälle gefunden. (Nach den Angaben des Verletzten scheint die Anosmie alt zu sein und mit der Polypenoperation zusammenzuhängen.)

Interne Befunde: Größe 172 cm. Gewicht 69,5 kg. Kräftig, muskulös. Der Knochendefekt liegt zwischen der Mittellinie und dem rechten Stirnhöcker. Die Weichteile sind eingesunken und pulsieren. Das rechte Auge liegt eine Spur tiefer. Kein Horner. Geringe Zahnfleischeiterung. Tonsillen o. B. Bohnengroße, indolente Drüse am rechten Kieferwinkel. Keine Struma.

Lungen o. B. Herz o. B. Puls regelmäßig, 100. Arterienrohr zart. RR im Stehen 110/85 (P. 100), im Liegen 130/80 (P. 72). Maximale Pulsschwankungen zwischen Stehen und Liegen von 108 zu 64.

Blinddarm- und Leistenbruchoperationsnarbe links. Bauchorgane sonst o. B. Genitale o. B. Urin o. B.

Leicht verstärkte emotionelle Reaktion der Kopfgefäße. Nach Bücken deutlicher Blutandrang ohne Beschwerden (P. 15:14). Länger anhaltender, roter Dermographismus. Deutliche respiratorische Arrhythmie. Keine Schweiße. Leichte Hauttalgvermehrung im Gesicht und am Oberkörper mit Acnepusteln

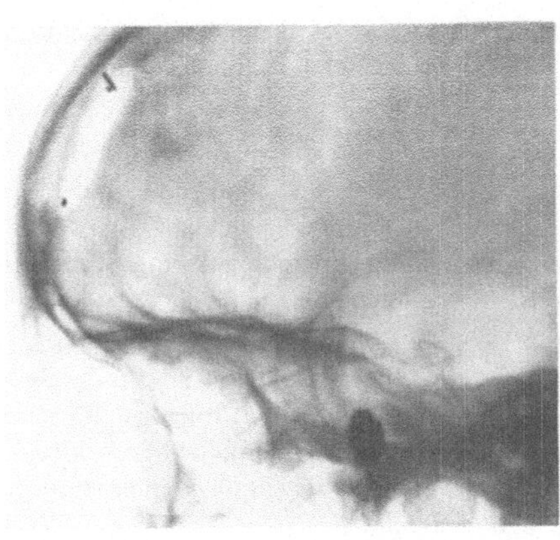

Abb. 53 a (Fall 53).
MP-Geschoß in der linken unteren Seitenwand der Keilbeinhöhle in Sellahöhe.

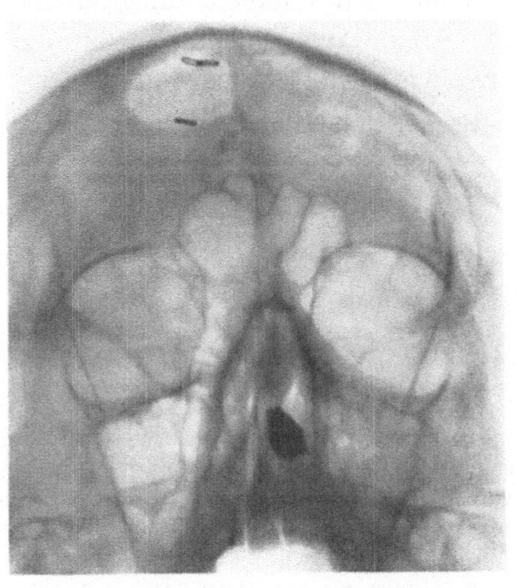

Abb. 53 b (Fall 53). Geschoß nach frontalem Eintritt unter Überkreuzung der Mittellinie dicht seitlich neben ihr in der linken Keilbeinhöhlenwand.

und alten Narben (seit der Pubertät!). Innerlich ruhig. Kein Tremor. Mäßige männliche Behaarung. Ausreichende, normal verteilte Fettpolster.

Ergänzende Angaben: Appetit und Verdauungsorgane waren immer in Ordnung. Kann sich an keine Magen-Darmstörung erinnern. Kein vermehrter Durst. Schlaf unverändert, immer leicht unruhig. Keine vasomotorischen Beschwerden. Potenz o. B. Nichtraucher. Alkoholtoleranz nicht erprobt.

Aus den Krankenblattkurven ergaben sich für Puls- und Temperaturverlauf keine Besonderheiten. Das Gewicht stieg während der Behandlung von 65 kg auf 76,4 kg an und ging dann wieder auf 69,5 kg zurück. RR zwischen 100/65 und 125/80. 8malige Urinuntersuchungen immer einwandfrei.

Fraktionierte Magenausheberung: Nüchtern und auch nach Coffeinprobetrunk keine freie Salzsäure. Nach Histamin einmal etwas freie Säure (4/34).

Röntgenuntersuchung der Brustkorborgane: o. B.

Röntgenuntersuchung des Magens: Keine Sekretvermehrung. Normale Falten. Ausreichender Tonus. Nur oberflächliche, erst spät in Gang kommende Peristaltik. Anfangs etwas verzögerte Austreibung. Bulbus und Duodenum o. B.

Urteil: Magen organisch o. B. Etwas träge Peristaltik.

Im Januar 1949 schrieb uns der Verletzte, er sei arbeitsfähig, habe die gleichen alten Beschwerden, aber keine sonstigen Erkrankungen durchgemacht. Ihm seien inzwischen 2 Kinder geboren worden. Das Gewicht betrage 65 kg.

Der behandelnde Arzt teilte im Juni 1950 mit, daß sein Patient sonst immer gesund gewesen sei und nur über Kopfweh, Schwindel, Reizbarkeit und Geruchsstörungen sowie unruhigen Schlaf klage. Der RR wurde mit 120/65 (P. 68) bestimmt.

Zusammenfassung. Der 23jährige Mann trug einen MP.-Durchschuß durch das rechte Frontalhirn davon. Einschuß *rechts* frontal nahe der Mittellinie über der Stirnhöhle. Sitz des Steckgeschosses *linke* hintere Seitenwand der Keilbeinhöhle. Operative Säuberung der frontalen Trümmerhöhle mit noch einem restierenden intracerebralen Knochensplitter. Das Steckgeschoß wurde später entfernt. Vorübergehende Meningitis. Infektion der Nebenhöhlen. Keine neurologischen Ausfälle außer Anosmie (die vielleicht alt ist).

Internistisch fand sich bei dem Verletzten eine gewisse Vasolabilität und eine Anacidität, ohne daß je Magenbeschwerden bestanden hatten oder an der Schleimhaut des Magens röntgenologisch irgendwelche Veränderungen nachweisbar waren. Nachträglich wurde angegeben und durch Rückfrage bei dem behandelnden Arzt bestätigt, daß der Vater an einer perniziösen Anämie leidet.

Berichte des behandelnden Arztes 4¹/₂ und 6 Jahre später ließen keine Änderung erkennen.

Fall 54 *(Beobachtung 453).*

E. M., 21 J., Maschineneinrichter, geb. 24. 2. 23, verwundet 22. 2. 44, untersucht 30. 7. 44 ff. und 4.—8. 2. 49.

Vorgeschichte: Familie: o. B. — Selbst: Mit 8 Jahren Kopfschwarteneiterung und Halslymphdrüsenabsceß. Mit 9 Jahren Lungen- und Rippenfellentzündung.

Chirurgische Verletzungsfolgen: Am 22. 2. 44 MP.-Steckschußverletzung. Einschuß im *rechten* äußeren Lidwinkel. Das Projektil liegt *links* 0,5 cm neben der Mittellinie in der Basis der mittleren Schädelgrube unmittelbar unter und vor der Spitze des linken Felsenbeins und berührt die linke hintere seitliche Keilbeinhöhlenwand (s. Abb. 54 a und 54 b). Kontusion des rechten Bulbus mit intraokulärer Blutung und Erblindung rechts. Enucleation des rechten Bulbus in der 2. Woche nach der Verletzung. Keine Schädeltrepanation. Röntgenologisch ist an der Schädelbasis der Verlauf des Schußkanals nicht zu erkennen. Das Projektil dürfte die rechte Orbita und die Keilbeinhöhle durchschlagen haben und nach Überkreuzung der Mittellinie in der linken mittleren Schädelgrube paramedian neben dem Clivus und vor der Pyramidenspitze liegengeblieben sein.

Neurologische Verletzungsfolgen: Verwundung gespürt, umgefallen und erbrochen. Nach ¹/₂ Std Erinnerungslücke für etwa 10 Tage. Rechtes Auge sofort blind. Keine Lähmungen. Anfangs starke Kopfschmerzen. 5 Monate nach der Verletzung noch Schwindelgefühl beim Bücken und bei Anstrengungen. Stirnkopfweh nach Belastung. Etwas vergeßlicher und reizbarer. Objektiv Hypästhesie im zweiten rechten Trigeminusast, links deutliches Vorbeizeigen beim Fingernasenversuch, Fallneigung nach rechts beim Romberg und Rechtsabweichen beim Gang unter Augenschluß. Kombinierte Mittelinnenohrschwerhörigkeit links. Vestibularis beiderseits intakt. Linkes Auge o. B. Im psychischen Verhalten keine Auffälligkeiten.

Encephalogramm: Gleichmäßiger leichter Hydrocephalus. Liquor o. B.

Interne Befunde: Größe 174 cm. Gewicht 65 kg. Schlanker, eben mittelkräftiger Mann. Verlust des rechten Auges. Kleine Narbe im lateralen rechten Augenwinkel. Kopforgane sonst o. B.

Keine Struma.

Lungen o. B. Herz o. B. Puls regelmäßig, 68. Arterienrohr zart. RR im Stehen 110/70 (P. 68), im Liegen 130/65 (P. 68). Bauchorgane, Genitale, Gliedmaßen und Urin o. B.

Keine vermehrte Tätigkeit der Kopfvasomotoren. Nach Bücken geringer Blutandrang und etwas Schwindelgefühl (P. 12:12). Kurzer, roter Dermographismus. Geringe respiratorische Arrhythmie. Feuchte Hände (mehr als früher), sonst keine Schweiß- oder Hauttalgvermehrung. Behaarung männlich. Geringe, normal verteilte Fettpolster.

Ergänzende Angaben: Appetit und Verdauungsorgane waren immer in Ordnung. Das Gewicht soll seit der Verwundung um 10 kg zurückgegangen sein. Kein vermehrter Durst.

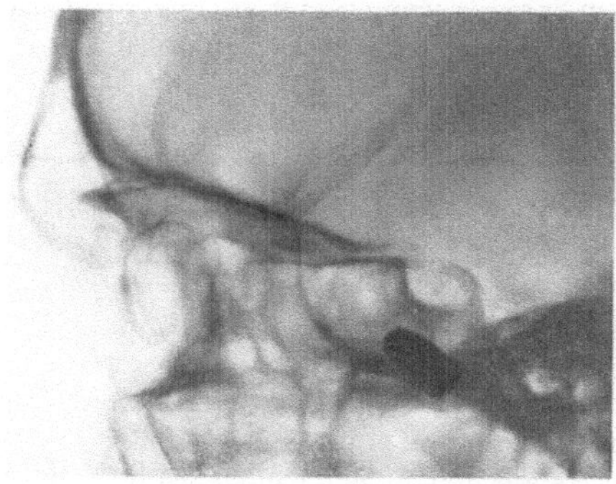

Abb. 54 a (Fall 54). MP-Steckgeschoß in der mittleren Schädelgrube vor der Pyramidenspitze.

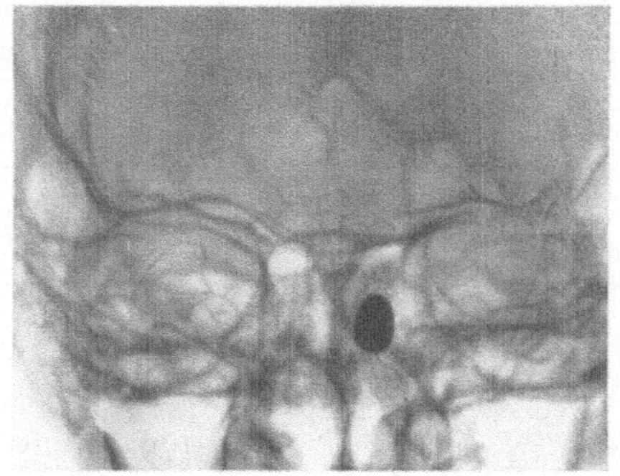

Abb. 54 b (Fall 54). Seitlicher Abstand des Projektils von der Mittellinie, die überkreuzt wurde, 0,5 cm.

Tabelle 131. *Wasserversuch am 6.2.49.*

Zeit (Stunden)	Menge (cm³)	Spezifisches Gewicht
1500 cm³ Wasser		
¹/₂	250	1000
1	400	1000
1¹/₂	320	1001
2	120	1003
2¹/₂	120	1006
3	80	1008
3¹/₂	40	1008
4	30	1014
	1360	
6	60	1010
8	40	1020
10	50	1028
12	40	1032
	190	

Gewicht vorher: 67,4 kg.
Gewicht nachher: 67,5 kg.

Tabelle 132. *Blutzuckerkurve nach 50 g Dextrose per os am 7.2.49.*

Zeit (Minuten)	Blutzucker (mg-%)
nüchtern	79
50 g Dextrose per os	
30	152
60	141
90	73
120	55
150	77
180	68
210	70
240	73

Im Urin kein Zucker.

Tabelle 133. *Blutzuckerkurve nach 1 EH Insulin auf 15 kg Körpergewicht intravenös am 5.2.49.*

Zeit (Minuten)	Blutzucker (mg-%)
nüchtern	86
1 EH Insulin auf 15 kg Körpergewicht intravenös	
5	84
10	84
15	45
30	57
45	64
60	68
90	68
120	68

Kein Schock.

Tabelle 134. *Spezifisch-dynamische Eiweißwirkung am 8.2.49.*

Zeit (Stunden)	Umsatz (%)
nüchtern	— 4
Eiweißfrühstück	
1	+ 11
2	+ 2
3	+ 8
4	+ 13
5	+ 7

Schlaf gut, aber oberflächlicher. Schwitzt mehr als früher. Potenz o. B. Gegen Alkohol empfindlicher als vor der Verletzung. Nicotintoleranz nicht erprobt.

Die Krankenblattkurven ergaben über Puls- und Temperaturverlauf nichts Besonderes. Ab Anfang März 1944 Fieberfreiheit. Liquor am 5. 3. 44: 22/3 Zellen, am 18. 3. 44: o. B. Blutbild am 31. 7. 44: Hb.: 91%, Ery.: 4,8 Mill., Leuko.: 6400. 5% Eos., 2% Stabk., 41% Segmk., 48% Lympho., 4% Mono.

Fraktionierte Magenaushebung: Schon nüchtern freie Salzsäure (22/40). Nach Coffeinprobetrunk etwas später Anstieg auf maximal 48/64.

Röntgenuntersuchung der Brustkorborgane: o. B.

Röntgenuntersuchung des Magens: Keine Sekretvermehrung. Normale Falten. Tonus, Peristaltik und Entleerung o. B. Bulbus einwandfrei.

Urteil: Magen anatomisch und funktionell unauffällig.

Am 30. 4. 44 wurde nach einem Urlaub eine ganz leichte Angina durchgemacht.

Klinische Nachuntersuchung vom 4.—8. 2. 49: Arbeitet in seinem Beruf weiter. Hat 1946 geheiratet und 1 Kind. An seinen Beschwerden hat sich wenig geändert. Seit April 1945 etwa alle Vierteljahr ein großer epileptischer Anfall. Keine weiteren Erkrankungen durchgemacht. Appetit gut; seit $1/_2$ Jahr bei Süßigkeiten Sodbrennen. Stuhl in Ordnung. Gewicht konstant. Flüssigkeitsaufnahme, Schlaf, Potenz o. B. Schwitzt leichter als früher. Alkoholintoleranz. Auch Nicotin wird schlechter vertragen.

Befund: Schlank. Gewicht 67 kg. Narben am Kopf reizlos. Thoraxorgane o. B. RR im Stehen 120/75 (P. 72), im Liegen 120/70 (P. 60). SCHELLONG o. B. Bauchorgane o. B. Genitale kräftig.

Nervensystem: Hyposmie beiderseits. Hypästhesie V_2 rechts. Sonst reguläre Verhältnisse. Keine Gleichgewichtsstörungen. Psychisch intakt; prompte Reaktionsweise.

Kein verstärktes Spiel der Kopfvasomotoren. Nach Bücken üblicher Blutandrang mit etwas Schwindelgefühl (P. 10:10). Unauffälliger, roter Dermographismus. Mäßige respiratorische Arrhythmie. Feuchte, akrocyanotische Hände und Füße. Ruhig. Kein Tremor.

Verlauf der Temperatur- und Pulskurve regulär. Urinmengen um 1 Liter. Spontankonzentration 1025. Tagesmenge größer als Nachtmenge. Urin o. B.

Rest-N: 42 mg-%. Wa.R.: negativ. EKG: o. B. Hb.: 85%, Ery.: 4,5 Mill., Leuko.: 8400. Differentialblutbild: 4% Stabk., 74% Segmk., 16% Lympho., 6% Mono.

Magensonde: Schon nüchtern freie Salzsäure (24/54); nach Coffeinprobetrunk höchste Werte 30/66.

Röntgenuntersuchungen:

Schädel: Steckgeschoßlage unverändert.

Thorax: o. B.

Magen: Keine Sekretvermehrung. Normale Falten; guter Tonus; schnelle Entleerung. Bulbus duodeni o. B.

Urteil: Kein organischer Befund.

Weitere $1^1/_2$ Jahre später (Sommer 1950) war der Blutdruck unverändert (Auskunft des behandelnden Arztes).

Zusammenfassung. Es handelt sich bei dem 21jährigen Mann um einen frontobasalen MP.-Steckschuß mit Eindringen des Projektils durch die rechte Orbita (Kontusion und Verlust des rechten Bulbus), Überkreuzung der Mittellinie in der Keilbeinhöhle und Einsprengung des Fremdkörpers basal in die mittlere linke Schädelgrube hart neben den Clivus und vor die linke Pyramidenspitze 0,5 cm neben der Mittellinie.

Neurologisch blieben als Rest der Verletzung eine leichte zentrale Gleichgewichtsregulationsstörung, Hypästhesie V_2 rechts, ein geringer Hydrocephalus und mäßige hirntraumatische Beschwerden.

Internistisch keine greifbaren Ausfälle. Eigentümlich stabiler Puls bei Blutdrucklabilität. Das Gewicht soll seit der Verwundung um 10 kg zurückgegangen sein, ohne daß von einer besonderen Abmagerung die Rede sein konnte.

Der Verletzte machte am 30. 4. 44 nach einem Urlaub eine ganz leichte, flüchtige Angina durch.

$4^1/_2$ Jahre später waren die Gleichgewichtsstörungen behoben, der sonstige Befund und die Beschwerden bis auf eine 1945 hinzugetretene traumatische Epilepsie unverändert. Pathologische Ausschläge bei den Stoffwechseluntersuchungen ergaben sich nicht. Nur die spezifisch-dynamische Eiweißwirkung war etwas schwach, die Blutdrucklabilität behoben.

Weitere $1^1/_2$ Jahre später — fast 7 Jahre nach der Verwundung — bestätigte der behandelnde Arzt die Konstanz des Zustandes.

Fall 55 *(Beobachtung 613)*.

W. L., 19 J., Verkäufer; geb. 30. 6. 25, verwundet 29. 11. 43, untersucht 12. 10. 44 ff.

Vorgeschichte: Familie: Vater leidet seit Jahren an Ulcus duodeni. — Selbst: 1943 eine leichte Angina.

Chirurgische Verletzungsfolgen: Am 29. 11. 43 Granatsplitterverletzung mit Einschuß unter dem rechten inneren Lidwinkel an der Basis der Nasenseitenwand und einem 1,7:1,2:0,8 cm großen Metallstecksplitter links an der Basis der mittleren Schädelgrube 1,5 cm neben der Mittellinie an der seitlichen hinteren Keilbeinhöhlenwand hinter der Hypophysenhöhe intracerebral gelegen. Nach 4 Wochen wegen Nebenhöhleneiterung operative Ausräumung der linken Kieferhöhle, deren Hinterwand zertrümmert ist, und des linken Siebbeines, dessen Seitenwand zur Orbita weitgehend fehlt. Komplikationsloser Wundverlauf. $^1/_2$ Jahr nach der Verletzung submuköse Septumresektion wegen Verwachsung.

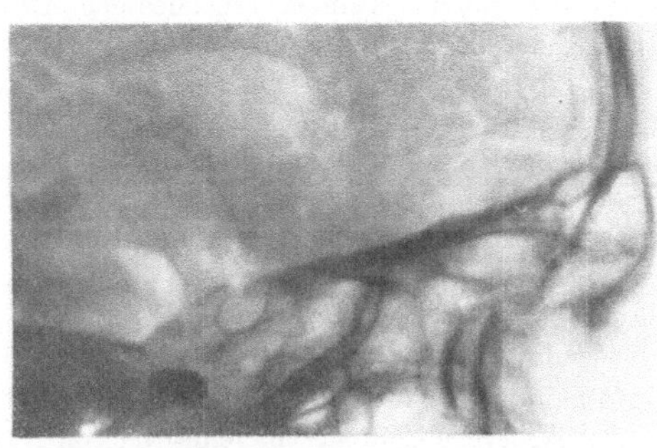

Abb. 55 a (Fall 55). Stecksplitter medial in der mittleren Schädelgrube vor der Pyramidenspitze.

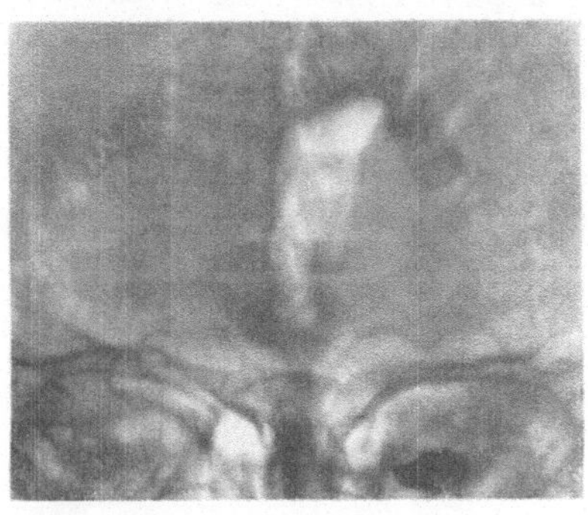

Abb. 55 b (Fall 55). Seitlicher Abstand des Splitters von der Mittellinie, die überkreuzt wurde, 1,5 cm.

Neurologische Verletzungsfolgen: Schlag verspürt, umgefallen. Danach noch 200 m zurückgegangen. Nach $^1/_4$ Std für $^1/_2$ Tag bewußtlos. Kein Erbrechen. Sah auf dem linken Auge nichts mehr und hörte links nichts. Die linke Gesichtsseite war taub. Nie Kopfschmerzen oder Schwindel. Im 11. Monat nach der Verletzung folgende Klagen: Nur Lichtschein auf dem linken Auge, Taubheit links, Gefühllosigkeit der linken Gesichtsseite und Behinderung der Nasenatmung rechts. Objektiv war er am Tage nach der Verwundung im Feldlazarett schon wieder „leidlich klar". Die linke Pupille war weit und lichtstarr, der 1. und 2. Ast des linken Trigeminus anästhetisch. Hyposmie. Glaskörperblutung links. Taubheit links bei erhaltener Vestibulariserregbarkeit. Sonst keine neurologischen Ausfälle. Später entwickelte sich eine Opticusatrophie. Sonst änderte sich an dem Befund nichts. Keine psychischen Störungen.

Encephalogramm: Füllung nur des linken Seitenventrikels und des 3. Ventrikels. Kein Luftübertritt in den rechten Seitenventrikel. Das linke Vorderhorn und auch der 3. Ventrikel sind leicht erweitert. Beiderseits Luft in den Subarachnoidalräumen und auch in der Basalzisterne (s. Abb. 55a und 55b). Liquor: Nonne-Appelt +. 14/3 Zellen (18. 7. 44).

Interne Befunde: Größe 177 cm. Gewicht 60,3 kg. Ausgesprochen schlanker, sehniger Mann. Rosa Haut. Wenig männliche Behaarung. Rasur jeden 4. Tag. Wenig Fettpolster. Muskulatur mittelkräftig. Knochenbau schlank. Kühle, feuchte Hände (schon früher). Kleine Narbe über dem rechten inneren Lidwinkel. Das linke Auge liegt tiefer. Hornhaut etwas trüb. Linke Pupille größer als die rechte und fast lichtstarr. Linkes Ohr taub. Nasenatmung beiderseits etwas behindert. Zunge hinten leicht belegt. Gebiß sehr gut. Große, saubere Tonsillen. Schleimbelag an der hinteren Rachenwand. Kleine Kieferwinkeldrüse links.

Keine Struma.

Lungen o. B. Herz außer systolischer Unreinheit über der Spitze o. B. Puls 120, regelmäßig, gut gefüllt. Arterienrohr zart. RR im Stehen 115/65 (P. 100—120), im Liegen 125/65 (P. 72). Bauchorgane o. B. Genitale o. B. Gliedmaßen proportioniert (s. oben). Urin o. B.

Tabelle 135. *Wasserversuch am 15. 10. 44.*

Zeit (Stunden)	Menge (cm³)	Spezifisches Gewicht
Nachturin	385	1021
1500 cm³ Wasser		
$^1/_2$	220	1005
1	535	1002
$1^1/_2$	515	1001
2	415	1002
$2^1/_2$	125	1005
3	35	1015
$3^1/_2$	20	1022
4	11	1022
	1876	
6	43	1026
8	22	1024
10	40	1029
12	38	1035
	143	
24	250	1024

Gewicht vorher: 60,7 kg.
Gewicht nachher: 59,8 kg.

Deutlich verstärkte emotionelle Reaktion der Kopfvasomotoren (schon immer!). Nach Bücken starker Blutandrang ohne Beschwerden (P. 14:13). Ausgeprägte respiratorische Arrhythmie. Keine Schweiß- oder Hauttalgvermehrung (außer feuchten, kühlen Händen). Ruhig. Kein Tremor.

Ergänzende Angaben: Appetit und Verdauungsorgane waren immer in Ordnung. Gewicht wie früher. Kein vermehrter Durst. Schlaf gut. Keine vasomotorischen Störungen bemerkt. Potenz o. B. Alkohol und Nicotin gut vertragen.

Nach den Krankenblattkurven war die Temperatur vom 30. 11.—14. 12. und vom 22. 12. 43 bis 9. 1. 44 subfebril (Nebenhöhleninfektion!). Dann Fieberfreiheit. Immer angemessene Pulsreaktion. 9malige Urinuntersuchung immer o. B. RR 90/55 und 105/60. Im Blutbild 6—10% Eos. ohne Wurmeier im Stuhl. In der Ruhe keine Tachykardie.

Fraktionierte Magenausheberung: Nüchtern schon freie Salzsäure (36/49) und relativ reichlich Sekret. Nach Coffeinprobetrunk spätacide mit normalen Säurewerten (maximal 56/66).

Röntgenuntersuchung der Thoraxorgane: o. B.

Röntgenuntersuchung des Magens: Deutliche Nüchternsekretvermehrung. Magenfalten von normaler Breite. Bei Vollfüllung etwas schlaffer Tonus mit oberflächlicher Peristaltik und anfangs leicht verzögerter Austreibung. Bulbus und Duodenum o. B.

Tabelle 136. *Blutzuckerkurve nach 50 g Dextrose per os am 13. 10. 44.*

Zeit (Minuten)	Blutzucker (mg-%)
nüchtern	102
50 g Dextrose per os	
20	140
40	146
60	115
90	85
120	117
150	112
180	102
210	96

Im Urin kein Zucker.

Tabelle 137. *Blutzuckerkurve nach 1 EH Insulin auf 15 kg Körpergewicht intravenös am 17. 10. 44.*

Zeit (Minuten)	Blutzucker (mg-%)
nüchtern	85
1 EH Insulin auf 15 kg Körpergewicht intravenös	
15	58
30	81
45	93
60	91
90	98
120	109

Nach $^1/_2$ Std feuchte Haut und Heißhunger.

Tabelle 138. *Spezifischdynamische Eiweißwirkung am 16. 10. 44.*

Zeit (Stunden)	Umsatz (%)
nüchtern	— 5
Eiweißfrühstück	
1	+ 8
2	+ 19
3	+ 19
4	+ 29
5	+ 21

Urteil: Magen organisch o. B. Sekretvermehrung. Schlaffer Tonus und Hypomotilität. Grundumsatz am 12. 10. 44: +13%, Grundumsatz am 14. 10. 44: +3%, Grundumsatz am 16. 10. 44: —5%.

Zusammenfassung. Bei dem 19jährigen jungen Mann handelt es sich um einen ziemlich großen Granatstecksplitter in der *linken* mittleren Schädelgrube basal hinten nahe an der seitlichen Keilbeinhöhlenwand mit Eintritt *rechts* an der Nasenwurzel, Zertrümmerung der Nebenhöhlen und nachfolgender Infektion derselben, mit Prellung des linken Bulbus, Opticusverletzung links, Läsion des linken Trigeminus und Ertaubung des linken Ohres. Sonst fehlen neurologische Ausfälle bis auf eine bei der Encephalographie nicht eingetretene Füllung des rechten Seitenventrikels. Beachtlich ist, daß der Verletzte niemals Kopfbeschwerden hatte.

Internistisch bietet er das Bild eines ausgesprochen schlanken, aber frischen jungen Mannes mit einer beträchtlichen — subjektiv zu keinen Mißempfindungen führenden — Vasolabilität und Neigung zu emotioneller Tachykardie, wobei anamnestisch Anhaltspunkte gegeben sind, daß ein Teil dieser Labilität konstitutionell fundiert sein dürfte. Die Stoffwechseluntersuchungen verraten vielleicht auch eine gewisse Empfindlichkeit der Regulationen, ohne daß aber irgendwelche pathologischen Ausschläge zu beobachten sind.

Der Vater ist Ulcusträger. Bei dem Verletzten bestanden nie derartige Beschwerden. Der Röntgenbefund des Magens ergibt keine organischen Veränderungen. Die Säurekurve des Magens stieg erst relativ spät an.

Es war uns nicht möglich, mit dem Verletzten später noch eine Verbindung aufzunehmen.

Fall 56 *(Beobachtung 781).*

U. H., 28 J., Müllergeselle, geb. 7. 10. 16, verwundet 18. 4. 44, untersucht 11. 1. 45ff.

Vorgeschichte: Familie: Mutter litt viele Jahre an Magengeschwüren und wurde deswegen auch operiert. — Selbst: Mit 17 Jahren $^1/_4$ Jahr lang Nephritis. Schon vor der Verwundung öfter Herzstiche; sonst gesund.

Chirurgische Verletzungsfolgen: Am 18. 4. 44 Granatsplitterverletzung direkt über dem linken Gehörgang mit Durchtrennung der oberen linken Ohrmuschel, mit markstückgroßer Knochenimpression in der linken Schläfenbeinschuppe und Einsprengung einer Reihe von Metall- und Knochensplittern tief in den linken Schläfenlappen. Röntgenologisch lag gut 6 cm unter der Interna an der Spitze einer Splitterpyramide ein 1,6:1,2:1,1 cm großer Stecksplitter unmittelbar über der Felsenbeinspitze 2,5 cm links der Mittellinie (s. Abb. 56a und 56b). Am 20. Tage nach der Verletzung linksseitige Antrotomie, Freilegung der Schläfenlappendura, Reinigung der Trümmerhöhle und Entfernung der eingesprengten Splitter einschließlich des tiefen großen Metallstecksplitters. Schwammtamponade. Ungestörter Heilverlauf. Schwammentfernung nach 3 Wochen. Endgültige Heilung Mitte November. Zur Zeit unserer Untersuchung noch fünfmarkstückgroßer, glatter Trepanationsdefekt über und hinter dem linken Ohr mit eingesunkenen, pulsierenden Weichteilen, einem am hinteren Ende des Defektes im Knochenniveau gelegenen kleinen Knochensplitter und einem stecknadelkopfgroßen Metallsplitter 3 cm tief basal im linken Schläfenlappen.

Neurologische Verletzungsfolgen: Schlag nicht mehr verspürt; einen Augenblick bewußtlos; kam völlig verkrampft und steif am Geschütz stehend wieder zu sich. Erbrechen. Konnte noch gehen, auch alles verstehen, aber nicht mehr sprechen. Die nächsten 6 Wochen sind in seiner Erinnerung nur sehr unklar. Klagen über Hörverschlechterung links und mäßige Kopfschmerzen. Keine Lähmungen. Schnelle Besserung der Sprachstörung. 9 Monate nach der Verwundung nur noch nach Anstrengungen leichte Kopfschmerzen, Hörverschlechterung links und Wortfindungsstörung. Objektiv bot er anfangs eine schwere amnestische Aphasie ohne sonstige neurologische Ausfälle. Im 9. Monat nach der Verletzung noch erschwerte Wortfindung bei ungestörter Artikulation. Prompte Reaktionsweise, Affektlabilität, Merkschwäche und erhöhte Erregbarkeit. Kombinierte Schwerhörigkeit links.

Kein Encephalogramm.

Interne Befunde: Größe 172 cm. Gewicht 65,5 kg. Schlank, mittelkräftig, proportioniert gebaut. Mäßige männliche Behaarung. Geringe, normal verteilte Fettpolster. Augen o. B. Nase frei. Zunge sauber. Gebiß ausreichend gepflegt. Vorne unten Auflockerung des Zahnfleisches. Rachenorgane o. B.

Keine Struma.

Lungen o. B. Herz o. B. Puls regelmäßig, 112. Arterienrohr zart. RR im Stehen 130/95 (P. 116), im Liegen 145/65 (P. 88). Während der Messung schwankt der maximale und minimale Druck oft bis 10 mm Hg.

Bauchorgane o. B. Genitale o. B. Urin o. B. Keine verstärkte emotionelle Reaktion der Kopfgefäße. Nach Bücken mittelstarker Blutandrang mit leichtem Schwindelgefühl

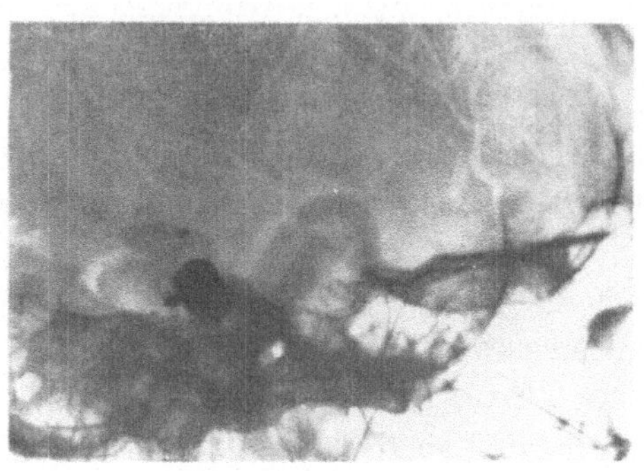

Abb. 56a (Fall 56).
Stecksplitter über der Felsenbeinspitze.

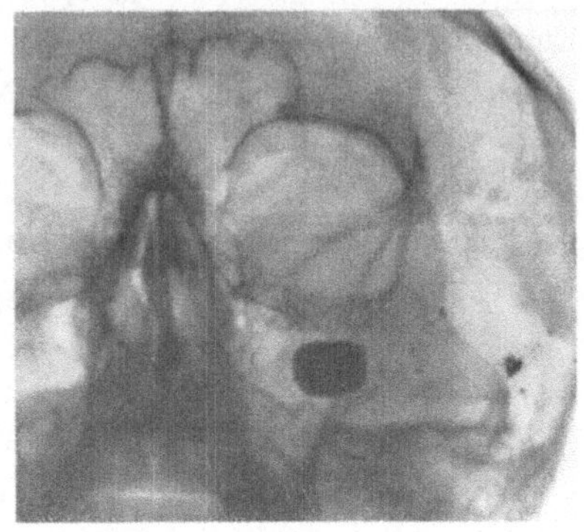

Abb. 56b (Fall 56).
Seitlicher Abstand von der Mittellinie 2,5 cm

P. (19:14). Etwas länger anhaltender, roter Dermographismus. Leichter Achselschweiß. Mäßig feuchte, kühle, akrocyanotische Hände; sonst keine Schweiß- oder Hauttalgvermehrung; Starke respiratorische Arrhythmie. Innerlich ruhig. Kein Tremor.

Ergänzende Angaben: Appetit und Verdauungsorgane waren immer in Ordnung. Gewicht etwa gleichgeblieben. Kein krankhafter Durst. Schläft seit der Verwundung etwas schwerer ein. Vasomotorium: Seit der Verwundung öfter Herzklopfen. Potenz o. B. Alkohol wurde schlechter vertragen. Noch nicht geraucht.

Nach den Krankenblattkurven war die Temperatur bis Mitte September subfebril, später normal. Pulsfrequenz in Ruhe immer unauffällig. Mehrfache Urinuntersuchungen einwandfrei.

Fraktionierte Magenausheberung: Schon nüchtern freie Salzsäure (14/32). Nach Coffeinprobetrunk höchster Säurewert mit 59/77.

Röntgenuntersuchung der Thoraxorgane: Kleiner Weichteilstecksplitter am rechten Schulterblatt, sonst Thoraxorgane o. B.

Röntgenuntersuchung des Magens: Leichte Nüchternsekretvermehrung. Normale Falten. Tonus, Peristaltik, Entleerung und Bulbus o. B.

Urteil: Magen organisch o. B. Leichte Nüchternsekretvermehrung.

Tabelle 139. *Wasserversuch am 13. 1. 45.*

Zeit (Stunden)	Menge (cm³)	Spezifisches Gewicht
1500 cm³ Wasser		
½	150	1010
1	375	1003
1½	505	1003
2	460	1002
2½	255	1004
3	105	1009
3½	70	1014
4	55	1016
	1975	
6	110	1020
8	46	1028
10	75	1026
12	56	1031
	287	
24	175	1029

Gewicht vorher: 65,4 kg.
Gewicht nachher: 63,9 kg.

Zusammenfassung. Bei dem 28jährigen Mann begegnen wir einem 6 cm tief in das linke Temporalhirn eingesprengten großen Granatstecksplitter mit tiefer Splitterpyramide. Das Projektil drang über dem linken Ohr direkt bis zur linken Pyramidenspitze vor. Operative Entfernung der Fremdkörpereinsprengungen bis auf einen stecknadelkopfgroßen Metallsplitter am 20. Tage nach der Verwundung. Sekundäre störungsfreie Wundheilung. Neurologisch blieben Reste einer anfangs schweren amnestischen Aphasie und eine beträchtliche hirntraumatische Leistungsschwäche zuıück.

Internistisch war eine deutliche Blutdruck- und erhebliche — vorwiegend emotionelle — Pulslabilität zu verzeichnen. Der Verletzte klagte auch über gewisse Sensationen am Herzen (Herzklopfen), die mit dieser Labilität zusammenhängen dürften. Er hatte anamnestisch eindeutig schon längere Zeit vor der Verwundung über Herzstiche zu klagen. In der Ruhe fehlte die Pulsbeschleunigung. Von einer mit 17 Jahren überstandenen Nephritis waren keine Reste mehr zu finden. Es kam auch während der Beobachtung nach der Verwundung nie zu Nierensymptomen.

Hervorzuheben ist weiter, daß der Patient mütterlicherseits mit einem Magengeschwürsleiden belastet war, ohne daß er je ähnliche Beschwerden hatte. Die Säurewerte im Magen waren hochacide. Röntgenologisch zeigte sich eine geringe Hypersekretion.

Da der Verletzte in einer der abgetretenen Ostprovinzen beheimatet war, konnten wir ihn später nicht mehr auffinden.

Fall 57 *(Beobachtung 20)*.

H. Sp., 21 J., Automechaniker, geb. 21. 8. 22, verwundet 22. 6. 43, untersucht 19. 2. 44.

Vorgeschichte: Familie: Soweit bekannt o. B. Uneheliches Kind. — Selbst: Bis auf ambulante Ruhr im Sommer 1942 immer gesund.

Verletzung: Am 22. 6. 43 durch Granatsplitter am linken Vorderfuß verwundet. Er stand an einem Panzer, als es plötzlich (wahrscheinlich durch eine Granatexplosion?) einen Ruck gab und er das Bewußtsein verlor. Erwachte erst nach längerer Zeit im Feldlazarett, als die Verwundung am linken Fuß schon versorgt war. Hatte keine Kopfverletzung, aber starke linksseitige Kopfschmerzen und mußte auch erbrochen haben, weil die Kleider mit Mageninhalt beschmutzt waren. Keine Lähmungen. Unter Bettruhe und Traubenzuckerinjektionen Besserung der Kopfschmerzen. Beim Aufstehen wieder vermehrt Kopfbeschwerden und Schwindel. Empfindlichkeit gegen Geräusche und grelles Licht. Keine Schlafstörungen. Nach 6 Wochen freiwillig zum Ersatztruppenteil gegangen. Dort beim ersten Ausmarsch wieder starke linksseitige Kopfschmerzen, Schwindel und Sausen im Kopf. Darauf mehrere Tage Ruhe im Revier und Erholungsurlaub. Auf der Fahrt im Zuge viel Kopfschmerzen. Zu Hause am 4. Tage in einem Schwindelanfall 12 Treppenstufen heruntergestürzt und bewußtlos liegen geblieben. Hautabschürfungen rechts neben dem Auge. Danach wieder heftige Kopfschmerzen, beim Aufrichten Schwindel, Brechreiz, Erbrechen. Keine Lähmungen. *Es setzte sofort nach dem Sturz eine unwiderstehliche Schlafsucht ein.* Er schlief 8 Tage lang Tag und Nacht. Mußte unter großen Schwierigkeiten zu den Mahlzeiten geweckt werden. Nahm nur wenig Speisen zu sich. Da der Vater nichts mit ihm anzufangen wußte und keinen Arzt für ihn hatte, brachte er ihn Mitte September 1943 ins Lazarett. Die Bahnfahrt dorthin wurde fast ganz verschlafen. Gleichzeitig durch die Geräusche und Erschütterungen dabei viel Kopfschmerzen.

Während der Beobachtung vom Oktober 1943 bis Februar 1944 bot der Kranke immer das gleiche Bild. Er hatte linksseitige Kopfschmerzen, Schwindelgefühl, war geräusch- und lichtempfindlich. Die Schlafsucht bestand unverändert. Legte er sich abends gegen 20 Uhr ins Bett, so schlief er, wenn er nicht geweckt wurde, bis zum Nachmittag des nächsten Tages oder länger durch. Gewöhnlich mußte er geweckt werden. Er konnte dann 2—3 Std aufbleiben. Nach dieser Zeit fühlte er sich sehr matt, müde und völlig interesselos, so daß er wieder ins Bett ging und einschlief. Wenn er nicht durch Geräusche in der Umgebung oder absichtlich noch einmal geweckt wurde, schlief er wieder bis zum nächsten Nachmittag durch. Zu den Mahlzeiten mußte er geweckt werden. Geschah dies vor dem spontanen Erwachen, so war er schlapp und völlig apathisch. Auch nach einem spontanen Erwachen war er nicht so frisch und erholt wie früher. Um richtig wach zu werden, ging er gleich an die frische Luft und wusch sich mit kaltem Wasser. Gelegentlich ließen sich die ersten Schlafanwandlungen durch Konzentration und Umhergehen für 1 Std überwinden, danach konnte er aber einem erneuten Schlafzwang nicht mehr widerstehen. Er hatte den Eindruck, als ob der Schlaf viel tiefer sei als früher. Er fühlte sich wie ausgelöscht und hatte im Gegensatz zu früher nie mehr Träume. Während des Wachseins war er geistig nicht mehr so rege wie ehedem. Beim Lesen verschwammen ihm die Buchstaben vor den Augen, so daß er einschlief. Im Kino und in Vorstellungen bekam er durch Geräusche und Lichtempfindlichkeit Kopfschmerzen, so daß er wieder hinausging. Im Lokal war er beim Kartenspiel seiner Kameraden schon eingeschlafen. Seit dieser Zeit fehlte ihm auch die richtige Eßlust. Er aß gegenüber früher viel weniger, ließ die Mahlzeiten zum Teil stehen. Bei Lieblingsgerichten lief ihm nicht mehr das Wasser im Munde zusammen. Er aß am Tage höchstens noch 2mal. 5 min nach dem Essen mußte er gegenüber früher immer einen normalen Stuhl absetzen, weil sofort Stuhldrang eintrat. Früher wog er 75 kg. Das Gewicht ging bis auf 68 kg zurück. Irgendwelche Veränderungen am Körper sonst waren nicht aufgefallen. Wasserlassen o. B. Trinkt eher weniger als früher. Potenz erhalten. Hat nächtliche Pollutionen, ohne zu erwachen. Libido herabgesetzt, aber erhalten. Alkoholtoleranz nicht erprobt. Rauchen vertragen, aber nicht mehr den Drang danach wie früher.

Objektiv bot er keine neurologischen Ausfälle. Liquor o. B. 2/3 Zellen.

Encephalogramm: Leichte symmetrische Erweiterung beider Vorderhörner. Keine Verziehungen. 3. Ventrikel o. B. Symmetrisch gefüllte Subarachnoidalräume. Knöcherner Schädel und Sella o. B. Spezifische Reaktionen in Blut und Liquor negativ. Psyche: Der Patient war zur Untersuchung 8 Monate nach der ersten Verletzung morgens nur mit Mühe aus dem Schlaf geweckt worden. Das Gesicht zeigte sich wie bei einem Verschlafenen gedunsen. Die Reaktionen waren anfangs verzögert. Später gab er sachgemäße, prompte Auskünfte. Keine Verlangsamung. Monotone Sprechweise. Affektiv regulär ansprechbar. Intelektuell intakt. Keine Merk- oder Gedächtnisschwäche. Er schlief während der langen Unterhaltung und Untersuchung nicht ein, war an dem ganzen Vorgang aber wenig interessiert und gähnte öfter. Über den Körper liefen häufig kurze Schauer ab, wie wenn jemand müde ist oder friert. Der Verletzte machte einen durchaus objektiven Eindruck ohne Neigung zu psychogener Überlagerung. Er empfand seinen Zustand als Krankheit, von der er befreit sein wollte.

Interner Status: Größe 183 cm. Gewicht 70 kg. Schlanker, muskulöser junger Mann. Männliche Behaarung. Geringe Fettpolster. Zunge hinten etwas belegt. Linke Tonsille vergrößert. Kleine Drüse am linken Kieferwinkel.

Kleine, weiche, nicht vermehrt vascularisierte Struma, die schon früher in gleicher Weise bestanden hatte.

Lungen und Herz o. B. Puls 76, regelmäßig. RR im Stehen 110/90 (P. 76), im Liegen 130/80 (P. 56). Bauchorgane und Genitale o. B. 3. und 4. linke Zehe fehlen als Verwundungsfolge.

Deutlicher Dermographismus. Vermehrter Achselschweiß. Sonst keine Schweiß- oder Hauttalgvermehrung. Nur geringe respiratorische Arrhythmie. Keine vermehrte emotionelle Reaktion der Kopfgefäße. Urin o. B. Spontankonzentration 1026. Grundumsatz —5,5 %. Auf eine Pyriferinjektion normaler Ablauf der Temperaturzacke ohne Einwirkung auf den Schlafrhythmus. Die Temperatur- und Pulskurven zeigten sonst in der 2. Septemberhälfte und Anfang Oktober 1943 subfebrile Zacken und Bradykardieneignung (42—56). Später normale Verhältnisse beider Kurven. Urin bei häufiger Kontrolle immer in Ordnung. Die Blutdruckwerte lagen immer im Bereich des Normalen. Nur am 14. 9. 43 wurde einmal ein Wert von 90/55 gemessen.

Zusammenfassung. Der 21jährige junge Mann erlitt wahrscheinlich infolge einer Granatexplosion, durch die er vermutlich gegen einen Panzer geschleudert wurde, eine Commotio cerebri. 7 Wochen später zog er sich durch Sturz von der Treppe in einem Schwindelanfall eine zweite Commotio und wahrscheinlich auch Contusio zu, die ohne weitere erkennbare neurologische Ausfälle zu einer hartnäckigen Schlafsucht führte, die klinisch 5 Monate beobachtet wurde. Der Schlafzwang war verbunden mit anderen vitalen Störungen, so der des Appetits, der Verdauung und der gesamten Stimmung und Aktivität. Darüber hinaus waren sonstige somatische Ausfälle auch nicht in der vegetativen Regulation zu finden. Im Encephalogramm erwiesen sich beide Vorderhörner ohne Seiten-differenz leicht erweitert.

Wir haben später mit ihm keine Verbindung mehr aufnehmen können.

Fall 58 *(Beobachtung 579).*

E. B., 20 J., Malerlehrling; geb. 29. 11. 23, verwundet 3. 11. 43, untersucht 19. 7. 44ff.

Vorgeschichte: Familie: Ein Großvater war Trinker. Der Vater war leicht korpulent. In der Familie der Mutter herrscht Wohlbeleibtheit. Der dritte Bruder ist adipös. — Selbst: Bis auf zwei leichte Verwundungen immer gesund. War vor der Kopfverletzung schlank (s. Abb. 57 a$_{1,\,2}$).

Chirurgische Verletzungsfolgen: Am 3. 11. 43 IG.-Segmentalschuß über der linken Hemi-sphäre. Einschuß links außen frontal; Ausschuß links parietooccipital. Röntgenologisch schwerer, 18 cm langer Trümmerbruch der ganzen linken Schädelkonvexität mit Fissuren und ausgedehn-

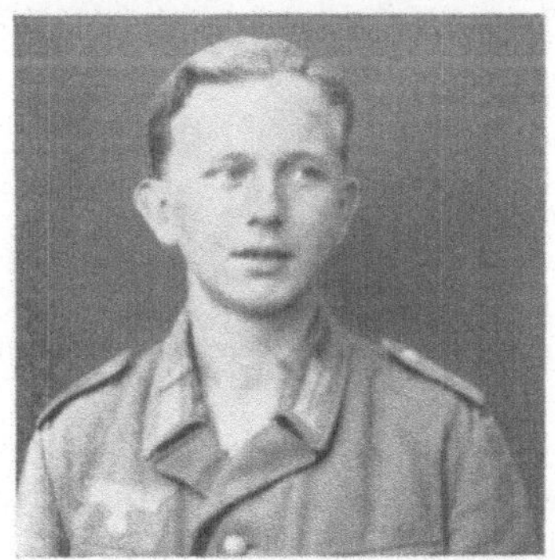

Abb. 57 a$_1$ (Fall 58). Ganzaufnahme $^1/_2$ Jahr vor der Hirnverletzung als schlanker junger Mann.

Abb. 57 a$_2$ (Fall 58). Kopfansicht $^1/_2$ Jahr vor der Verwundung.

ten Knochensplittereinsprengungen in die Hemisphäre (s. Abb. 57b). Keine manifeste Meningitis. Zunächst keine Operation außer oberflächlicher Wundrevision am Tage der Verwundung. Allmähliche Prolapsentwicklung und Entleerung von schmierig-fauligen Hirnmassen aus dem Schußkanal. Erst 4 Wochen nach der Verwundung gründliche operative Versorgung: Am Einschuß Entleerung eines großen, nicht abgegrenzten Hirn-abscesses und Entfernung von Knochensplittern; Verfolgung der Wunde mit großem Dura-defekt nach hinten; überall encephalitisch erweichtes und zerfallenes Hirngewebe, das ab-gesaugt wird. Im hinteren Scheitelhirn Knochensplitter in einer „riesigen Erweichungshöhle, die wahrscheinlich zum Ventrikel führt". Unter dem hinteren Prolaps wird schließlich eine dritte tiefe Erweichungshöhle abgesaugt und frakturierter Knochen entfernt. Schwamm-drainage der drei großen Höhlen. Nach 14 Tagen grenzen sich die Höhlen ab und granulieren gut. Nach 4 Wochen verschwindet der Prolaps. Nach 3 Monaten sind die Höhlen geschlossen. Endgültiger Wundschluß nach 6 Monaten. Es resultiert ein großer, rinnenförmiger Knochen-defekt auf der ganzen linken Schädelkonvexität in mittlerer Höhe von 16 cm Länge, bis 4 cm Breite und 1,5—2 cm tiefer Einsenkung der weichen, pulsierenden Narben unter das sonstige Schädelniveau. Röntgenologisch etwa 17 cm langer bis maximal 5 cm breiter bandförmiger Knochendefekt über der linken Hemisphäre frontoparietooccipital in mittlerer Höhe. Am Rande eine Reihe von Knochensplittern, ein Clip und mehrere seitliche Fissurlinien.

Neurologische Verletzungsfolgen: Sofort bewußtlos und schwere rechtsseitige Hemiplegie mit motorischer und sensorischer Aphasie. Die ersten Tage bewußtlos bzw. schwer benommen. Aufhellung des Sensoriums nach 14 Tagen. Keine genauere Sensibilitätsprüfung möglich. Es entwickelte sich unter mäßiger Restitution der Lähmung das Bild einer schweren rechts-seitigen spastischen Hemiparese mit stärkerem Betroffensein des Armes, der praktisch nur zu groben Massenbewegungen herangezogen werden kann. Das Bein erlaubt einen langsamen, unbeholfenen, mühsamen Gang mit Stock. Schwere motorische und sensorische Aphasie, die eine eingehende Verständigung mit dem Verletzten unmöglich macht. Das Ergebnis der Sensibilitätsprüfung ist deswegen ungenau. Die rechte Körperseite scheint eher hyperästhetisch zu sein. Psychisch bietet er das Bild eines schweren Hirntraumatikers mit Euphorie, traumatischer Demenz und zeitweilig auch erhöhter Reizbarkeit. Am 8. 3. und 16. 7. je ein großer epileptischer Anfall. Daneben wöchentlich 1—2 kleine JACKSON-Anfälle auf der rechten Seite ohne Bewußtlosigkeit.

Encephalogramm: Rechts mäßiger Hydrocephalus des Seitenventrikels. Links riesiger Hydrocephalus des ganzen Seitenventrikels, der bis an den Knochendefekt heranreicht und hinten noch stärker als vorne ausgebuchtet ist. Erweiterung auch des 3. Ventrikels. Geringe Verlagerung der Liquorräume nach links. Liquor o. B.

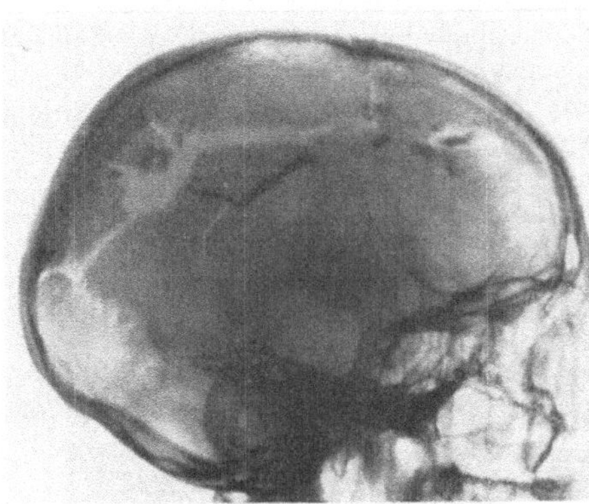

Abb. 57 b (Fall 58). 18 cm langer Trümmerbruch der linken Schädelkalotte durch Segmentalschuß.

Interne Befunde: Größe 165 cm. Gewicht 67,5 kg. Gesamtaussehen wie bei Dystrophia adiposogenitalis (s. Abb. 57 c_1, $_2$). An sich grazil gebaut. Schlanke Gliedmaßenenden. Weiße, blasse, weiche, marmorierte Haut. Kaum Stammbehaarung; nur geringes Achselhaar; weibliche Schamhaargrenze. Kein Bartwuchs. Flaum auf der Oberlippe; nur ganz geringe Extremitätenbehaarung. Kopfhaar voll. Achselschweiß; sonst keine Schweißvermehrung. Salbengesicht. An den Nasenflügeln stehen kleine Fetttropfen. Acne im Gesicht mit älteren Narben; Acnepusteln an den Streckseiten der Oberarme und oben am Rumpf. Reichlich straffe Fettpolster; rundes, weiches Gesicht; kurzer, dicker Hals; Brust, Bauch und Gesäß tragen größere Fettablagerungen; Querfalten in der Lendengegend; Oberarm und Oberschenkel sind prall fettreich. Keine Striae. Mittelstarke Muskulatur. Zarter Knochenbau. Überstreckbare Fingergelenke. Fettpölsterchen auf den Finger- und Mittelhandrücken. Kleine Grübchen über den Grundgelenken.

Etwas große, leicht glänzende Augen. Nase frei. Zunge sauber. Lückengebiß mit Caries und Zahnfleischeiterung oben. Große, saubere Tonsillen. Etwas Schleim an der hinteren Rachenwand.

Keine Struma.

Thorax kräftig, durch die Lähmung etwas unsymmetrisch und weniger dehnbar (98/94). Lunge o. B. Herz o. B. Puls regelmäßig, im Stehen um 100. Arterienrohr zart. RR im Stehen 135/100 (P. 100), im Liegen 125/80 (P. 96). Bauchorgane o. B. Genitale: Relativ kleiner Penis, kleine, aber straffe Hoden. Gliedmaßen: Rechts magerer als links, feuchte Hände (rechts mehr als links). Mäßig erhöhte Tätigkeit der Kopfvasomotoren. Starker, roter Dermographismus mit roten Klatschen am Rande. Geringe respiratorische Arrhythmie. Nach den Krankenblattkurven hatte er anfangs unregelmäßige, teils hohe, teils subfebrile Temperaturbewegungen bis Ende Januar 1944. Entsprechende Pulsreaktion. Mitte Dezember 1943 machte er eine infektiöse Hepatitis durch, die in 4 Wochen abgeklungen war. Vom 19.—23. 2. 44 Angina mit Temperatur bis 38°. Keine Komplikationen. Ende Mai 1944 wird die Pulskurve unruhiger, Schwankungen zwischen 65—100 Schlägen in der Minute, morgens niedriger, abends höher, während der Puls früher zwischen 70 und 80 lag. Ab Mitte Juni Unterschiede zwischen 100 und 120. Die Pulskurve liegt dadurch meistens über der Temperaturkurve. Seit Mai auch starker Appetit, reichlich Nahrungsaufnahme und zusehends auftretende Fettleibigkeit. Der Kranke war vorher ganz schlank (Gewichtsaufzeichnungen fehlen leider in der Kurve). Urin ab 7. 12. 43 mehrfach untersucht und außer Bilirubin und Urobilinogenvermehrung während des Ikterusschubes immer in Ordnung.

Genaue internistische Beobachtung vom 23. 8.—5. 9. 44: Die Körpertemperatur bewegte sich axillar zwischen 36 und 37° und lag rectal 0,5° höher. Der Ruhepuls war besonders anfangs meist etwas beschleunigt (84—96), gelegentlich abends bis 104. In der zweiten Beobachtungshälfte hielt er sich zwischen 80 und 90. Keine Anfälle von Tachykardie. Der RR war im ganzen ziemlich konstant bei 110/70. Die maximalen Schwankungen betrugen 95/60 und 130/70. Keine nennenswerten Unterschiede zwischen rechtem und linkem Arm. Das Gewicht hielt sich mit geringen Schwankungen um 67,5 kg. Er hatte im letzten Monat um 2,5 kg zugenommen. Nur beim Wasserversuch ging es für

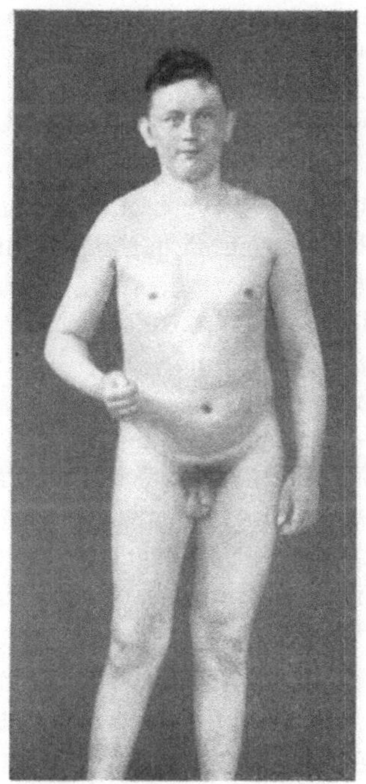

Abb. 57 c₁ (Fall 58). Fröhlich-Typ ³/₄ Jahr nach der Hirnverletzung (vgl. Abb. 57 a₁).

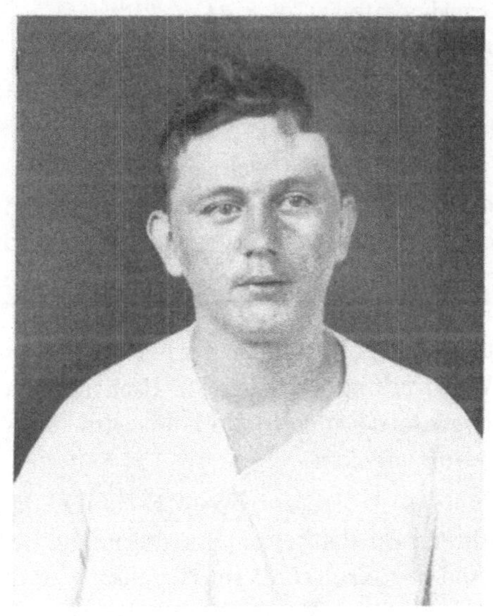

Abb. 57 c₂ (Fall 58). Kopfansicht ³/₄ Jahr nach der Verwundung (vgl. Abb. 57 a₂).

Tabelle 140. *Wasserversuch am 1. 9. 44.*

Zeit (Stunden)	Menge (cm³)	Spezifisches Gewicht
Nachturin	205	1012
1500 cm³ Wasser		
¹/₂	325	1006
1	270	1001
1¹/₂	800	1003
2	215	1003
2¹/₂	80	1010
3	—	—
3¹/₂	85	1011
4	35	1013
	1810	
6	85	1019
8	80	1022
10	—	—
12	100	1026
	265	
24	170	1027

Gewicht vorher: 67,9 kg.
Gewicht nachher: 66,8 kg.

Tabelle 141. *Blutzuckerkurve nach 50 g Dextrose per os am 18. 8. 44.*

Zeit (Minuten)	Blutzucker (mg-%)
nüchtern	107
50 g Dextrose per os	
20	148
40	181
60	150
90	123
120	96
150	107
180	102
210	77

Im Urin kein Zucker.

Tabelle 142. *Spezifisch-dynamische Eiweißwirkung am 26. 8. 44.*

Zeit (Stunden)	Umsatz (%)
nüchtern	—21
Eiweißfrühstück	
1	+15
2	+18
3	+28
4	+25
5	+20

1 Tag um 1 kg zurück. Die Urinmenge betrug bei frei gewählter Flüssigkeitsaufnahme meist um 1 Liter (600—1500 cm³). Die Tagesportionen waren größer als die Nachtmenge. Spontankonzentration bis 1028. Urinkontrollen immer o. B. Blutbild am 31. 8. 44: Hb.: 97, Ery.: 5,02 Mill., Leuko.: 4400. 4% Eos., 3% Stabk., 46% Segmk., 43% Lympho., 4% Mono.

Fraktionierte Magenausheberung: Schon nüchtern hohe Säurewerte (54/80). Nach Coffeinprobetrunk spätacide mit höchsten Werten von 57/76. Leichte Sekretvermehrung.

Röntgenuntersuchung der Thoraxorgane: o. B.

Röntgenuntersuchung des Magens: Größere Kaskade im Fornix. Nüchternsekretvermehrung. Normale Falten. Regulärer Tonus, Peristaltik anfangs flach und etwas unregelmäßig, später besser durchschnürend. Bulbus stark nach hinten abgewinkelt. Duodenum o. B.

Urteil: Magen organisch o. B. Gewisse Hypersekretion und Abwandlung in der Motorik.

Grundumsatz am 26. 8. 44: —21%.

Zusammenfassung. Es handelt sich bei dem 20jährigen Verwundeten um eine ausgedehnte Zerstörung vorwiegend in der linken Parietalregion mit ungewöhnlich großem Knochendefekt, beträchtlichem Verlust an Hirnsubstanz, extremem Hydrocephalus links, schwerer spastischer Hemiparese rechts, motorischer und sensorischer Aphasie, hirntraumatischer Demenz und traumatischer Epilepsie. 4 Wochen nach der Verletzung wurden drei große Hirnabscesse eröffnet. Bei diesem Kranken entwickelte sich etwa vom 7. Monat nach der Schußverletzung ab eine Fettsucht vom Typ der Dystrophia adiposogenitalis. Er selbst und seine Mutter bezeugen, daß er vorher schlank war. Durch ein Bild aus der Zeit vor der Verwundung ließ sich die Richtigkeit dieser Angaben bestätigen. Besondere Stoffwechselstörungen sind bis auf eine deutliche Grundumsatzerniedrigung nicht aufzudecken.

Für das Auftreten dieser Fettsucht lassen sich einige ätiologische Momente aufführen: Zu denken ist an die lange Bettruhe und gute Pflege des Verletzten während der Krankheit im Gegensatz zu den Belastungen und Entbehrungen des Fronteinsatzes. Wegen der schweren Lähmung verschaffte sich der Kranke kaum Bewegung. Neben diesen Hilfsmomenten für das Auftreten der Fettsucht muß aber ein konstitutioneller Faktor herausgehoben werden, der sich in diesem Falle besonders deutlich machen läßt: Schon die Grazilität der Gliedmaßenenden und die Überstreckbarkeit der Finger sind anlagebedingt. Der 20jährige Verletzte hatte sich auch vorher noch nie zu rasieren brauchen. Er war also zweifellos schon leicht hypogenital. Die alten Photographien von ihm zeigen schon eine prinzipiell ähnliche Handbildung mit Fettpolstern und Grübchen wie heute. Es mag weiter auf eine besonders kleine, überdachte Sella bei ihm aufmerksam gemacht werden. Entscheidend ist schließlich, daß die Eltern korpulent waren und daß ein Bruder mit heute 32 Jahren um das gleiche Alter, in dem der Verletzte sich jetzt befindet, korpulent wurde, so daß die Mutter, die den verwundeten Jungen früher nur schlank gesehen hatte, bei seinem ersten Anblick nach der Verwundung mit der Fettsucht sagte, er sähe jetzt genau wie der ältere korpulente Bruder aus. Hier ist also offensichtlich eine konstitutionelle Tendenz zur Fettsucht und zum Hypogenitalismus durch die schwere Hirnverletzung nur zum Durchbruch gekommen.

Erwähnt sei weiter, daß bei dem Verwundeten im akuten Stadium der schweren Hirnverletzung ein Ikterus — vermutlich Hepatitis epidemica — ablief, der als leichte Form der Gelbsucht angesprochen werden muß. Größere Dosen von Sulfonamiden oder anderen Medikamenten waren kurz vor der Gelbsucht nicht gegeben worden. Ferner überstand der Kranke im 4. Monat seiner Verletzung in 4 Tagen eine Angina ohne jede Komplikation.

Internistisch wäre noch eine Neigung zu leichter Tachykardie und Vasolabilität zu erwähnen, die um die Zeit der einsetzenden Fettsucht auftrat und für die eine allseitig befriedigende Erklärung offen bleiben muß. Wenn auch ein leichter Exophthalmus besteht, so sind doch sonst gar keine Zeichen einer Hyperthyreose vorhanden. Der Grundumsatz ist sogar beträchtlich erniedrigt. Es muß bei der Tachykardie mindestens zum Teil daran gedacht werden, daß das Aufstehen bei solchen schweren Hemiplegikern eine erhebliche körperliche Belastung bedeutet, besonders wenn sie ihre Gehversuche machen. Dies dürfte sich um so nachhaltiger auswirken, je labiler das Regulationssystem ist — sei es infolge der Erkrankung oder konstitutionell oder durch beide Momente bedingt.

Das weitere Schicksal dieses Mannes blieb uns unbekannt.

Fall 59 *(Beobachtung 94).*

W. W., 27 J., Steindrucker; geb. 14. 6. 16, verwundet 6. 4. 43, untersucht 5. 4. 44.

Vorgeschichte: Familie: Mutter gallenleidend. In der Familie keine Fettleibigkeit. — Selbst: Linkshänder. Ein gesundes Kind. War bisher nie ernstlich krank.

Chirurgische Verletzungsfolgen: Am 6. 4. 43 Granatsplitterverletzung rechts tief parietooccipital mit Impressionsfraktur. Nach sofortiger Versorgung der Kopfschwartenwunde zunächst konservative Behandlung. Fistelbildung an der Verletzungsstelle. $2^1/_2$ Monate später wegen vorausgehender Kopfschmerzen, Erbrechen, Druckpuls, Benommenheit, fokal beginnenden epileptischen Anfällen, Taubheitsgefühl in der linken Hand, spastischen Zeichen links und leichter Meningitis Operation (17. 6. 43): Trepanation über dem Einschuß; Punktion durch die Dura und Aspiration von gelblich trübem, flockigem Eiter; Eröffnung eines apfelgroßen Hirnabscesses; Gummidrainage. Baldige Erholung nach der Operation. 3 Wochen später unter Temperaturanstieg Prolapsentwicklung. Am 12. 8. 43 zweite Operation mit Entfernung von Knochensplittern, die bei der ersten Operation zurückgelassen worden waren, und erneute Drainage der Absceßhöhle. Anschließend unter Temperaturerhöhung wieder Prolaps mit teilweise encephalitischem Zerfall des Wundbettes. Erst Ende September 1943 Rückbildung des Prolapses und allmähliche Ausgranulierung der Absceßhöhle. Wundschluß Mitte Oktober 1943. Januar 1944 Incision eines Kopfschwartenabscesses.

Neurologische Verletzungsfolgen: Verwundung gespürt; einige Minuten bewußtlos. Nach 1 Std heftiges Erbrechen. Keine Lähmung. Keine Doppelbilder. Keine Gesichtsfeldeinschränkung. Konnte noch kriechen und sprechen. Anschließend nur geringe Kopfschmerzen. Anfang Juni 1943 bereits wieder außer Bett. Anläßlich eines Transportes damals heftige Kopfschmerzen, Erbrechen, Dämmerzustand. Nach der ersten Operation Lähmung und Gefühlsstörung im linken Arm und Bein und Gesichtsfeldausfall auf der linken Seite. Nach der zweiten Operation kam noch Doppelsehen hinzu. Im Krankenblatt wurden damals linksseitige Parese, typische spastische Zeichen, Sensibilitätsstörungen links, Stauungspapille rechts und partielle Oculomotoriusparese und im Liquor vor der ersten Operation Eiweißvermehrung, Druckerhöhung und Zellvermehrung auf 60/3 beschrieben. Weitgehende Rückbildung der neurologischen Ausfälle in 2 Monaten nach den Operationen. 1 Jahr nach der Verwundung noch Klagen über: Kopfweh in der rechten Schläfe bei Wetterumschlag und Wärme; kein Schwindel; Gesichtsfeldverlust links; Taubheitsgefühl in den linken Zehen; leichte Doppelbilder; vergeßlicher; weniger aufnahmefähig und nicht so rege wie früher. Objektiv 3:3 cm großer, pulsierender Knochendefekt rechts tief parietooccipital mit eingesunkenen Weichteilen, röntgenologisch glatten Rändern ohne Splittereinsprengung. Homonyme Hemianopsie nach links. Dysdiadochokinese links. Sensibilitätsstörung am linken Bein. Keine Reflexdifferenzen. Keine Apraxie usw. Psychisch frisch, keine gröberen hirntraumatischen Wesensveränderungen. Liquor o. B. Kein Encephalogramm.

Interne Befunde: Größe 161 cm. Gewicht 72 kg. Kleiner, untersetzter, pyknischer, lebhafter Mann. Die Fettleibigkeit betrifft vor allem den Stamm: Starke Mammaentwicklung, Fettbauch, breite Hüften, massige Oberschenkel, Fettwülste und Querfalten in der seitlichen Taillengegend, rote Striae an den Hüften und Oberschenkeln (Bauchumfang 90 cm, Hüftumfang 97 cm). Gesicht und Hals weniger fettreich. X-Beine. Zarte Hände und Füße. Kleines Genitale. Weißliche, blasse, weiche Haut. Männliche Behaarung. Rasur jeden

2.—3. Tag wie früher. Mittelkräftige Muskulatur. Eher graziler Knochenbau. Feuchte Hände und Füße. Sonst keine Schweiß- oder Hauttalgvermehrung. Das Gesamtaussehen erinnert an das Bild der Dystrophia adiposogenitalis.

Kopforgane mit Ausnahme der Narben rechts parietooccipital o. B.

Keine Struma.

Lungen o. B. Herz o. B. Puls 104. RR im Stehen 130/95 (P. 100), im Liegen 125/90 (P. 80). Bauchorgane o. B. Genitale: Kleiner Penis, kleine, relativ weiche Hoden. Gliedmaßen: Etwas kurze Finger, Daumengrundgelenke leicht überstreckbar. Urin o. B.

Kopfvasomotoren emotionell nicht übererregbar. Relativ lange anhaltender, roter Dermographismus. Leichte emotionelle Tachykardie. Mäßige respiratorische Arrhythmie.

Ergänzende Angaben: Appetit und Verdauungsorgane waren immer in Ordnung. Kein vermehrter Durst. Schlaf gut. Schweißneigung bei Belastung. Alkoholtoleranz nicht erprobt. Rauchen vertragen. Potenz: Genitale seit der Verwundung kleiner geworden. Erektionen noch vorhanden. Ejaculation stark verzögert. Libido deutlich zurückgegangen. Keine spontanen Pollutionen mehr.

Gewicht: Wog vor dem Kriege regulär 55 kg. Wurde mit 50 kg Soldat. Gewicht vor der Verwundung wieder 55 kg. Nach der ersten Operation im Juni 1943 nahm er stark zu. Schon im Oktober wog er 68 kg. Seit 4 Wochen steht das Gewicht fest. Für 4 Wochen hatte er nach der ersten Operation ein ungewöhnl'ch großes Nahrungsbedürfnis. Er aß „Tag und Nacht". Später wurde der Appetit wieder normal. Der Stuhl war damals 3 Wochen lang durchfällig. Vorher und später war er immer geregelt. Er merkte selbst, daß das Gesicht runder und voller wurde und Bauch und Hüften zunahmen. Alle Kleider wurden zu eng. Er brauchte eine neue Uniform. Das Koppel mußte er handbreit verlängern. Im Urlaub erkannte man ihn zu Hause wegen dieser Veränderung des Aussehens kaum wieder.

Puls- und Temperaturverlauf ergaben nach den Krankenblättern keine Besonderheiten mit Ausnahme von einigen subfebrilen Temperaturschüben während des Hirnabscesses. Der RR wurde fortlaufend bestimmt, er war nie erhöht: Während der ersten Operation 120/80 und 125/70, später zwischen 130/85 und 105/80 schwankend. Im Urin nie pathologische Bestandteile.

Nach einem Bericht des behandelnden Arztes vom Juni 1950 bestanden noch kopftraumatische Beschwerden, eine Hemianopsie nach links und Reste einer linksseitigen spastischen Parese. Der Schlaf war verkürzt, die Schweißneigung erhöht, die Libido anfangs verringert, später Ejaculatio praecox. RR im Stehen und Liegen ziemlich konstant um 125/75 (P. 72).

Im Januar 1952 schrieb uns der Verletzte selbst, daß er trotz schlechter Ernährung 63 kg wiege. Sein Körper sei „von einer schwammigen Fettschicht überzogen", die Brust sei „sehr stark ausgeprägt", die „Geschlechtsorgane hätten sich zurückgebildet und auch der männliche Trieb lasse zu wünschen übrig". Sein Arzt bestätigte dies zur gleichen Zeit.

Zusammenfassung. Es handelt sich bei dem 28jährigen Mann um eine Granatsplitterimpressionsfraktur am rechten Hinterhaupt mit Hirntrümmerhöhle in der Parietooccipitalregion, Knochensplittereinsprengung, Absceßbildung, Encephalitis und leichter Meningitis. Operative Versorgung der Hirnwunde erst $2^1/_2$ Monate nach der Verletzung. Im Gefolge der Operation vorübergehende linksseitige Halbseitenlähmung und bleibende linksseitige homonyme Hemianopsie sowie leichte Dysdiadochokinese des linken Armes und Sensibilitätsstörungen am linken Bein.

Im Anschluß an den Hirnabsceß und seinen Komplikationen (Encephalitis, Meningitis) entwickelte sich bei dem offenbar nicht erblich belasteten Mann eine typische Fettsucht mit leichten Genitalstörungen und roten Striae im Sinne der Dystrophia adiposogenitalis (Gewichtszunahme 17 kg). Sonst bot er internistisch mit Ausnahme einer leichten emotionellen Tachykardie keine Besonderheiten. Die Verletzung war nicht im Stammhirnbereich lokalisiert.

Fast 9 Jahre nach der Verwundung war der Zustand der Dystrophia adiposogenitalis laut Arztbericht und Angaben des Verletzten unverändert.

Fall 60 *(Beobachtung 424).*

E. H., 35 J., Postschaffner, geb. 31. 1. 09, verwundet 10. 2. 43, untersucht 13. 7. und 19. 11. 44ff.

Vorgeschichte: Familie: Mutter seit ihrer Jugend magengeschwürsleidend. — Selbst: Immer gesund. 1942 einmal auf dem Marsch eine Ohnmacht.

Chirurgische Verletzungsfolgen: Am 10. 2. 43 MP.-Schußverletzung mit Einschuß über dem linken Stirnhöcker und Einsprengung des Projektil in den linken Occipitallappen 3,5 cm vor der Hinterhauptsschuppe 1,3 cm neben der Mittellinie dicht über dem Tentorium (s. Abb. 58 a und 58 b). Am 26. 4. 44 osteoplastische Trepanation am Einschuß wegen Interna-imprimaten, die die Dura angespießt hatten und entfernt wurden. Keine Komplikationen.

Neurologische Verletzungsfolgen: Niemals somatische Ausfälle. Psychisch reizbar und leicht ermüdbar. Im Encephalogramm kein Hydrocephalus. 3. Ventrikel spaltförmig. Kleine Ausweitung des linken Vorderhornes zum Defekt. Die Schußverletzung erlitt er bei

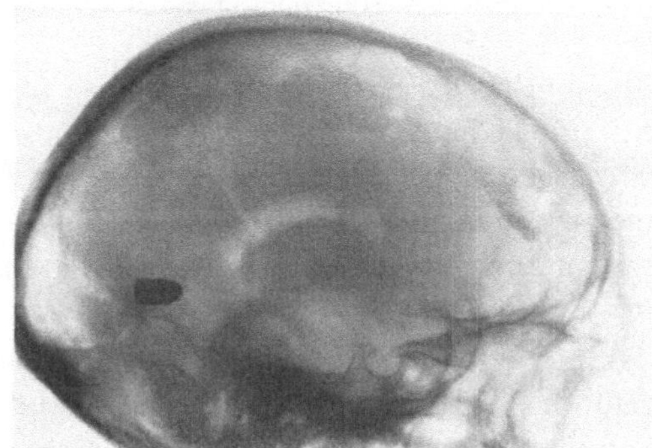

Abb. 58 a (Fall 60). Fast die ganze linke Hemisphäre durchsetzender MP-Steckschuß mit frontalem Eintritt und occipitalem Sitz.

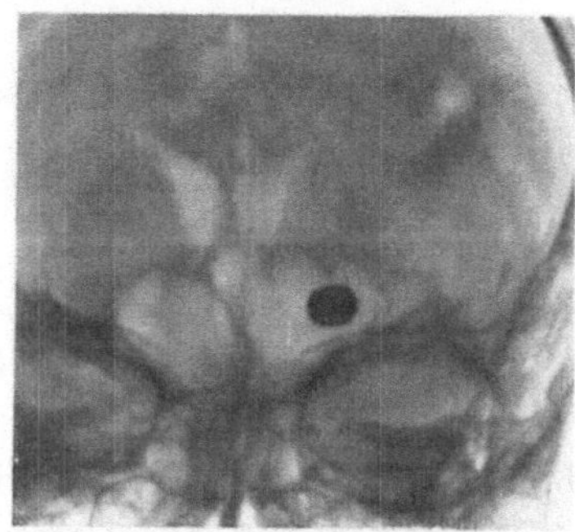

Abb. 58 b (Fall 60). Das MP-Projektil liegt 1,3 cm links der Mittellinie occipital über dem Tentorium.

der Vollstreckung eines Erschießungsurteils in Feindeshand. War sofort für 10 min bewußtlos; nach dem Erwachen noch 10 km zu Fuß allein gelaufen. Keine Lähmungen. Anfangs heftige Kopfschmerzen, die nach ¹/₄ Jahr nachließen. Zur Zeit unserer Untersuchung noch links-seitige Kopfschmerzen bei Hitze und Wetterumschlag. Sehverschlechterung im Dunkeln.

Interne Befunde: Größe 164 cm. Gewicht 68,2 kg. Gesamtbild wie bei leichter Dystrophia adiposogenitalis. Fetter, gedrungener Rumpf, kurzer, dicker Hals, zarte Gliedmaßenenden. Rundes Gesicht. Feine, zarte, marmorierte Haut. Seidenweiches, dünnes Kopfhaar. Geringer Bartwuchs. Wenig dünnes Scham- und Achselhaar. Die Fettpolster sind weich, sie häufen sich um Bauch, Hüften und Brust an. Weiße Striae um die Beckengegend. Mäßig entwickelte Muskulatur. Zarter Knochenbau. Besonders grazile Hände und Füße. Überstreckbare Fingergelenke. Kleines Genitale.

Reizlose Narbe links frontal. Etwas große Augen. Zunge sauber. Beginnende Para-dentose. Rachen o. B.

Keine Struma.

Lungen o. B. Herz o. B. Puls 60, regelmäßig. Arterienrohr zart. RR im Stehen 105/75 (P. 60), im Liegen 105/70 (P. 52). Bauchorgane o. B. Genitale: Kleiner Penis, kleine Hoden, dünne Behaarung mit männlicher Schamhaargrenze. Gliedmaßen s. oben. Fettanhäufung an den proximalen Teilen. Urin o. B.

Keine verstärkte Reaktion der Kopfgefäße. Nach Bücken nur geringer Blutandrang ohne Beschwerden (P. 11:10). Geringer Dermographismus. Deutliche respiratorische Arrhythmie. Ruhig. Kein Tremor.

Ergänzende Angaben: Appetit und Verdauungsorgane waren immer in Ordnung. Gewicht wie früher. Kein krankhafter Durst. Schläft schlechter ein als früher. Bei Belastung ge-legentlich Herzstiche. Potenz weder früher noch heute gestört. Alkohol und Nicotin in mäßigen Dosen vertragen.

Aus den Krankenblattkurven ergibt sich eine unauffällige Puls- und Temperaturregulierung. Das Gewicht war nach der Verwundung vorübergehend auf 57 kg heruntergegangen. Der Blutdruck war nie erhöht. Urin bei mehrfachen Untersuchungen o. B. Blutbild am 17. 7. 44: Hb.: 91, Ery.: 4,5 Mill., Leuko.: 5200. 3% Eos., 6% Stabk., 47% Segmk., 38% Lympho., 6% Mono.

Grundumsatz am 21. 11. 44: +11%.

Fraktionierte Magenausheberung: Im Nüchternsaft keine freie Säure. Nach Coffeinprobetrunk normaler Kurvenablauf mit Höchstwerten von 42/58.

Röntgenuntersuchung der Thoraxorgane: o. B.

Röntgenuntersuchung des Magens: Hochstehender Magen mit Kaskade. Falten unauffällig. Der Brei wird sofort von einer peristaltischen Welle erfaßt und in einzelnen Schüben schnell ins Duodenum entleert. Auch bei Vollfüllung lebhafte, tief durchschnürende Peristaltik. Bulbus o. B.

Urteil: Hochstehender Kaskadenmagen mit einer gewissen Hypermotilität und schnellen Entleerung.

Zusammenfassung. Der 35jährige Mann erlitt bei einer Exekution einen fast die ganze linke Hemisphäre von rechts außen hoch frontal nach links hinten unten medial durchsetzenden MP.-Steckschuß. Der Einschuß wurde nach 14 Monaten osteoplastisch trepaniert und entsplittert. Neurologisch keine somatischen Ausfälle bis auf erhöhte Reizbarkeit und Ermüdbarkeit. Leichte Ausziehung des linken Vorderhornes zum Einschuß im Encephalogramm.

Bei dem Mann findet sich im 2. Jahre nach der Verletzung das Bild einer abgeschwächten Dystrophia adiposogenitalis. Es ließ sich aus den Angaben des Verletzten und nach vorgelegten Bildern eindeutig erweisen, daß es sich hierbei um ein konstitutionelles Zustandsbild handelte, das sich nach der Schußverletzung gar nicht verändert hatte. Der Vater, ein Bruder und zwei Schwestern hatten ein ganz ähnliches Aussehen. Das Gewicht des Verletzten hatte sich im Vergleich zur Zeit vor der Verwundung gar nicht geändert. Er versicherte zuverlässig, daß Haarkleid, Rasur, Fettpolster, Genitale, Bildung der Finger, Augengröße usw. völlig unverändert vor der Verwundung so beschaffen waren. Vorgelegte Photographien bestätigten dies.

Es mag hervorgehoben werden, daß mütterlicherseits Ulcusbelastung besteht, ohne daß der Verletzte selbst je derartige Beschwerden hatte und einen in dieser Richtung positiven Magenuntersuchungsbefund bot.

In diesem Falle änderte die erhebliche Hirnverletzung nichts an einer alten Dystrophia adiposogenitalis, die später in Unkenntnis der Vorgeschichte leicht als Hirntraumafolge angesprochen werden könnte.

Das weitere Schicksal des Verletzten blieb uns unbekannt.

A. Auswertung nach vorwiegend chirurgischen Gesichtspunkten.

1. Altersverteilung.

Das Alter der 56 männlichen Hirnverletzten (45 S- und 11 B-Fälle), deren Krankengeschichten vorstehend mitgeteilt wurden, lag zur Zeit der *ersten* Untersuchung durch uns zwischen 18 und 47 Jahren. Die Altersverteilung auf je 1 Jahrfünft zusammengefaßt war folgende (s. Tabelle 143).

Tabelle 143. *Altersverteilung der Untersuchten.*

Alter in Jahren	Anzahl der Fälle	Alter in Jahren	Anzahl der Fälle
bis 20	9	36—40	3
21—25	18	41—45	1
26—30	7	46—50	1
31—35	17		

Es zeigt sich also je ein Altersgipfel zwischen 21—25 und 31—35 Jahren. Die älteren Jahrgänge über 35 Jahre sind nur mit 5 Fällen vertreten.

2. Untersuchungstermine.

Die *erste internistische Untersuchung* durch uns, auf die sich die Schlußfolgerungen vor allem gründen, erfolgte im nachstehenden Abstand von der entscheidenden Hirnverletzung (s. Tabelle 144):

Tabelle 144. *Intervall zwischen Hirnverletzung und maßgeblicher erster Untersuchung durch uns.*

Untersuchungs- termin. Volle Monate nach der Verletzung	Zahl der Fälle	Untersuchungs- termin. Volle Monate nach der Verletzung	Zahl der Fälle
1	2	8	6
2	2	9	5
3	5	10	2
4	9	11	5
5	3	15	4
6	4	4 Jahre	1
7	7	5 Jahre	1

Fast alle Verletzten (50 Fälle) wurden also vor Ablauf eines Jahres nach der Verwundung angesehen, die meisten (39 Fälle) zwischen 3 und 9 Monaten.

Eine oder mehrere *klinische Nachuntersuchungen* konnten in 11 Fällen (2, 8, 9, 13, 21, 44, 45, 46, 48, 52, 54) 4—9 Jahre nach der Verwundung durchgeführt werden.

In dem gleichen Zeitraum gelang es uns, über weitere 20 Fälle einen oder mehrere *Berichte der behandelnden Ärzte* herbeizuziehen und so den weiteren Verlauf des Leidens zu kontrollieren.

Außer diesen 31 Fällen (11 und 20) gaben noch 5 weitere in Briefen *persönlich Nachricht* über ihr Ergehen.

18 Verletzte konnten nicht erreicht werden, weil sie nicht auffindbar waren (Wohnort in den abgetretenen Ostgebieten oder im Ausland). 2 weitere beantworteten unsere Anfragen nicht.

3 Verwundete (1, 20, 30) waren inzwischen gestorben oder in den Nachkriegswirren als vermißt gemeldet.

Wir sind also in der Lage, über insgesamt 36 unserer Untersuchten bis zu einem Zeitraum von maximal 9 Jahren nach der Verwundung etwas über den Verlauf und Spätkomplikationen auszusagen.

3. Die Metallstecksplitter nach ihrer

a) Art.

Bei den *45 S-Fällen* lagen vor: 36mal Verletzungen durch Granatsplitter, je 1mal durch Gewehr- und Maschinenpistolenprojektile, 1mal durch Explosivgeschoß, 2mal durch Minen- und 4mal durch Bombensplitter. Unter den *11 B-Fällen* trafen wir 7mal auf Granatsplittereinsprengung und 4mal auf Maschinenpistolensteckschüsse. Von den insgesamt 56 Hirnverletzten entfielen 43 auf Verwundungen durch Granatsplitter gegenüber 7 durch Infanteriewaffen; die restlichen 6 verteilen sich auf Bomben- und Minensprengstückschäden.

b) Zahl.

Es wurden an Metallsplittern dabei nur solche von sicher intracerebralem
Sitz und einer Größe bis herab zu etwa einem Reiskorn verwertet. Metall- und
Knochenstäubchen fanden keine Berücksichtigung; ebensowenig Metallsplitter,
die im Schädelknochendefektniveau lagen. Nicht eingerechnet wurden auch alle
durch eine Operation entfernten Knochen- und Metallsplitter. *42mal handelte
es sich bei allen obigen Verwundeten (56) nur um einen einzigen intracerebralen
Metallstecksplitter; 14mal waren mehrere intracerebrale Metallstecksplitter in der
Zahl von 2—5 Stück eingesprengt* (7mal 2 Stück, 2mal 3 Stück, 4mal 4 Stück,
1mal 5 Stück).

c) Größe.

Die Größe der Metallsplitter zeigt einen sehr deutlichen Unterschied zwischen
den S- und B-Fällen, die wir deswegen getrennt aufführen. Bei den *Fällen 1—44*
hatten die Metallsplitter 22mal annähernd die Größe eines Reiskorns bis einer
Erbse, 15mal die einer Erbse bis Kaffeebohne und nur 7mal waren sie größer
bis etwa zum Ausmaß einer Bohne. Der größte Durchmesser der Splitter überschritt bei diesen Verletzungen 13 mm nicht. Man kann also summarisch feststellen, daß die Hälfte der sicheren Stammhirnstecksplitter nur bis erbsengroß,
ein weiteres Drittel bis kaffeebohnengroß und nur 7 bis bohnengroß waren. Die
Größe der Metallstecksplitter bei den *11 B-Fällen* liegt mit einer Ausnahme
(Fall 46) erheblich über denen der S-Fälle. Sie erreichte maximal die Ausdehnung
von 26:23:10 mm. *Man darf daraus wohl schließen, daß Verletzungen der Stammhirnregion durch Metallsplitter über etwa Bohnengröße in der Regel deletär verlaufen
dürften, während im Basisbereich der mittleren Schädelgrube, in den medialen
unteren Partien der Schläfenlappen und in der Umgebung der Keilbeinhöhle auch
erheblich größere Stecksplitter liegen bleiben können, ohne das Leben immer direkt
zu gefährden.*

d) Lage.

Bei der Lage der Metallstecksplitter interessieren zur Orientierung in erster
Linie *ihre Beziehungen zur Mittellinie und zur Sella turcica*, weil durch diese beiden
Größen eine ungefähre Lokalisation im Stammhirnbereich möglich ist. Besonders
wichtig ist die *Überkreuzung der Mittellinie*, die, wenn sie in der mittleren Schädelgrube oberhalb der knöchernen Basis erfolgt, eine Stammhirnverletzung auf
beiden Seiten wahrscheinlich macht. Dabei ist vorauszusetzen, daß kein innerer
Prellschuß vorliegt und daß der Einschuß, der Sitz des Splitters und eventuell
lokalisatorisch verwertbare Hirnzeichen einen Durchtritt des Splitters durch das
Stammhirn naheliegend oder sicher erscheinen lassen. Gelegentlich erlauben
auch die Verlaufsrichtung des bei einer Operation aufgesuchten Schußkanals
oder auf eine längere Strecke sichtbare zusätzliche feine Splittereinsprengungen,
den Geschoßweg sicher aufzuzeigen.

Über die Beziehungen der Metallstecksplitter *zur Mittellinie* können wir
folgendes aussagen:

Bei den *45 S-Fällen* lag der Stecksplitter *5mal direkt in der Mittellinie; 12mal
war die Mittellinie von einem oder mehreren Metallsplittern überkreuzt worden* (!);
*in 4 Fällen waren die Stecksplitter teils gekreuzt, teils gleichseitig zum Einschuß
lokalisiert*, was natürlich nur bei multipler Einsprengung möglich ist. Bei den
restlichen Verletzten blieben die Splitter auf der Einschußseite vor der Mittellinie

liegen. Der seitliche Abstand der Splitter von der Mittellinie betrug 32mal maximal bis 1,0 cm und 13mal 1,0—2,5 cm. Fälle, bei denen der seitliche Abstand größer war, wurden nicht in die Kasuistik aufgenommen. *Gut zwei Drittel der Stecksplitter lagen also in unmittelbarer Nähe der Mittellinie, so daß* — die Lage von vorn nach hinten im Schädel natürlich in das Lokalisationsprinzip eingeschlossen (s. unten) — *dadurch eine Läsion der Hirngebiete in der Nähe des 3. Ventrikels als praktisch gesichert angesehen werden kann.*

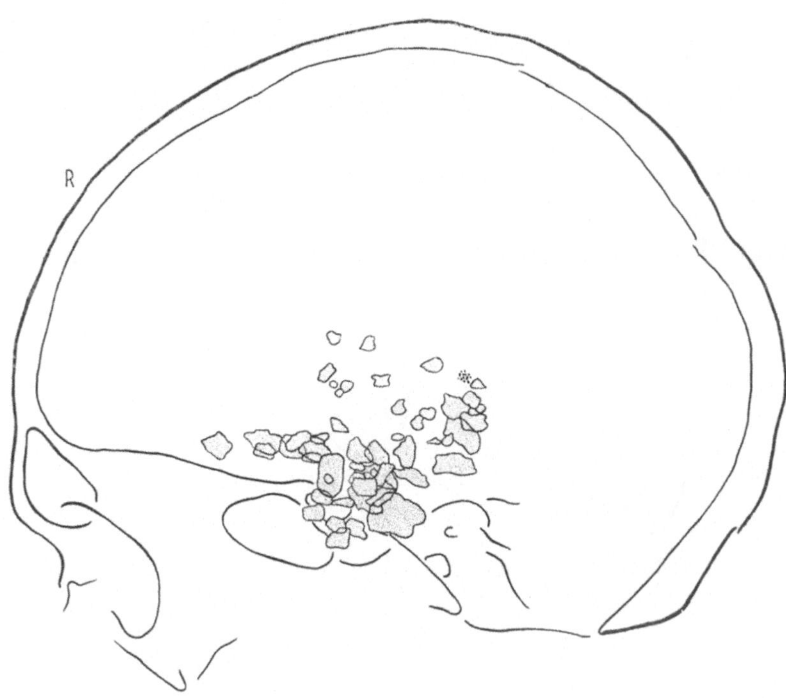

Abb. 59a. Seitenansicht eines Schädels mit schematischer Einzeichnung aller 55 Stecksplitter der 45 S-Fälle.

Wie wir schon mitteilten, war uns für die Anordnung der einzelnen Krankengeschichten die Lage der Splitter *zur Sella* auf den seitlichen Schädelröntgenaufnahmen maßgebend: 7mal projizierten sich bei den *45 S-Fällen* die Metallsplitter *vor* die Hypophysengrube, 5mal *auf* die Sellahöhe und 33mal *hinter* die Türkensattelvertikale. Als äußerste Grenze nach vorne nahmen wir einen Fall mit 2,5 cm Splitterabstand *vor* dem Sellaeingang auf. Nach oben betrug die Maximalhöhe über der Sella nicht mehr als 5 cm. Nach hinten zu wurde die Grenze mit etwa 5 cm Abstand von der Sella gewählt, weil der 3. Ventrikel in der Längsausdehnung im wesentlichen über und hinter der Sella liegt. Als äußerster hinterer oberer Punkt wurde die Gegend der Glandula pinealis gesetzt.

Bei den *11 B-Fällen* war die Lage der Splitter zur Mittellinie insofern anders, als eine Projektion *in* die Mittellinie nicht möglich war, da der Splitter sonst hätte in der Keilbeinhöhle liegen müssen. Die Stecksplitter gruppierten sich hier *um* die Keilbeinhöhle. Der größte seitliche Abstand von der Mittellinie betrug 2,6 cm. 3 Splitter hatten ihren Sitz unmittelbar *vor* der Hypophysengrube, 5 *in* Höhe der Sella und 3 *hinter* ihr. Fall 49 hatte je einen Splitter in der rechten und linken mittleren Schädelgrube. Allein 6mal war bei diesen Verletzten die Mittellinie meist im Bereich der knöchernen Schädelbasis von den Splittern überquert worden, so daß eventuell mit einer Kontusionswirkung an der Unterfläche des Gehirns in dieser Gegend gerechnet werden kann.

Wir geben in Abb. 59a und b 2 Skizzen, in denen alle Splitter der 45 S-Fälle schematisch nach Größe und Sitz in 2 Ebenen in einen Schädel eingezeichnet wurden.

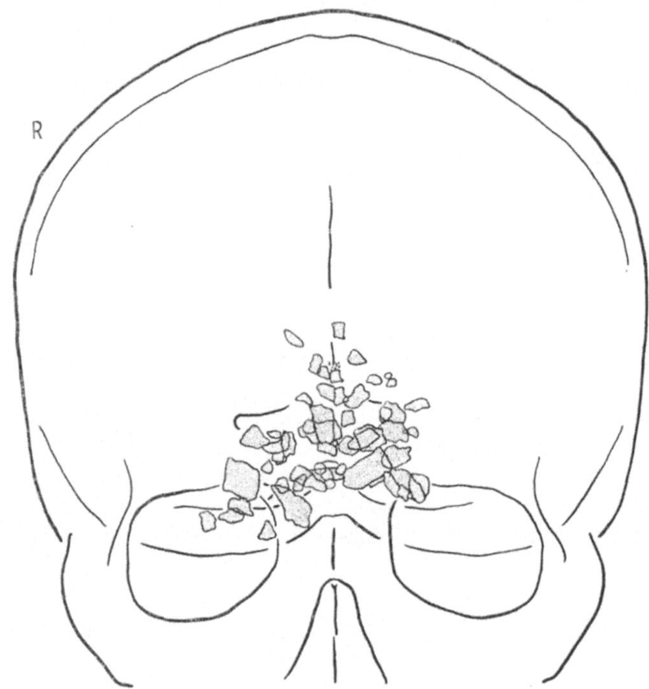

Abb. 59b. Vorderansicht eines Schädels mit schematischer Einzeichnung aller 55 Stecksplitter der 45 S-Fälle.

4. Sitz des Einschusses.

Geht man diesem bei unseren Verletzten nach, so ergeben sich einige Besonderheiten: Grundsätzlich kann fast von jeder Stelle des Gehirn- und Gesichtsschädels aus ein Stecksplitter in die Stammhirnregion gelangen; dennoch zeigen sich aber praktisch gewisse interessante Regeln, die bei den S- und B-Fällen nicht gleich sind. Bei den *45 S-Fällen* war einmal der Einschuß nicht sicher zu erkennen. 9mal drang das Projektil durch die Konvexität (Kalotte) des Schädels ein (4mal frontal, 3mal parietal, 2mal occipital). Die übrigen 35 Einschüsse lagen basal (4mal im Bereich des Gesichtes und der Augenhöhlen, je 1mal fronto- und occipitobasal und 29mal temporobasal um das Ohr!). *Es überwiegen also bei weitem die temporobasalen Einschüsse.* Man kann feststellen, daß fast $^3/_4$ aller Einschüsse in unserer ersten Gruppe (S-Fälle) temporobasal angetroffen wurden. Dabei ist die Gegend um die Ohrmuschel sichtlich bevorzugt. Bei den 29 temporobasalen Einschüssen fanden wir 6 hinter dem Ohr, die übrigen vor der Ohrmuschel. 4 Einschüsse waren mehr frontotemporobasal gelegen. Die Verteilung zwischen rechts und links überwog zugunsten der linken Seite (27 linksseitige gegen 18 rechtsseitige Einschüsse). Am seltensten trifft man Einschüsse occipitobasal (nur 1mal!) an.

Diese Verteilung der Einschüsse läßt sich wohl am besten so verstehen, daß die Stecksplitter das Stammhirn nach der Wahrscheinlichkeit von dort am ersten erreichen werden. wo der Weg am kürzesten ist und wo am wenigsten lebenswichtige Strukturen des Schädelinhaltes entgegenstehen. So mag es sich erklären, daß occipitobasal in der Mittellinie gelegene Einschüsse praktisch nicht vorkommen, weil sie deletär sein dürften. Ein geradliniger Weg zum Stammhirn ist für einen Stecksplitter ohne akute Gefährdung des Lebens nur von der seitlichen basalen Occipitalregion aus möglich (bei unseren Fällen 1mal beobachtet). Hochoccipital, besonders seitlich ist die Einsprengung eher vorstellbar (2mal in unseren Fällen). Nur innere Prellschüsse könnten eine Ausnahme machen. Von vorn her stehen eindringenden Splittern weniger direkt lebenswichtige Hirnteile entgegen. Eine Ausnahme machen nur die großen Gefäße. Der Oberfläche des Schädels kommt das Stammhirn in der Temporalregion am nächsten, wenn man einmal von der Basis absieht. So mag es sich erklären, daß hier die Einschüsse am häufigsten angetroffen werden, zumal die Schläfenlappen keine lebenswichtigen Zentren enthalten. Nur Mitverletzungen der großen Gefäße (A. meningea media, Carotis interna und die Sinus) könnten dem Leben akut ein Ende setzen.

Wir fassen zusammen: *Über Dreiviertel aller Einschüsse liegen bei unseren 45 S-Fällen basal meist in der Temporalgegend. Konvexitätseinschüsse sind wesentlich seltener; sie bevorzugen die Richtung von vorn nach hinten. Nur ausnahmsweise nehmen sie den umgekehrten Weg.*

Für die *11 B-Fälle* liegen die Verhältnisse zum Teil anders. Die Verteilung von Konvexitäts- zu Basiseinschüssen ist zwar ähnlich (2 hochfrontale gegen 9 basale), dagegen ist der temporobasale Sitz selten (nur 1mal), der Einschuß durch den Gesichtsschädel beinahe die Regel (8mal unter 11). Bei den 45 S-Fällen hatten wir dieses Ereignis nur 4mal. *Es liegen also über Zweidrittel der Basisstecksplittereinschüsse im Gesicht.* Aus begreiflichen Gründen finden wir keinen occipitalen Einschuß.

5. Intracerebrale Knochensplitter.

Die meisten intracerebral eingesprengten Knochensplitter wurden operativ entfernt. Wir lassen hier kleinste Knochenstäubchen und solche Splitter beiseite, die im Schädelknochendefektniveau lagen. Endgültig blieben bei den 45 S-Fällen neben den Metallstecksplittern 6mal ein bis mehrere Knochenstecksplitter intracerebral zurück. Unter den 11 B-Fällen trafen wir nur 2mal intracerebrale Knochensplitter bei frontalem Sitz des Einschusses. Bei den Einschüssen durch das Gesicht und damit die knöcherne Schädelbasis wurden restierende intracerebrale Knochensplitter vermißt. Zum Teil mag dies mit der wesentlich dünneren Struktur und damit geringeren Masse des durchschlagenen Knochens zusammenhängen.

6. Operativ entfernte Stammhirnstecksplitter.

Bei den *45 S-Fällen* wurde der metallische Stammhirnstecksplitter bei 2 Patienten operativ entfernt (Fall 25, 30). Unter den *11 B-Fällen* konnte er bei 4 Verletzten herausgenommen werden. Dies hängt mit der beträchtlicheren Größe der Stecksplitter in der 2. Gruppe und mit der besseren operativen Zugangsmöglichkeit durch die Nebenhöhlen zusammen. Im Falle 46 ging der Basisstecksplitter 2 Jahre nach der Verwundung spontan durch die Nase ab!

7. Geschoßwanderung.

Zwei Beobachtungen (Fälle 8, 10) stellen gesicherte Geschoßwanderungen dar. Es ist wahrscheinlich, daß in beiden Fällen das Projektil aus der Basalzisterne an der Schädelbasis auf das Tentorium gewandert ist. Die Lage des Geschosses war in beiden Fällen sowohl vor als nach der Verschiebung ziemlich gleich.

8. Innere Prellschüsse.

Fall 12 bietet ein Beispiel eines sicheren inneren Prellschusses der Sellagegend. Bei Fall 3 ist er durch den Operationsbefund sehr wahrscheinlich gemacht worden. Im Falle 13 läßt er sich nur vermuten.

9. Operative Versorgung der Hirnwunden und Nebenhöhlen.

Wenn wir unter operativen Eingriffen nicht die Versorgung der oberflächlichen Kopfwunde, sondern nur eine Trepanation verstehen, so wurden unter den *45 S-Fällen* 14 nicht operiert. Ihre Kopfwunden heilten in allen Fällen ohne Komplikationen ab. 31mal wurde trepaniert und ein Hirntrümmerungsherd mit eingesprengten Splittern ausgeräumt. Der Zeitpunkt der Hirnoperation bezogen auf den Verwundungstermin ist für die 45 S-Fälle aus der Tabelle 145 zu ersehen.

Tabelle 145. *Zeitpunkt der ersten Operation nach der Verwundung.*

Tag nach der Verwundung	Zahl der Operierten
1.	3
2.	9
3.	3
4.	2
5.	3
7.	1
8.	1
10.	2
16.	1
17.	1
18.	1
19.	1
4 Wochen	1
6 Wochen	1
20 Wochen	1

Bei 3 Fällen mußte mehrfach (1mal 4 Sitzungen) operiert werden. Von den 31 Trepanierten kamen 13 zur primären Heilung. Bei 18 schloß sich infolge Infektion die Hirnwunde sekundär, wobei die Infektion 2mal oberflächlich lokalisiert blieb, während 16mal tiefe, infizierte Höhlen vorlagen, die sekundär durch Schwamm- oder gelegentlich durch Gummilaschendrainage zur Ausgranulierung gebracht wurden. 3mal wurde das Ventrikelsystem bei der Operation eröffnet.

Sehr deutlich war der Zusammenhang zwischen einer Infektion der Hirnwunde und dem Termin der Operation. Alle am 1. Tage operativ angegangenen Hirnwunden heilten primär (es standen damals zur Verhütung der Infektion nur die Sulfonamide zur Verfügung!). Von den 9 am 2. Tag nach der Verletzung Operierten schlossen sich noch 5 primär. Ähnlich lagen die Verhältnisse bei den am 3. und 4. Tage operativ versorgten Kranken (3. Tag von 3 Fällen 2 primär, 4. Tag von 2 Fällen 1 primär). Ab 5. Tag waren alle Hirnwunden infiziert und heilten sekundär bis auf eine Ausnahme, wo am 8. Tag operiert wurde. Das gleiche günstige Resultat wie bei der Frühoperation gilt auch für die Spätoperation nach der ersten Wundheilung.

Für die *11 B-Fälle* lagen die Verhältnisse folgendermaßen: Operationen im obigen Sinne wurden bei allen vorgenommen. Wenn wir zwischen Frühoperationen zur Ausräumung von Hirntrümmerhöhlen und Beseitigung unmittelbarer, vordringlicher Verletzungsfolgen auf der einen Seite und Spätoperationen zur Splitterentfernung und Beseitigung einer Nebenhöhleninfektion auf der anderen Seite unterscheiden, so wurde 4mal aus dem ersten Grunde und 7mal aus dem zweiten Grunde operiert. Im ganzen mußten bei diesen 11 B-Fällen 9mal die infizierten Nebenhöhlen ausgeräumt werden. Diese Operation wurde nur 1mal am 2. Tag (Fall 48), sonst immer erst nach einigen Wochen bis Monaten ausgeführt. Die Ausheilung verlief bis auf einen Fall (50) ungestört. Bei ihm folgte auf die Nebenhöhleninfektion ein Gesichtserysipel mit Hautabsceß. 3mal mußte ein verletztes Auge entfernt werden, während im ganzen bei diesen 11 B-Fällen 8mal ein Auge mitverletzt war. (Augenverletzungen bei den 45 S-Fällen waren wesentlich seltener: 6 Mitverletzungen eines Auges mit 2 Enucleationen). Einmal war es erforderlich, das eröffnete Mittelohr auszuräumen. In 4 Fällen wurde der Metallsplitter entfernt, wobei in einem Falle (53) die

Extraktion erst gelang, nachdem der Splitter spontan nach einer erfolglosen Operation in eine Kieferhöhle gewandert war.

Es fällt also bei den B-Fällen die häufige Mitbeteiligung der Nebenhöhlen und Augen auf. Die verletzten Nebenhöhlen waren praktisch alle infiziert und mußten deswegen eröffnet werden. Beachtlich ist die Tatsache, daß trotz der Eröffnung der Schädelhöhle zu den infizierten Nebenhöhlen keine Infektion der Hirnhäute zur Beobachtung kam! Das Ventrikelsystem wurde bei den B-Fällen nie eröffnet.

10. Andere Mitverletzungen.

Nicht nur vom chirurgischen Standpunkt aus interessieren diese Nebenhöhleninfekte und sonstige andere, gleichzeitig mit der Hirnverletzung stattgehabte Verwundungen am Körper, weil sich aus dem Wundheilungsverlauf und einer eventuellen Infektion oder Infektionsmöglichkeit Rückschlüsse auf die allgemeine Infektabwehrlage des Organismus zur Zeit der Stammhirnverletzung machen lassen. Diese Frage hat eine große theoretische und auch praktische Bedeutung bekommen, der später ein besonderer Abschnitt gewidmet werden soll. Hier sei nur aufgeführt, daß sich bei den 45 S-Fällen 11 befanden, die außer ihrer Hirnverletzung gleichzeitig noch weitere Schußwunden am Körper erlitten (s. unten), während die entsprechende Zahl für die 11 B-Fälle bei 2 lag.

11. Infektionen des Gehirns und seiner Häute.

Sie bedürfen einer besonderen Beachtung, weil sie einen zusätzlichen, nicht selten sehr ausgedehnten Schaden für das Gehirn und damit für eventuelle Spät- und Dauerfolgen bedeuten. Gemeint sind der Hirnabsceß, die Encephalitis, die Meningitis und die Ventrikeleröffnung, wenn sie mit einer Infektion verbunden ist.

a) Hirnabsceß.

Zur Frage der Hirnabscesse, bei denen wir den Früh- und Spätabsceß unterscheiden, ist für die *11 B-Fälle* festzustellen, daß in unserem Beobachtungszeitraum nicht ein einziger auftrat. Bei den *45 S-Fällen* kam er bei 7 Verletzten zur Beobachtung. 4 Fälle hatten je einen Frühabsceß ohne späteres Rezidiv — soweit wir über die Fälle später unterrichtet sind. Einer bekam einen Frühabsceß mit Frührezidiv und zwei einen Frühabsceß mit einmal einem Spätrezidiv und einmal zwei Spätrezidiven. Die Termine der ersten Absceßoperationen lagen am 2., 5., 7., 18. und 19. Tag nach der Verwundung. Die Abscesse entstanden gewöhnlich im Bereich der Hirnschußwunde, nur einmal entwickelte sich ein Hirnabsceß im zur Verwundung kontralateralen Stirnhirn, wahrscheinlich durch eine Schädeldachosteomyelitis. Alle Abscesse wurden durch Eröffnung und Schwammdrainage zur Ausheilung gebracht. *Die Abscesse entstanden nie in der Umgebung der tiefen Metallstecksplitter im Stammhirn, sondern oberflächlicher im Verlauf des Wundkanals.*

b) Encephalitis.

Encephalitiszeichen waren bei den *45 S-Fällen* 8mal sicher vorhanden. 4mal handelte es sich dabei um beträchtliche Wandencephalitiden der Absceßhöhlen. Unter den *11 B-Fällen* kam keine Encephalitis vor.

c) Meningitis.

Die am häufigsten anzutreffende Infektion war die Meningitis, wobei wir das voll ausgeprägte klinische Krankheitsbild und nicht nur eine Pleocytose im Liquor meinen. Oben wurde schon erwähnt, daß entgegen allen Erwartungen bei den *11 B-Fällen* keine Meningitis auftrat, obwohl meist die infizierten Nebenhöhlen und die Hirnhöhle eröffnet waren. Nur bei Fall 53 zeigte sich eine leichte postoperative Meningitis nach Ausräumung einer hochfrontalen Hirntrümmerhöhle, ohne daß die Nebenhöhlen mitbeteiligt waren. Unter den *45 S-Fällen* hatten 14 eine Meningitis, d. h. *fast ein Drittel aller Verletzten.* Bei 9 Beobachtungen handelte es sich um eine Meningitis leichterer Art. 5mal war sie schwer und hatte Rezidive. 12mal folgte die Meningitis auf die Hirnoperation, nur 2mal trat sie ohne operativen Eingriff auf.

d) Ventrikeleröffnung.

Schon oben teilten wir mit, daß in der Reihe der 45 S-Fälle bei 3 Verletzten das Ventrikelsystem operativ eröffnet werden mußte. 2mal schloß sich die Fistel bald nach der Operation ohne massivere Infektion der inneren Liquorräume (Fälle 23, 32), während es bei dem dritten (Fall 4) zu einem Empyem des rechten Seitenventrikels mit Verschluß des Foramen Monroi kam. Die Behandlung dieses Pyocephalus war nur durch Eröffnung nach außen und Schwammtamponade zur Verödung der Höhle möglich.

B. Auswertung nach vorwiegend neurologischen Gesichtspunkten.

Während schon die eben geschilderten, mehr in das Fachgebiet des Chirurgen fallenden Tatsachen die Schwere des Hirnschadens bei unseren Fällen beleuchteten und vorwiegend deswegen aufgeführt wurden, sollen jetzt die mehr neurologisch interessierenden Folgen dieser Verletzungen zusammengestellt werden.

1. Bewußtseinsverlust.

An erster Stelle nennen wir die Bewußtlosigkeit, die ja heute vielfach als ein Hirnstammzeichen gewertet wird — ob zu Recht, wollen wir unerörtert lassen. Von den *45 S-Fällen* hatten 6 *niemals* einen Bewußtseinsverlust (Fälle 9, 10, 19, 25, 28, 45); von den *11 B-Fällen* war nur einer (Fall 47) nicht bewußtlos. Alle Fälle mit Bewußtlosigkeit bieten eigentlich gegenüber den anderen, die nicht bewußtlos wurden, zur Erklärung dieser Tatsache keinen sichtbaren Sondergrund, der etwa in Größe, Zahl, Sitz des Splitters, des Einschusses usw. gegeben wäre. Es bleibt im Grunde unerklärt, warum bei ähnlichen Verletzungen in einem Fall ein Kommotionssyndrom auftrat, im anderen nicht. Die Bewußtlosigkeit stellte sich nicht immer sofort ein. Sie folgte der Verletzung öfter erst nach Minuten, Stunden oder Tagen, wofür wir Blutungen, Zirkulationsstörungen, Hirnschwellung, Entzündungen, Hirndruck u. ä. verantwortlich machen müssen. Unter den 39 mit Bewußtlosigkeit einhergehenden Verletzungen der S-Fälle ereignete sich der Bewußtseinsverlust bei 17 sofort, bei 22 (!) erst später. Unter den verbleibenden 10 B-Fällen war das entsprechende Verhältnis 6:4. Das *freie Intervall* betrug in beiden Gruppen meist nur einige Minuten oder

Stunden und nur ausnahmsweise mehrere Tage, wobei dann meist Operationen oder Meningitis entscheidend waren. Die *Dauer* der Bewußtlosigkeit wurde nach unseren Erfahrungen oft im Vergleich zu den Krankenblattnotizen als zu lange angegeben. Nehmen wir alle unsere Hirnverletzten mit Bewußtlosigkeit zusammen (39 und 10), so hatten von diesen 49 sieben eine kurze Bewußtlosigkeit von einigen Minuten bis höchstens 1 Std, 9 eine solche von einigen Stunden, 24 eine solche von einem bis mehreren Tagen, 4 von Wochen und 4 sogar von Monaten (!). Einer konnte die Dauer der Bewußtlosigkeit nicht angeben. Wichtig ist festzustellen, daß sich gerade unter den Fällen mit der langen Erinnerungslücke von Wochen und Monaten diejenigen Verletzten befinden, die ein echtes Stammhirnsyndrom boten. Eine sichere Beziehung zur Lokalisation, Größe, Zahl der Stecksplitter usw. war auch für die Dauer der Bewußtlosigkeit *nicht* erkennbar.

Retrograde Amnesie ließ sich unter den *S-Fällen* 6mal fast immer nur bei den Probanden mit langer Bewußtlosigkeit finden, während unter den *B-Fällen* kein Rückgreifen der Erinnerungslücke auf die Zeit vor der Verwundung zu verzeichnen war.

Vereinzelt wurde sofort bei der Verwundung ein *Schwebegefühl* angegeben. Die Verletzten drückten diese Sensationen gewöhnlich so aus, als ob sie aus ihrem Schützenloch, ihrer Stellung usw. herausgehoben worden seien und schwerefrei geschwebt hätten.

2. Erbrechen.

An Erbrechen erinnerten sich von allen 56 Fällen 16 Mann sicher; bei 20 war die Angabe fraglich; die übrigen negierten Erbrechen. Bei Fall 31 und 32 dauerte das Erbrechen einige Wochen und wurde in diesen Fällen durch Frühabsceß und Meningitis unterhalten. Gerade in der Angabe über das Erbrechen bestand bei unseren Verletzten eine oft merkwürdige Unsicherheit.

3. Neurologische Lokalzeichen.

Nach diesen vorwiegend die traumatische Allgemeinschädigung des Gehirns beleuchtenden Symptomen müssen wir etwas ausführlicher auf die neurologischen Lokalzeichen bei unseren Verletzten eingehen, weil sie besonders deutlich *das Prinzip einer festen Lokalisation* bestimmter, längst bekannter animalischer Funktionen im Zentralnervensystem sehr klar zu erkennen geben. *Sollten für die später zu untersuchenden vegetativen Funktionen ähnlich klare Lokalisationsverhältnisse bestehen — wie vielfach vermutet oder behauptet wird —, so müßten sich ähnlich konstante Häufungen von vegetativen Symptomen ergeben, wie wir sie für das animalische System bei unseren Fällen aufzeigen können.*

Das für diese Fragen einer vegetativen Zentrenlehre besonders betonte Gebiet des Hypothalamus und der Umgebung des 3. Ventrikels ist — grob schematisch gesprochen — bis zu einem gewissen Grade eingerahmt von nervösen Strukturen, deren Funktion besser bekannt ist als die der von ihnen eingeschlossenen zentralen Partien um den 3. Ventrikel. Stecksplitter, die diese zentralen Teile des Hirnstammes verletzen, müssen diese sie umschalenden Gebilde durchbrechen und werden so ihren Weg bis zu einem gewissen Grade durch „neurologische Ausfälle" markieren. Es sind diese „abschließenden" Teile — natürlich nur im groben Schema gedacht — zu beiden Seiten die innere Kapsel mit der bekannten Anordnung ihrer motorischen, sensiblen und sensorischen Bahnen; vorne vor dem Infundibulum das Chiasma; seitlich basal die Hirnnerven II—VI. Hinten formiert sich der Hirnstamm mit den großen motorischen und sensiblen Bahnen und den eingestreuten Augenmuskelkernen, die eine klare Symptomatologie bei Verletzungen hinterlassen. Darüber macht sich die Vierhügelgegend mit Gesichtsfeld- und Augenbewegungsstörungen kenntlich.

Wenn diese Lokalisation von bekannten Strukturen und Funktionen auch nur eine orientierende Handhabe für die Erkennung des Sitzes einer Läsion dieser Gegend und das entworfene Schema grob und lückenhaft ist, so ist es doch erstaunlich, wie genau sich diese Gesichtspunkte der bekannten Lokalisationslehre an unseren Fällen ablesen lassen. *Diese neurologischen Zeichen sind für uns ein Leitsymptom auf dem Wege der Läsion unserer Stecksplitter.* Wir finden durch sie gewissermaßen einen 3. Punkt in der Bestimmung des Geschoßweges, der so durch Einschußstelle, Splittersitz und die neurologische Ausfallssymptomatologie charakterisiert wird. Damit gewinnt die Annahme einer Stammhirnläsion und die Bestimmung ihres Sitzes an Sicherheit.

Am zweckmäßigsten erscheint es, bei der Abhandlung der neurologischen Lokalzeichen bei unseren Verletzten den endgültigen Stecksplittersitz zum Ausgangspunkt zu nehmen, wobei es allerdings für die neurologische Symptomatologie ebensosehr auch auf den Geschoßweg und eventuelle operative Eingriffe usw. ankommt.

Das einfachste Bild bieten die *11 B-Fälle,* bei denen der Einschuß vorwiegend im Gesichtsschädel und die Stecksplitter in und über der Basis der mittleren Schädelgrube um die Keilbeinhöhle lagen. Es erscheint an sich nicht verwunderlich, wenn bei all diesen Verletzten nicht ein einziges Mal zentrale Lähmungen, zentrale Sensibilitätsstörungen oder auch nur irgendein spastisches Zeichen beobachtet wurden. Nur bei Fall 56, bei dem der Einschuß links temporobasal stattgefunden hatte, trafen wir entsprechend auf eine amnestische Aphasie. *Es ergibt sich hieraus, daß wir uns trotz der beträchtlichen Größe der Stecksplitter die bleibenden Fernwirkungen in der Umgebung bei solchen Verletzungen als nicht zu ausgedehnt vorstellen dürfen!* Es war durch die in den medialen basalen Schläfenlappenpartien oder ihrer Nachbarschaft gelegenen Stecksplitter zu keiner nachweisbaren Beeinträchtigung der inneren Kapsel, der Pendunculi oder des Mittelhirns sonst gekommen. Vielleicht darf daraus für die vermutlichen zentralen vegetativen Repräsentationsfelder ein ähnlicher Schluß gezogen werden. Jedenfalls ist diese Annahme bis zum Beweis des Gegenteils sehr naheliegend, wenn nicht eine wesentlich erhöhte Traumaempfindlichkeit einzelner cerebraler Strukturen dieser Gegend angenommen wird, ohne daß wir dafür einen Beweis an unseren Fällen finden konnten. Im Gegensatz zum Fehlen zentraler Ausfälle waren Verletzungen der basalen Hirnnerven in dieser Gruppe auffällig häufig. Nur einer (Fall 49) hatte gar keine neurologischen Lokalzeichen. Die übrigen 10 boten ausschließlich traumatische Hirnnervenschäden:

Der *Olfactorius* war 5mal einseitig, 1mal doppelseitig ausgefallen (Fälle 47, 48, 51, 52, 53, 55).

Der *Opticus* zeigte 5mal (Fälle 46, 47, 48, 51, 55) eine einseitige Atrophie durch periphere Verletzung (4mal mit Erblindung des betreffenden Auges).

Oculomotorius und *Trochlearis* waren nicht betroffen.

Der *Trigeminus* war 7mal (Fälle 47, 48, 50, 51, 52, 54, 55) einseitig, meist in einzelnen seiner Äste, verletzt worden.

Beim *Abducens* begegneten wir einer bleibenden (Fall 46) und einer temporären Läsion (Fall 47).

Der *Facialis* wurde 1mal (Fall 50) bei einer temporalen Operation verletzt.

Der *Octavus* war mit 3 Hörstörungen (Fälle 54, 55, 56) mitbeteiligt, ohne daß der Vestibularapparat geschädigt war. Einmal zeigte sich eine zentrale Gleichgewichtsstörung (Fall 54). Die weiter hinten gelegenen Hirnnerven waren nie von der Verletzung erfaßt worden.

Die Bevorzugung des Olfactorius und Opticus erklärt sich wohl aus ihrer Nachbarschaft zu den Nebenhöhlen und Orbitae und die des Trigeminus durch seine Lage an der Basis der mittleren Schädelgrube. Die Schädigung der Augenmuskelnerven an der Basis wird wahrscheinlich durch Enucleation des Bulbus, durch dessen narbige Fixierungen und durch Erblindung zum Teil verdeckt worden sein.

Dieses auffällige gegensätzliche Verhalten der Schädigung von peripheren Nerven zum Fehlen zentraler Ausfälle ist für diese Gruppe der Basisverletzungen besonders charakteristisch und steht in bester Übereinstimmung mit den geläufigen Lokalisationsregeln.

Wie verhalten sich in dieser Hinsicht nun die *45 S-Fälle?*

Folgen wir der Einteilung nach der Stecksplitterlage *vor*, *in* und *hinter* der Sellahöhe, so hatten von den ersten 7 Fällen mit ihren Stecksplittern *vor* der Hypophysengrube einer (Fall 3) gar keine neurologischen Lokalzeichen, 4 (Fälle 2, 4, 5, 7) wiesen Hemiparesen oder wenigstens einseitige spastische Zeichen — 2mal (Fälle 4, 7) mit, 2mal (Fälle 2, 5) ohne Sensibilitätsausfälle — auf. Soweit die Krankenblätter darüber Auskunft gaben, waren diese zentralen Ausfälle *alle* erst durch die operativen Eingriffe entstanden. 3mal (Fälle 1, 5, 7) kamen leichte amnestische Sprachstörungen vor, von denen die eine isoliert (Fall 1), die anderen mit Halbseitensymptomen dastanden. Hemianopsien fehlten ganz. Bei 4 Verletzten (Fälle 1, 4, 5, 6) waren die basalen Hirnnerven betroffen: 2mal einseitig der Olfactorius (Fälle 1, 6), 1mal peripher in der Orbita der Oculomotorius mit isolierter Ptose (Fall 6), 1mal der Oculomotorius zentral im Kerngebiet durch Operation eines tiefen Abscesses mit gekreuzter Hemiplegie (Fall 4), 1mal der Octavus (Fall 5). 2 Verletzte (Fall 5, 7) hatten eine vorübergehende einseitige Pupillenerweiterung auf der Seite ihrer Hemiparese.

Es summieren sich in diesen 7 Fällen von Splittersitz *vor* der Hypophyse, von denen *nur einer* ohne neurologische Lokalzeichen blieb, also die spastischen Zeichen einschließlich Aphasien und Sensibilitätsstörungen mit Hirnnervensymptomen. Hemianopsien kamen bezeichnenderweise in dieser Gruppe nicht vor. Die Ausfälle sind dabei nicht nur abhängig vom Splittersitz und den Nachbarschaftsbeziehungen zum vorderen Anteil der inneren Kapsel, sondern sie erklären sich natürlich in erster Linie auch aus dem Verlauf des Schußkanals und durch in die Tiefe vordringende Operationen und Infektionen.

In der Gruppe, deren Splitter sich *in* die Hypophysengrube projizierten (Fälle 8—12), hatte wieder einer (Fall 8) gar keine neurologischen Lokalzeichen. 2 Fälle (10 und 11) boten spastische Halbseitensymptome — einmal (Fall 10) mit, einmal (Fall 11) ohne Sensibilitätsstörungen. Aphasien und Hemianopsien wurden vermißt. Bei 3 Verletzten (Fälle 9, 10, 12) waren die Hirnnerven II, III, V, VII lädiert, wobei im Falle 9 nur der Opticus in der Orbita, bei Fall 10 gekreuzt zu einer Hemiparese der Trigeminus und bei Fall 12 isoliert der Oculomotorius, Trigeminus und Facialis betroffen waren. Dieser Fall 12 trug eine traumatische Trigeminusneuralgie davon.

Auch in dieser Gruppe mit Splittersitz *in* Hypophysenhöhe zeigt sich also die relative Häufigkeit von Halbseitensymptomen noch ohne Hemianopsie, aber mit Hirnnervenausfällen kombiniert.

Von den 33 Hirnstecksplitterverletzten, bei denen der Fremdkörper *hinter* der Sellahöhe lag, hatten nur 5 (Fälle 14, 27, 30, 41, 44) gar keine neurologischen Lokalzeichen. Die anderen 28 boten verschieden schwere motorische, sensible, Gesichtsfeld-, Sprach- oder Hirnnervenausfälle, die selten vorübergehend, meist Dauerfolgen waren. In 2 Fällen (25, 28) waren sie erst durch die Operation und nicht, wie sonst gewöhnlich, durch die Verletzung entstanden. Am häufigsten trafen wir auch hier wieder motorische Zeichen, so bei den Fällen 15, 16, 17, 19, 21, 22, 23, 25, 26, 28, 31, 32, 34, 35, 36, 38, 39, 40, 42, d. h. 19mal. Sensible Störungen waren seltener. Sie bestanden bei den Fällen 21, 25, 28, 33, 34, 36, 38, 39, 40, 42, d. h. 10mal. Dabei lag nur im Falle 33 eine Sensibilitätsstörung allein vor, sonst war sie immer mit motorischen Ausfällen kombiniert. Beachtenswert ist Fall 39, bei dem 9 Wochen nach der Verletzung spontan eine sensible Spätapoplexie beobachtet wurde. Homonyme Hemianopsien kamen 9mal vor (Fälle 20, 21, 25, 32, 33, 36, 37, 42, 45). 3mal stand sie isoliert da (Fälle 20, 37, 45). Einmal (Fall 23) war sie nur mit sensiblen und einmal (Fall 32) nur mit motorischen Ausfällen gekoppelt. Sonst erschien sie im Rahmen hemiplegischer Bilder. Aphasien hatten 4 Verletzte (Fälle 15, 16, 32, 34) bei gleichzeitigen anderen Ausfällen: 2mal war sie amnestisch, einmal sensorisch und einmal motorisch. Ein Kranker (Fall 38) bot eine Dysarthrie. Die Hirnnerven waren 14mal teils isoliert, teils kombiniert über die Ausdehnung I—VIII — gewöhnlich einseitig — betroffen (Fälle 13, 17, 18, 22, 23, 24, 25, 26, 29, 34, 37, 39, 40, 45).

Einige erwähnenswerte lokalisatorische Besonderheiten boten folgende Beobachtungen:

Fall 13 mit einer wahrscheinlich kontusionell entstandenen, isolierten Chiasmaläsion in Gestalt einer bitemporalen hemianopischen Farbunterwertigkeit (innerer Basisprellschuß?).

Fall 14 mit seiner ungewöhnlich schweren und komplikationsreichen Hirnverletzung, bei dem im Anschluß an die Eröffnung eines tiefen Hirnabscesses eine Hemiplegia alternans oculomotoria entstanden war.

Auch *Fall 17 und 34* hatten eine Hemiplegia alternans oculomotoria, wobei sich bei letzterem das Syndrom wieder vollständig zurückbildete.

Im *Fall 25* war es nach der Magnetextraktion eines relativ sehr großen Stammhirnstecksplitters offensichtlich zu einer Verletzung der inneren Kapsel, zu einer vorübergehenden Oculomotoriuskernläsion und zu einer Schädigung mehrerer basaler Hirnnerven wohl durch eine Blutung gekommen.

Bei den *Fällen 26 und 39* war je eine Hemiplegia alternans einmal im Facialis- und einmal im Trochlearisbereich vorgetäuscht, da die entsprechenden Hirnnerven hier sicher peripher lädiert waren und die Halbseitensymptomatologie von einer Läsion der inneren Kapsel herrührte.

In gleicher Weise dürfte sich bei *Fall 19* die Hemiplegia alternans oculomotoria erklären, zumal auch hier außerdem die Hirnnerven IV, V, VI peripher betroffen waren.

Fall 39 ist außerdem — wie schon erwähnt wurde — durch das seltene Ereignis einer sicheren Spätapoplexie nach Trauma ausgezeichnet.

Auf den *Fall 40*, der auf Grund seiner vertikalen Blickparese eine sichere Mittelhirnläsion hatte, gehen wir wegen der anderen begleitenden Symptome später ein.

Im *Falle 22* haben wir eine Mittelhirnläsion mit supranucleärer Pupillenstörung nach Art eines Argyll Robertson und eine Unsicherheit und Gleichgewichtsstörung im linken Arm vor uns.

Fall 11 bot durch eine gleichzeitige Mitverletzung des Kleinhirns noch leichte Gleichgewichtsregulationsstörungen.

Nicht ganz klar deutbar scheint die läsionsgleichseitige vorübergehende Geruchs- und Geschmacksstörung im *Falle 18*, bei dem auch neben anderen partiellen peripheren Hirnnervenausfällen (III, VII) eine Verengerung der herdgleichen Pupille beobachtet wurde.

Fassen wir das Wesentliche dieser Aufstellung der neurologischen Lokalsymptome aller unserer Verletzten zusammen, so ergibt sich klar, daß bei den B-Fällen zentrale örtliche Hirnzeichen praktisch ganz vermißt werden, während Ausfälle der basalen Hirnnerven I—VIII — oft in Serie — die Regel sind. Diese Tatsache legt den Schluß nahe, daß die bleibenden Fernwirkungen lokaler Art auf das Gehirn bei solchen Läsionen nicht sehr ausgedehnt sein dürften. Dagegen scheint für die akute traumatische Rückwirkung auf das Gesamthirn — gemessen an der Ausprägung des Kommotionssyndroms — kein grundsätzlicher, höchstens gelegentlich ein quantitativer Unterschied zu der Gruppe der S-Fälle zu bestehen. *Bei den S-Fällen ist die neurologische Lokalsymptomatologie charakterisiert durch eine eklatante Häufung motorischer, sensibler, hemianopischer und aphasischer Störungen im Verein mit Ausfällen der basalen Hirnnerven.* Es waren in dieser Gruppe von 45 Verletzten frei von jeglichen örtlichen neurologischen Ausfällen nur 7. Zahlenmäßig an erster Stelle stehen die motorischen Läsionen mit 25 Betroffenen; es folgen 13 mit sensiblen Störungen, 8 mit Hemianopsien, 7 mit Aphasien meist amnestischer Art und 20 mit Hirnnervenverletzungen, wobei diese Symptome im Einzelfall selten isoliert, meist kombiniert auftraten. Die bekannten Lokalisationsregeln dieser Hirnregion bestätigten sich eindeutig. Die Defekte beweisen, daß die Projektile die entsprechenden Funktionsträger — gewöhnlich die innere Kapsel — durchschlagen hatten. Es ließ sich bezogen auf den Sitz der Stecksplitter eindeutig statistisch zeigen, daß die mehr vorn gelegenen Stecksplitter eher motorische, weniger sensible und gar keine hemianopischen Ausfälle verursachten, während bei den hinter der Sella lokalisierten Stecksplittern die sensiblen und hemianopischen Defekte häufiger wurden, sogar gelegentlich isoliert auftraten und auch eindeutige Mittelhirnläsionen erkennbar wurden. Die relativ häufigen aphasischen Störungen erklären sich aus dem Sitz des Einschusses und dem Schußkanalverlauf, weil fast $^3/_4$ aller Einschüsse temporobasal unter Bevorzugung der linken Seite lagen.

Der Häufigkeit nach waren in der Gruppe der B-Fälle die Hirnnerven wie folgt befallen: Trigeminus 7mal, Olfactorius 6mal, Opticus 5mal, Acusticus 3mal, Abducens 2mal, Facialis 1mal. Bei den S-Fällen: Oculomotorius 9mal, Trigeminus 5mal, Opticus 4mal, Olfactorius und Trochlearis je 3mal, Abducens, Facialis und Acusticus je 2mal.

Bevor wir auf die extrapyramidale und vegetative Symptomatologie dieser Fälle eingehen, mögen mehr zusammengefaßt noch einige interessierende Gesichtspunkte besprochen werden. Es sind dies: Die Stauungspapille, die Liquorbefunde, das Encephalogramm, die traumatische Epilepsie und die psychischen Ausfälle. Uns gehen hier diese Verhältnisse besonders deswegen an, weil sie die Nachhaltigkeit, Ausdehnung und Schwere vorwiegend der allgemeinen hirntraumatischen Schäden belegen und weil sie uns zeigen, daß diese Verletzungen neben ihrer Lokalwirkung auch geeignet waren, vor allem die zentralen vegetativen Repräsentationen zu stören, so daß — wenn diese für die Gestaltung innerer Erkrankungen von ausschlaggebender Bedeutung sein sollten — hier genügend Gelegenheit gegeben sein müßte, die Verhältnisse zu klären.

4. Stauungspapille.

Über das Verhalten des Opticus am Augenhintergrund waren die Eintragungen zur Zeit der frischen Verletzungen in den Krankenblättern lückenhaft. Während unserer Beobachtung hatten von den *S-Fällen* 3 Verletzte (Fall 2, 31, 35) eine vorübergehende doppelseitige Stauungspapille; 9 (Fälle 3, 11, 14, 15, 17, 23, 26, 28, 34) boten ein gewöhnlich auf der Seite der Läsion stärkeres vorübergehendes Ödem, meistens im Zusammenhang mit Abscessen, Meningitis und Encephalitis. Unter den *B-Fällen* hatte einer (Fall 49) ein passageres Papillenödem.

5. Liquorveränderungen.

Bei den *45 S-Fällen* wurde zur Zeit unserer Exploration der Liquor bei
38 Mann untersucht. 30mal war er in Ordnung. 3 Fälle hatten eine leichte
Zellvermehrung, 5 eine geringe Zell- und Eiweißvermehrung. Von den *11 B-Fällen*
gewannen wir 7mal den Liquor, 4mal mit negativem Ergebnis, 3mal mit Zell-
und Eiweißvermehrung.

6. Encephalographische Befunde.

Ein Encephalogramm wurde unter den *45 S-Fällen* bei 10 nicht gemacht.
7mal gelang es außerdem trotz wiederholter Versuche nicht. Unter den 28 Luftfüllungen trafen wir nur 2 ganz normale Ventrikelbilder an (Fälle 18, 24). Bei
den restlichen 26 hatten 18 Verletzte einen mehr oder weniger starken allgemeinen
Hydrocephalus internus. 21mal waren lokale Ausweitungen des Ventrikelsystems
teils allein, teils mit allgemeinem Hydrocephalus sichtbar und durch die örtliche
Hirnläsion bedingt. 21mal war der 3. Ventrikel vergrößert und 6mal aus seiner
senkrechten Achse in der Mittellinie abgewichen. In der Gruppe der *11 B-Fälle*
wurde 5mal keine Encephalographie vorgenommen; 6mal gelang sie. Nur ein
Ventrikelbild war normal. 5 Verletzte boten einen allgemeinen Hydrocephalus
meist geringeren, nur 1mal (Fall 48) stärkeren Grades. In einem Fall lag eine
zusätzliche Ausweitung des Seitenventrikels lokaler Art vor. Der 3. Ventrikel
war in allen 5 Fällen mit pathologischem Ventrikelbild erweitert und einmal
auch aus seiner Achse verlagert (Fall 52). Einmal hatte sich ein Seitenventrikel
aus ungeklärten Gründen nicht mit Luft gefüllt.

Wir ersehen aus diesen Zahlen, daß ein normales Ventrikelbild bei unseren
Verletzten durchgehend eine Ausnahme war (nur 3 von 34). Alle anderen trugen
wechselnd starke Ausweitungen davon, wobei das Betroffensein des 3. Ventrikels
mit 26 unter 34 untersuchten Fällen besonders beachtlich ist. Wir haben genügend
Grund anzunehmen, daß die Verhältnisse bei den anderen nicht encephalo-
graphierten Verletzten ähnlich liegen dürften. Damit ist ein weiteres Beweisstück
erbracht, daß in unseren Fällen der Hirnstamm und insonderheit die Umgebung
des 3. Ventrikels einer Schädigung unterworfen war, so daß genügend Gelegenheit
für die Manifestierung einer vegetativen Symptomatologie gegeben war, wenn
in diesem System ähnliche Spielregeln gelten, wie wir sie für das animalische
System lange kennen und für unsere Fälle nochmals in extenso belegt haben.

7. Traumatische Epilepsie.

Zur Frage der Häufigkeit einer traumatischen Epilepsie war der Zeitpunkt
unserer ersten Untersuchung noch zu früh gelegen, um endgültige Aussagen
machen zu können. Damals hatte von den *11 B-Fällen* noch keiner eine Epilepsie. Unter den *45 S-Fällen* begegneten wir bereits 6 Männern mit epileptischen
Anfällen (Fälle 1, 4, 7, 10, 20, 35).

Bei *Fall 1* traten sie 1 Jahr nach der Verwundung auf und bestanden als seltene Einzel-
anfälle bis zum Tode 7 Jahre später.

Fall 4 zeigte sie auch schon im 1. Jahr nach der Hirnverletzung mit ihren schweren
Komplikationen.

Fall 7 hatte mehrere große Anfälle gleich nach der Hirnoperation, ohne daß sich daraus
in den nächsten 6 Jahren eine traumatische Epilepsie entwickelte.

Im *Fall 10* stellten sie sich schon $^1/_4$ Jahr nach der Verwundung ein und hielten die nächsten 6 Jahre während unserer Beobachtung an.

Auch bei *Fall 20*, der später starb, begannen sie so frühzeitig.

Fall 35 hatte zu Beginn einer Meningitis einen großen epileptischen Anfall, dann war er anfallsfrei, bis sich 3 Jahre später bleibende kleine Anfälle herausstellten.

Durch unsere Nachuntersuchungen und Nachfragen bei 36 der Verletzten ergab sich in einem Zeitraum von durchschnittlich 6—8 Jahren, daß unter den *11 B-Fällen* inzwischen 4 (Fälle 46, 48, 50, 54) Anzeichen einer traumatischen Epilepsie entwickelt hatten.

Fall 46 bekam sie nach 3 Jahren in Gestalt kleiner Anfälle.

Fall 48 erlebte bisher nur etwa 4 Jahre nach der Verwundung nach einem Alkoholexzeß einen großen Anfall.

Bei den *Fällen 50 und 54* bildeten sich inzwischen große Anfälle heraus.

Unter den *45 S-Fällen* erfuhren wir bei den späteren Nachforschungen noch von 3 weiteren traumatischen Epilepsien.

Fall 8 bekam 3 Jahre nach der Verwundung infolge einer starken körperlichen Überanstrengung einen großen Anfall ohne spätere Wiederholung.

Im *Falle 17* traten die Anfälle in leichter Form erstmals nach 4 Jahren auf.

Im *Falle 14* waren die Angaben ungenau.

Es ist beachtlich, daß die B-Fälle, die sonst sehr geringe neurologische Ausfälle boten, so verhältnismäßig oft eine traumatische Epilepsie bekamen, während bei den S-Fällen trotz der viel erheblicheren neurologischen Symptome die traumatische Epilepsie eher seltener war. Möglicherweise liegt die Erklärung hierfür mit darin, daß die als Fremdkörper wirkenden Stecksplitter in der Gruppe der B-Fälle sehr viel größer waren.

8. Psychisches Bild.

Es kann nicht die Aufgabe eines Internisten sein, den psychischen Status dieser Verletzten näher zu entwerfen. Alle Verwundeten wurden zur Zeit unserer Untersuchung auch von psychiatrisch besonders auf diese Frage geschulten Neurologen exploriert. Es darf danach festgestellt werden, daß sich diese Stammhirn- und Basisverletzten in ihrem psychischen Bild nicht von Hirnverletzten mit anders lokalisierten Schäden unterschieden. Im Zeitpunkt unserer ersten Untersuchung boten von den *45 S-Fällen* 21 keine nennenswerten hirntraumatischen Wesenszüge, 6 waren leichte, 11 deutlich ausgeprägte und 7 schwere Hirntraumatiker. Unter den *11 B-Fällen* begegneten wir interessanterweise nur 2 Fällen mit andeutungsweisen hirntraumatischen Wesensveränderungen.

9. Extrapyramidale Zeichen.

Wir wenden uns nunmehr den extrapyramidalen Störungen zu, die wir bei unseren Verletzten beobachteten. Gewöhnlich kombinierten sie sich mit vegetativen Symptomen und waren begreiflicherweise auch von Ausfällen der pyramidalen, sensiblen und sensorischen Systeme begleitet.

An erster Stelle nennen wir den *Fall 34*. Hier hatte sich bei dem 24jährigen Verletzten durch den links temporobasal eingesprengten, bohnengroßen Stecksplitter zunächst ein schweres Krankheitsbild mit Hirndruck (Bradykardie), Papillenödem, längerer Bewußtlosigkeit, blutigem Liquor, weiten reaktionslosen Pupillen, Internusparese links (periphere oder Kernschädigung?), amnestischer Aphasie und leichten spastischen Zeichen rechts entwickelt. Auf der rechten (herdgekreuzten) Seite bot er für etwa 8 Tage eine *eindrucksvolle*

Hyperpathie. Beim Bestreichen dieser Körperseite klagte er über heftige Schmerzen und brach in Weinen aus. Es dürfte sich bei diesem aus dem Rahmen der sonstigen Beobachtungen ganz herausfallenden Phänomen um eine Thalamussensibilitätsstörung gehandelt haben. Alle neurologischen Ausfälle — einschließlich der Hyperpathie — verloren sich schnell bis auf geringe restliche Sprachstörungen (Erschwerung des Wortsinnverständnisses). Die Auffassung der spastischen Zeichen rechts und der Internusparese links als flüchtige inkomplette Hemiplegia alternans oculomotoria ist natürlich nicht sicher zu erweisen.

Weitere eindeutige Thalamusläsionssyndrome haben wir in unserem Material nicht gesehen.

Dafür waren andere extrapyramidale Bilder etwas häufiger:

Bei dem *Fall 7* war im Anschluß an die am 2. Tage wegen der links temporobasal erfolgten Verletzung vorgenommene Operation eine gröbere Läsion des linken Schläfenlappens und der inneren Kapsel eingetreten (leichte Hemiparese mit geringen Sensibilitätsstörungen, sensorische Aphasie). Dazu war offensichtlich eine weitere Hirnstammsymptomatologie gekommen, die sich verriet durch die lange Bewußtlosigkeit, starke motorische „Unruhe" besonders der rechten Körperseite, spätere Apathie, Erweiterung der rechten Pupille und längeren Spontanabgang von Stuhl und Urin. Während dieser Zeit bestand ein starker Speichelfluß, der bald wieder verschwand. Alle als Hirnstammsymptome anzusprechenden Phänomene (Unruhe, später Apathie, Pupillendifferenz, Stuhl-Urininkontinenz, Speichelfluß) bildeten sich schnell ganz zurück, während gewisse Reste der Sprachstörung und der Halbseitenzeichen bestehen blieben. Die Lage des Stecksplitters (links neben der Vorderwand des 3. Ventrikels) und die Erweiterung des 3. Ventrikels sowie seine Achsenverschiebung zeigen neben den neurologischen Begleitsymptomen, daß die Läsion bis in das zentrale Zwischenhirn links vorgedrungen sein muß. Aus einer rund 7 Jahre nach seiner Verwundung stammenden Nachricht des behandelnden Arztes entnehmen wir, daß sich in seinem Zustand nichts geändert hat.

Eine ungewöhnliche Krankengeschichte mit einer Stammhirnsymptomatologie liefert der *Fall 23.* Hier hatte der ziemlich große Stecksplitter seinen Weg von links hochfrontal nahe der Mittellinie bis in die laterale untere Seitenwand des 3. Ventrikels genommen. Durch eine Infektion des Stirnhirns mit Frühabsceß und anfänglichen meningitischen Schüben war das Bild kompliziert. Dennoch überdauerten die Stammhirnzeichen diese Komplikationen so lange, daß sie nicht nur als allgemeine Hirnschädigung, sondern auch lokalisatorisch verwertet werden können. Der Verletzte hatte eine Erinnerungslücke und einen objektiven Zustand von Desorientiertheit für 5 Monate (!). Während dieser Zeit wurden an extrapyramidalen Zügen ein Maskengesicht, völlige Spontanlosigkeit, katatones Verhalten und Rigor längere Zeit beobachtet. Stuhl und Urin gingen monatelang spontan ab. Die herdgleichseitige Pupille war erweitert. Das psychische Bild wurde zunächst von einem spontanlosen Dauerzustand, später mehr von euphorischem Gebaren beherrscht. Diese ganzen schweren extrapyramidalen, vegetativen und psychischen Störungen bildeten sich bis auf eine geringe fehlende Selbstkritik *vollständig* im Laufe eines halben Jahres zurück. Nur ganz leichte spastische Zeichen auf der gekreuzten Körperseite, die immer unerheblich waren, blieben als Rest dieser Läsion bestehen. *Es ist dies ein besonders klassisches Beispiel für die Restitutionsneigung dieser extrapyramidal-vegetativen Symptome.* Zudem hatte dieser robuste Mann niemals kopftraumatische Beschwerden!

Gewisse extrapyramidale Züge bot auch der Verletzte — *Fall 38* —, bei dem ein rechts temporobasal eingedrungener Splitter in der rechten hinteren Seitenwand des 3. Ventrikels komplikationslos einheilte. Als Folge der Verwundung trug er eine gekreuzte Kapselhemiparese mit geringen Sensibilitätsstörungen und als Stammhirnsymptom eine Dysarthrie und eine herdgleichseitige Pupillenerweiterung davon. Letztere verlor sich wieder ganz. Dieser Verletzte war leicht amimisch, hatte bisweilen Zwangslachen und wirkte euphorisch.

Selten dürfte auch die Krankengeschichte des *Falles 40* sein. Bei dem 18jährigen jungen Mann hatte der rechts tieftemporobasal eingetretene Stecksplitter die Mittellinie im Bereich des hinteren oberen 3. Ventrikels überquert, ohne daß infektiöse Komplikationen aufgetreten waren. Es kam dabei zu einer Verletzung der Vierhügelgegend mit passagerer Erblindung, bleibenden supranucleären Pupillen- und Augenbewegungsstörungen (Argyll Robertson und vertikale Blickparese) und vorwiegend spastischen Zeichen auf der gekreuzten Körperseite.

Dieser Kranke schlief die ersten 4 Wochen Tag und Nacht. Er mußte zum Essen geweckt werden. Der Appetit war gesteigert. Anschließend war er schwer fixierbar und enthemmt; auch später noch übertrieben heiter, läppisch und euphorisch. $2^1/_2$ Monate nach der Verletzung schlief er noch vor der Untersuchung im Wartezimmer ein, bot eine choreiforme allgemeine Körperunruhe und einen Tic des rechten Orbicularis oculi.

Wir beschließen diese Beispiele mit der ebenso beachtlichen Krankengeschichte des *Falles 43.* Bei dem 35jährigen Mann war ein kleiner Granatsplitter durch das rechte mediale Jochbein bis in die Gegend vor und unterhalb der verkalkten Glandula pinealis hart rechts an die Mittellinie vorgedrungen und primär ohne Operation oder entzündliche Schübe eingeheilt. Das Stadium der Bewußtlosigkeit dauerte dennoch 2 Monate (!). In dieser Zeit waren die Pupillen weit, fast reaktionslos; es bestanden profuse Schweiße und starker Durst, hochgradiger Rigor der Körpermuskulatur besonders auf der rechten Seite, maskenartige Starre des Gesichtes, immer wiederkehrende Streckspasmen beider Beine, besonders rechts. Diese extrapyramidale Symptomatologie mit Rigor und Myoklonien verlor sich dann allmählich während dieser beiden Monate von oben nach unten bis auf kaum merkliche Reste einer Verarmung der Mimik rechts. Auch die Pupillenstörung behob sich. Ein Horner rechts dürfte entweder die Folge der gleichzeitigen Orbitalverletzung oder konstitutionell (s. oben) bedingt gewesen sein. Jedenfalls ist seine zentrale Entstehung äußerst fragwürdig. Der Kranke hatte niemals kopftraumatische Beschwerden und behielt während der 1jährigen Beobachtungszeit auch keine hirntraumatischen Wesenszüge. Er gleicht darin dem eben geschilderten Fall 23.

Als beiläufige Bemerkung führen wir die sonst nicht wieder angetroffene Angabe des Verletzten — *Fall 56* — an, der seine links temporobasal erfolgende Hirnverletzung nicht mehr spürte, einen Augenblick bewußtlos war und dann völlig verkrampft und steif am Geschütz stehend wieder zu sich kam. Wir wollen es dahingestellt sein lassen, ob man hierin ein Stammhirnsymptom sehen kann, das an gewisse Tierexperimente (W. R. HESS) mit akutem Tonusverlust oder Tonuserhöhung erinnert.

Zusammenfassend stellen wir für diese Fälle als wesentliche Ergebnisse fest, daß bei unseren Stammhirnstecksplitterverletzten auch eindeutige thalamische und extrapyramidale Bilder vorkamen in Gestalt von einseitiger Hyperpathie, von Zwangsbewegungen im Sinne der Chorea, Zwangslachen, von motorischen Enthemmungen als Muskelklonien und Tic, Hyperkinesien, Akinesien und Rigor. Sie waren immer mit anderen vegetativen, psychischen und auch sonstigen neurologischen Lokalzeichen verbunden. *Ihre Häufigkeit war gering gegenüber den sonstigen Herdsymptomen.* Wir konnten hier nur 6 (Fälle 7, 23, 34, 38, 40, 43) einschlägige Beobachtungen aus der Gruppe der S-Fälle beibringen. Unter den B-Fällen fehlten sie ganz. Selbst wenn in unseren Krankenblättern bei den vorderen Sanitätseinheiten nicht alle im akuten Stadium der Verwundung vielleicht vorhanden gewesenen derartigen Zeichen aufgeführt wurden, so bestanden jedenfalls zur Zeit unserer Beobachtung sicher keine weiteren derartigen Symptome mehr. Dies würde nur unsere Erfahrung bestätigen, die als weiteres sehr wichtiges Merkmal herausgestellt werden muß: *Diese Hirnstammsymptome zeigen, gemessen an den pyramidalen Ausfällen, ungewöhnlich gute und schnelle Restitutionsneigung. Sie klangen sogar bis auf wenige Erscheinungen restlos ab. Wir haben nur noch bei vegetativen Bildern ähnlich weitgehende Flüchtigkeit finden können.*

10. Vegetative Störungen.
a) Verhalten der Pupillen.

Die Aufstellung der vegetativen Störungen bei unseren Verletzten mag mit dem Verhalten der Pupillen beginnen. Wir lassen hier die Fälle beiseite, bei denen durch direkte Bulbus- oder Orbitaverletzungen die peripheren vegetativen

Bahnen der Pupillomotoren oder der Opticus beschädigt wurden (bei den S-Fällen 6, 9, 16, 20, 24, 27, 43, bei den B-Fällen 46, 47, 48, 49, 51, 52, 54, 55). Für die anderen Fälle ist es wahrscheinlich, daß nicht alle anfangs vorhandenen Pupillenbefunde genau in den Krankenblättern der Fronteinheiten eingetragen wurden. Dieser Umstand ist für unsere Fragen nicht so bedeutsam, weil wir sicher alle nachhaltigeren Pupillenveränderungen später erfaßt haben. Alle unsere Verletzten wurden bei uns augenfachärztlich untersucht. Sollten noch bei anderen Kranken anfangs Pupillenbefunde bestanden haben, so hatten sie sich inzwischen sicher zurückgebildet. Als ein weiterer Mangel muß bemerkt werden, daß zur Frage der Lokalisation der Läsion die hemianopische Pupillenreaktion auf Licht nicht ausgeführt wurde, ebensowenig sind Funktionsprüfungen der Pupillen mit Pharmaka vorgenommen worden. Es wäre richtig gewesen, vor allem die Pupillenerweiterungen in solche sympathischer Reizgenese und solche parasympathischer Innervationsschwäche zu differenzieren. In den meisten Fällen ist allerdings diese Trennung durch die weiteren Begleitsymptome möglich.

Pupillendifferenzen als Ausdruck eines *Horner* sahen wir 3mal (Fälle 2, 32, 43). Im Fall 2 war er sicher konstitutionell (s. Krankenblatt); im Falle 43 war er durch eine periphere Orbitaverletzung verursacht, und im Fall 32 war der Sympathicus an der rechten Halsseite durch einen weiteren Splitter verletzt worden. In unserem Material sahen wir keinen Hirnstamm-Horner.

Pupillendifferenzen und Störungen ihrer Reaktion unter Ausschluß der oben genannten Umstände wiesen sonst noch 17 weitere Beobachtete unter den *S-Fällen* auf, während bei den *B-Fällen* überhaupt keine derartige Läsion zu Gesicht kam. Am häufigsten sahen wir die Pupillenerweiterung und entsprechende Störung der Lichtreaktion bei Oculomotoriusläsionen, sei es, daß sie peripher, sei es, daß sie im Kerngebiet lokalisiert waren. Bleibend war sie bei den Fällen 4, 17, 19, die eine Hemiplegia alternans oculomotoria hatten. Dauercharakter hatte sie auch bei einem traumatischen Argyll Robertson (Fall 22); herdgleichseitig vorübergehend war sie bei Oculomotoriusschäden im Fall 10, 12, 23, 25; herdgleichseitig bleibend war die Erweiterung auch im Falle 30, ohne daß hier eine sichere Lokalisation möglich erschien. Ebenso unklar bleibt eine herdgleichseitige bleibende Verengerung im Falle 18, wo die Verengerung sogar auf der Seite einer vorübergehenden Oculomotoriusläsion vorhanden war. In allen anderen Fällen trug die Pupillenstörung vorübergehenden Charakter (Fälle 5, 7, 34, 37, 38, 40, 43). Das gilt besonders für die Fälle 34, 38, 40, 43 mit schweren anderen Hirnstammzeichen. Gewöhnlich paßte die Pupillenerweiterung zur Herdseite, nur in den Fällen 5, 7, 37 war sie gekreuzt.

Als wichtigstes Ergebnis über das Verhalten der Pupillenstörungen in unseren Fällen ist also festzuhalten, daß sie bei den B-Fällen ganz fehlten, bei den S-Fällen 17mal vorkamen, meist herdgleichseitig waren und 11mal vorübergehenden Charakter, besonders auch bei Bestehen anderer sicherer Hirnstammzeichen hatten. Zu bleibenden Defekten neigten besonders die Oculomotoriusläsionen im Stamm- und Kerngebiet. *Im ganzen sind hier die Lokalisationsbedingungen im Sinne umschriebener Zentren für diese elektiven vegetativen Funktionen der Pupille noch sehr gut erkennbar,* was sich auch mit den gesicherten Erfahrungen über die Zentren der Pupilleninnervation deckt. *Bei keiner anderen vegetativen Funktion liegen die Lokalisationsbedingungen ähnlich klar.*

b) Blase — Mastdarm.

Wir greifen als nächste vegetative Störung die Blasen-Mastdarmfunktion heraus. Zentrale Blasen-Mastdarmstörungen sind sehr selten, wenn man darunter ein Focussymptom versteht und nicht alle jene Zustände im Auge hat, wo diese

Funktionen bei getrübtem Sensorium, Hirndruck usw. vorübergehend gestört werden. Unter unseren über 2000 Hirnverletzten hatten wir nur einen Fall mit Blasen-Mastdarmstörungen, bei dem es durch eine Schußverletzung zu einer Schädigung beider Parazentralläppchen gekommen war, einem ja allgemein bekannten Bild. Wir können hier nun aber eine sicher noch seltenere Beobachtung vorstellen, bei der diese Störung durch eine tiefe linksseitige Frontalverletzung mit Splittereinsprengung direkt in der Mittellinie etwas vor und über dem Sellaeingang — also nahe der Vorderwand des 3. Ventrikels — verursacht wurde. Es handelt sich um den Fall 1, der nicht unserer Serie entstammt, sondern mir von einem bekannten Arzt zugeführt wurde. Der bei der Verwundung knapp 30jährige Mann bekam mit der Verletzung eine *Blasen-Mastdarminkontinenz*. Letztere verlor sich etwa nach einem halben Jahr, erstere hielt sich 4 Jahre fast konstant, um sich dann noch zu bessern. Einzelheiten mögen in der betreffenden Krankengeschichte eingesehen werden. Inzwischen hat auch ZÜLCH über diesen Fall berichtet (s. S. 6). Es fragt sich, wie diese Blasenstörung aufzufassen ist. Sicher hat es sich nicht um eine Conusläsion des Rückenmarkes gehandelt. Der Verletzte hatte keine perianale Sensibilitätsstörung, keine Reflexdifferenzen an den Beinen und keine Potenzschwäche. Für eine Verletzung des Rückens und der Wirbelsäule bestand auch kein Anhalt. Auch eine neurotische (psychogene) Genese war nicht anzunehmen. Bei Reizversuchen am Zwischenhirn, besonders in der präoptischen Region, sind akute Harnblasen- und Darmentleerungen vor allem im Rahmen parasympathischer Reizeffekte beobachtet worden. Ein eigentliches Blasenzentrum ist aber hier nicht gesichert. Sonstige Erkrankungen dieser Region haben gleichfalls diese Symptomatologie gewöhnlich nicht zur Folge. Wir sind, zumal wir bei den anderen Verletzten mit ähnlich gelagerten Stecksplittern eine solche Beobachtung nicht machen konnten, zunächst nicht geneigt, diese Symptomatologie als Folge einer Läsion des vorderen Hypothalamus zu sehen, sondern möchten eher annehmen, daß sie die Folge der Stirnhirnläsion ist. Bei Stirnhirnerkrankungen sind Blasenstörungen auch sonst gelegentlich beobachtet worden. Der Fall verdient auch deswegen noch Beachtung, weil er anfänglich eine Polyphagie und eine unerträglich stark gesteigerte Libido zeigte. Beides wäre dann als Stirnhirnsymptom (durch Enthemmung?) zu verstehen. Bei den Beziehungen des Hypothalamus zur Affektivität könnte man natürlich ebensogut darin eine Bestätigung der hypothalamischen Genese aller dieser Symptome sehen. Man erkennt bereits an dieser Zwiespältigkeit, wie unsicher es mit der Lokalisation solcher vegetativer Störungen ist. Gleichzeitig beweist dieser Fall wieder die Restitutionsneigung derartiger zentral-vegetativer Ausfälle, die sich noch nach Jahren zurückbilden können.

Wir sagten schon, daß ähnliche Blasen-Mastdarmstörungen unter unserem Material sonst nicht vorkamen. Wir haben nun auch nach Angaben über spontanen Stuhl- und Urinverlust *gleich bei* der Verwundung unserer Fälle gefragt und nach solchen Abgängen auch während der akuten Phase der Ausheilung geforscht. Die Angaben zu der ersten Frage waren oft wegen der gleichzeitigen Bewußtseinstrübung ganz unergiebig. Nur im Falle 4 erfuhren wir, daß mit der Verletzung sofort Urin und Stuhl in die Kleider abging. Zur zweiten Frage waren die Krankenblatteintragungen wohl sicher lückenhaft. Im Verlauf der Rekonvaleszenz wurde bei Fall 4, 7, 15, 23, 32 Spontanabgang von Stuhl und Urin erwähnt. Es handelt sich dabei gewöhnlich um schwere cerebrale Zustandsbilder, bei uns besonders auch um solche mit sicheren anderen extrapyramidal-vegetativen Zeichen (Fälle 7, 15, 23). Die Blasen-Mastdarmstörung verschwand immer mit der Aufhellung des Bewußtseins und hatte deswegen keine lokalisatorische Bedeutung. Sie war auch vom Sitz des Einschusses und der Splitterlage unabhängig. Man konnte sie — wie bekannt — in allen Fällen nur als ein Symptom der schweren akuten Allgemeinschädigung des Gehirns ansehen.

c) Thermoregulation.

Sicher hat die Thermoregulation — wenn auch wahrscheinlich nicht ausschließlich — Beziehungen zum Hypothalamus. Das ist seit den ersten Versuchen von ISENSCHMIDT u. KREHL durch Tierexperimente vielfach erwiesen, wenn auch noch nicht völlig geklärt, und auch durch Beobachtungen am Menschen — besonders durch die zentrale Hyperpyrexie bei akuten Zwischenhirnläsionen — belegt. Wir haben bei den hier abgehandelten Fällen und bei unseren sonstigen Hirnverletzten nach solchen greifbaren Temperaturregulationsstörungen besonders gesucht. Wir begegneten keinem Fall mit zentraler Hyperpyrexie oder einer Hypothermie. Es war auch keiner darunter mit sog. — sonst nicht anders erklärbarem — „zentralem" Fieber. Alle Verletzten reagierten auf die Hirnverletzung und auf eventuelle Infektionen des Gehirns und seiner Häute mit angemessenen Temperatursteigerungen in Höhe und Dauer. Auch wenn andere Infekte zu der Hirnverletzung hinzukamen (s. unten), liefen sie in der gewohnten Art ab.

Da wir unter den Hirnverletzten eine Reihe Di-Bacillenträger hatten und damals die Pyriferbehandlung hiergegen mancherorts noch üblich war, bekamen mehrere von ihnen eine Pyriferkur. Die Reaktion war dabei nie atypisch, sie vollzog sich so, wie wir es aus der Pyriferbehandlung anderer Kranken oder auch aus Versuchen an Gesunden kennen. Die erste Zacke war meist zweiphasig und dauerte etwas länger als die nächsten, die einen einfachen Gipfel darstellten.

Abgesehen davon, daß bei allen genaue klinische Fieberkurven geführt wurden, haben wir auch eine Reihe unserer beschriebenen Verletzten bei Bettruhe fortlaufend rectal und axillar nochmals gemessen (Fälle 1, 2, 5, 8, 9, 13, 20, 21, 39, 40, 44, 45, 46, 52, 54), ohne dabei einmal eine Abweichung von der Norm gesehen zu haben. Es mag sein, daß genauere Prüfungen der Temperaturregulierung, die für solche und ähnliche Fälle dringend noch eines Ausbaues in der Klinik bedürfen (!), irgendwelche feineren Störungen noch aufgedeckt haben würden. Unter Zugrundelegung der klinisch üblichen Kriterien sahen wir aber keine Temperaturregulierungsstörungen.

Es ist auch möglich, daß unser Material insofern eine gewisse Auslese darstellt, als Stammhirnverletzte mit Hyperpyrexien durch tödlichen Ausgang unser Lazarett vielleicht gar nicht mehr erreicht haben. Jedenfalls sollten unsere Beobachtungen ein Anlaß sein, mit dem Begriff des zentralen Fiebers vorsichtig umzugehen, eine Warnung, die unter anderem auch BODECHTEL ausgesprochen hat.

Eine scheinbare Ausnahme von diesen Feststellungen bedeutet der Fall 45, der eine über Jahre nachweisbare Hypothermie hatte (s. S. 116). Hier ist aber die hypothalamische Genese sehr fraglich, weil der Kranke durch eine sichere Verletzung der Hypophyse eine SIMMONDSsche Kachexie davontrug, zu deren

Symptomen ja die Hypothermie gehört. Sie hat aber wohl sicher einen primär endokrinen Ursprung und erklärt sich aus der hormonalen Dämpfung mehr oder weniger aller vegetativen Funktionen. Das Temperaturregulierungsvermögen war auch in diesem Falle — wie beim SIMMONDS sonst — erhalten, wie sich aus einer flüchtigen Steigerung bei zwei katarrhalischen Infekten ersehen ließ.

d) Schlaf-Wachrhythmus.

Die Regulierung des Schlaf-Wachrhythmus hat sowohl nach dem Tierexperiment als auch nach klinischen Beobachtungen am Menschen Beziehung zum Hypothalamus und der Umgebung des 3. Ventrikels, wobei es für den Menschen noch nicht sicher ist, ob im vorderen Anteil des Hypothalamus eine erregende, den Schlaf hemmende und im hinteren Anteil mehr eine dämpfende, schlafbringende Aktivität zu suchen ist. Unter diesen Umständen dürften unsere Beobachtungen auch vom lokalisatorischen Standpunkt aus interessant sein. Es wird sich empfehlen, zu unterscheiden zwischen wirklich groben, auch objektiv belegten Schlafstörungen und solchen leichterer Art, die im wesentlichen nur anamnestisch faßbar sind. Die Schlaf-Wachregulation ist ja eine so empfindliche Funktion, daß gewisse, unter bestimmten Bedingungen zu beobachtende Störungen beim Kranken nicht immer unbedingt direkt durch die Krankheit hervorgerufen sein müssen, sondern daß mit der veränderten Situation durch das Kranksein neue peristatische und endogene Bedingungen auftreten, die die Ursache der Schlafstörung sein können. Zu denken ist etwa bei unseren Kranken an die Kasernierung in großen, oft unruhigen Krankensälen, das Fehlen von frischer Luft, Ausarbeitung, Bewegung und anderen physiologischen Ermüdungsfaktoren, körperliche Beschwerden, Änderungen der seelischen Verfassung im weitesten Sinne von organischen Störungen der Affektivität bis zu Sorgen um die neue und zukünftige Lage. Diese Dinge müssen vor allem für die leichteren Schlafstörungen in Rechnung gestellt werden. Eine weitere Unterscheidung der Schlafstörung empfiehlt sich nach ihrem vorübergehenden oder bleibenden Charakter und schließlich eine solche nach dem Typus der Störung.

Wir wollen zunächst einmal nach diesen Gesichtspunkten unsere Ergebnisse kurz mitteilen.

Frei von Schlafstörungen gewesen und auch zur Zeit der ersten Untersuchung zu sein, gaben unter den *11 B-Fällen* 6, unter den *45 S-Fällen* 24 an, d. h. also gut die Hälfte aller Verletzten war offensichtlich ohne groben Unterschied bei den B- und S-Fällen in dieser Hinsicht intakt. Einer der B-Fälle hatte schon immer wie auch jetzt unverändert unruhig geschlafen. Die restlichen 4 B-Fälle (50, 52, 54, 56) schliefen schwer ein, oberflächlicher oder unruhiger. Es waren also in dieser Gruppe nur leichte und unerhebliche Schlafstörungen anamnestisch greifbar. Objektive grobe Störungen wie bei den S-Fällen kamen nicht vor. Unter den S-Fällen hatten von den verbleibenden 21 *mit* Störungen zunächst 10 nur vorübergehende, 11 bleibende Beschwerden. Unter den vorübergehenden Störungen verstehen wir sowohl solche, bei denen der Schlaf anfangs erschwert als auch verstärkt war. Besonders im Stadium des Hirndruckes bei Meningitis und Abscessen sind ja diese Verletzten oft lange somnolent. Aus diesem Stadium entwickelte sich keineswegs häufiger als sonst eine chronische

Schlafstörung. Im Gegenteil stellte sich oft nach Erledigung dieser Komplikationen schnell wieder der normale Schlafrhythmus her. Beispiele dafür sind etwa die Fälle 11, 20, 23, 31, 35, 40. Von den bis zu unserer Untersuchung anhaltenden, als bleibend bezeichneten 11 Schlafstörungen (Fälle 3, 4, 12, 13, 17, 18, 24, 28, 32, 33, 37) handelte es sich mit 2 Ausnahmen im wesentlichen nur um erschwertes Einschlafen als Dauersymptom. Einmal (Fall 24) war das Einschlafen normal, aber der Schlaf oberflächlicher. Im Falle 4 begegneten wir bei dem rechts frontotemporal Verletzten mit schwersten, vielfachen entzündlichen Hirnkomplikationen und einer Hemiplegia alternans oculomotoria einer einzigen Beobachtung von *Schlafinversion*.

Einige eindringliche Fälle mögen hier nochmals kurz erwähnt werden:

Im *Falle 17* mit Hemiplegia alternans oculomotoria, bei dem das Projektil links temporobasal eingedrungen und direkt am Boden des 3. Ventrikels in der Mittellinie hinter der Sellalehne liegen geblieben war, schloß sich an eine halbtägige Bewußtlosigkeit ein Schlafstadium von 4 Wochen an, bei dem allerdings neben dem Lokalschaden eine 14tägige Meningitis ätiologisch sehr in Rechnung gestellt werden muß. Seither blieb das Einschlafen erschwert. In zwei $4^{1}/_{2}$ und 6 Jahre später bei uns eingegangenen Arztberichten war noch von einer leichten Schlafstörung die Rede.

Der Verletzte *(Fall 32)* mit einem rechts temporobasal eingesprengten, ziemlich großen, fast bis zur Mittellinie vorgedrungenen Stammhirnstecksplitter und neurologischen Ausfällen zeigte eine deutliche Abhängigkeit des Schlafes auch von dem affektiven Verhalten. Nach kurzer Bewußtlosigkeit war der Kranke anfangs unruhig und quärulatorisch, dann folgte in der 2. und 3. Woche nach der Verletzung mit einer allgemeinen Beruhigung eine vorübergehende Phase von Schlafsucht mit nächtlichem Einnässen, die dann einem Dauerzustand erschwerten Einschlafens bei gedämpfter Euphorie Platz machte.

Die wichtigste Beobachtung dürfte in dieser Hinsicht der *Fall 40* sein. Der 18jährige Jugendliche mit seinem rechts temporobasal eingetretenen und über die Mittellinie in der Gegend des Mittelhirndaches links liegen gebliebenen Splitter, der zu extrapyramidalen und Mittelhirndachsymptomen geführt hatte, bekam die ersten 4 Wochen eine Schlafsucht mit anfänglicher Bewußtseinstrübung und später gesteigerter Affektivität. Dieser Kranke hatte zur Zeit unserer Untersuchung nach 7 Wochen noch Einschlafzustände, wenn er gelangweilt war. Er empfand diese nicht als pathologisch. 4 Jahre später berichtete er brieflich von „plötzlichem Ermüden“ und „träumenden Zuständen mit Klopfen“.

Es mag des Hinweises wert sein, daß unsere anfangs besonders schwer auch extrapyramidal und vegetativ geschädigten Fälle (7, 23, 34, 38, 43) subjektiv keinerlei Schlafstörungen hatten und sie objektiv — wenn zunächst vorhanden (23) — völlig verloren.

Im Rahmen unserer sich bis maximal auf über 8 Jahre hin erstreckenden Nachuntersuchungen stellten wir zu diesem Punkt folgendes fest:

Von den 36 später noch erreichbaren Verletzten hatten 13 weder zur Zeit unserer ersten Untersuchung 1944 noch später irgendwelche Schlafstörungen. Bei 6 waren die leichten Beschwerden in dieser Hinsicht ganz unverändert geblieben. Zwei hatten anfangs Störungen, die sich später verloren. Vier weitere, die anfangs einen normalen Schlaf angaben, sprachen jetzt von einem vermehrten Ruhe- und Schlafbedürfnis. Nur 4mal waren, wo anfangs keine Schlafschwierigkeiten bestanden hatten, diese inzwischen neu aufgetreten. Schließlich war in dem Fall 40 mit dem narkolepsieartigen Bild keine Änderung eingetreten.

Man ersieht daraus eine nur ganz unwesentliche Zunahme dieser Störungen im Laufe von 4—8 Jahren. Das Gesamtbild verschiebt sich dadurch nicht.

Die nach diesen Stammhirnverletzungen zurückbleibenden leichten Schlafstörungen — ausgenommen Fall 4 und 40 — unterscheiden sich nicht von denen, wie wir sie auch bei unseren übrigen zahlreichen (etwa 2000) Hirnverletzten sahen und wie sie auch sonst etwa nach stumpfen Kopftraumen — Kommotionen — oft vorkommen. Eine besondere lokalisatorische Bedeutung wird man ihnen wohl kaum zumessen können, weil ihre Genese fraglich und wahrscheinlich auch nicht einheitlich ist.

Für die *schweren* Schlafstörungen, wie wir sie oben für eine Reihe unserer Fälle — wenn auch meist nur als vorübergehendes Symptom — beschrieben haben, ist ihre Genese als Stammhirnsymptom wohl als sicher zu betrachten. Allerdings gelingt es auch hier nicht, ein klares Lokalisationsprinzip herauszuarbeiten. Immerhin sahen wir sie bei den Fällen mit Splittersitz *hinter* der Hypophysenhöhe und Schädigungen der Mittelhirngegend eher, was zur Annahme einer schlaffördernden Wirkung der Umgebung der hinteren Abschnitte des 3. Ventrikels passen würde. Derartige Störungen stellen aber auch gemessen an den vielen negativen Fällen mit Verletzungen dieser Gegend immer nur eine Ausnahme dar, und sie sind auch wieder in erstaunlichem Maße restituierbar.

Zum Schluß möchten wir auf die Krankengeschichte von *Fall 57* verweisen, die einen 21jährigen Mann betrifft, der auch unseren Beobachtungen in dem Hirnverletztenlazarett entstammt, aber nicht zu den Stecksplitterverletzten gehört. Er bekam nach zweimaliger stumpfer Kopfverletzung (erst Commotio, dann Contusio) eine schwere Schlafstörung (Schlafsucht), wie wir sie bei unseren offenen Hirnverletzungen nie wieder gesehen haben. Neurologische Lokalzeichen oder sonstige lokalisatorische Anhaltspunkte am Zentralnervensystem bot der Verletzte nicht. Wir haben seine Krankheit leider nicht weiter verfolgen können.

Fassen wir das Grundsätzliche aus unseren Beobachtungen über die Schlafstörungen zusammen, so müssen wir betonen, daß sie häufiger als manche anderen vegetativen Symptome waren und in nahezu der Hälfte aller Fälle vorkamen, daß sie aber nur bei knapp einem Viertel von längerer Dauer waren. Mit Ausnahme von 2 Fällen (4, 40) waren diese Dauerfolgen leichter Natur, etwa im Sinne „nervöser" Schlafstörungen, denen eine lokalisatorische Bedeutung kaum zukommen dürfte. Bei den 2 Fällen mit Störungen bleibenden Charakters lag einmal eine Schlafinversion und einmal eine mehr anfallsartige Einschlafstörung mit extrapyramidalen und Mittelhirnzeichen vor, wie wir sie bei der Narkolepsie kennen. Die schweren Schlafzustände, die bei den B-Fällen charakteristischerweise ganz fehlten, sind seltener. Sie kamen nur bei den Verletzungen im akuten Stadium vor, waren oft mit anderen vegetativen und affektiven Störungen verbunden und gingen bis auf die beiden obigen Ausnahmen (Fall 4, 40) ganz zurück. Sie waren meist auch nicht der Anlaß zu chronischen Schlafstörungen. Gewisse, allerdings keineswegs regelhafte lokalisatorische Beziehungen zur Umgebung des hinteren 3. Ventrikels sind dabei erkennbar. Sie zeigten eine große Restitutionsneigung und keine nennenswerte Veränderung bei späteren Nachuntersuchungen. Ein Fall von ausgeprägter chronischer Schlafsucht nach stumpfem Kopftrauma bot keine sonstigen lokalisatorisch verwertbaren Hinweise.

e) Speichelfluß.

Dieses Symptom, das als vegetatives Zeichen die extrapyramidalen Störungen etwa bei Parkinsonismus relativ häufig begleitet und auch bei sonstigen

Erkrankungen des Hirnstammes und nach operativen Eingriffen in dieser Gegend
gelegentlich vorkommt, wurde in unseren Fällen nur einmal (Fall 7) gesehen.

Der 29jährige links temporobasal Verletzte, bei dem der Stecksplitter in die Gegend
der linken unteren Vorderwand des 3. Ventrikels vorgedrungen war, bot erst im Anschluß
an die am ersten Tage nach der Verwundung vorgenommene Operation neben einer gekreuzten
Hemiparese, Aphasie, Pupillenerweiterung auf der herdgekreuzten Seite, Stuhl-Urinabgang,
motorischer Unruhe, epileptischen Anfällen und Bewußtseinsstörung vorübergehenden starken
Speichelfluß, der sich mit der Rückbildung der schweren Allgemeinsymptome bald ganz
verlor.

Dies ist die einzige derartige Beobachtung unter unserem Material. Der
Speichelfluß war offensichtlich nicht eine Folge der Splitterlokalisation an einem
bestimmten Punkte des Hypothalamus, sondern war das Ergebnis des operativen
Eingriffes, der durch das Vordringen in die Tiefe und Absaugen des Hirngewebes
ein akutes zweites schweres Trauma des Gehirns auch durch die nachfolgende
Schwellung usw. bedingte, wie sich an diesem und anderen Fällen eindeutig ab-
lesen läßt. Eine genaue Lokalisation dieses Symptoms etwa in eine bestimmte
Gegend des Hypothalamus oder ein Kerngebiet ist bisher nicht möglich gewesen.
Es ist aber wohl als Zeichen einer hypothalamischen Läsion zu deuten.

f) Tränenfluß

sahen wir nicht.

g) Schweißneigung.

Neigung zu vermehrten Schweißen ist eine bei jeglicher Art Hirnverletzung
oder Erkrankung relativ häufig anzutreffende Klage. Man wird hier, ähnlich
wie etwa bei den Schlafstörungen, zwischen wirklich groben Befunden und solchen
leichter Art unterscheiden müssen und ebenso zwischen nur anamnestisch oder
auch objektiv faßbaren. Die Regulation der Schweißsekretion ist dem vegetativen
Nervensystem unterstellt, die Bahnen und Zentralstellen, die diese Funktion
beherrschen, sind vielfach auch experimentell untersucht worden. Gerade bei
den Experimenten am Hirnstamm hat das Verhalten der Schweißsekretion
wegen seiner relativ einfachen Registrierbarkeit ähnlich den Pupillenreaktionen
eine große Rolle gespielt. Vermehrte Schweißabsonderung ist unter anderem
ein Zeichen erhöhter sympathischer Erregung. Schon bei gesunden Menschen
ist die Neigung zu Schweißabsonderung allgemein und örtlich sehr verschieden.
Affektive Momente und der Zustand der allgemeinen Körperverfassung spielen
wie bei anderen vegetativen Funktionen hier eine besondere Rolle. Wir betonen
diese Tatsache noch einmal, weil sie bei der Beurteilung unserer Fälle wichtig
ist. Es handelt sich bei unseren Verletzten im wesentlichen um Rekonvaleszenten
oder solche, die ihre Rekonvaleszenz eben abgeschlossen hatten. Derartige
Regulationen sind sehr von der Übung und Beanspruchung abhängig und werden
erfahrungsgemäß allein durch Schonung labil. Wir wollen damit sagen, daß,
wenn gewisse Labilitäten gefunden werden, sie nicht immer unbedingt eine
direkte Folge der Hirnverletzung sein müssen, sondern auch eine sekundäre
Erscheinung darstellen können. Man sollte vor allem aus leichten Störungen
nicht lokalisatorische Rückschlüsse ziehen. Bei Hirnverletzten ist ähnlich wie
bei anderen Kranken — z. B. nach Infekten — das vegetative System auch
unabhängig von der Lokalisation der Läsion in manchen Funktionen labil. Diese

und konstitutionelle Umstände dürften in erster Linie für die leichten Störungen in der Schweißsekretion auch in unseren Fällen verantwortlich sein.

Welche Beobachtungen machten wir nun diesbezüglich? Von den 45 S-Fällen gaben 38 subjektiv keinerlei Änderung der Schweißsekretionsverhältnisse zur Zeit unserer ersten Untersuchung oder gleich nach der Verletzung an. 7 (Fälle 16, 22, 28, 29, 33, 36, 40) klagten über Zunahme der Schweißsekretion meist in Abhängigkeit von Belastungen, in einem Fall (40) beim Genuß heißer Speisen. Einer (Fall 36) führte die Schweißneigung nicht auf die Kopfverletzung, sondern eine danach rezidivierende Malaria zurück. Unter den B-Fällen hatte anamnestisch nur einer (Fall 54) verstärkte Schweißneigung nach seiner Verletzung.

Orientieren wir uns nach dem objektiven Befund der Schweißsekretion während der Untersuchung, so war in keinem Falle eine gröbere, allgemein etwa als krankhaft zu bezeichnende Schweißsekretionsstörung sichtbar. Wenn überhaupt, so war in Einzelfällen eine geringe Schweißvermehrung gewöhnlich in den Achselhöhlen und an den Gliedmaßenenden zu sehen, wie wir sie auch sonst bei der Untersuchung besonders Jugendlicher kennen. Das Konstitutionelle dieser Befunde verriet sich auch gewöhnlich an begleitender Akrocyanose der Gliedmaßenenden und an der Tatsache, daß die Verletzten diese Schweißvermehrung gar nicht als etwas Besonderes empfanden, ja zum Teil schon von früher bestätigten (48, 49, 55). Es gingen auch die objektiven Befunde keineswegs mit den Angaben über Schweißvermehrung parallel. Halbseitenstörungen der Schweißsekretion kamen nicht vor, wenn man die Fälle außer acht läßt, bei denen Hemiplegien vorlagen. Hier waren häufig die Gliedmaßenenden der betroffenen Extremitäten kühler und feuchter, ein Befund, der ja genügend geläufig ist und hier nicht näher besprochen zu werden braucht. Im Falle 4 mit seinem schwersten Hirnschaden und andeutungsweise auch im Falle 5 war die Haut eher trocken. Funktionsprüfungen der Schweißsekretion wurden von uns nicht vorgenommen!

Objektiv hatten unter diesen Fällen leichte Schweißsekretionsvermehrung bei der S-Gruppe 20 und in der B-Gruppe 7. Dabei war in 5 Fällen (20, 22, 25, 27, 31) die Haut allgemein etwas feucht, sonst zeigte sich eine gewisse Achselschweißvermehrung entweder allein oder in Kombination mit feuchten Gliedmaßenenden (2, 3, 10, 11, 12, 17, 18, 19, 21, 28, 32, 34, 35, 36, 44, 48, 49, 50, 52, 54, 55, 56).

Wie gesagt, möchten wir aus den oben angeführten Gründen diesen Beobachtungen vor allem keine besondere lokalisatorische Bedeutung beimessen. Wir sind zu dieser Annahme vornehmlich berechtigt auf Grund einer statistischen Auswertung unseres gesamten Hirnverletztenmaterials von 789 Fällen. Diese mit statistischer Sicherung durchgeführte Untersuchung ergab, daß die Stammhirnschußverletzten keine anderen Schweißsekretionsverhältnisse boten als Verwundete mit anderer Lokalisation ihrer Hirnläsion. Nur bei den Stirnhirnverletzten sahen wir eine geringere Neigung zu Schweißen als bei allen übrigen nach Hirnlappensitz der Läsion aufgeschlüsselten Hirnschußverletzten. Eigentlich verfügen wir nur über eine einzige Beobachtung (Fall 43), bei der im Rahmen einer Hirnstammsymptomatologie eine profuse Schweißsekretionssteigerung vorkam. Diese bildete sich vollständig sowohl subjektiv wie objektiv zurück!

Der schon öfter erwähnte 35jährige Mann (Fall 43) mit der Splittereinsprengung durch das rechte mediale Jochbein und Stecksplitterlokalisation rechts direkt vor, unterhalb und neben der verkalkten Glandula pinealis bot nach der Verletzung ein schweres vegetativ-extrapyramidales Bild mit Erinnerungslücke von 2 Monaten, langer Bewußtlosigkeit, Pupillenstörungen, Rigor, Maskengesicht und Streckkloni der Glieder, die rund 6 Wochen anhielten. Während dieser Zeit hatte er „unaufhörliches starkes Schwitzen und viel Durst". Alle Symptome verloren sich bis auf eine halbseitige mimische Starre!

Auch unsere Nacherhebungen an 36 der hier genannten Fälle in einem Zeitraum bis zu maximal 8 Jahren nach der Hirnverletzung ergaben keine wesentliche Änderung unserer Erfahrung. 13 von ihnen waren vor- und nachher ohne jede diesbezügliche Störung. Bei 7 blieben die geringen Klagen unverändert. 9 von ihnen, die vorher geklagt hatten, äußerten keine Belästigung mehr. Nur 5 gaben eine Neigung zu Schweißen an, die bei der ersten Untersuchung dieses Symptom negiert hatten.

Wenn wir für die Schweißsekretionsstörung aus unseren Beobachtungen einen *zusammenfassenden Schluß ziehen, so haben wir nur in einem Falle eine akute, grobe, offenbar durch zentrale Sympathicusreizung hervorgerufene Hyperhidrosis gesehen, die völlig abklang.* Sonstige leichte subjektive und objektive Verstärkungen der Schweißsekretion, die nicht selten sind und sich gegenseitig nicht decken, waren unerheblich und nach den angeführten Gründen nicht so sehr lokalisatorisch als vielmehr als Zeichen einer vegetativen Labilität diagnostisch verwertbar. Sie tragen zum Teil Dauercharakter und dürften allgemein hirntraumatisch, konstitutionell, sonst peristatisch oder endogen oder untrennbar aus diesen unübersichtlichen Faktoren kombiniert erklärbar sein. Auch unsere schwersten Fälle von Stammhirnschäden boten sonst in diesem Punkte keine positiven Befunde. Die Restituierbarkeit dieses vegetativen Symptoms in seiner schweren Ausprägung scheint sehr gut zu sein.

h) Piloarrektion.

Über das Verhalten der Piloarrektoren haben wir keinerlei bemerkenswerte Feststellungen gemacht außer der, daß irgendwelche Störungen nicht zu Gesicht kamen. Vielleicht sind bei frischen Verletzungen analoge Beobachtungen wie im Tierversuch zu machen. Eintragungen dieser Art enthielten unsere Krankenblätter nicht. Funktionsbelastungen wurden nicht angestellt.

i) Hauttalgsekretion.

Da vermehrte Hauttalgabsonderung — insonderheit Salbengesicht — bei extrapyramidalen Erkrankungen nicht selten ist, obwohl eine direkte nervale Regulation der Hauttalgsekretion bisher nicht gesichert ist und es sich dabei wahrscheinlich um ein vorwiegend humoral reguliertes Phänomen handelt, haben wir bei unseren Fällen auch auf diese Verhältnisse geachtet. Wir haben bei unseren S- und B-Fällen, auch bei denen mit schweren extrapyramidalen und vegetativen Ausfällen, niemals einen positiven Befund erhoben oder in den Krankenblättern aus der Zeit vor unserer Untersuchung verzeichnet gefunden. Leichte Formen von etwas vermehrter Hauttalgsekretion, vor allem im Gesicht, aber auch am Oberkörper, verzeichneten wir bei den Fällen 2, 3, 13, 27, 32, 46, 49, 53. Fast regelmäßig bestand dabei eine Acne mit frischen Pusteln und meist auch alten Narben, so daß es sich hier zweifellos um eine alte Seborrhoe handelte, die nichts mit der Verletzung zu tun hatte. Die meisten Verletzten gaben zu, diese Hauttalgvermehrung schon von früher bei sich zu kennen. Nur im Falle 58 mit seiner schweren Großhirnverletzung und anschließenden Fettsucht war die Hauttalgsekretionssteigerung erheblich und grob auffällig. Hier wiesen aber auch alte Acnenarben darauf hin, daß wahrscheinlich ein konstitutionelles Moment mit im Spiele war und nur durch die Verletzung und ihre Folgen verstärkt in Erscheinung trat.

k) Sexualstörungen.

Die Frage nach einem diencephalen „Sexualzentrum" ist immer noch ungeklärt. Sie hat durch die neueren Beobachtungen von SPATZ (b) und BUSTAMANTE, SPATZ u. WEISSCHEDEL wieder an Aktualität gewonnen, nachdem auf sie schon vorher das Augenmerk durch STIER bei Hirnverletzten gerichtet worden war. Es steht im wesentlichen zur Diskussion, ob die bei Hirnverletzungen vorkommenden Störungen der Potenz hervorgerufen sind durch eine allgemeine Umstellung der Affektivität (organisch oder psychogen), oder ob wir darin ein neurologisches Lokalsymptom vorwiegend des Zwischenhirns im Sinne einer Störung eines „Sexualzentrums" zu sehen haben. Für die Fälle mit grob greifbaren Veränderungen an den Gonaden und sekundären Geschlechtsmerkmalen ist zudem hierfür das Problem einer direkten neurogenen Wirkung eines Zentrums, einer endokrinen Tätigkeit des Hypothalamus oder einer hypothalamischhypophysären Störung gestellt, aber keinesfalls geklärt.

Aus unserem Material entnehmen wir zu diesem Fragenkomplex folgendes:

Angaben über Veränderungen der Libido oder Potenz waren relativ selten. Bei unseren *B-Fällen* klagte zur Zeit der ersten Untersuchung keiner über Potenzstörungen, bei den *S-Fällen* trafen wir auf 5 Fälle (1, 16, 20, 41, 45) diesbezüglicher Beanstandungen.

Der *Fall 16* betraf einen 36jährigen Mann mit mehreren links temporal eingesprengten und komplikationslos eingeheilten Stammhirnstecksplittern, die leichte vorübergehende rechtsseitige pyramidale und aphasische Symptome und eine relativ schwere bleibende allgemeine hirntraumatische Wesensveränderung mit Abstumpfung und Verlangsamung hinterlassen hatten. Dieser „alt und unelastisch" wirkende Mann klagte bei normalem Genitalbefund und erhaltener Potenz über eine Libidoverminderung. Er war zudem durch den gleichzeitigen Verlust eines Auges entstellt. In diesem Falle dürfte es naheliegen, die Libidoverminderung, die 6 Jahre später in der gleichen Weise bestand, auf eine Störung der Affektivität zu beziehen (s. unten).

Im *Falle 20* war je ein Stecksplitter rechts frontal und rechts parietal eingedrungen und der eine von ihnen nach Überquerung der Mittellinie unten seitlich am 3. Ventrikel liegen geblieben. Infektion der Hirnhöhlen, Meningitis, Hydrocephalus, vorübergehende inkomplette homonyme Hemianopsie, traumatische Epilepsie und schwere hirntraumatische Wesensveränderungen mit Verlangsamung waren die Folgen. Dieser kräftige Mann mit normalem Genitalbefund gab eine Verminderung seiner Libido und Potenz an. Die Erklärung hierfür scheint uns die gleiche wie im vorigen Fall zu sein.

Schließlich äußerte der 35jährige *Verletzte unter 41* eine gewisse Libidoverminderung bei erhaltener Potenz. Er hatte durch seinen links temporal eingedrungenen Stammhirnstecksplitter keine somatisch-neurologischen oder psychischen Dauerdefekte. Er wies ein kleines Genitale mit schlaffen Hoden auf. Dieser Befund war aber nach seinen Angaben sicher alt und durch die Verletzung nicht verändert. Er hatte in 6jähriger Ehe damals keine Kinder. 5 Jahre nach dieser Untersuchung teilte er brieflich mit, daß er aus äußeren (wirtschaftlichen) Gründen immer noch keine Kinder habe. Er sei in sexueller Hinsicht immer wenig aktiv gewesen. Besondere Störungen habe er auf diesem Gebiet nicht, eine Angabe, die 1 Jahr später auch sein behandelnder Arzt bestätigte. Da es sich um den korrektesten und gewissenhaftesten unserer Kranken handelt, darf man wohl annehmen, daß er auch unwesentliche Störungen (Libidoveränderung) anfangs angab. Er war sicher konstitutionell hypogenital und sexuell weng erethisch. Da eine zusätzliche Dauerstörung nicht auftrat, kann man diesen Fall wohl im wesentlichen als wenig belangvoll buchen.

Im *Fall 45* mit seiner Hypophysenschußverletzung lag wohl eine endokrin bedingte, vorübergehende leichte Genitalatrophie (Penis) vor, die zu besonderen Ausfällen auf sexuellem Gebiet keinen Anlaß gab. Hier bestand schon seit Jahren vorher eine Sexualneurose, die durch die Verwundung *nicht* beeinflußt wurde. Rund 4 Jahre nach dem Schußtrauma verlor sich diese Neurose mit dem Abschluß einer harmonischen Ehe.

Aufschlußreich ist in dieser Hinsicht der *Fall 1*, wo wir das Gegenstück der sonst häufigen Libidoverminderung sehen. Dieser 34jährige Mann mit einer schweren linksseitigen Stirn-Stammhirnverletzung und den ungewöhnlichen Blasenstörungen hatte über Jahre hin nach seiner Verwundung eine unerträglich stark gesteigerte Libido, die erst allmählich in normale Bahnen zurückkehrte. Hier waren auch sonstige psychische Enthemmungen ganz unverkennbar mit der Verletzung verbunden. Wichtig ist weiter zu betonen, daß anfänglich auch eine Polyphagie bestand. Es scheint uns naheliegend, die gesteigerte Sexualität im Kreise dieser Enthemmung zu erklären.

Es waren also bei unseren Stammhirnverletzten die Klagen über Libido- und Potenzverminderung ganz auffällig gering. Eigentlich sind nur 2 Fälle verwertbar. Bei beiden waren die Störungen geringfügig und nicht mit objektiven Veränderungen an dem Genitale (Atrophie) verbunden. Beide hatten schwere psychische Defekte mit Abstumpfung der Affektlage. Es scheint uns naheliegend, diese Tatsache für die leichten Sexualstörungen verantwortlich zu machen, zumal auch ein in allen Punkten gegensätzliches Beispiel beobachtet werden konnte. Auch unsere schweren Fälle mit extrapyramidalen und sonstigen vegetativen Ausfällen hatten über keinerlei Potenzstörungen zu berichten und boten keinen pathologischen Genitalbefund. Wo wir bei unseren Verletzten sonst objektiv gewisse feminine Züge, kleine Genitalien oder kleine, schlaffe Hoden antrafen (Fälle 8, 17, 22, 24, 40, 50), handelte es sich sicher um alte konstitutionelle Abartungen, die mäßig in der Ausprägung waren und nie zu Funktionsstörungen Anlaß gaben. Eine *Impotenz* kam überhaupt nicht vor! Einmal konnten wir uns wegen sprachlicher Schwierigkeiten mit einem Verletzten über diesen Punkt nicht verständigen (Fall 12).

Wenn wir diese Ergebnisse überschauen, so muß es außerordentlich verwundern, daß wir so wenig Potenzstörungen antrafen. Bei der relativ großen Zahl von Verletzten und dem Sitz der Splitter in fast allen Teilen des Stammhirns will uns nach diesem Ergebnis die Annahme eines „Sexualzentrums" im Hypothalamus als äußerst fragwürdig erscheinen. Für unsere Beobachtungen würde die Annahme einer Beeinträchtigung der psychischen Affektivität als Ursache der an Zahl und Ausmaß so geringen Störungen der Sexualität voll ausreichen.

Libido und Potenz sind ja außerordentlich komplexe, aus psychischen und somatischen Faktoren erwachsende Leistungen. Für sie gelten ähnliche Gesichtspunkte, wie wir sie schon für den Schlaf dargelegt haben. Vor einer zu einseitigen neurogen-lokalistisch gedachten Deutung muß auch für die Hirnverletzten, besonders nach unseren Erfahrungen, gewarnt werden. Es ist auch für das auffallend negative Ergebnis unserer Beobachtungsreihe sicher nicht gleichgültig, daß unser Material sich im wesentlichen aus jungen Männern zusammensetzte, die im Sexualleben noch eine positive Erwartung hatten. Potenzstörungen nach Kopftraumen werden besonders gerne im „kritischen" und höheren Alter beobachtet, was bedeuten dürfte, daß hierbei psychologische Gesichtspunkte unter keinen Umständen vernachlässigt werden dürfen. Man kann berechtigterweise fragen, ob die Lebensverhältnisse in einem Hirnverletztenlazarett so waren, daß sich diese Frage oft ohne praktische Bewährungsmöglichkeit schon abschließend beurteilen ließe. Dazu ist zu sagen, daß viele der Verletzten schon auf Urlaub waren, daß sie regelmäßige Ausgangsmöglichkeiten auch zum Umgang mit Zivilpersonen hatten und daß über Libido und Potenz im allgemeinen aus den Eigenbeobachtungen der betreffenden Regungen genügend sichere Anhaltspunkte gewonnen werden können.

Unsere Nachprüfungen bis zu 8 Jahren später änderten das Bild wenig.

Von den 36 erneut Befragten haben wir über die Fälle 16, 41, 45 schon berichtet. 24 weitere Verletzte waren nach wie vor frei von Sexualstörungen. 5 Fälle (22, 35, 37, 49, 50) klagten jetzt über eine gewisse Verminderung der Libido, nachdem sie bei der ersten Untersuchung eine Störung negiert hatten. Sie trat immer im Rahmen anderer kopftraumatischer Beschwerden auf und war leichter Natur. Fall 22 betraf einen psychopathischen Mann von 27 Jahren; Fall 35 einen ebenso alten Hirntraumatiker mit Abstumpfung, Verlangsamung und traumatischer Epilepsie; Fall 37 war 41 Jahre geworden und wirkte 6 Jahre früher schon „relativ alt". Nur bei den B-Fällen 49 und 50 bestanden sonst keine neurologisch-psychischen Ausfälle.

Wichtig erscheint uns der Fall 9, von dem uns bei bisher intakter Sexualität berichtet wurde, daß die Libido erst nach 6 Jahren gesteigert sei. Es handelt sich hier um eine Beobachtung, die nach der Splitterlokalisation in der Gegend der Vorderwand des 3. Ventrikels große Ähnlichkeit mit dem Fall 1 hat, bei dem auch eine Zunahme der Libido zu verzeichnen war. Auch hier lag der Einschuß frontobasal, allerdings fehlten auffällige Wesensveränderungen. Auch im Fall 40 wurde 8 Jahre später eine sexuelle Übererregbarkeit angegeben. Hier war der Stecksplitter gegen das Mittelhirn zu gelegen.

Es haben sich also auch bei der Nachuntersuchung niemals wirklich ernstlichere grobe Ausfälle etwa im Sinne der Impotenz ergeben. Ebenso waren auch jetzt keine lokalisatorisch verwertbaren Hinweise ersichtlich.

Sicher ist, daß die Hirnverletzten ihre vita sexualis meist einschränken, weil sie nach dem Coitus oft vermehrt Kopfbeschwerden oder auch Anfälle bekommen.

Die hier mitgeteilte Erfahrung gilt in gleicher Weise übrigens auch für unsere zahlreichen anderen Hirnschußverletzten, bei denen es sich nicht um eine primäre Stammhirnläsion handelte. Sie unterschieden sich in dieser Richtung durch nichts von unseren Stammhirnstecksplitterverletzten. Daß auch bei diesen Potenzstörungen und objektive Genitalveränderungen ausnahmsweise einmal vorkommen können, dafür mögen die Fälle 57 und 59 ein Beispiel geben:

Der 21jährige Verletzte (Fall 57) mit zweimaligem stumpfem Kopftrauma und der langanhaltenden Schlafsucht gab bei erhaltener Potenz eine Verminderung der Libido an. Er hatte noch nächtliche Pollutionen ohne Träume und ohne zu erwachen. Auch er beklagte sich über eine allgemeine Abstumpfung der Affektivität.

Bei dem unter 59 aufgeführten 28jährigen Mann, der ein gesundes eheliches Kind und keine Fettsucht in seiner Aszendenz hatte, war nach einer rechtsseitigen Parietooccipitalverletzung des Großhirns mit Absceß, Encephalitis und Meningitis das Zustandsbild einer Dystrophia adiposogenitalis mit Genitalatrophie im Laufe kaum eines Jahres aufgetreten. Seine Libido war damals deutlich zurückgegangen; er hatte keine Pollutionen mehr; die Erektion war noch erhalten, aber die Ejaculation stark verzögert. 8 Jahre später berichtete uns sein behandelnder Arzt, daß die Libidoverminderung weiter bestehe. Hier liegt offenbar eine echte organische Läsion vor. Es bleibt nur zu fragen, ob man hierin eine hypothalamische oder eine mehr primär endokrine (hypophysäre) Störung sehen will. Einen sicheren Beweis in einer Richtung gibt es bei der Sachlage nicht, da die durchgemachte Meningitis auch zu einer Hypophysenschädigung geführt haben könnte und das Bild nicht primär neurogen (diencephal) entstanden sein muß.

Fassen wir kurz zusammen: *Klagen über Libido- und Potenzstörungen waren wider Erwarten relativ selten.* Sie waren nur leichter Natur. Impotenz kam gar nicht vor; dreimal eine länger anhaltende gesteigerte Sexualität. Objektive geringe Genitalatrophie trat nur nach einer Hypophysenschußverletzung und einmal im Rahmen der Dystrophia adiposogenitalis nach parietooccipitaler Großhirnverletzung mit Absceß und Meningitis auf. Bei Nachprüfung der Verhältnisse 6—8 Jahre später ließ sich gewöhnlich im Rahmen verstärkter kopftraumatischer Beschwerden eine gewisse zahlenmäßige Zunahme leichter Störungen erkennen. Für ihre Deutung werden die veränderte Vitalität und psychische Affektivität und die veränderte Gesamtsituation des Hirntraumatikers in den Vordergrund gestellt. Das Material legt die Annahme eines umschriebenen Sexualzentrums im Hypothalamus nicht zwingend nahe, zumal ein Unterschied gegenüber Hirnverletzungen anderer Lokalisation nicht bestand.

1) Wachstum.

Wachstumsstörungen haben wir nicht beobachten können. Viele der Verletzten hatten ihr Längenwachstum schon abgeschlossen. Bei anderen mag die Beobachtungszeit zu kurz gewesen sein. Soweit Spätanamnesen und Nachuntersuchungen möglich waren, wurde in keinem Falle über derartige Erscheinungen berichtet oder eine positive Beobachtung gemacht.

C. Auswertung nach vorwiegend internistischen Gesichtspunkten.

Die vorliegenden Untersuchungen wurden in erster Linie wegen der Begleiterscheinungen dieser Verletzungen an den inneren Organen unternommen, da diese Frage heute am meisten umstritten ist.

1. Wasserhaushalt.

Gewissermaßen einen Übergang zwischen den neurologischen und internistischen Phänomenen stellen die Störungen des *Wasserhaushaltes* dar. Es handelt sich insofern um ein neurologisches Problem, als der Hypophysenhinterlappen entwicklungsgeschichtlich ein Abkömmling des Hypothalamus ist und nach den Tierexperimenten vor allem von FISHER, INGRAM u. RANSON die engen Beziehungen zwischen dem Hypophysenhinterlappen und den supraoptischen Kerngebieten wenigstens für bestimmte Tierarten erwiesen worden sind, wenngleich die Übertragung dieser Verhältnisse auf den Menschen noch die größten Schwierigkeiten bereitet. Die Frage wird aber dadurch gleichzeitig ein Anliegen des Internisten, daß offenbar der Hypophysenvorderlappen in diesen Komplex hineinspielt und auch andere innersekretorische Drüsen und humorale Faktoren mit entscheidend sind. Wir werden später auf diese Zusammenhänge noch zu sprechen kommen.

Hier interessiert zunächst nur das Ergebnis unserer Beobachtungen.

Wir haben bei jedem unserer Verletzten zuerst die Krankenblätter auf Störungen des Wasserhaushaltes durchgesehen. Die Resultate waren fast durchgehend negativ, was darauf zurückgehen mag, daß in den frontnahen Lazaretten Funktionsprüfungen praktisch nicht gemacht worden waren, aber auch darauf, daß offenbar grobe, sofort ins Auge fallende Störungen — etwa im Sinne des Diabetes insipidus — nicht vorkamen. Nur im Fall 7 waren gleich nach der Verwundung wegen des hypophysennahen Splittersitzes Wasserein- und -ausfuhr eine Reihe von Tagen mit normalem Ergebnis bestimmt worden; die Trinkmenge betrug nur 1 Liter.

Weiter haben wir jeden Verletzten genau nach vermehrtem Durstgefühl und der Trink- und Urinmenge seit der Verwundung befragt. Alle bis auf 2 Ausnahmen gaben in dieser Beziehung während ihrer Krankheit keinerlei Änderung gegen früher an! Im Falle 32 hatte Durstgefühl vorübergehend während einer Trockenkostbehandlung (Hirndruck, Prolaps!) bestanden. Auf den Fall 45, der nach Hypophysenschußverletzung eine anfängliche Polyurie geboten hatte, kommen wir noch gesondert zu sprechen. Es war also bei unseren Verletzten bis auf die Ausnahme im Fall 45 die Anamnese besonders bezüglich eines Diabetes insipidus völlig leer. Dies ist um so bedeutsamer, als diese Krankheit sich immer mit eindrucksvollen subjektiven Erscheinungen bemerkbar macht, so daß außer im Falle 45 *kein* Diabetes insipidus vorkam! Erwähnung verdient noch der Fall 43 mit dem schweren, vorübergehenden extrapyramidalen Bild, der zusätzlich profuse Schweiße und starken Durst hatte. Das vermehrte Flüssigkeitsbedürfnis war hier wahrscheinlich durch den extrarenalen Wasserverlust bedingt, weil von einer Polyurie nichts erwähnt wurde und später die Urinkonzentration 1035 betrug. Der Kranke hatte, da diese Phase im Stadium der Bewußtseinstrübung ablief, später daran keine Erinnerung.

Auch 6—8 Jahre später war bei unseren 36 nachkontrollierten Fällen in dieser Hinsicht die Anamnese weiter leer.

Der Urin wurde bei allen Kranken vielfach untersucht und die Ausscheidung während des Krankenlagers vom Pflegepersonal und Ärzten überwacht, so daß gröbere Störungen nicht hätten übersehen werden können. Genaue Urinmengenbestimmungen enthielten allerdings die Krankenblätter nicht.

Uns selbst war es möglich, bei 24 von den 45 S-Fällen und bei 6 von den 11 B-Fällen den Wasserhaushalt nach VOLHARD (Trinkmenge 1500 cm³) zu prüfen. In Einzelfällen haben wir auch die Tages- und Nachtmenge gesondert bestimmt. Belastungsproben mit pharmakologischen Mitteln führten wir nicht durch.

Durch den Wasserversuch ließen sich, das war eindeutig zu belegen, subjektiv nicht erkennbare Beeinträchtigungen des Wasserhaushaltes bei unseren Verletzten erfassen. Selbstverständlich wurde darauf geachtet, daß nicht greifbare andere Ursachen für eine eventuelle Störung verantwortlich zu machen waren.

Unter Berücksichtigung dieser Voraussetzungen war zunächst bei 7 der 24 geprüften S-Fälle und bei einem der 6 untersuchten B-Fälle der Wasserversuch in jeder Richtung völlig einwandfrei (Fälle 2, 8, 9, 17, 22, 23, 40, 54).

In bezug auf die Ausscheidungsmenge in den ersten 4 Std und die Größe der Halbstundenportionen sahen wir bei den 24 S-Fällen 11mal eine verschieden stark ausgeprägte Überschußausscheidung. Bei 5 Fällen (13, 15, 20, 21, 42) betrug die 4 Std-Menge zwischen 1500 und 2000 cm³, bei 6 (3, 19, 24, 27, 39, 43) sogar über 2000 cm³. Das Maximum bot Fall 19 mit 2440 cm³ in 4 Std. Entsprechend waren deutliche Gewichtsverluste bis maximal 2 kg nach dem Trinkversuch in 24 Std festzustellen. Unter den 6 B-Fällen hatten 4 (46, 52, 55, 56) eine 4 Std-Menge zwischen 1500—2000 cm³ und Fall 48 eine solche von 2310 cm³. Diese überschießende Ausscheidung allein darf aber wohl nicht als pathologisch bewertet werden, da sie auch sonst bei Gesunden häufig vorkommt und mit der Diuresewirkung des Wassers erklärt wird. Im anschließenden Konzentrationsversuch waren dann auch in all diesen 30 Fällen bis auf die gleich zu nennenden 5 Ausnahmen die Urinmengen klein und das spezifische Gewicht hoch. Verzögerte Wasserausscheidung war seltener (Fälle 1, 12, 35, 44, 45). Die Konzentrationshöhe reichte dabei nur 2mal nicht aus (13, 45).

Als pathologisch zu verwertende Fälle sahen wir im ganzen 4 (Fälle 1, 12, 13, 45).

Eine beträchtliche Labilität des Wasserhaushaltes bot der *Fall 1*. Beim ersten Wasserversuch fast 5 Jahre nach der Verwundung hatte er eine klare Oligurie, während 5 Tage später bei einem zweiten Wasserstoß eine stark überschießende und lang hingezogene Diurese mit einem Gewichtssturz von 1,8 kg eintrat. Entsprechend dieser Labilität waren auch die nächtlichen Urinmengen spontan öfter größer als die Tagesmengen.

Der *Fall 13*, der eine Chiasmakontusion bei seiner Schußverletzung davontrug, zeigte als wesentlichsten Befund eine mäßige Konzentrationsschwäche. Bei dem Wasserversuch $^1/_2$ Jahr nach der Verletzung schied er in den ersten 4 Std überschießend aus (1900 cm³), das spezifische Gewicht der Urinportionen während der Konzentration überstieg nicht 1024. 3 Jahre später waren die Urinmengen in beiden Phasen des Versuches der Norm entsprechend, aber dennoch die Konzentration unzureichend (bis 1020). Über 3 weitere Jahre hatte er eine Spontankonzentration von 1020. Da der Mann bei klarem Bewußtsein die ersten 4 Tage nach der Verwundung blind war und später als Dauersymptom eine bitemporale Farbunterwertigkeit des Gesichtsfeldes bot, besteht auch hier die Möglichkeit einer Mitschädigung der Hypophyse (durch inneren Prellschuß [?] oder Kontusionsblutung); dies um so mehr, als auch eine Störung des Kohlenhydrathaushaltes vorlag.

Die beiden interessantesten Fälle sind 12 und 45. Sie geben das relativ seltene Beispiel einer ausgeprägten *Oligurie*.

Im *Falle 12* lag ein innerer Prellschuß unmittelbar vor der Hypophyse mit Abbruch eines Processus clinoideus anterior und Bruchlinie durch das Keilbeindach unmittelbar vor der Hypophyse vor. Dieser Verletzte zeigte in wiederholten Wasserversuchen immer eine erhebliche Oligurie (259 cm³ in 4 Std mit hohen spezifischen Gewichten).

Auch im *Falle 45* mit der Hypophysenschußverletzung sahen wir über fast 9 Jahre hin eine eindrucksvolle Oligurie mit schlechtem, im Laufe der Jahre etwas wechselndem Konzentrationsvermögen. Der Kranke, der eine vorübergehende SIMMONDSsche Kachexie durchmachte, hatte wahrscheinlich anfangs nach der Verletzung eine kurze Phase eines Diabetes insipidus mit starkem Durst und Polyurie. Auf die gleichzeitig danach bestehenden Durchfälle kann der gesteigerte Durst allein nicht bezogen werden, weil gleichzeitig eine Polyurie bestand und weil noch $^1/_2$ Jahr nach der Verwundung die spontanen Urinmengen in 24 Std bei vermindertem Konzentrationsvermögen 1500—2000 cm³ betrugen. Später normalisierten sich die Urinmengen, aber die Konzentrationsschwäche und die Oligurie bei Belastungen blieben als Rest bestehen.

Als wesentlichstes Ergebnis im Verhalten des Wasserhaushaltes bei unseren 56 Hirnverletzten fassen wir zusammen:

Ein Diabetes insipidus kam nur einmal als flüchtiges Symptom bei einer sicheren schweren Hypophysenschußverletzung vor. Sonst waren Störungen des Wasserhaushaltes anamnestisch nicht faßbar. Im Wasserversuch ergaben sich bei 30 geprüften Fällen gewisse Labilitäten: 15mal eher überschießende Diurese, 5mal etwas verzögerte Wasserabgabe bei gewöhnlich guter Konzentrationsfähigkeit. Gelegentlich sahen wir dabei eine wechselnde Nykturie. Sicher pathologisch waren die Resultate des Wasserversuches nur bei 4 Fällen. Hier ist die Oligurie wesentlicher als die Polyurie. Sehr beachtlich erscheint uns dabei, daß unter den 4 pathologischen Fällen 3 eine Hypophysenschädigung entweder sicher oder doch recht wahrscheinlich bei der Verwundung davongetragen hatten. Von den leichteren Abwandlungen des Wasserversuches ist es natürlich nicht sicher zu sagen, ob sie die direkte Folge der Hirnverletzung sind, da die Regulation des Wasserhaushaltes äußerst kompliziert und von einer großen Zahl für den Einzelfall schwer zu definierender Faktoren abhängig ist und individuell schwankt. Irgendein Lokalisationsprinzip ist für diese leichte Störung an unseren Fällen nicht erkennbar, für die schwere Form bestehen Beziehungen zur Hypophyse.

2. Stoffwechselstörungen.

Über die Befunde am Stoffwechsel, soweit in dieser Hinsicht Untersuchungen von uns vorgenommen werden konnten, möchten wir zunächst nach *quantitativen* und dann nach *qualitativen* Gesichtspunkten berichten.

Es ist immer noch eine offene Frage, wieweit und in welcher Weise der Hypothalamus selbst besonders auf die Dauer die Stoffwechselgrößen beeinflußt und inwiefern daran das endokrine System über die Hypophyse entscheidend beteiligt ist. Auch hier geht der Streit vor allem um die Lehre gesonderter, selbständiger Stoffwechselzentren oder allgemein fördernder und hemmender Einflüsse auf dem Wege über die Aktivierung oder Bremsung biologischer Triebe, deren spezifischer krankheitsformender Effekt von der Peripherie ausschlaggebend mitbestimmt wird.

a) Quantitativer Art.

Über die quantitative Beeinflussung des Stoffwechsels kann die Entwicklung der Gewichtsverhältnisse nach der Verwundung eine gewisse Auskunft geben. Wir legen dabei den Zustand zugrunde, der zur Zeit unserer ersten Untersuchung — d. h. nach Abklingen der akuten Verletzungsfolgen — gegeben war. Dabei muß hervorgehoben werden, daß die Ernährungsbedingungen damals in unserem Lazarett noch so günstig lagen, daß Gewichtsschwankungen durch unzureichende Nahrungszufuhr nicht in Frage kamen. Wir berücksichtigen die anfänglichen Gewichtsabnahmen nach der Verletzung nicht, weil sie natürlich von ihrer Schwere und ihren Komplikationen weitgehend abhängen. Es interessieren in diesem Zusammenhang mehr die Dauerfolgen, die die Verwundung auf diesem Gebiet eventuell hinterlassen konnte.

Unter den *45 S-Fällen* hatten zur Zeit unserer ersten Exploration 29 wieder ihr Ausgangsgewicht, das vor der Verwundung bestand, erreicht und konstant erhalten; 11 hatten ab- und 4 zugenommen. Einer (Fall 45) mit einer Hypophysenschußverletzung und SIMMONDSscher Kachexie wies eine vorübergehende Abnahme um 15 kg auf. Die Gewichtsabnahme war also häufiger als die Zunahme. Dabei ist aufschlußreich, daß die Gewichtszunahmen (Fälle 7, 15, 35, 40) nur beobachtet wurden bei zwei femininen und je einem athletischen und einem pyknischen Typ, während Gewichtsverminderung nur schlankwüchsige Typen betraf. Offenbar drücken sich hierin konstitutionelle Bereitschaften aus. Irgendwelche lokalisatorischen Gesichtspunkte zum Sitz der Verletzung usw. sind nicht erkennbar! Die Größe der Gewichtszunahme lag zwischen 2—8 kg, die der Abnahme 5mal unter 5 kg, 6mal über 5—12 kg.

Bei den *11 B-Fällen* hatten 6 ihr Gewicht gehalten, einer (Fall 46) hatte 3 kg zugenommen, 3 ihren Gewichtsbestand vermindert und einer (Fall 53) eine vorübergehende Zunahme von 11 kg gehabt, die in einigen Monaten wieder zurückging. Auch hier betrafen die Zunahmen (46, 53) kräftige muskulöse, in einem Falle sogar einen konstitutionell akromegaloiden Habitus, während die Abnahmen wieder nur bei schlanken Wuchsformen gesehen wurden.

Soweit wir das Gewicht bei unseren 36 geprüften Fällen 4—8 Jahre später kontrollieren konnten, ergab sich keine sicher pathologische Veränderung, besonders wenn man berücksichtigt, daß durch die Nachkriegsgegebenheiten sowieso starke Gewichtsschwankungen die Regel waren. Neue Fälle von Fett- oder Magersucht kamen nicht hinzu.

Zur weiteren Erfassung der quantitativen Stoffwechselverhältnisse konnten wir bei 27 der S- und bei 6 der B-Fälle ein- bis mehrmals den Grundumsatz bestimmen. Setzen wir die Grenze des normalen Ruhenüchternwertes mit $\pm 10\%$ an, so hatten von diesen 33 geprüften Fällen 20 einen normalen, 6 einen erhöhten und 7 einen erniedrigten Grundumsatz. Da besonders auf der Seite der Grundumsatzerhöhung Werte zwischen $+10$ bis $+20\%$ ebenfalls noch als normal angesehen werden können (Fälle 24, 46, 52), blieben eigentlich nur 3 Fälle (3, 8, 21) mit einer geringen Steigerung zwischen 20—30%. Keiner von diesen 3 Fällen mit einer geringen Erhöhung des Umsatzes hatte klinisch die geringsten thyreotoxischen Zeichen oder irgendwelche darauf verdächtigen Beschwerden. Außerdem sind diese Grade der Umsatzsteigerung so gering, daß man aus ihnen irgendwelche diagnostischen Folgerungen nicht ziehen kann. Im allgemeinen sind die Erniedrigungen des Grundumsatzes zuverlässiger verwertbar. Werte unter -10% bedürfen eher einer Beachtung als entsprechende Erhöhungen. Bei 5 Fällen (1, 6, 9, 22, 23) war der Umsatz zwischen -10 bis -20% erniedrigt; zwei weitere boten sogar eine Senkung unter -20% (Fälle 20, 45). Klinisch adäquate Zeichen zur Grundumsatzerniedrigung fanden wir nur im Falle 45 mit seiner vorübergehenden SIMMONDSschen Kachexie. Die anfängliche Senkung des Ruhenüchternwertes auf -21% erholte sich im Laufe von fast 9 Jahren über -13% und -9% auf -4%. Bei den anderen Fällen war der erniedrigte Wert weder klinisch zu vermuten noch durch sonstige hypothyreotische oder hypophysäre Züge zu erklären. Es lassen sich auch aus diesen Befunden keine lokalisatorischen Schlüsse ziehen, da andere Fälle mit ähnlichem Splittersitz diese Grundumsatzverhältnisse nicht zeigten. Einige dieser Fälle sind zwar als schwere Läsionen zu bewerten, andere aber wieder nicht in diesem Maße, so daß auch der Schweregrad der Hirnverletzung keine Parallelität zum Umsatzverhalten ergibt. Auch die Lagebeziehung des Stecksplitters zur Hypophyse ist nicht so, daß man in diesen Fällen ohne weiteres eine Hypophysenverletzung unterstellen könnte. Wir sind nicht in der Lage, irgendwelche überzeugenden Argumente aus dem Vorhandensein einer derartigen Hirnverletzung zur Erklärung der Umsatzverhältnisse anzugeben mit Ausnahme der Hypophysenverletzung im Falle 45. So wenig wir also für dieses schwierige Problem theoretisch bedeutsame Folgerungen ziehen können, um so mehr können wir doch sagen, daß wir „zentrale Hyperthyreosen" unter unseren Fällen überhaupt nicht gesehen haben. Dies gilt auch für die viel größere Zahl unserer sonstigen Hirnverletzten, die unser Lazarett in dem Beobachtungszeitraum durchliefen. Wir haben bei über 200 weiteren Hirnschußpatienten den Grundumsatz bestimmt und können unsere Erfahrungen an den Stammhirnverletzten nur bestätigen (s. S. 317). Jedenfalls ist bei der hier zur Diskussion stehenden Lokalisation der Stecksplitter — wenn überhaupt — eher die Tendenz einer Erniedrigung als einer Erhöhung des Ruhenüchternwertes des Umsatzes zu verzeichnen. Auch die Verfolgung des Verlaufes bei der Mehrzahl unserer Fälle ergab nicht bei einem einzigen Hinweise auf eine Späthyperthyreose.

Eine in dieser Hinsicht interessante Krankengeschichte liefert der *Fall 11*. Es handelt sich dort um einen 24jährigen Basedowiker, der 1942 — $1^1/_2$ Jahre vor seiner Hirnverletzung — an einem typischen Basedow erkrankte und $^3/_4$ Jahre später deswegen strumektomiert wurde. Die Erkrankung ging danach bis auf geringe Reste zurück, so daß er als kv. eingesetzt werden konnte. $^3/_4$ Jahre· später erlitt er seine Hirnschußverletzung mit einer rechtsseitig occipital gelegenen Einsprengung zweier Metallsplitter, von denen der eine im rechten Kleinhirn, der andere rechts im Stammhirn liegen blieb. Die ausgeräumte Wundhöhle heilte sekundär. An den geringen Resterscheinungen seiner Thyreotoxikose änderte sich gar nichts. Wir stehen nach fast 8 Jahren noch mit ihm in brieflicher Verbindung. Ein Rückfall ist nicht eingetreten. Der Grundumsatz betrug 4 Monate nach der Verwundung —5%.

Demnach lassen sich unsere Feststellungen zur quantitativen Seite des Stoffwechsels gemessen an den Gewichtsverhältnissen und am Grundumsatz so zusammenfassen: *Fast Dreiviertel aller unserer Stammhirnverletzten hatte zur Zeit unserer ersten Untersuchung sein Ausgangsgewicht wieder erreicht und konstant gehalten. Gewichtsabnahmen betrafen rund ein Viertel der Fälle. Gewichtszunahme war seltener; sie erfolgte nur bei athletisch-pyknischem und femininem Habitus. Eine Abnahme sahen wir nur bei Leptosomen. Hieraus ergibt sich ein deutlicher Hinweis auf die konstitutionelle Vorbedingtheit derartiger Reaktionen. Der Grundumsatz war bei rund Zweidrittel der geprüften 33 Fälle ganz normal. Erhöhungen waren eher seltener als Senkungen und nur geringgradig (in keinem Falle über $+30\%$). Eine posttraumatische Hyperthyreose wurde nicht angetroffen. Irgendwelche Lokalisationsprinzipien dieser Funktion im Stammhirnbereich waren nicht erkennbar,* wenn man eine SIMMONDSsche Kachexie nach Hypophysenschuß ausnimmt.

b) Qualitativer Art.

Über die qualitativen Verhältnisse des Stoffwechsels konnten wir in bezug auf den *Eiweiß-*, *Fett-* und *Kohlenhydrathaushalt* folgende Beobachtungen machen:

α) Eiweißstoffwechsel.

Es ist noch völlig unklar, ob der Eiweißstoffwechsel irgendwie von nervösen Zentren dauerhaft einreguliert wird. Als wesentlichste Funktionsprüfung wird im allgemeinen klinisch in dieser Hinsicht das Verhalten der spezifisch-dynamischen Eiweißwirkung angesehen, ohne daß es aber feststeht, ob dieser Effekt nerval vegetativ (diencephal?) oder im wesentlichen hormonal (hypophysär?) oder vorwiegend peripher organgebunden gesteuert wird. Wir beschränken uns deshalb auf die Mitteilung unserer Befunde.

Unter den *45 S-Fällen* haben wir in der üblichen Weise bei 22 und unter den *11 B-Fällen* bei 5 Verletzten die spezifisch-dynamische Wirkung eines Eiweißfrühstückes bestimmt. Da keine grundsätzlichen Unterschiede zwischen den S- und B-Fällen zu erkennen waren, fassen wir hier beide Gruppen zusammen. Von 27 Untersuchten hatten 3 eine kräftige Wirkung von über 30% Steigerung des Istwertes, 14 eine solche zwischen 20 und 30% und 7 eine unter 20%. In 3 Fällen (15, 23, 42) fehlte sie völlig. Im ganzen sieht man also bei unseren Verletzten eher eine Tendenz zur Depression der Eiweißwirkung. Versuche, irgendwelche Beziehungen zwischen der Schwere der Hirnverletzung, ihren Komplikationen, dem Splittersitz, neurologischen oder sonstigen vegetativen Symptomen herauszufinden, schlugen fehl. Als einzige immerhin auffällige Korrelation ergab sich, daß das Fehlen der spezifisch-dynamischen Eiweißwirkung nur beobachtet wurde bei übergewichtigen Athletikern (Fälle15, 23, 42),

die sonst in unserem Material allgemein viel seltener vertreten waren als schlanke
Typen. Auch unter den 7 Fällen mit nur kleinem Ausschlag der Wirkung über-
wogen die kräftigen Typen. Schlanke asthenische Formen hatten, wenn auch
nicht ganz regelmäßig, so aber doch beachtlich häufig eine kräftige Eiweißwirkung.
Die Höhe des Ausgangswertes des Umsatzes hatte auch nur einen sehr bedingten,
aber keineswegs eindeutigen Einfluß. Es bedarf der Beachtung, daß unser
Hypophysenschußverletzter im Stadium der floriden SIMMONDSschen Kachexie
eine gute ($+38\%$), später mit Besserung des Krankheitsbildes eine etwas
schwächere ($+24\%$, $+23\%$), aber nie eine fehlende spezifisch-dynamische
Eiweißwirkung aufwies.

β) Fettstoffwechsel.

Wenn wir jetzt auf die Fettstoffwechselstörungen eingehen, so meinen wir
damit nicht die Bestimmung des Blutfettgehaltes oder der Lipoide oder andere
Analysen der Blutchemie, deren Ausschläge bei Hirnverletzungen in den letzten
Jahren öfter untersucht wurden, ohne daß man weiß, ob es sich hier um primär
zentrale oder sekundäre, auch periphere Folgen handelt, sondern wir wollen darunter im alten Stil der Klinik die groben Änderungen der Fettbestände, ihre
Verteilung und ihre Kombination mit Genitalstörungen verstehen, wie wir sie
besonders vom Morbus *Fröhlich*, *Cushing* und *Simmonds* kennen.

Neben dem äußeren Aspekt geben hier die Gewichtsverhältnisse die beste
Auskunft. Wir stellten bereits oben fest, daß rund Dreiviertel aller unserer
S- und B-Fälle ihr altes Gewicht zur Zeit unserer Untersuchung wieder erreicht
hatten, daß Zunahmen nur in 10% der Fälle, Abnahmen in rund einem Viertel
aller Untersuchten auftraten und daß die Zunahmen bei den athletischen und
pyknischen Typen und Abnahmen bei den schlankwüchsigen Verletzten in
Erscheinung traten. Alle diese Gewichtsschwankungen hielten sich aber — mit
einer Ausnahme (Fall 45) — in bescheidenen Grenzen. Sie führten in keinem
Falle zu irgendeinem abnorm anmutenden Zustand, den man auch nur entfernt
der pathologischen Adipositas oder Magersucht hätte zuordnen können; d. h.
keiner unserer Stammhirnverletzten entwickelte einen Morbus *Fröhlich*, *Cushing*,
Simmonds usw., auch nicht in den folgenden 8 Jahren, soweit wir dies bei 36 Fällen
nachprüften. Die einzige Ausnahme machte der Fall 45, wo eine echte SIMMONDS-
sche Kachexie nach einer Hypophysenschußverletzung akut eintrat, um im Laufe
einiger Jahre wieder weitgehend abzuklingen. Bei diesem Verletzten war nach
dem Verlauf des Schußkanals und nach dem Splittersitz eine direkte Hypothalamusläsion sehr unwahrscheinlich, eine sekundäre Mitbeteiligung natürlich
nicht sicher auszuschließen.

Um zu zeigen, daß FRÖHLICH-Typen nach Hirnverletzung auch in unserem
sonstigen großen Untersuchungsmaterial vorkamen, haben wir anhangsweise die
Krankengeschichten 58, 59 und 60 angefügt.

Hier entstand im *Falle 58* ein FRÖHLICH-Typ nach einer ungewöhnlich schweren und
komplikationsreichen Parietalverletzung. In diesem Falle ließ sich eindeutig die konstitutionelle Vorbedingtheit dieser pathologischen Stoffwechselregulation erbringen.

Der *Fall 59* liefert das Beispiel einer Dystrophia adiposogenitalis nach einer Parietooccipitalverletzung mit Absceß, Encephalitis und Meningitis. Das Gewicht stieg um 17 kg
an, die Fettpolster wiesen die charakteristische Verteilung des Fröhlich auf, es zeigten sich
rote Striae und Genitalstörungen. Eine erbliche Belastung mit Fettleibigkeit wurde negiert.

Daß dennoch gewisse konstitutionelle Vorbedingungen auch hier wahrscheinlich im Spiele waren, ergibt sich aus den X-Beinen, kleinen zarten Händen und Füßen, dem grazilen Knochenbau und dem schon vor der Verwundung geringen Bartwuchs.

Die *Beobachtung unter 60* zeigt schließlich, daß ein leichter konstitutioneller Fröhlich nach einer Hirnschußverletzung völlig unverändert blieb.

Wenn auch nicht direkt hierher gehörig, so mag doch in diesem Zusammenhang auch auf den *Fall 46* hingewiesen werden, der einen prämorbiden akromegaloiden Habitus bot, der ebenfalls nach der Hirnverletzung in 5jähriger Beobachtung unbeeinflußt blieb.

Diese habituellen endokrinen Abartungen können für spätere Begutachtungen wichtig werden und zu ungerechtfertigten Annahmen kausaler Zusammenhänge mit der Hirnverletzung Anlaß geben, wenn die Vorgeschichte aus irgendwelchen Tendenzen später entstellt wird.

Diese Beobachtungen (58, 59, 60) wurden aber nicht nur zur Bereicherung der Kasuistik angeführt, sondern sie sollen illustrieren, wie sehr die cerebrale Lokalisationslehre vegetativer Funktionen bei der Erklärung dieser Tatsachen versagt. Trotz der vielfachen im Stammhirn um den 3. Ventrikel lokalisierten Stecksplitter mit oft schweren cerebralen Komplikationen sahen wir keine Fett- oder Magersucht auf der einen Seite, andererseits 2 FRÖHLICH-Typen nach allerdings schweren Verletzungen des Hirnmantels. Natürlich bleibt als Ausweg die Annahme einer Sekundär- und Fernschädigung bestimmter diencephaler Strukturen in diesen Fällen. Diese Argumentierung steht aber angesichts der obigen Tatsachen auf sehr schwachen Füßen, denn diese lokale und allgemeine Schädigung des Diencephalons war in unserer Serie der S-Fälle sehr viel mehr und klarer erweisbar gegeben, ohne daß sie den entsprechenden Effekt zeitigte. Sowohl die Kasuistik wie die Verhältnisse der Gewichtszu- und -abnahme in Beziehung zu den Konstitutionstypen legen uns den Schluß sehr viel näher, daß es bei den pathologischen Dauerausschlägen im Verhalten des Stoffwechsels sehr viel mehr auf die Reaktionsbereitschaft des Betroffenen, in die wir auch die Peripherie einbeziehen müssen, ankommt als ausschließlich auf die engere Lokalisation der Läsion im Stammhirn.

γ) Kohlenhydratstoffwechsel.

Besonders interessieren dürften unsere Beobachtungen des Kohlenhydratstoffwechsels, weil wir hier mitten in dem umstrittenen Problem eines diencephalen Zuckerstoffwechselzentrums und des zentralen Diabetes stehen. Es soll hier zunächst weder das Für und Wider dieser vielbesprochenen Fragen diskutiert werden, noch wollen und können wir hier einen Beitrag zu den Regulationsstörungen des Zuckerhaushaltes im akuten Stadium der Verletzung geben, sondern wir wollen an dieser Stelle nur unsere Erfahrung beisteuern zu der Frage des Dauerzustandes im Kohlenhydratstoffwechsel nach derartigen Stammhirnverletzungen.

Die wichtigste Feststellung, die wir gleich eingangs machen wollen, ist die, *daß wir einen Diabetes mellitus bei unseren hier aufgeführten Verletzten überhaupt nicht angetroffen haben*; dies gilt übrigens auch uneingeschränkt für die große Zahl der anderen Hirnverletzten (über 2000 Mann), die unser Lazarett sonst in der Beobachtungszeit durchliefen.

Das Studium der vor unserer Beobachtung seit der Verwundung angefertigten Krankenblätter zeigte, daß eine Glykosurie in keinem Falle gefunden worden war.

Der Urin war bei diesen Verletzten meist mehrmals vor uns untersucht worden. Nüchternblutzuckerbestimmungen waren mit einer Ausnahme (Fall 7) allerdings nicht angestellt worden. Die Urinuntersuchungen sind auch zweifellos in der ersten Zeit nach der Verletzung nicht systematisch genug durchgeführt worden, um jede vorübergehende Glykosurie zu erfassen, so daß wir wieder auch auf diesem Gebiet nur Aussagen über länger anhaltende Folgen der Hirnverletzung für den Kohlenhydratstoffwechsel machen können.

Bei 3 Fällen (15, 18, 21) trafen wir allerdings jeweils nur einmal für einige Stunden eine kleine Menge (0,2%) einer reduzierenden und rechtsdrehenden Substanz im Urin. Diese transitorische Glykosurie wiederholte sich bei diesen Fällen nicht mehr und war auch durch Zuckerbelastung nicht wieder zu reproduzieren. Sie klärte sich einwandfrei dadurch auf, daß diese Verletzten kurz vor der betreffenden Urinuntersuchung eine große Menge sehr süßer Plätzchen, die ihnen von einer Hilfsorganisation geschenkt worden waren, auf einmal aufgegessen hatten. Auch bei einigen anderen Hirnverletzten, die bis zu 1 kg davon auf einmal genossen hatten, konnten wir zur gleichen Zeit diese Beobachtung machen. Es hatte sich hier um eine harmlose alimentäre Glykosurie gehandelt, wie sie auch bei Gesunden unter solchen Umständen vorkommen kann.

Bei dem vor rund 10 Monaten verletzten 43jährigen *Mann unter 15* war vorher der Urin von der 6. Woche seiner Verwundung ab 6mal mit negativem Ergebnis untersucht worden. Er hatte bei uns einmal einen Nüchternblutzucker von 104 mg-% und einige Tage später einen solchen von 98 mg-%. Die Doppelbelastungskurve mit je 50 g Traubenzucker ergab wohl eine gewisse Labilität der Blutzuckerwerte, aber keinen diabetischen Kurvenverlauf. Die zweite Belastungswelle fiel schnell auf 68 mg-% ab als Zeichen, daß genügend Insulin mobilisiert werden konnte. Die Belastungskurve mit Insulin fiel normal aus. Hier lag also sicher kein Diabetes mellitus vor.

Im *Falle 18* war bei dem 23jährigen Mann der Urin im Laufe von 8 Monaten nur einmal untersucht und negativ befunden worden. Auch hier war der Nüchternblutzucker am Tage nach der geringen kurzen Glykosurie mit 103 mg-% und die einfache Glucosebelastungskurve ganz normal. Der Urin war später immer zuckerfrei.

Bei dem 32jährigen *Verletzten unter 21* hatten im Laufe eines halben Jahres nach der Verwundung 4 negative Urinkontrollen stattgefunden. Er hatte genau zur gleichen Stunde wie Fall 18 eine geringe Glykosurie. Bei ihm konnte aus äußeren Gründen zunächst der Blutzucker nicht bestimmt werden. Der Urin war später zuckerfrei und blieb es auch, als ihm zu einer kohlenhydrathaltigen Mahlzeit 100 g Traubenzucker zugelegt wurden. 4 Jahre später teilte er uns mit, daß bei ihm kein Diabetes aufgetreten sei. Fast 8 Jahre nach der Verletzung konnten wir die Kohlenhydrattoleranz bei ihm klinisch nachprüfen und nur eine gewisse Labilität, aber keine diabetische Tendenz nachweisen.

Daraus dürfte zur Genüge ersichtlich sein, daß wir es in diesen Fällen nicht mit einer diabetischen Stoffwechselstörung zu tun haben.

Drei unserer Verwundeten (Fall 6, 8, 14) waren erblich von seiten der Mutter mit *Diabetes mellitus belastet.*

Im *Falle 6* war die Mutter des 47jährigen Verletzten mit 71 Jahren an Diabetes mellitus gestorben. Im Laufe eines ³/₄ Jahres nach der Verwundung war der Urin 5mal mit negativem Ergebnis kontrolliert worden. Auch bei uns war er immer zuckerfrei. Die Doppelbelastungskurve mit je 50 g Traubenzucker zeigte einen praktisch normalen Verlauf bei einem Nüchternblutzucker von 90 mg-%.

Die Mutter des 35jährigen *Hirnverletzten unter 8* war mit 53 Jahren an Diabetes mellitus verstorben. Bei ihrem Sohn war der Urin im Laufe eines halben Jahres nach der Verwundung 5mal zuckerfrei; der Blutzucker betrug 6 Wochen nach der Verwundung (in einem frontnahen Lazarett bestimmt!) 130 mg-%. Wir konnten bei ihm — wieder aus organisatorischen Gründen — anfangs keine Blutzuckerbestimmungen vornehmen. Der Urin war aber auch bei uns immer negativ und 4 bzw. 6 Jahre später hatte auch dieser Verletzte nach brieflicher Auskunft keinen Diabetes. Über 8 Jahre nach der Verwundung war die Blutzuckerkurve ganz normal und keine diabetische Tendenz vorhanden.

Bei dem dritten *Fall (14)* mit 21 Jahren hatte die 60jährige Mutter 2 Jahre einen Diabetes. Während der 8 Monate nach der Hirnverletzung mit Blutung, Infektion, Encephalitis und Meningitis war der Urin bei 4 Kontrollen stets — wie auch bei uns — zuckerfrei. Die nach 8 Jahren über ihn eingeholte Auskunft ergab keinen Hinweis auf einen Diabetes.

Also auch die 3 Hirnverletzten mit erblicher Diabetesbelastung bekamen nach ihrer Stammhirnverletzung in dem Beobachtungszeitraum keinen Diabetes!

Bei *29 der S-Fälle* und *6 der B-Fälle* bestimmten wir zur näheren Analyse des Kohlenhydratstoffwechsels Blutzuckerbelastungskurven nach peroraler Traubenzuckerzufuhr und bei 25 der S-Fälle und 6 der B-Fälle auch kurvenmäßig am Blutzucker die Insulinempfindlichkeit.

Der auf diese Weise meist mehrmals gewonnene *Nüchternblutzuckerwert* bei unseren Verletzten überschritt mit 3 Ausnahmen nicht den Wert von 120 mg-%, d. h. die obere Grenze der Norm.

Im *Falle 4* mit seiner ungewöhnlich schweren Hirnverletzung konstatierten wir einmal 125 mg-%, am nächsten Tag 115 mg-%. Hier lagen aber zur Zeit der Untersuchung noch in 5 verschiedenen Absceßhöhlen Schwämme, so daß der entzündliche Hirnprozeß noch aktiv war.

Im *Falle 13* fiel bei mehrfachen Kontrollen über 6 Jahre hin nur ein einziger Wert mit 124 mg-% etwas aus dem Normbereich.

Sonst hatte noch der Fall 45 (Hypophysenschußverletzung) einmal 128 mg-% Nüchternblutzucker, während sich alle anderen bei ihm zu verschiedenen Zeiten gewonnenen Werte (5) zwischen 77 und 98 mg-% bewegten.

Danach war also praktisch überhaupt niemals eine wirklich pathologische Erhöhung des Nüchternblutzuckers zu verzeichnen.

Den Ablauf der *Glucosekurven* (50 g per os) und die *Insulinreaktion* (1 EH Altinsulin auf 15 kg Körpergewicht intravenös) wollen wir zunächst gesondert besprechen und erst anschließend gegenseitige Vergleiche anstellen.

Bei 35 unserer 56 Hirnverletzten, die wir hier wegen Fehlens grundsätzlicher Unterschiede zwischen den S- und B-Fällen gemeinsam abhandeln, gewannen wir zum Teil mehrmals in der klinisch üblichen Weise die *Blutzuckerkurven*. Da die Schwankungsbreite dieser Belastungskurven schon unter verschiedenen gesunden Individuen und auch bei dem Einzelfall zu verschiedenen Zeiten recht erheblich ist und unter anderem wesentlich von der Magenentleerung, der Dünndarmresorption, den Glykogenbeständen, vorausgegangener Ernährung und vegetativ-hormonalen Abstimmungen abhängt, wird man einerseits die Grenze zum Pathologischen nicht zu eng ziehen dürfen und andererseits auch vorsichtig mit der Zuordnung abnormer Abläufe zu der Hirnverletzung sein müssen.

Wir sprechen von normalen Kurven, wenn der hyperglykämische Ausschlag nach der Belastung kräftig (gewöhnlich über 40 mg-%) ist und in etwa 90 (bis höchstens 120) min zum Ausgangswert zurückkehrt und von einer hypoglykämischen Phase gefolgt ist. Abweichungen von dieser Kurve sahen und charakterisierten wir in solche einer verlängerten oder flachen hyperglykämischen Reaktion, in solche verstärkter oder fehlender hypoglykämischer Nachschwankung, in solche steiler oder mehrphasiger Kurven und schließlich in solche fehlender oder ungewöhnlich spät einsetzender Anstiege. Alle diese Verschiedenheiten können sich in einer Kurve auch kombinieren. Dabei möchten wir aber aus obigen Gesichtspunkten wirklich nur grobe Abweichungen als krankhaft angesehen wissen. *Eine für eine Stammhirnverletzung an sich typische und nur ihr zukommende Reaktion gibt es unseres Erachtens nicht.* Wohl können bei gleichzeitigen anderen Anzeichen einer vegetativen Dysregulation abnorme Zuckerbelastungskurven die Annahme einer Stammhirnläsion unterstützen, wir sind aber selbst dann strenggenommen noch nicht in der Lage zu entscheiden, ob die gefundene Kurve wirklich das Ergebnis einer primären zentralen Störung ist, oder ob wir in ihr eine Sekundärfolge vor uns haben, ja ob beide überhaupt Beziehungen zueinander besitzen. Dies gilt besonders auch für die Abgrenzung gegen eventuelle endokrine Mitwirkungen in erster Linie von seiten der Hypophyse. Es ist aus Tierexperimenten und der menschlichen Pathologie genügend bekannt, daß sowohl die Hypophysenerkrankungen (neben anderen!) als auch solche des Stammhirns abnorme Abläufe der Blutzuckerbelastungskurve ergeben können, daß aber eine feste Regel dabei nicht besteht. Es wurden Labilitäten, steile Kurven, abgeschwächte oder verstärkte Toleranz neben völlig normalem Verhalten angetroffen.

Von unseren 35 geprüften Hirnverletzten hatten 14 eine in jeder Hinsicht normale Blutzuckerbelastungskurve (s. 2, 3, 5, 8, 10, 12, 18, 20, 24, 27, 35, 44, 52, 55). Unter den verbleibenden 21 Fällen boten nur 2 (13, 45) wirklich schwere und als sicher pathologisch zu verwertende Ausschläge, während die restlichen 19 nur gewisse Abweichungen vom Normaltyp zeigten, die im Prinzip an das anklingen, was wir von sonstigen hypophysärdiencephalen Störungen kennen, ohne daß allerdings — wie oben gesagt — derartige Reaktionen ausschließlich dabei vorkämen. Das gleiche Resultat einer Zuckerbelastung findet man — wovon wir uns durch zahlreiche Belastungen überzeugt haben — auch bei Hirnverletzungen anderer Lokalisation und selbstverständlich auch einer Reihe anderer Erkrankungen, ja auch bei Gesunden.

Eine verlängerte hyperglykämische Phase von über $2—3^1/_2$ Std Dauer hatten die Fälle 4, 17, 22, 39, 49. Mit Ausnahme des Falles 4 war diese Abweichung so gering, daß sie kaum ernsthaft berücksichtigt zu werden braucht. Bei dem Verletzten unter 4 handelt es sich um die schwerste unserer Hirnverletzungen. Zur Zeit der Belastung, die 5 Wochen nach der letzten Operation vorgenommen wurde, lagen noch 5 (!) Schwämme in Absceßhöhlen, der rechte Seitenventrikel war eröffnet und vereitert, der ganze Prozeß noch aktiv, zudem hatte während der Belastung noch Verbandwechsel und eine Suboccipitalpunktion stattgefunden, so daß man diesen Fall einer frühen schweren Hirnverletzung gleichsetzen muß. Es ist auch wichtig zu unterstreichen, daß die Maxima der hyperglykämischen Ausschläge *nie* pathologische Werte (über 200 mg-%) erreichten und daß in allen Belastungsversuchen niemals Zucker im Urin auftrat. Man kann in diesen Fällen also bestenfalls von einer verzögerten oder überschießenden Anpassung, aber nicht von einem diabetischen Kurvenverlauf sprechen.

Relativ flache hyperglykämische Reaktionen zeigten die Fälle 9 und 32.

Die posthyperglykämische Hypoglykämie fehlte im Falle 48; sie war stark ausgeprägt bei den Fällen 1, 9, 15, 21, 23, 40, 42, 46, 54, wobei im Falle 40, der noch eine extrapyramidale Symptomatologie bot, im Stadium der Hypoglykämie gewisse Schocksymptome sichtbar wurden. Der Kranke schlief ständig ein (eine Verletzungsfolge, die auch sonst in abgeschwächter Form nachweisbar war!).

Steilere Kurven mit lebhaften Ausschlägen hatten die Fälle 6, 15, 21, 23, 37, 54.

Mehrphasig war das Kurvenbild bei Fall 11.

Wirklich *pathologisch* fielen die Kurven *nur* im Falle 13 und 45 aus, die wir länger beobachten konnten: Bei *Fall 13* fehlte $^1/_2$ Jahr nach der Verwundung sowohl bei der einfachen, wie bei der Doppelbelastung die hyperglykämische Reaktion zunächst praktisch ganz, sie trat erst gegen Ende der Kurve gewissermaßen als flache Spätreaktion auf. Auch nach $3^1/_2$ Jahren war sie noch leicht verspätet, flach und von einer starken Hypoglykämie gefolgt. Selbst fast 7 Jahre nach der Verwundung bot sie noch eine erhebliche Abflachung mit nur ganz kurzer, geringer Hyperglykämie und kräftiger hypoglykämischer Nachschwankung. Im *Falle 45* (Hypophysenschußverletzung!) fehlte $^1/_2$ Jahr bei einer Doppelbelastung die hyperglykämische Phase ebenfalls, die Kurve verlief leicht unruhig. Nach 1 Jahr war der Kurvenanstieg kräftig und die hypoglykämische Nachschwankung verstärkt (Kurve vom steilen Typ); 3 Jahre später erschien sie flach und mehrphasig, nach weiteren 5 Jahren völlig normalisiert. Es waren hier also in zeitlicher Aufeinanderfolge ungefähr die Kohlenhydrattoleranzstufen mit groben Ausschlägen durchlaufen worden, wie wir sie angedeutet bei den obigen anderen Fällen in Einzelbildern sahen.

Wir finden also insgesamt als wesentliches Ergebnis dieser Belastungen, daß die hyperglykämische Tendenz (verminderte Kohlenhydrattoleranz) bei unseren Fällen geringer war als die der hypoglykämischen Reaktionsweise (erhöhte Toleranz). Eine wirklich diabetische Kurve als eindeutig pathologischer Ausschlag kam nicht vor, wohl aber gewisse Regulationslabilitäten. Zweimal begegnete uns eine ausgesprochene, ins Pathologische gehende, erhöhte Kohlenhydrattoleranz bei einer traumatischen SIMMONDSschen Kachexie (Fall 45) und einem Verletzten (Fall 13), bei dem eine Mitschädigung der Hypophyse im Bereich des Wahrscheinlichen liegt.

Diese Erfahrung wird in noch ausgesprochenerem Maße durch die *Insulinbelastungskurven* belegt, die wir absichtlich mit kleinen Dosen (1 EH Altinsulin auf je 15 kg Körpergewicht) ausführten, um schwerere Schocks zu vermeiden, und für die wir den intravenösen Weg wählten, um unübersichtliche Resorptionseinflüsse auszuschalten und den Reaktionsablauf abzukürzen.

Von den 31 mit Insulin belasteten Verletzten (25 S- und 6 B-Fälle) hatten 11 (3, 4, 8, 10, 17, 20, 24, 27, 35, 50, 55) einen kurvenmäßig normalen Ablauf der Insulinreaktion, d. h. der Tiefpunkt der Kurve trat nach 15—30 min ein, die Senkung des Blutzuckerspiegels lag zwischen 27 und 45 mg-%, der Ausgangswert wurde ungefähr meist nach 1 Std erreicht. Trotz dieser im ganzen normalen Kurven zeigten aber bereits die 4 letzten (10, 20, 27, 55) deutliche Schockerscheinungen. Hierbei bestätigte sich die alte Erfahrung, daß der Insulinschock keineswegs streng abhängig ist von der absoluten Blutzuckerhöhe noch von der Größe und dem Tempo des Kurvenabfalles. So hatte Fall 10 einen ausgesprochenen Schock (Schwäche und Schweißausbruch) bei einem Blutzuckerwert von 78 mg-% (Abfall um 42 mg-%); Fall 20 bei einem Blutzuckerwert von 72 mg-% (Abfall um 29 mg-%); Fall 27 und 55 bei 62 bzw. bei 58 mg-% (Abfall um 39 bzw. 27 mg-%). Der Abfall um 27 mg-% im Falle 55 war der geringste unter unseren Normalfällen! Größere Kurvensenkungen und tiefere

absolute Blutzuckerwerte führten bei anderen Fällen (z. B. Fall 35 mit 51 mg-%
Blutzucker bei Abfall um 45 mg-%) nicht zum Schock.

Relativ flache und verhältnismäßig kurz ablaufende Reaktionen auf Insulin
sahen wir nur 4mal (Fälle 15, 22, 32, 40). Das Maximum der Senkung des Blutzuckerspiegels lag zwischen 18 und 29 mg-%. Ein Schock trat dabei nicht auf.

Die übrigen 16 (1, 2, 9, 11, 12, 13, 19, 21, 23, 42, 44, 45, 46, 48, 52, 54) Untersuchten (also die Hälfte aller!) hatten eine verstärkte Insulinwirkung, die sich
in einem vertieften und vor allem verlängerten Insulineffekt ausdrückte. Der
Abfall war keineswegs regelmäßig so deutlich wie der protrahierte Verlauf der
Wirkung. Das Maximum der Kurvensenkung lag zwischen 32 und 84 mg-%,
die Rückkehr zum Ausgangswert erfolgte erst nach Stunden. Entsprechend
hatten nur 5 dieser Fälle keine Schockerscheinungen (2, 19, 42, 46, 54).

Auf einige Besonderheiten unter diesen 16 Fällen mag noch hingewiesen
werden: Ein Beispiel für eine kurze, verstärkte Insulinwirkung sind die Fälle
12 und 19; die anderen haben zusätzlich eine verlängerte Reaktion. Im Falle 13
sahen wir 2mal nach $^1/_2$ und $3^1/_4$ Jahren zunächst vor dem Blutzuckerabfall einen
kurzen Anstieg, wie er bei der Insulinwirkung, wenn sehr frühzeitig untersucht
wird, bekannt ist. In allen anderen Fällen erschien diese Vorphase nicht. Mehrere
Wellen im Blutzuckerablauf boten Fall 13, 19 und 45. Den schwersten Schock
und den tiefsten Ausschlag bis herunter zu 22 mg-% Blutzucker hatte Fall 45
mit der Hypophysenschußverletzung und SIMMONDSschen Kachexie.

Ein genauerer *Vergleich der Traubenzucker- und Insulinbelastungskurven am
gleichen Kranken* war uns bei 29 Fällen möglich. Dabei hatten nur 4 Verletzte
(Fälle 3, 24, 35, 55) einen völlig normalen Verlauf beider Kurven; bei 3 weiteren
(Fälle 10, 20, 27) waren beide Kurven zwar auch normal, aber unter der Insulinwirkung kamen schon Schocksymptome auf. Vier andere Fälle (2, 12, 44, 52)
hatten bei ganz normaler Traubenzuckerbelastungskurve eine verstärkte Insulinwirkung. Bei den übrigen 18 machten sich folgende — wenn auch nicht aus-
nahmslose — Regeln geltend: Verlängerte hyperglykämische Reaktion auf
Traubenzucker ging entweder (Fall 4) mit einer normalen oder etwas verminderten
Insulinempfindlichkeit einher (Fälle 17, 22, 32); steile Kurven, tiefe hypoglykämische Nachschwankungen, labile Verläufe und fehlende oder schwache
hyperglykämische Reaktionen auf Traubenzucker waren gewöhnlich von einer
verstärkten Insulinempfindlichkeit begleitet (Beispiele an Hand der Fälle 1, 9,
11, 13, 21, 23, 42, 45, 46, 54). Nur 3 Ausnahmefälle (15, 40, 48) kamen vor, wo
2mal die Insulinwirkung relativ gering war, obwohl bei der Traubenzuckerbelastung eine Labilität und stärkere hypoglykämische Nachschwankung vorhanden waren und wo einmal die Insulinwirkung kräftig hervortrat, obwohl
bei der Traubenzuckerbelastung die hypoglykämische Nachschwankung fehlte.
Diese eben angeführten Regeln gelten nach klinischer Erfahrung in ganz ähnlicher
Weise auch für alle möglichen anderen, besonders endokrine und vegetative
Störungen und stellen insofern für die Hirnverletzten nichts Einmaliges dar.
Einen charakteristischen Kurventyp der Stammhirnverletzten gibt es nicht.

Beziehungen zwischen dem Ergebnis der Belastungskurven und dem Sitz
der Stecksplitter in bestimmten Teilen des Zwischenhirns oder Hirnstammes
ließen sich nicht herausarbeiten. Auch die Komplikationen der Hirnverletzung
und die neurologischen Ausfälle ergaben keine befriedigende Aufklärung dieser

Beobachtungen. Es läßt sich nach vegetativen Prinzipien auf diesem Sektor nur ein gewisses Überwiegen der parasympathicotonen Reaktionsweise im Kohlenhydratstoffwechsel bei unseren Verletzten aufzeigen.

In den Fällen, in denen wir durch wiederholte Belastungen in längeren Abständen die Insulinempfindlichkeit verfolgen konnten, sahen wir verschiedenes Verhalten. Fall 13 hatte sowohl $^1/_2$ Jahr wie $3^1/_4$ Jahre nach der Verwundung eine verstärkte und verlängerte Wirkung. Erst weitere $3^1/_2$ Jahre später war die Reaktion einigermaßen normal. Bei Fall 52 zeigte sich die Insulinwirkung $^3/_4$ Jahre nach der Verletzung eher abgeschwächt, 5 Jahre danach stark erhöht (ähnlich bei Fall 9). Der Fall 45 verriet im Laufe von 4 Jahren eine Abnahme der Insulinempfindlichkeit, wobei nach einem und nach 4 Jahren die maximale Senkung der Kurve beide Male genau 38 mg.-% betrug und der Kurvenverlauf auch sonst sehr ähnlich war. Nach 1 Jahr bekam er noch deutliche Schocksymptome, nach 4 Jahren aber nicht mehr. Nach weiteren 5 Jahren war die Insulinempfindlichkeit wieder deutlich. Es entscheidet also für den Schock nicht nur die Größe des Blutzuckerabfalls und nicht nur die absolute Blutzuckerhöhe, sondern es sind noch andere — unbekannte — Umstände dabei im Spiel.

Es ergibt sich also insgesamt für die Insulinwirkung, daß die Hälfte aller unserer daraufhin untersuchten Hirnverletzten (31 Fälle) einen mäßig verstärkten und verlängerten Insulineffekt hatten. Fast die Hälfte bekamen Schockzeichen. Nur bei 4 Fällen war die Blutzuckersenkung relativ schwach, aber immer noch deutlich vorhanden. Gefehlt hat sie niemals. Danach ist der Insulintest zweifellos ergiebiger als die Traubenzuckerbelastung. Es macht sich bei unseren Verletzten eine gewisse herabgesetzte Insulintoleranz (erhöhte Insulinempfindlichkeit) geltend.

Als wesentliche Ergebnisse für das Verhalten des Kohlenhydratstoffwechsels insgesamt stellen wir für unsere Hirnverletzten zusammenfassend folgendes fest:

In keinem der 56 Fälle wurde ein Diabetes mellitus gefunden. Auch bei erblicher Belastung (in 3 Fällen) trat kein Diabetes auf. Der Nüchternblutzucker war nicht erhöht. Bei peroraler Traubenzuckerbelastung, die bei 35 Verletzten durchgeführt wurde, war in 40% der Fälle die Blutzuckerkurve bei strengen Maßstäben völlig normal; in rund 55% zeigte sie gewisse geringe Abweichungen von der Norm in Gestalt von Labilität, verstärkter hypoglykämischer Nachschwankung, niedriger Hyperglykämie oder etwas verzögertem Abfall der hyperglykämischen Welle. Diese Abweichungen waren so gering, daß ihnen eine einwandfrei pathologische Bedeutung nicht beigemessen werden kann. Eine eindeutig diabetische Kurve oder Urinzuckerausscheidung bei 50 g Traubenzucker per os kam nicht vor. Nur 2 Fälle zeigten eine grob krankhafte Reaktion im Sinne einer stark erhöhten Kohlenhydrattoleranz. Im ganzen überwog eine gewisse Labilität der Kurven und eine Neigung zu erhöhter Kohlenhydrattoleranz, während das Gegenteil (verminderte Toleranz) ganz zurücktrat. Die Insulinempfindlichkeit schon gegen kleine intravenöse Gaben war bei der Hälfte aller 31 daraufhin Untersuchten verstärkt und mit Schocksymptomen verbunden. In der Regel wiesen Labilität, fehlende oder abgeschwächte Hyperglykämie und starke hypoglykämische Nachschwankung bei der Glucosekurve auf eine erhöhte Insulinempfindlichkeit hin. Die Ausschläge der Blutzuckerreaktion auf Insulin waren dem Ausmaß nach beträchtlicher als die auf Glucose. Dieses Verhalten des Zuckerstoffwechsels, das von anderen hormonalen und vegetativen Störungen her genügend bekannt ist, hat in seiner Art für die Stammhirnverletzten nichts allein Charakteristisches. Eine „typische" Kurve der Stammhirnverletzten gibt es weder für die Traubenzucker- noch Insulinbelastung. Der Ausfall dieser Reaktion ist von dem engeren Sitz der Läsion in bestimmten Abschnitten des Stammhirns ganz unabhängig. Auch die Schwere der Verletzung und ihre chirurgischen und neurologischen Komplikationen sind nicht entscheidend dafür. Man findet praktisch das gleiche Verhalten auch bei Hirnverletzungen anderer Lokalisation (s. S. 301).

3. Hämatopoese.

Um eventuelle Rückwirkungen der Hirnverletzung auf die *blutbildenden Organe* sicherzustellen, wurden bei 37 unserer Fälle Blutbilder angefertigt. Es werden dabei nur die Hämogramme berücksichtigt, die in der Zeit nach der Abheilung der Hirnverletzung entstanden waren, um sekundäre Einflüsse einer floriden Infektion auszuschließen. Über die zentrale Steuerung der Blutzellbildung ist relativ viel geschrieben worden. Wir berücksichtigen hier nicht den Status während der akuten Hirnverletzung, sondern das Stadium des chronischen, bleibenden Hirnschadens ohne klinisch greifbare entzündliche Reaktionen an der Hirnnarbe, den Meningen oder sonstige Erkrankungen, die das Blutbild verändern konnten.

Der *Hämoglobingehalt* und die *Zellzahl der roten Blutkörperchen* lagen gewöhnlich im Bereich der Norm. Erniedrigungen kamen nicht vor, bis auf den Fall 32, der sich mit einem Hämoglobinwert von 72% und einer Erythrocytenzahl von 3,5 Millionen von einem stärkeren Blutverlust noch nicht erholt hatte. Leicht erhöhte Werte über 100—113% Hämoglobin und Erythrocytennzahlen bis 5,7 Millionen trafen wir an in den Fällen 18, 23, 44, 49, 52. Bei Kontrollen in 4 dieser Beobachtungen waren die Werte niedriger (90—107%). Dabei bestand keine Leukocytose. Klinisch kam das Bild einer Polyglobulie niemals zu Gesicht.

Die *Gesamtzahl der Leukocyten* lag nie über 8700; 5mal (7, 10, 14, 49, 54) hatte sie Werte zwischen 8000 und 8700, unter 4000 wurde sie 5mal (1, 5, 21, 32, 49) angetroffen (Minimalwert 3200).

Im *Differentialblutbild* kamen gröbere Verschiebungen nicht vor. Manchmal machte sich eine Eosinophilie bemerkbar (über 4% in den Fällen 7, 15, 22, 28, 41, 44, 45, 49, 54). Diese Eosinophilie war bei Kontrollen nicht konstant. Lymphocytosen über 50% begegneten uns 3mal (Fälle 9, 41, 52). Sie waren ebenfalls variabel.

Da gerade die Zellverteilung sehr labil und von vielen Faktoren abhängig ist und Eosinophilie und Lymphocytosen bei unseren Soldaten im Krieg allgemein häufig vorkamen, kann diesen geringen Abweichungen auch angesichts der Tatsache, daß die meisten Blutbilder unserer Verletzten einwandfrei waren, keine besondere Bedeutung zuerkannt werden.

Auch die Senkung war in den kontrollierten Fällen in Ordnung.

Wir haben zusammenfassend also *für die Funktion der blutbildenden Organe bei unseren Stammhirnverletzten keine greifbaren Störungen beobachtet, die als Dauerfolgen der Hirnverletzung angesprochen werden könnten. Vor allem entwickelte sich keine Polyglobulie. Die gleiche Erfahrung sammelten wir an 200 Blutbildern auch anderer offener Hirnverletzter. Es gibt kein für diesen chronischen Status der Hirnschußverletzung charakteristisches Blutbild, auch nicht bei sicherer Stammhirnläsion.*

4. Erkrankungen des uropoetischen Systems.

Zu Erkrankungen der Nieren und ableitenden Harnwege haben wir an unseren Verletzten folgende Feststellungen machen können:

Die vielfachen Urinuntersuchungen bei allen unseren Verletzten ergaben sehr wenig pathologische Befunde. Wenn wir davon absehen, daß bei 3 Fällen (15, 18, 21) je einmal eine ganz kurze geringe Glykosurie durch Kohlenhydrat-überfütterung (s. Kohlenhydratstoffwechsel) gefunden wurde, so hatten 7 Verletzte vorübergehend geringe Veränderungen im Urin.

Im Falle 12 wurden 4 Wochen nach der mit einer Meningitis einhergehenden Verwundung ganz flüchtig eine Spur Eiweiß und einige Leukocyten im Urin gefunden; später war er immer einwandfrei. Die Fälle 32, 34, 35 hatten einige Leukocyten und ganz vereinzelt Erythrocyten ohne Eiweißbefund bei normalem Blutdruck vorübergehend im Urinsediment. Zu anderen Zeiten war der Urin in Ordnung. Bei 32 und 35 war dabei die Hirnwunde infiziert. Im Falle 37 wurden 2 Monate nach der Verwundung für kurze Zeit Leukocyten im Urin gesehen; später war der Urin immer normal. Bei Fall 43 mit einer lange eiternden Schuß-bruchosteomyelitis des rechten Unterschenkels fand man 14 Tage nach der Verwundung ganz passager eine Spur Eiweiß und eine Leukocytenvermehrung bei normalem Blutdruck; später war nie mehr ein abnormer Befund im Harn.

Es sind dies ausgesprochen passagere Bagatellbefunde, die bedeutungslos sind und einer weiteren Erörterung nicht bedürfen.

Nur im *Falle 3* hat möglicherweise eine ganz leichte, flüchtige Nephritis vorgelegen, soweit darüber die Krankenblattaufzeichnungen ein Urteil zulassen. 5 Wochen nach der Verwundung und primär geheilter Operationswunde wurden im Urin ohne Eiweißausscheidung einige Erythrocyten, Leukocyten und hyaline Zylinder bei einem Blutdruck von 135/110 mm Hg beschrieben. 8 Tage später und in der Folgezeit war der Urin ganz in Ordnung, der Blutdruck mit 110/70 und 120/80 normal und die Urinkonzentration mit 1035 einwandfrei. Der Verletzte hatte eine Reihe von Infekten in der Anamnese. Hier ist also — wenn eine abortive Nephritis vorgelegen hat — die Nierenerkrankung ganz leicht und flüchtig gewesen.

Sonst waren die Urinbefunde bei allen unseren Patienten immer völlig normal. Ein Nierensteinleiden kam niemals zu Gesicht.

Wir konnten damit also trotz der zahlreichen und oft schweren Wund- und anderen Infektionen bei unseren Verletzten irgendeine Tendenz zu Nierenerkran-kungen — besonders Steinleiden oder Nephritis — nicht konstatieren.

5. Erkrankungen der Respirationsorgane.

Sie spielten bei unseren Hirnverletzten überhaupt keine Rolle. Über anfängliche Störungen der Atemregulation im Zusammenhang mit der Hirnverletzung können wir keine Angaben machen, da entsprechende Eintragungen in den Krankenblättern in keinem Falle enthalten waren. Zur Zeit unserer Beobachtung kamen sie nicht vor.

Zweimal (Fall 15 und 38) bestand ein ganz geringer zäher Katarrh über den Lungen. Im Falle 15 ließ sich die Ursache nicht sicher aufklären (mit 3 Jahren Pneumonie). Im Falle 38 litt der Vater an Bronchialasthma; der Verletzte selbst hatte 1942 einen rechtsseitigen Lungendurchschuß davongetragen und schon seit Jahren bei Belastung leichte Atembeschwerden. Hier dürfte es sich um eine leichte, konstitutionell begründete, chronische Bronchitis handeln. Ein weiterer Fall (33) hatte im Gefolge eines Lungensteckschusses mit Hämatothorax eine kleine Pleuraschwarte. Der Verletzte unter 6 machte 1 Jahr nach seiner Hirnverletzung eine typische croupöse Pneumonie durch, auf die wir noch in dem Kapitel über Infekte zu sprechen kommen werden.

Bei 41 unserer 56 Verletzten führten wir eine Röntgenuntersuchung der Thoraxorgane durch. In keinem Falle ergab sich ein pathologischer Befund.

6. Erkrankungen des Intestinaltraktes.

Die Symptome von seiten des Intestinaltraktes, die wir für unsere Fälle gemeinsam betrachten wollen, teilen wir am besten in solche *subjektiver* und *objektiver Art* auf. Gerade in der Anamnese lassen sich hier in einigen Punkten Besonderheiten aufzeigen, die mit den üblichen Untersuchungsmethoden nicht faßbar sind.

40 unter unseren 56 Hirnverletzten hatten nach ihren Angaben weder vor noch nach der Verwundung je irgendwelche Störungen ihres Intestinaltraktes bemerkt.

Bei 5 Fällen (12, 13, 25, 42, 52) erfuhren wir, daß unwesentliche, schon vor der Hirnverletzung vorhandene Beschwerden nach dieser unverändert bestehen blieben oder sich besserten, aber nicht zunahmen. Es handelte sich dabei um gelegentliches Sodbrennen, empfindlichen Magen und dyspeptische Beschwerden.

Die restlichen 11 Kranken bekamen ihre Beschwerden erst nach der Verwundung: 2 (Fälle 4 und 11) wurden nur während der durch die Verwundung erzwungenen Bettruhe obstipiert. Bei 2 anderen (Fälle 3 und 10) verschlechterte sich nach der Verwundung vorübergehend der Appetit. Im Falle 45 mit der Hypophysenschußverletzung schwand der Appetit anfangs ganz, um sich in 9 Jahren wieder fast zu normalisieren; anfängliche schwere Durchfälle verloren sich in der gleichen Zeit bis auf eine unbedeutende Durchfallneigung. Bei 3 weiteren stellten sich die Beschwerden erst sehr spät ein: Im Falle 54, $4^1/_2$ Jahre nach der Verwundung, Sodbrennen bei Süßigkeiten, im Falle 44 nach 5 Jahren und im Falle 9 nach 7 Jahren Ulcusbeschwerden.

Besonders wichtig erscheinen die 3 letzten Fälle (1, 39, 40), bei denen eine deutliche *Steigerung des Appetits* eintrat. Im Falle 1 kam es anfangs nach der Verletzung zu einer Polyphagie, die in einigen Wochen abklang. Sie trat gleichzeitig mit einer Steigerung der Sexualität und mit einer Blasen-Mastdarminkontinenz auf. Das Körpergewicht stieg dabei nicht an. Auch der Kranke unter 39 berichtete von einer vorübergehenden, 2 Monate anhaltenden Verstärkung des Nahrungsbedürfnisses, die sich 9 Wochen nach der Verwundung zuerst bemerkbar machte und dann wieder abklang; dabei keine Gewichtszunahme. Bei dem Verletzten unter 40 war die Appetitsteigerung bleibend; er nahm 8 kg an Gewicht zu.

In diesem Zusammenhang mögen auch die im Anhang aufgeführten Krankengeschichten (57, 58, 59) Aufmerksamkeit finden. Der Patient 57 mit der konstitutionellen Fettsucht bemerkte zuerst 7 Monate nach der Verwundung eine stark vermehrte Eßlust, die auch objektiv auffiel; mit ihr zusammen stieg das Gewicht an. Ebenso steigerte sich die Appetenz bei dem Fettsüchtigen unter 59 für 4 Wochen besonders stark, als er $2^1/_2$ Monate nach seiner Hirnschußverletzung wegen eines Spätabscesses, an den sich eine Encephalitis und Meningitis anschloß, operiert worden war. Er sprach von einem ungewöhnlich großen Nahrungsbedürfnis, so daß er „Tag und Nacht" essen konnte. Gleichzeitig setzte die Gewichtszunahme ein. Ein Gegenstück dazu bietet der Fall 57 mit seiner schweren Schlafsucht, die mit einer Minderung einer ganzen Reihe anderer vitaler Tendenzen einherging; er hatte wenig Eßlust; seine Lieblingsspeisen reizten ihn nicht mehr; gleich nach dem Essen trat Stuhldrang ein; das Gewicht ging um 7 kg herunter; verminderte Flüssigkeitsaufnahme; die Libido ließ nach; er wurde apathisch und interesselos. Das Bild erinnert an den Hypophysen-schußverletzten unter 45, besonders auch bezüglich der Erscheinungen von seiten des Intestinaltraktes!

Wir stellen also zur Anamnese über die Beschwerden im Magen-Darmkanal bei unseren Hirnverletzten fest, daß das Gros keine Störungen bemerkte. Bei einigen blieben leichte alte Beschwerden bestehen oder besserten sich. Ulcus-beschwerden oder Blutungen kamen als Frühsymptome überhaupt nicht vor. Nur in 2 Fällen (9, 44) zeigten sich Ulcusbeschwerden erstmals nach rund 5 bzw. 7 Jahren. Viel wichtiger als diese erscheinen die Abwandlungen des Appetits, die als seine Verminderung in der ersten Zeit während des akuten Stadiums der Hirnverletzung als vorübergehendes Zeichen bei unseren Kranken weniger be-deutsam waren als später einsetzende anhaltende Inappetenz (Fall 45, 57) und vor allem als krankhafte Steigerung vorübergehender oder bleibender Art (Fälle 1, 39, 40, 57, 58, 59). Haben wir doch gerade in der Appetenz die mächtigste vitale Triebregung vor uns. Vielleicht liegt gerade hierin auch mit ein Schlüssel zum Verständnis der Fett- und Magersucht mancher solcher Verletzten.

Als *objektive Befunde* am Verdauungstrakt zogen wir die *Magensaftsekretions-kurve* nach Coffeinprobetrunk und die *Röntgenuntersuchung* heran. Gastroskopien führten wir nicht aus.

39 unserer Hirnverletzten wurden ausgehebert und die *Sekretionskurve* ge-wonnen. Wir fanden 19mal normacide, 11mal superacide, 4mal subacide, 4mal anacide Säurewerte und 1mal eine Achylie. Für die Säureverminderungen ließen sich in allen Fällen einleuchtende, außerhalb der Hirnverletzung gelegene Erklärungen geben.

Der *Fall 42* mit Achylie hatte eine alte Dyspepsie und eine schwere Hepatitis durch-gemacht. Der Vater war 25 Jahre magenleidend (Ulcus?).

Bei den 4 Fällen mit Anacidität konnten folgende Gründe für die Sekretionsstörung verantwortlich gemacht werden:

Fall 6: Leberschaden mit vergrößerter, leicht derber Leber und Urobilinogenvermehrung im Urin. *Fall 13:* Chronische Malaria und mit 11 Jahren Appendicitis und Peritonitis. *Fall 25:* Alte dyspeptische Beschwerden nach einer Pneumonie mit 17 Jahren. *Fall 35:* Perniziöse Anämie des Vaters.

Ähnlich lagen die Verhältnisse bei den Subaciditäten:

Fall 3: Infekte und eine Peritonitis 8 Jahre vorher. *Fall 11:* Alter Basedow. *Fall 26:* Chronische Malaria. *Fall 48:* Schwere Hepatitis 1 Jahr vorher.

Von diesen 9 Fällen mit Säuremangel hatten nur 4 (3, 13, 25, 42) Beschwerden.

Die 11 Verletzten mit Superacidität (Fälle 5, 9, 18, 19, 21, 27, 32, 35, 37, 40, 43), von denen Fall 40 einen Klettertyp seiner Kurve bot, hatten alle keinerlei Magenbeschwerden.

Der organische Röntgenbefund am Magen war bei allen diesen Fällen bis auf Fall 37 mit leichter Gastritis in Ordnung. Als unbedeutende Funktionsstörungen, wie man sie bei der Röntgenuntersuchung auch ganz Gesunder oft findet, boten 6 von ihnen (Fälle 18, 19, 27, 32, 35, 40) regellos einen anfangs erhöhten Pylorustonus, eine Hypermotilität, eine beschleu-nigte Entleerung oder selten eine leichte Sekretvermehrung. Ein Ulcus oder eine Narbe waren nicht darunter.

Auch die normaciden Sekretionskurven differierten nicht selten untereinander erheblich in ihrem Ablauf. Im ganzen war keine bestimmte Regel zwischen dem Säureverhalten und den Magen-Darmbeschwerden erkennbar bis auf die Fälle von Anacidität und Achylie. Eine irgendwie charakteristisch veränderte Sekretionskurve gab es für unsere Verletzten nicht. Die Kurven zeigten auch keine Abhängigkeit von dem Sitz der Verletzung, ihrer Schwere oder ihren Komplikationen. Die relativ hohe Zahl verminderter Säurewerte erklärt sich sicher zum großen Teil aus Infekten, die vorher oder im Rußlandfeldzug durchgemacht wurden.

Was den *Röntgenbefund* am Magen angeht, der bei 41 unserer Hirnverletzten erhoben wurde, so war das Ergebnis bezüglich organischer Veränderungen relativ gering; funktionelle Abartigkeiten kamen öfter vor, sie hielten sich aber mit wenigen Ausnahmen im Rahmen der auch bei Gesunden sonst zu findenden leichten Störungen der Sekretion und Motilität, so daß wir ihnen einen pathologischen Wert nicht zuerkennen möchten.

Im einzelnen hatten 33 dieser Fälle einen organisch völlig normalen Röntgenbefund am Magen und oberen Dünndarm, 5 Zeichen nur einer Gastritis, 3 einen Narbenbulbus bzw. Status nach Ulcus duodeni. Gewisse funktionelle Abweichungen von der Norm fanden wir bei den 33 organisch gesunden Mägen 7mal in Gestalt einer geringen Sekretionsvermehrung und 21mal in geringen Abwandlungen der Motilität und des Tonus, die wir nicht als pathologisch ansehen können. Gemeint sind leichte Tonuserhöhungen oder Herabsetzungen des Pylorus, hypertonische oder mehr schlaffe Wandspannung des Magens, Hyper- oder Hypomotilität und eher schnelle oder etwas verzögerte Entleerung. Konstante Beziehungen der Tonus- oder Motilitätsverhältnisse zur Sekretionskurve bestanden nicht. Im allgemeinen zeigten die hyperaciden Mägen mehr hypertonische, die sub- und anaciden mehr hypotonische Phänomene. Es kamen, wenn auch in minderer Zahl, aber ebenso gegenteilige Verhaltensweisen vor. Eine feste Regel ließ sich nicht finden. Das gleiche gilt für die leichte, röntgenologisch faßbare Sekretvermehrung, die sowohl bei sonst funktionell ganz einwandfreien Mägen als auch bei schlaffen oder hypertonischen Zuständen beobachtet wurde. Eine ähnliche Regellosigkeit verriet sich zu eventuellen, oben angeführten leichten Beschwerden. Wir stellen hier die gleichen Verhältnisse fest, wie wir sie sonst in der Klinik kennen: Die Sekretions- und Motilitätsbefunde am Magen stehen in keiner festen regelhaften Bindung untereinander und zu eventuellen Beschwerden, soweit nicht eine Gastritis oder ein Ulcusleiden vorliegt. Ebensowenig konnten wir irgendwelche Bindungen an den Sitz, die Schwere oder die Komplikationen der Hirnverletzung bei den Röntgenbefunden herausstellen.

Die pathologischen Röntgenbefunde am Magen umfassen 5 Gastritis- und 3 Ulcusfälle (3, 13, 22, 37, 52 bzw. 9, 24, 44), auf die wir kurz eingehen müssen:

Im Falle 3 lag eine leichte subacide Fornixgastritis ohne Magenbeschwerden vor, deren Entstehung wahrscheinlich auf frühere Infekte zurückging. Im Fall 13 hatten schon lange Magenbeschwerden und objektiv eine leichte anacide Korpusgastritis vorgelegen, deren Ursprung ebenfalls in Infekten (Peritonitis, Malaria) angenommen werden konnte. Die hyperacide Gastritis des Falles 37, die zu keinen Beschwerden Anlaß gab, verdankt ihre Entstehung möglicherweise auch Infekten, wenngleich diese Annahme weniger sicher ist. Im Falle 52 handelte es sich um einen normaciden Reizmagen mit sehr geringen Beschwerden, dessen erste Symptome schon zu Beginn des Rußlandfeldzuges lange vor der Hirnverletzung in Erscheinung traten.

Eine eigenartige Beobachtung stellt der Verletzte unter 22 dar. Bei diesem 21jährigen psychopathischen Mann lag der links temporobasal eingedrungene und komplikationslos eingeheilte Stecksplitter direkt links hinter der Sellalehne, wo er zu einer Mittelhirnläsion geführt hatte. Ohne sonstige weitere vegetativ-hormonale Ausfälle und bei in diesem Zusammenhang leerer Anamnese und bei ständig völliger Beschwerdefreiheit von seiten der Verdauungsorgane bot er einen ungewöhnlich großen, schlaffen, atonischen, hypersekretorischen, gastritischen Magen mit einem hoch- und spätaciden, stark hypersekretorischen Klettertyp der Saftkurve, wie wir ihn sonst bei der Röntgenuntersuchung von über 300 Mägen Hirnverletzter nie wieder gesehen haben und wie man ihn gelegentlich bei Ulcus-kranken einmal antreffen kann. Dabei lag aber sicher kein Ulcus vor. Während 3 Wochen wurde bei 3 Untersuchungen der Befund — wenn auch mit einer gewissen Besserungstendenz — immer wieder bestätigt. Wir müssen bis auf weitere Erfahrungen die Frage offen lassen, ob wir hier eine durch das Hirn-trauma bedingte zentrale vegetative Innervationsstörung vor uns haben, oder ob mehr konstitutionelle oder lokale Ursachen in der Peripherie dafür verant-wortlich zu machen sind. Auffällig für eine zentrale Genese wäre das Fehlen jeglicher weiterer Störungen im Intestinaltrakt und der sonst regelrechte Befund der übrigen vegetativen Regulationen. Auch die nächsten 7 Jahre blieb dieser Verletzte beschwerdefrei.

Zur Frage der zentralen Ulcusgenese können wir folgende Erfahrungen bei-bringen:

Bei keinem unserer Stammhirnverletzten trat im engeren Anschluß an die Hirn-verletzung ein irgendwie ulcusverdächtiger Symptomenkomplex auf. Das gleiche gilt übrigens für die große Zahl anderer Hirnverletzungen aus unserem Untersuchungs-gut. Es wurde auch in keinem Falle der rund 2000 Hirnverletzten, die unser Lazarett in der Beobachtungszeit durchliefen, eine akute Magen-Darmblutung gesehen. Nach mündlichen Mitteilungen unserer Hirnchirurgen, die zum Teil mehrere Jahre frontnäher operierten, war ebenfalls keinem ein solches Ereignis in Erinnerung. Wir haben auch bei unseren Röntgenuntersuchungen sowohl in dieser hier behandelten Serie als auch bei rund 300 weiteren Magenkontrollen nie ein frisches Ulcus im Magen oder Duodenum gesehen, das als zentrales Ulcus hätte angesprochen werden können. Wohl kamen vereinzelt Ulcusrezidive bei alten Ulcusträgern längere Zeit nach der Hirnverletzung vor. Zahlenmäßig war dieses Ereignis selten und die Gesamtsituation dann so, daß sich ein solches Ulcus zwanglos als „Spontanrezidiv" einer alten Ulcuskrankheit auffassen ließ. Es gab auch alte Ulcusträger, die nach der Hirnverletzung beschwerdefrei blieben.

In der hier abgehandelten Serie fanden wir im Falle 24 und 44 einen Narben-bulbus, im Falle 9 einen Spasmus distal im Bulbus.

Die *Beobachtung unter 24* betraf einen 33jährigen konstitutionell debilen Landarbeiter mit einem links frontobasal eingedrungenen, links neben und hinter der Sellalehne lokalisierten Stecksplitter, der komplikationslos einheilte. 2 Monate nach der Verletzung wurde bei Normacidität ein Narbenbulbus ohne gröbere Ulcusgastritis gefunden. Der Mann hatte nie Magenbeschwerden gehabt. Es war ein unerwarteter Zufallsbefund. Wegen des kurzen zeitlichen Abstandes von der Hirnverletzung, wegen des Fehlens einer gröberen Ulcusgastritis und der leeren Anamnese ist es unseres Erachtens näherliegend, hier einen alten, wahrscheinlich längst vor der Hirnverletzung entstandenen und nur gelegentlich der Hirnläsion entdeckten Befund anzunehmen, als ein seit der Hirnverletzung entstandenes und inzwischen abgeheiltes Ulcus zu unterstellen. Eine absolut sichere Entscheidung ist bei dieser Sachlage natürlich nicht möglich. Bei der Indolenz des Kranken gelang es nicht, die Vorgeschichte in irgendeiner Richtung zu dieser Frage aufzuhellen.

Der zweite *Verletzte unter 44* hatte mit 19 Jahren bei völlig leerer Vorgeschichte und einem links mediooccipital eingedrungenen und in die Gegend der Glandula pinealis eingesprengten kleinen Stecksplitter zunächst keinerlei Magenbeschwerden und keine gröberen klinisch greifbaren vegetativen Störungen. 5 Jahre nach der Hirnverletzung bekam er mit 25 Jahren zum erstenmal Ulcusbeschwerden, denen ein damals nachgewiesenes und behandeltes Ulcus duodeni zugrunde lag. 2 Jahre später fanden wir bei praktischer Beschwerdefreiheit einen Narbenbulbus und eine Gastritis.

Der *Fall 9* betrifft einen bei der ersten Untersuchung 22jährigen Mann mit einem durch das linke Oberlid in die rechte vordere Seitenwand des 3. Ventrikels eingesprengten Stecksplitter. $^{1}/_{2}$ Jahr nach der Verletzung war der Magen bei etwas hohen Säurewerten röntgenologisch einwandfrei. Rund 7 Jahre nach der Verwundung traten die ersten ulcusverdächtigen Magenbeschwerden auf, die 2 Monate anhielten. Damals wurde auswärts ohne Gastritiszeichen bei der Röntgendurchleuchtung ein Ulcus duodeni gefunden, von dessen Sicherung durch eine Aufnahme wir uns überzeugen konnten. $^{3}/_{4}$ Jahr später stellten wir distal im Bulbus einen Ringspasmus fest, der sich bei Breidurchtritt voll öffnete. Es war jetzt weder eine Gastritis noch ein Ulcus noch eine Narbe erkennbar.

Die beiden letzten Fälle (9, 44) gehören in das Gebiet des sog. „Spätulcus" nach Hirnverletzung, das recht problematisch ist. Wir werden darauf weiter unten noch zurückkommen und begründen, weswegen wir einen Zusammenhang mit der Hirnverletzung für sehr fraglich halten. Darüber hinaus haben wir auch bei unseren jetzt fast 8 Jahre laufenden Katamnesen (in 36 Fällen) später nie von einem Ulcus bei den Hirnverletzten dieser Serie etwas Positives gehört oder bei Nachuntersuchungen gesehen.

In 5 Fällen (42, 50, 51, 55, 56) hatte ein Elternteil der Verletzten ein Ulcusleiden, bei 2 weiteren (12 und 39) bestanden bei einem Elternteil ulcusverdächtige Beschwerden. Keiner dieser Fälle hatte vor oder nach der Hirnverletzung Ulcusbeschwerden oder objektiv ein Ulcus bekommen.

Anhangsweise sei erwähnt, daß wir auch die *Gebißverhältnisse* bei unseren Verletzten beobachtet haben. Das Gebiß war oft ungepflegt. Bei 17 Fällen war das Zahnfleisch zum Teil aufgelockert, leichter entzündet, retrahiert oder eine Paradentose im Gange, wobei die älteren Jahrgänge sichtbar bevorzugt waren. Keiner gab an, daß diese Veränderungen erst nach der Hirnverletzung entstanden seien, und in keinem Falle entwickelten sich während der Hirnstammverletzung daraus irgendwelche Komplikationen, was mit Rücksicht auf die SPERANSKYschen Tierexperimente wichtig zu betonen erscheint.

In einer kurzen *Zusammenfassung* unserer Untersuchungsergebnisse am Intestinaltrakt möchten wir folgendes hervorheben:

Im Hinblick auf intestinale *Beschwerden* ist zu bemerken, daß ulcusverdächtige Störungen nur in 2 Fällen 5 bzw. 7 Jahre nach der Hirnverletzung erstmals aufkamen. Sonst bezogen sich die Klagen im wesentlichen auf leichte, meist dyspeptische Erscheinungen und vor allem auf die uns wichtig erscheinende Abwandlung der Appetenz. Unter den 56 Stammhirnverletzten hatten 40 nie irgendwelche Klagen. Bei 5 Fällen bestanden sie schon vorher und blieben unverändert oder besserten sich. Die restlichen 11 Fälle mit erstmaligen Beschwerden nach der Verletzung hatten entweder unwesentliche Belästigungen oder einmal eine Verdauungsstörung durch Hypophyseninsuffizienz oder Änderungen der Appetenz im Sinne der Steigerung (3mal) oder der Herabsetzung (2mal). 3 weitere Beobachtungen des Anhanges (Fälle 57, 58, 59) illustrieren die Bedeutung dieses Phänomens besonders und zeigen vielleicht Beziehungen zur Genese der „cerebralen" Fettsucht. Die *objektiven* Erhebungen an der Magensaftsekretionskurve und am Röntgenbefund des Magens ergaben gleichsinnig, daß feste Beziehungen zwischen diesen Befunden untereinander oder zum Sitz, zur Schwere und den Komplikationen der Hirnverletzung oder auch zu den Beschwerden im allgemeinen nicht zu erkennen waren. *Für derartige Stammhirnverletzte kann man weder eine irgendwie typische Sekretionskurve des Magensaftes noch irgendwie bezeichnende organische oder funktionelle Abwandlungen am Magenröntgenbefund erheben.* Von 39 Magensaftkurven waren 19 normacide, 11 superacide und 9 sub- oder anacide oder achylisch. Für die Fälle mit verminderten oder fehlenden Säurewerten ließ sich die Ursache in verletzungsfremden Umständen aufweisen. Bei 41 Röntgenuntersuchungen des Magens trafen wir 33mal organisch völlig gesunde Mägen, 5mal Gastritis, 2mal einen Narbenbulbus, 1mal einen Ringspasmus im Bulbus nach Ulcus, nie aber ein frisches Ulcus. Relativ oft zeigten sich bei den organisch einwandfreien Mägen leichte Abwegigkeiten der Sekretmenge, des Tonus und der Motilität, allerdings in einer Ausprägung, die noch nicht als pathologisch angesprochen werden konnte. Nur bei Fall 22 trafen wir ein ungewöhnlich schweres Bild mit Supersekretion, Atonie und gastritischem Relief. Für die beiden Fälle mit narbig deformiertem Bulbus und einem weiteren Fall von „Spätulcus" werden wir später Gründe anführen, die sehr gegen einen Zusammenhang dieses Befundes mit der Hirnverletzung sprechen.

7. Verhalten des kardiovasculären Systems.

Den Befunden am kardiovasculären System, dem wir uns jetzt zuwenden, kommt eine besondere Bedeutung zu, weil viele der Beschwerden nach Hirnverletzungen wahrscheinlich auf örtliche oder allgemeine vasomotorische Störungen zurückgehen und weil die Frage der zentralen Hypertension und zentralen Herzrhythmusstörungen immer noch aktuell ist.

Wir wollen auch in diesem Abschnitt die *subjektive* und *objektive* Seite dieses Problems trennen und Herzbefund und Vasomotorenreaktionen auseinanderhalten, soweit das möglich ist, da es sich eigentlich um ein einheitliches System handelt.

Von seiten des *Herzens* gaben unsere Hirnverletzten verhältnismäßig wenig und geringe Beschwerden an. In 7 Fällen (1, 3, 10, 11, 16, 48, 56) klagten die Kranken über Herzstiche, Herzklopfen, gewisse Herzsensationen, vor allem in Beziehung zu Belastungen und Aufregungen erstmals nach der Verwundung, entweder ganz vorübergehend (2mal) oder bleibend (5mal). 2 weitere (32, 52) hatten solche Belästigungen schon vorher und behielten sie unverändert. Einer (47) hatte leichte Luftknappheit bei Anstrengungen bekommen. Im ganzen waren die Beschwerden immer sehr gering und wurden nie spontan, sondern erst auf ausdrückliches Befragen geäußert. Sie spielten praktisch im Gesamtbild der sonstigen Klagen gar keine Rolle. Wir haben auch die Sensationen in der Herzgegend unserer Fälle mit denen bei Hirnverletzungen anderer Lokalisation statistisch verglichen und keinerlei Unterschiede in der Häufigkeit finden können. Hirnverletzte insgesamt hatten diese Klagen zu etwa 14%, gesunde Vergleichspersonen zu rund 10%.

In ähnlicher Weise war der objektive Befund am Herzen bei unseren Verletzten fast durchgehend einwandfrei. 10mal (9, 12, 25, 28, 35, 38, 46, 47, 50, 55) war die Systole unrein. Niemals reichte der Befund aber zur Annahme eines Vitiums bis auf Fall 44 aus.

Rhythmusstörungen kamen überhaupt nicht vor. Es ist möglich, daß solche gleich nach der Verletzung vorübergehend bestanden haben; wir fanden aber nie in den Krankenblättern irgendwelche Hinweise darauf und keiner der Verletzten machte hierzu eine bejahende Angabe. Diese Erfahrung bestätigte sich auch an unseren anderen 723 Hirnverletzten, von denen nur einer eine Extrasystolie hatte, die aber erwiesenermaßen alt war.

Im *Falle 44* fanden wir bei der ersten Untersuchung $^3/_4$ Jahre nach der Verletzung ein systolisches Geräusch am Herzen. 7 Jahre später hatte dieser junge Mann eine sichere Aorteninsuffizienz. Der Blutdruck betrug entsprechend anfangs 105/70, später 105/50. Das Herz war dabei nicht vergrößert, im Elektrokardiogramm zeigte sich nur eine Linkshypertrophie. Die Anamnese war völlig leer. Eine Lues ließ sich ausschließen. Der Kranke wußte nichts von einem Vitium und hatte niemals Herzbeschwerden. Die Hirnverletzung verlief ohne Infektion. Ein Zusammenhang zwischen ihr und dem Vitium dürfte deswegen abzulehnen sein.

Im *Falle 8* wurde im 44. Lebensjahr $8^1/_2$ Jahre nach der Verwundung ohne jede Beschwerden und ohne jeden weiteren Befund am Herzen ein Linksschenkelblock gefunden, dessen Genese fraglich bleiben muß, zumal vorher kein Elektrokardiogramm angefertigt wurde.

Die sog. *vasomotorischen Beschwerden* sind als solche schwer zu umreißen, da wir nicht sicher wissen, ob Kopfschmerzen, Schwindel usw. bei den Hirnverletzten wirklich immer oder wesentlich allein durch örtliche vasomotorische Störungen entstehen. Sicher gibt es auch andere Ursachen dafür. Wenn wir diese Klagen mit bekannten vasomotorischen Erscheinungen, etwa des Hochdrucks, des Klimakteriums, der Hypotonie, Migräne usw. vergleichen, so haben sie zweifellos eine andere Färbung. Wir wollen damit sagen, daß es unsicher ist, wenn wir von vasomotorischen Beschwerden in der üblichen Weise bei unseren Fällen sprechen, ob es sich hier wirklich immer um primäre Gefäßinnervations- und Blutverteilungsstörungen handelt.

Fassen wir einmal unter diesen Einschränkungen Kopfschmerzen, Schwindel, Schweißneigung usw. als vorwiegend vasomotorisch bedingte Klagen unserer Verletzten auf, so ergibt sich einmal, daß das Ausmaß dieser Beschwerden trotz der Erheblichkeit der Läsionen vielfach relativ gering war. Das mag zum Teil damit zusammenhängen, daß die Kranken den Anforderungen des Konkurrenzkampfes im freien Leben noch nicht ausgesetzt waren, daß sie einer weiteren Besserung und einer ausreichenden Versorgung noch optimistisch gegenüberstanden, daß sie in ihrer Selbstkritik zum Teil gestört waren, daß sie mit verschwindenden Ausnahmen keinerlei Tendenz zur psychogenen Überlagerung boten und daß sie sich vielleicht in ihrer soldatischen Haltung keiner Schwäche zeihen lassen wollten. Wo wir Nachuntersuchungen und Nacherhebungen anstellten, machte sich bei über der Hälfte der Fälle eine Zunahme der Klagen bemerkbar, die im allgemeinen als objektiv gelten konnten. Nur einmal wurde von einer Besserung gesprochen. Rund 20% unserer Verletzten gaben zur Zeit unserer ersten Untersuchungen überhaupt keine Klagen im Sinne der vasomotorischen Störungen an und weitere 25% kaum nennenswerte Belästigungen dieser Art. 2 Fälle (23 und 43) hatten überhaupt niemals Kopfbeschwerden gehabt. Dabei war die Beschwerdefreiheit keineswegs an die leichteren, sondern öfter an besonders schwere Verletzungen gebunden (z. B. 23, 40). Es bestand also keine Parallelität zwischen Schwere der Verletzung und Ausmaß dieser Beschwerden. Zum zweiten zeigte sich ganz eindeutig, daß diese Stammhirnverletzten sich in Art und Ausmaß ihrer diesbezüglichen Störungen in gar nichts von Hirnverletzten mit anderer Lokalisation ihrer Läsion unterscheiden, und schließlich entsprach das Ausmaß des Krankheitserlebnisses in keiner Weise dem objektiven Befund bei der Untersuchung des Vasomotoriums.

Als Unterlage hierfür geben wir das Resultat einer größeren Vergleichsstatistik von Hirnverletzten, Rekonvaleszenten und Gesunden (s. unten), am *Schwindel* überprüft und statistisch gesichert. Es klagten über vasomotorisch anzusprechenden Schwindel unter den Hirnverletzten 45%, unter den Rekonvaleszenten 22,5% und unter den Gesunden 8%. Bei den Hirnverletzten waren sonst keine — vor allem auch keine lokalisatorisch verwertbaren (!) — Differenzen gegeben.

Alle Kenner der Hirnverletzungen sind sich wohl darüber einig, daß es sehr schwierig ist, die sog. vasomotorischen Beschwerden zu *objektivieren*. Wir haben uns zur Feststellung einer Vasolabilität nur einfacher Verfahren bedient: Spontane und emotionelle vasomotorische Phänomene der Haut, Blutandrang zum Kopf beim Bücken, Pulszahl im Laufe der Untersuchung, beim Bücken, bei Lagewechsel, Verhalten des Blutdruckes beim SCHELLONGschen Versuch (a), respiratorische Arrhythmie, Dermographismus, Schweißneigung und Akrocyanose wurden herangezogen. Man muß sich allerdings darüber im klaren sein, daß wahrscheinlich nicht alle diese Phänomene wirklich allein vasomotorischer Natur sind. Sie drücken im wesentlichen eine vegetativ-humorale Labilität aus, die nicht ausschließlich nur zentraler Genese sein muß. Über die genannten Beobachtungen hinausgehende chemische oder physikalische Belastungs- und Funktionsproben — wie sie vielfach angegeben wurden — haben wir nicht angestellt. Alle derartigen Funktionsbelastungen sind — das wird oft nicht genügend beachtet — im Grunde keine ausschließlichen Tests für die Ansprechbarkeit eines bestimmten Organsystems, sondern Prüfungen sehr komplexer Reaktionen des Gesamtorganismus, die von sehr vielen heterogenen Faktoren abhängen.

Das Ergebnis auch der von uns angewandten einfachen Methoden darf nun zweifellos nicht einfach als das Resultat einer traumatischen Stammhirnläsion angesehen werden. Strenggenommen hätten zur Entscheidung dieser Frage die Verhaltensweisen vor der Verletzung bekannt gewesen sein müssen, weil die vegetative Labilität ein sehr häufiges konstitutionelles Vorkommnis vor allem bei Jugendlichen ist. Jeder, der Gelegenheit hatte, im Kriege Ambulatorien oder Untersuchungsstellen zu betreuen, wird die Häufigkeit solcher vegetativen Dystonien bei den Soldaten bestätigen können. Derartige erhöhte konstitutionelle Reaktionsbereitschaften dürfen wir zweifellos auch unter unseren Verletzten erwarten, zumal ein erheblicher Prozentsatz jugendlicher Männer darunter ist. Man kann diesen Fehler bis zu einem gewissen Grade auf statistischem Wege ausschalten, wie Verf. es mit Bock an anderer Stelle gezeigt hat.

Man wird neben den konstitutionellen Umständen auch berücksichtigen müssen, daß die meisten unserer Hirnverletzten eigentlich noch Rekonvaleszenten nach einer schweren Krankheit waren. Wir wissen, daß jedwede Erkrankung, besonders Infekte, längere Bettruhe und mangelnde Inanspruchnahme der vegetativen Regulationen diese labiler machen. Es kann also auch die abgelaufene Gesamterkrankung — ganz abgesehen davon, daß sie in einer Hirnverletzung bestand — durch diese Allgemeinwirkung die vegetative Funktionssphäre tangieren.

Wir heben diese Gesichtspunkte nochmals hervor, um zu zeigen, wie vorsichtig wir in der Auswertung und Ausdeutung solcher vegetativen Reaktionen sein müssen. Sie gelten im Grunde für alle unsere angeführten Teilgebiete aus dem vegetativen Funktionskreis, sie sind nur bei den vasomotorischen Äußerungen am leichtesten sichtbar und am häufigsten. Um auch diese Fehlermöglichkeit ihrer Größe und Art nach einigermaßen übersehen zu können, haben wir zu unseren Vergleichsuntersuchungen neben Gesunden auch eine gleich große Gruppe von Rekonvaleszenten nach anderen Erkrankungen herangezogen. Schließlich sei auf die schon erwähnte, aber später noch näher zu behandelnde Tatsache hingewiesen, daß wir kritisch genommen über einen lokalen zentralen Ursprung solcher vegetativen Dystonien noch sehr wenig Sicheres aussagen können.

Die Ergebnisse unserer Untersuchungen waren im einzelnen bei den vasomotorischen Reaktionen folgende:

Verhalten des Pulses:

Von Neigung zu *Bradykardie* sprechen wir, wenn im Laufe des Schellongschen Versuches der Puls jemals auf 50 und weniger Schläge je Minute abfiel. Dies wurde 4mal bei den Fällen 1, 7, 23, 30 gesehen.

Unter *Tachykardietendenz* verstehen wir ein Ansteigen des Pulses auf 100 und mehr Schläge in der Minute beim Schellong-Test. 18 unserer Fälle (3, 10, 16, 18, 24, 29, 31, 35, 40, 41, 46, 48, 50, 51, 52, 53, 55, 56) boten dies Verhalten.

Es ist also bei unseren Fällen eine deutliche Tendenz zur Tachykardie, nicht aber zur Bradykardie zu erkennen. Prozentual verhalten sich diese Größen rund wie 32:7.

Die *Labilität* des Pulses wird am besten durch den Lagewechsel — Übergang vom Liegen zum Stehen — erfaßt. Diese Regulation gilt als *labil*, wenn der Puls hierbei um 40 oder mehr Schläge in der Minute schwankt und als *stabil*, wenn er sich nur um 12 oder weniger Schläge in der Minute ändert.

Nach dieser Definition waren 9 Fälle (14, 18, 31, 40, 46, 50, 53, 55, 56) labil und nur 5 Fälle (1, 23, 34, 44, 54) stabil. Die übrigen bewegten sich zwischen diesen Grenzwerten.

Selbstverständlich ist diese Grenzziehung zwischen den einzelnen Gruppen willkürlich, der Übergang fließend und der Prozentsatz der herausfallenden Werte von der Normung abhängig. Sinnvoll wird dieses Vorgehen erst beim Vergleich mit gleichartigen Gesunden und eventuell anderen Hirnverletzten.

Wir haben deswegen das Verhalten des Pulses unter denselben Bedingungen bei 789 Hirnverletzten, die auch unsere Fälle hier einschlossen, nach strengen statistischen Regeln, bezogen auf Sitz, Schwere, Komplikationen der Hirnläsion und Alter und Konstitution der Verletzten, untersucht und in Vergleich gesetzt zu 400 Gesunden und 400 Rekonvaleszenten nach irgendwelchen anderen Erkrankungen. Dabei ergab sich unter statistischer Sicherung, daß die Hirnverletzten, deren Verwundung ähnlich lange zurücklag wie bei unseren Stammhirnverletzten zusammen mit den Rekonvaleszenten gegenüber Gesunden eine Neigung zu Tachykardie, aber nicht zu Bradykardie haben. Diese Tatsache ist sonst von keinem anderen der geprüften Merkmale abhängig. Unsere 56 Stammhirnverletzten machten von diesem Ergebnis keine Ausnahme, d. h. der Sitz der Läsion im Stammhirn ist ohne Bedeutung für die Tachykardietendenz. Sie ist ein Zeichen der Allgemeinschädigung des Gehirns. Soweit diese Befunde 4 bis 8 Jahre später verfolgt werden konnten, zeigte sich eine Neigung zum Ausgleich dieser Störung. Auch bezüglich der Pulslabilität ließ sich die statistische Sicherung erbringen, daß die Hirnverletzten unter den 3 Vergleichsgruppen die größte Pulslabilität und die geringste Pulsstabilität aufweisen und daß auch diese Erscheinung nichts mit dem Sitz usw. der Verletzung, wohl aber etwas mit dem Alter des Verletzten zu tun hat. Jugendliche sind in dieser Beziehung labiler.

Ein brauchbarer Test zur Erfassung der Vasolabilität ist auch der *Bückversuch*, der sich neben dem Blutandrang zum Kopf und Schwindelgefühl auch der Pulsschwankung bedient. Bei unseren Fällen ging der Puls meist leicht herunter (maximal 16—20 Schläge je Minute). In einem Viertel der Fälle zeigte er keine Reaktion und nur bei rund 10% stieg er leicht an. Nach unserer großen Vergleichsstatistik war der Bückversuch etwa 5mal häufiger bei Hirnverletzten positiv als bei Gesunden. Abhängigkeiten von den Kriterien, die bei den Hirnverletzten durchgeprüft wurden, stellten sich nicht heraus. Die Stammhirnläsion hat also keinen Sondereinfluß auf diese Reaktion gegenüber anderen Hirnverletzungen. Es bestand bei der Pulsreaktion keine Parallelität etwa zum verstärkten emotionellen Spiel der Kopfvasomotoren, wohl aber eine gewisse Beziehung zur respiratorischen Arrhythmie. Auch das Schwindelgefühl ist nicht von der sichtbaren vasomotorischen Reaktion abhängig. Starker Blutandrang zum Kopf kann ohne Schwindelgefühl und dieses wieder ohne nennenswerte Gesichtsrötung erfolgen.

Die *respiratorische Arrhythmie* war als Zeichen einer Vasolabilität unter den S-Fällen nicht ganz so häufig und stark ausgeprägt wie unter den B-Fällen. Da ihre Feststellung einer gewissen Subjektivität unterliegt, wenn man nicht genaue Registriermethoden anwendet, haben wir sie nicht mit unseren anderen großen Untersuchungsreihen, sondern nur unter den Hirnverletzten verglichen und keine Abhängigkeit von der Lokalisation der Läsion usw. gesehen. Sie ist nur altersgebunden, und zwar bei Jugendlichen häufiger als bei älteren Verletzten.

Als weitere Kriterien der Vasolabilität beachteten wir:

Den *Dermographismus*, der mehr peripheren als zentralen Bedingungen seine Entstehung verdankt. Er war bei einem Drittel unserer Stammhirnverletzten lebhaft oder verstärkt, fiel aber im Vergleich mit den Hirnverletzten anderer Lokalisation der Läsion nicht heraus. Er war nur bei Leptosomen stärker als bei anderen Konstitutionstypen. Auch bei unseren 400 Gesunden kamen wir auf ähnliche Prozentzahlen positiver Fälle.

Die *emotionelle Vasolabilität*, die nur altersabhängig war, sonst aber keine Beziehung zu den Kriterien der Hirnläsion bot und entsprechend bei unseren Stammhirnverletzten nicht vermehrt zur Beobachtung kam.

Die *Akrocyanose* und *Cutis marmorata*, soweit sie nicht durch Gliedmaßenlähmung bedingt war. Sie erwies sich gleichfalls bei den Hirnverletzten nicht gebunden an den Sitz, Schwere und Komplikationen der Hirnläsion, sondern nur an das Lebensalter, indem sie bei Jugendlichen öfter sichtbar war.

Die *Neigung zu vermehrter Schweißbildung* an den Gliedmaßenenden, der Achselhöhlen oder dem ganzen Körper, die eine vegetative Labilität anzeigt, ohne daß sie immer einen Zusammenhang mit vasomotorischen Reaktionen haben muß. Unsere Stammhirnverletzten hatten gegenüber anders lokalisierten Hirnverletzungen kein besonderes Verhalten. Wir sahen in diesem Zusammenhang, daß die Frontalhirnverletzten mit statistischer Sicherung weniger zu Schweißen neigten als alle anderen Hirnverletzten mit sonst beliebigem Sitz der Läsion. Bei stumpfem Kopftrauma war die Schweißneigung stärker als bei penetrierendem.

Wesentlicher erscheinen unsere Erfahrungen *zum Verhalten des Blutdruckes:*

Wenn wir zunächst die Höhe des Blutdruckes im Auge haben, so ist das Ergebnis sehr davon abhängig, welchen Ausgangswert man wählt, zumal bei diesen Verletzten eine erhöhte Labilität — wie wir später zeigen werden — besteht.

Geht man von dem im *Stehen* bei mehrfachen Messungen konstant gefundenen Wert aus und bezeichnet als *systolische* Druckerhöhungen solche, die 140 mm Hg und mehr betragen, und als Hypotonien solche, bei denen sich der systolische Druck auf 95 mm Hg und weniger beläuft, so ergab sich für alle unsere Stammhirnverletzten folgendes:

Unter diesen Bedingungen war der systolische Druck in keinem Falle erhöht, d. h. eine *Hypertonie* kam nicht vor.

Dreimal (Fälle 5, 10, 14) war dagegen der Blutdruck niedrig mit Werten von 85/65, 95/75, 95/70.

Er zeigte also insgesamt eher eine Tendenz zur Hypotonie als zur Hypertonie.

Zieht man als Ausgangswert den im *Liegen* bei mehreren Messungen als konstant ermittelten systolischen Blutdruck heran, so sieht das Ergebnis etwas anders aus:

Unter diesen Umständen war der systolische Blutdruckwert 4mal eben leicht erhöht (Fälle 25, 33, 51, 56) mit den Größen: 140/85, 140/90, 140/80, 145/65. Es handelt sich — wie ersichtlich ist — nur um Grenzwerte, aber keine wirklichen Hypertonien.

Hypotone systolische Blutdruckausschläge kamen im Liegen nur einmal (Fall 5) mit 90/65 vor.

Die *diastolischen Blutdruckwerte* bezeichneten wir als abnorm, wenn sie 90 mm Hg und mehr oder 50 mm Hg und weniger betrugen.

Unter diesen Kriterien hatten im *Stehen* nach konstanter Einspielung des Druckes eine gewisse Erhöhung 13 Fälle (8, 15, 16, 24, 25, 27, 31, 33, 40, 42, 48, 50, 56) mit Werten zwischen 90—100 mm Hg, wobei 7mal der Druck 90, 5mal 95 und 1mal 100 betrug.

Eine Erniedrigung auf 50 mm Hg und weniger kam gar nicht vor.

Wurde dagegen der diastolische Blutdruckwert im *Liegen* als maßgeblich herausgestellt, so hatten nur 5 Fälle (21, 24, 33, 40, 42) Grenzwerte (4mal mit 90 mm Hg und 1mal mit 95 mm Hg).

Auch hierbei kamen abnorme Erniedrigungen des diastolischen Druckes nicht zur Beobachtung (50 mm Hg und weniger).

Wir werden später zeigen, daß diese Abweichungen auf eine Labilität der Blutdruckregulation zurückzuführen sind.

Würde man, was wir öfter stichprobenweise getan haben, von den Blutdruckwerten bei *längerer Bettruhe* ausgehen, so würden sich diese geringen Überschreitungen einer sehr streng angesetzten Norm sicher verloren haben.

Man kann zur Charakterisierung des Blutdruckes auch den *Mitteldruck* im Stehen und Liegen heranziehen und Werte über 110 mm Hg als leichte Erhöhungen und solche unter 85 als gewisse Erniedrigungen ansprechen.

In diesem Rahmen hatten 5 Fälle (16, 33, 42, 49, 56) einen leicht erhöhten Mitteldruck von 4mal 112 und 1mal 114 mm Hg im *Stehen* und 4 Fälle (21, 24, 25, 33) einen Mitteldruck von 3mal 112 und 1mal 115 mm Hg im *Liegen*.

Erniedrigt war der Mitteldruck im *Stehen* 2mal bei den Fällen 5 (= 75 mm Hg) und 14 (= 82 mm Hg) und im *Liegen* 2mal bei den Fällen 1 (= 82 mm Hg) und 5 (= 77 mm Hg).

Es zeigte sich also, daß bei Zugrundelegung des Mitteldruckes die Blutdruckspitzen und die Differenzen der Drucke im Stehen und Liegen sich mehr ausgleichen und verwischt werden, so daß sich diese Methode der Blutdruckbeurteilung zur Erfassung der Labilität des Druckes nicht eignet. Sonst ergibt diese Methode auch wieder, daß die aus der Norm herausfallenden Blutdruckgrößen die gesteckten Grenzen nur gelegentlich *unwesentlich* überschreiten.

Diese Resultate zum Verhalten der Blutdruckwerte unserer Stammhirnverletzten werden erst in das richtige Licht gerückt, wenn man sie mit dem Verhalten Gesunder und Rekonvaleszenten und Hirnverletzten mit anderer Lokalisation ihrer Läsion statistisch vergleicht. Unsere große Vergleichsstatistik gab die folgenden Aufschlüsse:

Zur Frage der *Hypertonie:* Weder Gesunde noch Rekonvaleszenten noch Hirnverletzte wiesen einen verwertbaren, statistisch gesicherten Unterschied auf, wenn man die obengenannten Kriterien für die Erhöhung des Druckes anwandte. Auch Sitz, Schwere und Komplikationen der Hirnverletzung hatten dabei keinen Einfluß. Die Stammhirnverletzten fielen in keiner Weise heraus.

Zur Frage der *Hypotonie:* Unter Berücksichtigung der obigen Definition einer Hypotonie wiesen Rekonvaleszenten und Hirnverletzte gegenüber Gesunden eine statistisch gesicherte Neigung zu einer gewissen Blutdruckerniedrigung auf. Eine andeutungsweise Abhängigkeit ergab sich außerdem für das Lebensalter und die Konstitution. Mit zunehmenden Jahren läßt die Neigung zu Hypotonie nach, Leptosome werden bevorzugt.

Zur Erfassung veränderter Regulationen des Vasomotoriums ist die *Labilität des Blutdruckes* beim Lagewechsel (SCHELLONGscher Versuch) geeignet und methodisch leicht feststellbar.

Wir nehmen eine Labilität des systolischen Druckes an, wenn er im SCHELLONGschen Versuch um 15 mm Hg und mehr ansteigt oder um 20 mm Hg und mehr abfällt, und eine Labilität des diastolischen Druckes bei 15 mm Hg und mehr Anstieg oder 10 mm Hg und mehr Abfall. Diese Grenzen haben sich als Normen bei Untersuchung vieler Gesunder bewährt. Gemeint ist mit der Größenänderung des Druckes nicht die momentane Schwankung während des Lagewechsels, sondern die dieser folgende konstante Einstellung in den nächsten Minutenwerten.

Unter unseren Stammhirnverletzten waren 14 (Fälle 10, 14, 20, 21, 25, 34, 35, 36, 39, 41, 47, 53, 54, 55) systolisch und 8 (Fälle 1, 7, 22, 35, 48, 41, 48, 56) diastolisch labil. Dabei reagierten alle 14 systolisch Labilen beim Übergang vom Liegen zum Stehen mit einem Blutdruckabfall und von den 8 diastolisch Labilen 7 mit einem Blutdruckanstieg und nur einer mit Abfall. Systolisch und diastolisch gleichzeitig labil waren nur 2 Fälle (35, 41); sonst fiel diese Labilität auseinander. Das würde besagen, daß 20 von 54 Verletzten (2 wegen Bettlägerigkeit nicht verwertbar) — also rund 37% — unter Bevorzugung des systolischen Druckes labil waren.

Nimmt man die Anfangsschwankung des Druckes beim Lagewechsel unter den gleichen Kriterien hinzu, so waren hierbei 18 labil. Von diesen 18 entfielen 11 auf die schon vorher in ihrer Dauereinstellung als labil gefundenen Fälle, während die übrigen 7 die Labilität nur im Sofortwert des Blutdruckes beim Aufrichten boten, später dann aber auf einen Normalwert einregulierten und damit als stabil gewertet wurden. Zählt man diese Labilität der Sofortwerte zu der oben zuerst festgelegten Drucklabilität hinzu, so sind 27 — also genau die Hälfte — unserer Stammhirnverletzten blutdrucklabil gewesen.

Unsere obengenannte große Vergleichsstatistik lehrte uns zur Frage der Blutdrucklabilität, daß Hirnverletzte dieses Stadiums ganz allgemein statistisch gesichert blutdrucklabiler sind als Gesunde und Rekonvaleszenten. Diese Labilität ist altersabhängig, sie wird mit zunehmendem Alter seltener. Sie ist aber nicht an Sitz, Schwere und Komplikationen der Hirnverletzung gebunden. Stammhirnverletzte machen hiervon keine Ausnahme.

Die *hypotone Regulationsstörung* nach SCHELLONG (a), unter der ein systolischer Druckabfall von 20 mm Hg und mehr bei gleichbleibendem oder ansteigendem diastolischem Druck verstanden wird, war in unseren Fällen 12mal (10, 14, 20, 34, 35, 36, 39, 41, 47, 53, 54, 55) vorhanden.

Eine *hypodyname Regulationsstörung* nach SCHELLONG (a), bei der der Druck systolisch um 15 mm Hg und mehr und diastolisch um 10 mm Hg und mehr bei einer Minimalamplitude von 15 mm Hg absinken soll, wurde bei unseren Stammhirnverletzten überhaupt nicht gesehen. *Sie ist damit kein Zeichen einer diencephalen Regulationsstörung!*

Unserer großen Vergleichsstatistik entnahmen wir, daß die hypotone Regulationsstörung bei Hirnverletzten aller Art statistisch gesichert häufiger ist als bei Rekonvaleszenten und Gesunden. Mit steigendem Alter wird sie seltener. Die Stammhirnverletzten rangieren ohne Unterschied unter allen anderen Hirnverletzten.

Die hypodyname Störung ist in allen Gruppen gleich selten und von Sitz, Schwere usw. der Hirnverletzung nicht abhängig.

Setzt man die Pulslabilität mit der Blutdrucklabilität in Beziehung, so findet man nicht — wie man glauben könnte — eine Parallelität des Verhaltens, sondern eher ein Auseinanderfallen dieser Regulationen. Unter 11 Pulslabilen hatten nur 4 auch eine Blutdrucklabilität (Fälle 14, 53, 55, 56). Unter 5 Pulsstabilen wiesen 3 (Fälle 1, 44, 54) eine Blutdrucklabilität auf. Man erfaßt also mit der Prüfung dieser beiden Größen (Puls und Blutdruck) mehr Vasolabile als nur mit einer Methode.

Unter Berücksichtigung der Puls- und Blutdrucklabilität waren also unter unseren Stammhirnverletzten 34 (27 und 7) labil!

Um zu erfahren, ob eine gewisse Regelhaftigkeit in der Zusammenordnung bestimmter vasomotorischer Phänomene bei Hirnverletzten besteht und ob hierbei Beziehungen zum Sitz usw. der Hirnverletzung gegeben sind, haben wir ein Punktsystem eingeführt. Folgende 10 Merkmale wurden im positiven Falle mit je einem Punkt bewertet: Blutdrucklabilität jeder Art, Pulslabilität, respiratorische Arrhythmie, emotionelle Vasolabilität, Schwindel, Bückversuch, Dermographismus, Akrocyanose, Schweißneigung und Tremor. Dabei wurde beachtet, daß ein bei mehreren Tests geprüftes Merkmal nicht doppelt gezählt wurde. Die höchst erreichbare Punktzahl war auf diese Weise 10, die höchst erreichte aber nur 8, die niedrigste erreichbare und erreichte 0. Die Verteilung der ermittelten Punktzahlen für alle unsere 789 Hirnverletzten entsprach dabei etwa einer Normalverteilung, d. h. die Punktzahlen streuten um das arithmetische Mittel von 2,72. Extremwerte waren auf beiden Seiten selten. Dies beweist, daß es nur stabile und nur labile Fälle relativ wenige gibt und daß die Mehrzahl der Verletzten sich in einigen wenigen Merkmalen labil, in den meisten anderen stabil verhält. Wurden die Hirnverletzten nach Sitz, Schwere, Komplikationen der Hirnverletzung und nach Konstitution und Alter aufgeschlüsselt und ihre Punktwerte statistisch verglichen, so zeigte sich lediglich eine Altersabhängigkeit. Jugendliche Hirnverletzte waren vasolabiler als ältere. Irgendeine regelhafte Zusammenordnung mehrerer geprüfter Merkmale fiel uns nicht auf. Die Stammhirnverletzten fügten sich ohne gesicherte Unterschiede in diese Gesamtergebnisse ein, d. h. daß der Sitz der Hirnverletzung auf diese geprüften Merkmale keinen Einfluß haben kann.

Schließlich vermögen wir durch unsere Nachuntersuchungen etwas darüber auszusagen, ob diese Labilitäten unverändert bestehen bleiben oder ob sie eine Rückbildungstendenz zeigen. 11 unserer Stammhirnverletzten haben wir nach 3—8 Jahren klinisch nachuntersucht. Es ergab sich dabei ganz eindeutig z. B. für den *Blutdruck*, daß die beträchtlichen Schwankungen vorwiegend systolischer Art bei Lagewechsel sich weitgehend verloren hatten und daß die Regulation stabiler war. Von 11 Fällen (2, 8, 9, 13, 21, 44, 45, 46, 48, 52, 54) wiesen 9 (außer 13 und 46) eine solche Stabilisierung auf. Für den *Puls* sind die Verhältnisse nicht ganz so eindrucksvoll, aber auch nachweisbar. Aus Arztberichten über weitere 20 Fälle unserer Stammhirnverletzten war sinngemäß ein ähnliches Resultat zu entnehmen, wenngleich hier natürlich auch eine Übereinstimmung der Methodik nicht gesichert ist. Von unseren übrigen Hirnverletzten der großen Reihe (789) bekamen wir von nicht ganz einem Drittel spätere Auskünfte, die in die gleiche Richtung weisen. Vor allem entwickelte sich keine Hypertonietendenz. Im Gegenteil waren die im Sitzen gemessenen Werte des Blutdruckes durch Abnahme der systolischen Labilität eher niedriger als bei unserer ersten Untersuchung. Die Hirnschußverletzung disponiert nach unserer Erfahrung keinesfalls zur Hypertonie, davon macht die Stammhirnverletzung keine Ausnahme (WEDLER u. GROSS).

Die *wesentlichen Ergebnisse* unserer Untersuchungen über die vasomotorischen Störungen bei Stammhirnstecksplitterverletzten sind *zusammengefaßt* folgende:

Sensationen von seiten des Herzens sind relativ selten, dem Ausmaß nach immer gering und praktisch ohne wesentliche Bedeutung. Zahlenmäßig liegen sie kaum über der Quote, die auch bei Gesunden gefunden wird. Ein Unterschied gegenüber Hirnverletzten mit andersartiger Lokalisation ihrer Läsion besteht nicht.

Objektive Herzschäden oder Rhythmusstörungen, die auf die Hirnschädigung zu beziehen waren, sahen wir nicht.

Die im allgemeinen als vasomotorisch gedeuteten Beschwerden waren in unseren Fällen nicht besonders schwer. 20% der Fälle hatten gar keine Klagen, 25% kaum nennenswerte Sensationen. Nur rund die Hälfte der Kranken äußerte Belästigungen, die von dem Beschwerdekomplex Hirnverletzter mit anderer Lokalisation ihrer Läsion nicht verschieden waren. Sie gingen der Schwere des objektiven Hirnschadens nicht parallel und ebensowenig dem Befund der vasomotorischen Regulationsstörungen.

Im einzelnen neigten unsere Stammhirnverletzten mehr zu Tachykardie als zu Bradykardie (37:7%). Der Puls war bei rund 17% labil und nur bei etwa 9% stabil einreguliert. Nach einer größeren Vergleichsstatistik kommt diese Pulseigenschaft allen Hirnverletzten des gleichen Stadiums auch mit anderer Lokalisation ihrer Läsion zu und unterscheidet sich statistisch gesichert von Gesunden.

Andere vasomotorische Phänomene (positiver Bückversuch, respiratorische Arrhythmie, Dermographismus, emotionelle Vasolabilität, Akrocyanose, Schweißneigung usw.) kommen bei Stammhirnläsionen nicht häufiger vor als bei anders lokalisierten Hirnverletzungen. Diese im positiven Falle mit einer gewissen Reserve als Zeichen einer vasomotorischen Labilität zu wertenden Merkmale sind nicht abhängig von Sitz, Schwere und Komplikationen der Hirnläsion, sondern — wenn überhaupt — von Alter und Konstitution des Hirnverletzten.

Das uns am wichtigsten erscheinende *Verhalten des Blutdruckes ergab, daß wirkliche Hypertonien überhaupt nicht vorkamen und daß eher eine gewisse geringe Tendenz zur Blutdruckerniedrigung besteht.* Dagegen findet sich eine *ausgesprochene Drucklabilität*, die am einfachsten beim SCHELLONGschen Versuch erfaßt wird. Beim Übergang vom Liegen zum Stehen erwies sich der systolische Blutdruck bei 26% unserer Fälle labil, der diastolische bei 15%, wobei der systolische Blutdruck immer abfiel und der diastolische mit einer Ausnahme anstieg. Systolisch und diastolisch labil waren zusammengenommen 37% aller Stammhirnverletzten. Werden die Sofortschwankungen beim Schellong noch hinzugenommen, so ist *die Hälfte aller Untersuchten labil!*

Eine *hypotone Regulationsstörung* nach SCHELLONG (a) hatten *über 20%*, ein *hypodynames Regulationsverhalten kam nicht vor.* Diese Drucklabilität gibt die

Erklärung für differente Prozentzahlen von geringen Druckerhöhungen und Erniedrigungen, wie man sie in Abhängigkeit von der Körperlage findet.

Dieses labile Verhalten des Blutdruckes kommt nicht nur den Stammhirnverletzten zu, sondern in gleicher Weise auch allen anderen Hirnschußverletzen. Es ist nicht von Sitz, Schwere und Komplikationen der Hirnläsion, sondern bestenfalls vom Alter der Verletzten *abhängig.* Puls- und Blutdrucklabilität fallen meist auseinander. Gesunde und Rekonvaleszenten von anderen Erkrankungen sind deutlich weniger labil als Hirnverletzte dieses Stadiums. Die Rekonvaleszenten zeigen ein ähnliches, nur weniger ins Abnorme gehendes Kreislaufverhalten wie die Hirnverletzten. *Mit zunehmendem zeitlichem Abstand von der Hirnverletzung geht diese Labilität weitgehend zurück.*

8. Infektabwehr bei Stammhirnverletzten.

Mit Rücksicht auf die Lehre SPERANSKYs von der Neurogenese der Infektionskrankheiten und von der Dystrophie und im Hinblick auf die Erörterungen von VEIL u. STURM über die zentrale Änderung der Allergielage durch Hirnverletzungen haben wir dem Ablauf von Infekten bei unseren Hirnverletzten eine besondere Aufmerksamkeit gewidmet:

Die Infekte gliedern wir am zweckmäßigsten in solche, die die direkte Wundinfektion der Hirnverletzung, die andere Mitverletzungen und schließlich Infektionskrankheiten betreffen.

Alle Hirnwunden durch Schußverletzungen sind praktisch als infiziert zu betrachten, so daß von ihnen lokale und allgemeine Infektionen ausgehen können. Das hinderte natürlich nicht, daß ein Teil unserer Verletzten eine primäre Wundheilung ohne sichtbare Eiterung und ohne operativen Eingriff erlebten. Wir haben darüber schon früher berichtet. Von den 56 Fällen wurden 14 nicht operiert. Ihre Hirnwunden heilten komplikationslos. 42 wurden Operationen unterworfen, wobei 22mal primäre Heilung erreicht wurde. 7 Verletzte bekamen in unserem Beobachtungszeitraum Hirnabscesse, 8 hatten eine gröbere Encephalitis und 14 eine ausgeprägte Meningitis. Bei Mitverletzung der Nebenhöhlen, die 11mal vorkam und immer mit einer Infektion verbunden war, trat trotz Eröffnung der Schädelhöhle erstaunlicherweise in keinem Falle eine klinisch manifeste Meningitis auf. Eindrucksvoll war die Heilungstendenz der eitrigen Meningitis, zu deren Behandlung nur Liquorentzug und Sulfonamide zur Verfügung standen. Den Wundinfektionen zuzurechnen sind noch 2 Fälle mit Erysipel. Im ersten Falle (39) traten innerhalb der ersten 5 Wochen nach der Verletzung 3 Schübe eines Gesichtserysipels mit dem üblichen Verlauf auf. Im zweiten Falle (50) schloß sich das Gesichtserysipel 4 Wochen nach der Hirnverletzung an die erste Operation an. Es führte zu einem Hautabsceß. Alle diese mit der Hirnverletzung in unmittelbarem Zusammenhang stehenden Infektionen blieben lokalisiert und nahmen einen Verlauf, wie man ihn auch sonst bei Schußwunden gewöhnt ist. Es kam keine Beobachtung vor, bei der man etwa von einer gestörten Abwehrtendenz hätte sprechen können. Die Infektion generalisierte sich nie, sie führte zu keinen erkennbaren Metastasen, und sie war auch mit keinerlei allergischen Reaktionen an anderen Organen, serösen Häuten, Gelenken usw. verbunden!

Die zweite Gruppe unserer Verwundeten umfaßt Schußwunden außerhalb der Hirnverletzung meist an den Weichteilen des Körpers, aber auch der Knochen, Gelenke und der Lunge. Wäre die Heilungstendenz und die Infektabwehr bei unseren Stammhirnverletzten gestört gewesen, so hätte sich hier eine Gelegenheit zur Manifestation dieser Verfassungsänderung nachweisen lassen müssen, zumal diese Mitverletzungen gleichzeitig mit der Stammhirnläsion eintraten und im Stadium der intensivsten akuten Hirnschädigung abliefen. Es handelt sich um die 13 Fälle: 7, 9, 14, 16, 27, 32, 33, 34, 37, 42, 43, 47, 48. Meist lagen nur oberflächlich lokalisierte Weichteilsteckschüsse vor, die alle in der üblichen Weise mit oder ohne operative Versorgung zur Ausheilung kamen. Niemals entstand eine Komplikation, obwohl außer Sulfonamiden keines der modernen Antibiotica zur Verfügung stand. Komplizierter und schwerer waren die Verwundungen nur bei den Fällen 14, 33 und 43. Der erste dieser 3 Beobachtungen trug nach einer Stecksplitterverletzung ein Empyem des linken Sprunggelenkes, der zweite unter anderem einen Lungensteckschuß mit Hämatothorax und der dritte einen komplizierten Unterschenkelschußbruch davon, ohne daß auch hier ein irgendwie auffälliger Verlauf des Heilungsprozesses zu erkennen gewesen wäre.

In der dritten Gruppe bringen wir Beobachtungen über Infektionsabläufe, die sich entweder noch im akuten Stadium der Hirnverletzung oder in der Rekonvaleszenzphase abspielten und an sich mit der Hirnverletzung direkt nichts zu tun hatten. Sie wurden alle klinisch beobachtet und betrafen 23 Mann unserer Beobachtungsreihe (5, 6, 12, 13, 19, 20, 23, 26, 28, 29, 30, 33, 35, 36, 37, 38, 40, 45, 48, 49, 51, 52, 54):

Zweimal lag ein leichter, flüchtiger, katarrhalischer Infekt der oberen Luftwege vor (Fälle 5, 45); 6mal handelte es sich um eine katarrhalische oder follikuläre Angina, die immer in 2—3 Tagen erledigt und nur einmal mit einer ganz leichten, flüchtigen Albuminurie (33) verbunden war (Fälle 28, 33, 37, 40, 52, 54). Im Falle 30 wurde eine chronische Tonsillitis nicht beeinflußt. Vier Verletzte erkrankten im Beobachtungszeitraum an Malaria tertiana-Anfällen (Fälle 13, 26, 36, 51), wobei es sich 3mal um eine Erstmanifestation handelte. Es war hier besonders lehrreich zu sehen, daß alle diese Anfälle den ganz typischen, in nichts von der üblichen Verlaufsweise abweichenden Fiebercharakter hatten und auf die Therapie in der gewohnten Art prompt ansprachen. Pyodermien und Furunkulosen sahen wir bei den Kranken 12, 35, 36, 38. Beobachtung 6 betraf eine schwere croupöse Pneumonie mit geradezu lehrbuchmäßigem Bild. Die akute Appendicitis des Falles 23 sah ähnlich aus. Eine Diphtherie des Falles 29 verlief ganz leicht (keine Serumtherapie) und war von einer flüchtigen Akkommodationsparese gefolgt. Harmlos waren auch ein Kieferhöhlenempyem bei durchgebrochenem Zahngranulom (Fall 20), ein Rezidiv einer alten Otitis media (Fall 48) und ein Schweißdrüsenabsceß (Fall 49). Eine Häufung von infektiösen Komplikationen sahen wir im Falle 35 mit 3 Spritzenabscessen, einem großen Kreuzbeinfurunkel und einer Thrombophlebitis während eines schweren Krankenlagers bei 2 Hirnabscessen und einer Meningitis; trotzdem erfolgte Ausheilung in der üblichen Weise.

Es begegnete uns also auch in dieser Gruppe von Infekten kein einziger Fall, der durch eine Ungewöhnlichkeit des Verlaufes auffällig gewesen wäre.

Besondere Aufmerksamkeit beanspruchen eventuelle *allergische Phänomene*. Auch davon sahen wir praktisch nichts. Nur im Falle 19 lief in der 3. Woche nach der Verwundung ein kurzer arthritischer Schub ab, der wohl als Serumreaktion (Tetanusserum!) zu deuten war; und schließlich wies der Fall 11 mit einem alten operierten Basedow 3 Monate nach der Hirnverletzung eine flüchtige Urticaria ungeklärter Genese auf, die in 2 Tagen erledigt war und nicht wieder rezidivierte. Möglicherweise gehört auch noch der Fall 3 hierher, bei dem in der 5. Woche nach der Hirnverletzung in einigen Tagen eine abortive Nephritis (?) vorkam.

Auch die katamnestischen Erhebungen und Nachuntersuchungen bei insgesamt 36 unserer hier aufgeführten S- und B-Fälle ergaben in den nächsten 6—8 Jahren nicht den geringsten Hinweis, daß derartige Kranke eine erhöhte Infektanfälligkeit oder veränderte Infektabwehr oder eine Neigung zu abartigen Reaktionen (Allergie) aufweisen.

Für die SPERANSKYsche Dystrophielehre dürfte eine ganze Reihe unserer Fälle ein interessanter Prüfstein am Menschen sein. Der Splittersitz an der Basis des Zwischenhirns in der Basalzisterne entspricht in fast idealer Weise den Glasringversuchen am Hund. Dennoch sahen wir in keinem Fall auch nur die geringsten Hinweise für einen solchen Reaktionsablauf. Da vielfach die Gebißverhältnisse bei unseren Verletzten recht schlecht und Zahnfleischauflockerungen, Zahntascheninfektionen, cariöse und infizierte Zähne und Paradentose häufig waren, wäre hier Gelegenheit zu dystrophischen Prozessen gewesen. Nichts dergleichen kam zu Gesicht.

Wir möchten zum Schluß dieses Kapitels noch anführen, daß ein genaues Studium der Infekte auch bei unseren anderen zahlreichen Hirnverletzten ganz die gleichen Resultate ergab, so daß wir nicht einen Fall anführen können, bei dem eine bemerkenswerte Besonderheit im Reaktionsablauf auf die vielen beobachteten Infekte vorgekommen wäre.

D. Zusammenfassung und Bewertung der Befunde im extrapyramidalen und vegetativen Bereich.

Nehmen wir kurz gefaßt das Wesentliche unserer Befunde auf dem Gebiete der extrapyramidalen und vegetativen Leistungen zusammen, so bekommen wir folgendes Gesamtbild:

Bezüglich der lokalisatorischen Prinzipien für bestimmte nervöse Funktionen zeigte sich bei unseren Stammhirnverletzten eindeutig, daß die bekannten Regeln der Lokalisationslehre im motorischen, sensiblen und sensorischen Bereich und in Hinsicht auf die basalen Hirnnerven I—VI ihren vollen Ausdruck fanden. Auch extrapyramidale Bilder kamen, wenn auch in wesentlich geringerer Zahl, vor. Sie beschränkten sich in erster Linie auf das akute Stadium der Verletzung und zeichneten sich durch ihre große Rückbildungsfähigkeit aus, so daß nur ganz vereinzelt Reste bestehen blieben.

Die dem vegetativen System zuzurechnenden Störungen boten ein verschiedenes Verhalten:

Einwandfrei war die lokalisatorische Beziehung der autonomen Pupillenreaktion zum Oculomotorius und seinem Kerngebiet im Mittelhirn. Pupillenstörungen vermutlich sympathischen Ursprungs (Hirnstamm) dürften im akuten Stadium der Verletzung häufiger vorgekommen sein. Zur Zeit unserer Untersuchung waren sie aber kaum mehr nachweisbar. Sie spielen also offenbar als Spätzeichen derartiger Verletzungen keine wesentliche Rolle. Das mag damit zusammenhängen, daß die Anordnung dieses Systems in dem betrachteten

Hirnbereich diffuserer Art und nicht mit den Verhältnissen des Parasympathicus für das Auge vergleichbar ist.

Blasen-Mastdarmstörungen kamen nur in einem Falle vor. Hier bleibt es fraglich, ob wir darin wirklich analog zu manchen Tierversuchen ein Symptom des vorderen Hypothalamus sehen dürfen, oder ob wir, was nach der klinischen Erfahrung wahrscheinlicher ist, darin nicht ein Teilsyndrom einer Stirnhirnverletzung erblicken müssen.

Temperaturregulierungsausfälle grober Art kamen nicht zu Gesicht. Minutiösere Prüfungen, die vielleicht Defekte hätten aufdecken können, wurden nicht vorgenommen.

Schwerere Schlafstörungen klangen bald nach der Verletzung ab, leichte bleibende überschritten nicht das auch von Hirnverletzungen anderer Art bekannte Maß.

Gleichartig verhielt sich die Schweißsekretion.

Auch Potenzstörungen waren relativ selten. Sie trugen nicht den Charakter eines Lokalzeichens, sondern ließen sich zwanglos vorwiegend im Rahmen einer Änderung der allgemeinen Affektivität erklären.

Selbst ein Diabetes insipidus wurde — mit Ausnahme eines flüchtigen Schubes bei einer Hypophysenverletzung — nicht festgestellt.

Das heißt also, daß wir selbst für diejenigen vegetativen Leistungen, denen wir nach Tierexperiment und allgemeiner klinischer Erfahrung eine gewisse — wenn auch nicht ausschließliche — Repräsentation im Hypothalamus zuerkennen müssen, praktisch keine groben bleibenden Dauerausfälle konstatieren konnten.

Die Erklärung mag darin liegen, daß wir uns diese zentralen Funktionsfelder als nicht zu isolierte umschriebene Foci vorstellen dürfen, daß ihnen weiter wahrscheinlich keine Ausschließlichkeit einer Lokalisation nur in diesem Hirnteil zukommen dürfte und daß wir in Anlehnung an die Ergebnisse der Tierversuche — wenn überhaupt (!) — nur bei größeren symmetrischen Läsionen Ausfälle erwarten können. Das Restitutionsvermögen — oder die Vertretung der Funktion — übertrifft auf diesem Gebiet das vom animalischen Nervensystem her bekannte Maß offenbar bei weitem.

Beziehen wir in den Kreis unserer Betrachtungen die anderen vegetativen Störungen auf den verschiedenen Gebieten des Stoffwechsels und den autonom versorgten inneren Organen ein, so ließen sich zwar in einem nicht geringen, im einzelnen wechselnden Prozentsatz Labilitäten der Funktion nachweisen. Diese haben aber keinen prinzipiell diencephalen Charakter! Man findet sie bei Hirnverletzungen der verschiedensten Art und Lokalisation. Sie können ebensogut bei vegetativ Labilen, Rekonvaleszenten und bei vielen anderen Erkrankungen vorkommen. Sie sind offenbar einfach das Zeichen einer veränderten Ansprechbarkeit vegetativer Leistungen. Wir sind unseres Erachtens nicht berechtigt, sie einfach nur als Ausdruck eines Zwischenhirn- oder Hirnstammschadens anzusehen. Sie können auch ebensogut auf der allgemeinen cerebralen Schädigung durch die Verletzung beruhen. Sie lassen sich nicht lokalisieren! Das vegetative System durchsetzt — soweit bekannt — das Gehirn in großer Ausdehnung und kann wahrscheinlich von den verschiedensten Teilen her beeinträchtigt werden. Die resultierenden Störungen sind dabei durchaus wechselvoll und im Einzelfall oft schwer oder gar nicht von den Labilitäten des Normalen abzugrenzen. Gewöhnlich treten dabei nicht die Bilder einer einfachen Vago- oder Sympathicotonie, sondern Mischzustände mit wahllos erscheinender Symptomkombination auf. Die Verletzten sind in einigen Punkten der Regulation labil, in vielen anderen stabil. Gesetzmäßige Zuordnungen der einzelnen Labilitätszeichen gibt es nicht. Sitz, Art und Schwere der Verletzung sowie ihre Komplikationen sind nicht die entscheidenden Faktoren dafür. Wir können uns ihr Zustandekommen und ihre Formung nicht einfach und allein fokal bestimmt vorstellen, sondern wir möchten annehmen, daß die zentrale — nicht allein diencephale! — Funktionsänderung durch konstitutionelle und dispositionelle Momente, die in der Eigenart des Individuums liegen und zu denen auch vor allem die Reaktionsbereitschaft der Peripherie gehört, ihre besondere Prägung bekommt.

Unsere Erfahrungen zeigen darüber hinaus eindeutig, daß bestimmte innere Erkrankungen — etwa fokalgenetisch gesehen — dadurch nicht zustande kommen. Wir können nicht ein einziges überzeugendes Beispiel dieser Art beibringen. Sollte dennoch einmal auf dem Boden eines solchen zentralen vegetativen Anstoßes ein derartiges Ereignis eintreten, dessen Möglichkeit wir prinzipiell nicht bestreiten wollen, so müssen wir zu seiner Erklärung wohl vor allem auf besondere, nicht zuletzt auch periphere Bereitschaften zurückgreifen.

Einer besonderen Beachtung bedarf für einzelne Fälle der Umstand, daß bei diesen Verletzten offensichtlich häufiger auch Störungen vitaler Affekte im Sinne der Abschwächung oder Verstärkung vorkommen, die ihrerseits für den Ablauf der Stoffwechselvorgänge nicht gleichgültig sein dürften. So könnte sich beispielsweise eine Gewichtszunahme aus einer Steigerung der Appetenz und einer Verminderung des Bewegungsdranges erklären.

Wir entnehmen jedenfalls dieser Überschau, daß ein Lokalisationsprinzip für die meisten vegetativen Funktionen an unseren Verletzten des Stammhirns nicht in der gleichen Weise abgeleitet werden kann, wie wir dies für das animalische System leicht zeigen konnten. Bestimmte interne Krankheitsbilder gehen aus diesen Läsionen nicht hervor.

Für die nachfolgende kritische Stellungnahme zu einer Reihe von sog. zentrogenen Krankheiten erscheint uns dies von grundsätzlicher Bedeutung.

V. Kritische Stellungnahme.
1. Zum zentralen Hochdruck.

Wenn wir in den nächsten Kapiteln zu den wesentlichen sog. zentrogenen inneren Erkrankungen kritisch Stellung nehmen, so lassen wir den Hochdruck an die erste Stelle treten, weil er praktisch am häufigsten und wichtigsten und auch am umstrittensten ist und weil sich an ihm die ganze Problematik am besten zeigen läßt. Es werden sich bei dieser Gelegenheit Gesichtspunkte ergeben, die im Grunde für alle anderen zentrogenen Erkrankungen in ähnlicher Weise Gültigkeit haben, so daß Wiederholungen dadurch vermieden werden können.

Das Problem der krankhaften Dauereinstellung des arteriellen Blutdruckes auf überhöhte Werte ist trotz seiner Dringlichkeit und trotz der nahezu unübersehbaren Fülle an Arbeitsaufwand bisher noch keiner befriedigenden Allgemeinlösung zugeführt worden. Dabei haben die Bemühungen um die Aufklärung der mechanischen Vorgänge bei der Blutdruckerhöhung zweifellos wesentlichere Fortschritte gemacht als die Forschung nach den Ursachen und der Pathogenese dieses häufigen Leidens.

Es können heute zur Frage der mechanischen Vorgänge an den Kreislauforganen beim Zustandekommen der Hypertonie in gewissen Grenzen genauere Angaben über die druckgestaltenden Größen von Schlag- und Minutenvolumen, von elastischem Verhalten des Windkessels und dem Widerstand der peripheren arteriellen Strombahn gemacht werden. In der Problematik der Ätiologie und in dem Bemühen um die Aufklärung der Einzelvorgänge, die die obigen physikalischen Größen steuern und in bestimmter Weise umgestalten, sind wesentlich geringere unbestrittene Einsichten gewonnen worden. Es ist verständlich, daß deswegen gerade um diese Punkte die Diskussion nicht zur Ruhe gekommen ist und daß auf diesem Gebiet die Hypothesen einen breiten Raum einnehmen.

An sich läßt sich leicht übersehen, daß die zur Hypertonie führenden Einwirkungen entweder am Gefäß selbst — seinen muskulären und elastischen Elementen — oder an der Stelle der neuromuskulären Übertragung, an den verschiedenen Stationen der nervösen Regulation allein oder kombiniert angreifen und durch stoffliche oder rein nervöse oder gemischte Einwirkungen ablaufen dürften. Es kann auch als sehr wahrscheinlich gelten, daß nicht nur während der Entstehung der Hypertonie, sondern auch im Zustande ihrer Fixierung regulierende Vorgänge wirksam sind. In diesem Sinne hat z. B. KREHL im Vergleich mit dem Fieber von einer Einregulierung des Druckes gleichsam auf ein höheres Niveau gesprochen. Alle Kenner des Problems sind sich auch längst darüber einig, daß es nicht nur eine Ursache der Hypertonie gibt, sondern daß ihre Wurzeln vielfältig sind.

Da sich das Moment der Regulation besonders bei den labilen Formen der Hypertension aufdrängt und da der Einfluß nervöser und emotioneller Vorgänge auf die Blutdruckhöhe lange geläufig ist, hat man in der Klinik schon frühzeitig auch dem Verhalten des Nervensystems seine Aufmerksamkeit zugewandt. Einer fester fundierten Lehre der Hypertonie als zentralnervöse Erkrankung begegnen wir dagegen erst relativ spät. Dabei werden wir unterscheiden müssen zwischen Anschauungen, die nur eine Mitwirkung der nervösen Regulation annehmen, und solchen, die den krankhaften Vorgang in einer primären organischen — also strukturellen — oder mindestens funktionellen Änderung der nervösen Regulationsapparate sehen. Besonders im letzteren Falle ist durchaus verschiedenen Abschnitten des Nervensystems eine entscheidende Bedeutung zuerkannt worden. Die Rinde, die großen Stammganglien, der Hypothalamus, die Oblongata und der periphere Reflexmechanismus vor allem der Blutdruckzügler sind im Einzelfall mit verschiedener Betonung herausgestellt worden. Bei uns in Deutschland spielt seit etwa einem Jahrzehnt gerade die Diskussion um den Einfluß des Hypothalamus auf die Gestaltung des Blutdruckes und im engeren Sinne der Streit um die Frage, ob die menschliche essentielle Hypertonie eine *Diencephalose* sei, eine führende Rolle.

Die Hauptstützen für die eben genannte Ansicht sind zu suchen in tierexperimentellen Forschungsergebnissen und in klinischen Beobachtungen am kranken Menschen.

Die in einer großen Fülle ausgeführten *Tierexperimente* haben keineswegs immer einheitliche Resultate ergeben. Sie wurden vorwiegend an Katzen, Hunden, Kaninchen, Ratten und Affen angestellt. Meist wurden elektrische Reizversuche mit durchaus nicht einheitlicher Methodik, die in älteren Versuchen oft auch nicht einwandfrei war, ausgeführt. Aber auch mechanische, chemische, osmotische und thermische Reize wurden angewandt. Neben den Reizversuchen stehen Ausschaltversuche und ihre Kombination mit Reizungen. In ganz überwiegendem Maße handelt es sich um kurzfristige Experimente, bei denen eine nach dem Reiz schnell abklingende Blutdruckreaktion festgestellt wurde. Tierexperimente am Gehirn zur Erzeugung eines Dauerhochdruckes sind dagegen nur in relativ geringerer Zahl unternommen worden. Die Ergebnisse sind abgesehen von der Tierart auch weitgehend mitbestimmt durch die Art der Narkose — eine Tatsache, der in den alten Experimenten nicht genügend Rechnung getragen wurde. Erst die modernen Methoden mit Verwendung feiner Nadelelektroden, optimaler Reizdosierung am nicht oder zweckentsprechend betäubten Tier und die anschließende histologische Kontrolle der Reizstellen haben die Zuverlässigkeit der Resultate weitgehend gefördert. Es wurden damit neben den Störungen durch bestimmte Narkotica auch die in ihren Folgen unabsehbaren vorbereitenden schweren Eingriffe am Schädel und Gehirn vermieden.

Über den Einfluß der einzelnen Stationen des Nervensystems auf die Blutgefäße und auf das Herz und damit in gewissem Grade auch auf den Blutdruck haben sich etwa folgende Einsichten ergeben:

Das *periphere Gefäßsystem* besitzt auch unabhängig vom Nervensystem einen gewissen Tonus und ein eigenständiges Regulationsvermögen seiner Weite und damit der Durchblutungsverhältnisse, die von lokalen Stoffwechselvorgängen (Kohlensäure- und Milchsäureanreicherung) und anderen humoralen Einwirkungen bestimmt werden. Dieser jeweilige Zustand des Gefäßkalibers ist mit entscheidend für das Ergebnis eines vasomotorischen Impulses von seiten des Nervensystems. So wird es möglich, daß der gleiche nervöse Impuls in der Peripherie einmal unbeantwortet bleiben oder aber mit durchaus gegensätzlichen Gefäßreaktionen beantwortet werden kann. ,,Wenn es — so bemerkt Hess (b) — im normalen oder pathologischen Geschehen vorkommt, daß in der Kollektivreaktion (wie sie z. B. vom Zwischenhirn ausgeht. Verf.) das eine oder andere Symptom in den Vordergrund tritt, so ist dies verständlich. Denn es ist aus anderen Zusammenhängen klargestellt, daß die in der Peripherie herrschenden Bedingungen in entscheidender Weise mitsprechen, nämlich auf Grund der funktionsspezifischen Kontrolle. In diesem Sinne haben wir es mit einer Apparatur zu tun, deren unterste Stufe in der regulatorischen Potenz der einzelnen Organe verankert ist." Bei der Anwendung physiologischer Adrenalindosen hat sich dieser in der Peripherie gelegene Regulationsmechanismus des Kreislaufes besonders eindrucksvoll zeigen lassen. Hier ergibt sich ein für die Durchblutung und Organleistung durchaus zweckmäßiger Reaktionsablauf, der eine zentrale Regulation wegen seines Ordnungsgefüges vortäuschen könnte (REIN). Im allgemeinen werden allerdings diese Verhältnisse für die Gestaltung des Blutdruckes beim intakten Tier weniger bedeutsam sein, weil sie sich mehr lokal abspielen dürften und reflektorische Ausgleiche in anderen Gefäßprovinzen oder durch Änderung der Kreislaufdynamik finden werden. Es darf auch angenommen werden, daß die Erregbarkeit der peripheren Gefäße gegen vasoaktive Stoffe unter dem Einfluß des Nervensystems wechseln kann. Diese Hinweise sollen nur zeigen, daß auch periphere, im Gewebe gelegene Einrichtungen die Druckverhältnisse gestalten helfen können und daß nicht alle Funktionsabläufe am Gefäßsystem zwangsläufig nur vom Nervensystem abhängig sein müssen. Allerdings muß man sich bewußt sein, daß diese künstliche Trennung von peripherem Gewebe und Nervensystem nur eine Fiktion ist. In Wirklichkeit gehen nervale und humorale Wirkungen in der Peripherie in einer gemeinsamen Funktion eine untrennbare Verquickung ein.

Dem *peripheren Ganglienzellapparat* mit seinen prä- und postganglionären Fasern kommt im Experiment eine gewisse regulatorische Selbständigkeit zu, wie sich aus Versuchen am Tier mit Rückenmarksdurchtrennung und anschließender Zerstörung des Rückenmarkes und aus Exstirpationen des peripheren autonomen Systems ergibt. CANNON, NEWTON, BRIGHT, MENKIN u. MOORE konnten bei ihren Grenzstrangresektionen an der Katze, bei denen sie das Blutdruckverhalten nur gelegentlich prüften, trotz dauernder kompletter Unterbrechung des nervösen Zusammenhanges der peripheren Gefäße mit dem Rückenmark und Gehirn nur eine vorübergehende geringe Blutdruckerniedrigung und eine verminderte emotionelle Ansprechbarkeit des Druckes, aber sonst keine Dauerstörung finden.

Nach Durchtrennung des *Halsmarkes* erfolgt bei Tieren zunächst ein Blutdruckabfall, der durch Zerstörung des Rückenmarkes noch zunimmt. Allgemein wird hierfür — wenn auch nicht ausschließlich (ORACHOVATS) — eine Aufhebung der tonisierenden Wirkung der Kreislaufregulationszentrale in der Medulla oblongata verantwortlich gemacht. Nach Überwindung des Operationsschocks stellt sich der Blutdruck allmählich wieder auf ein höheres Niveau ein. Er weist aber zunächst noch größere Schwankungen auf und ist auch später nicht von der Konstanz und Anpassungsfähigkeit wie beim normalen Tier. Es sind aber wieder reflektorische Druckschwankungen auslösbar. Sie erscheinen nur übertrieben, ungeordneter und nicht so gesetzmäßig. SHERRINGTON konnte 1906 z. B. bei einem Spinalhund (C 8) 300 Tage nach der Operation durch Reizung eines peripheren Nerven am Hinterbein eine Drucksteigerung von 90 auf 208 mm Hg erreichen. ORACHOVATS erhielt an dekapitierten Hunden sogar einzelne zweckmäßige Reaktionen mehrerer Gefäßgebiete auch ohne daß der Blutdruck sich änderte, wenn die Herzarbeit gleichblieb, so daß eine zentrale Koordination vorgetäuscht wurde. Bei hoher Spinalanästhesie fällt der Konstriktionsreflex der Gefäße beim Aufrichten weg (SMITH). Übrigens bleibt der anfängliche Druckabfall nach Halsmarkdurchschneidung aus, wenn die Tiere vorher sympathektomiert sind, was darauf hinweist, daß zur Aufrechterhaltung des Blutdruckes nicht unbedingt eine Tonisierung von höheren Zentren nötig ist. Im ganzen ist das Spinaltier aber doch in seiner Vasomotorik zu vollgeordneten und jeder Belastung angepaßten, komplizierteren und ausgewogenen Gefäßreaktionen nur bedingt in der Lage.

Ganz anders verhält sich das *Oblongatatier*. Grundsätzlich sind bei ihm alle wesentlichen Gefäßreaktionen erreichbar. Der Blutdruck hat auch eine größere Stabilität. Die dieser Konstanterhaltung dienenden Vasopressor- und Vasodilatationsreflexe von der Aorta und dem Sinus caroticus und die verschiedenen Herzreflexe sind an die Integrität des Rautenhirns gebunden. Allerdings ist die genaue Lokalisation dieses durch direkte oder reflektorische oder hämatogene Reize erregbaren Vasomotorenzentrums immer noch nicht einwandfrei gelungen. Es dürfte in mehr diffuser Anordnung in der Formatio reticularis grisea zu suchen sein. Die Annahmen einzelner Autoren gehen hier auseinander. Über die Lage der durchziehenden hypothalamischen Bahnen bestehen gleichfalls geteilte Ansichten. Gegenüber BEATTIE, BROW u. LONG haben MAGOUN, RANSON u. HETHERINGTON an Katzen mit Reiz- und Durchschneidungsversuchen gezeigt, daß eine weitgehend diffuse, auch auf die lateralen Teile des Hirnstammquerschnittes verteilte Anordnung vorliegt und daß es umschriebene Bündel von vasomotorischen Bahnen hier nicht gibt. Ein kleinerer Teil der Fasern scheint im tieferen Hirnstamm zu kreuzen. Angesichts einer solchen gesicherten zentralen Repräsentationsstelle für das kardiovasculäre System wird es verständlich, daß die Klinik zur Erklärung des Hochdruckes auf diese Tatsachen in verschiedenen Theorien zurückgegriffen hat (s. unten).

Über die genauere Lokalisation autonomer und vor allem vasomotorischer Elemente im *Mittelhirn* sind wir noch nicht ausreichend unterrichtet [HESS (a)]. Im wesentlichen dürfte dieser Hirnabschnitt nur Durchgangsstation für solche Bahnen sein, ohne daß ihm eine besondere eigene Aktivität zukommt. PRUS (a) u. a. erzielten Blutdrucksteigerung bei Reizung der vorderen und hinteren Vierhügel; BECHTEREW von der Substantia nigra. BROWN konnte bei einem Affen am Querschnitt des Mittelhirns bei elektrischer Reizung in der Umgebung des Zentralkanals eine Blutdrucksteigerung hervorrufen. ECTORS, BROOKENS u. GERARD lokalisieren unter anderem ein vasoconstrictorisches Areal oberflächlich in die anterolaterale Wand des Aquäduktes. MAGOUN, RANSON u. HETHERINGTON fanden außer im zentralen Höhlengrau auch im Dach des Mittelhirns vasoconstrictorische Reizeffekte, deren Bahnen sie durch Reiz- und Durchschneidungsversuche sicherstellten. Sie betonten dabei die diffuse und weit verstreute Anordnung dieser Fasersysteme. Auch CROUCH u. ELLIOT sprachen sich für Bahnen mit sympathicotonisierender Wirkung im lateralen Tegmentum aus. DE JAEGHER u. v. BOGAERT, FRIEDBERG und LEITER u. GRINKER bekamen die gleiche Wirkung von den Hirnschenkeln. Die letzte Tatsache beleuchtet die engen, aber nicht völlig geklärten Beziehungen der Vasomotorik auch zu der Pyramidenbahn. HESS (a) fand bei Annäherung seiner Reizversuche an das vordere Mittelhirn im Gegensatz zu der deutlichen Trennung ergotroper und endophylaktisch-trophotroper Zonen im Zwischenhirn hier eine Durchmischung beider Funktionsqualitäten, die er auf Erregung zu- und abführender, räumlich eng durchflochtener Bahnen bezieht.

Die Hauptaufmerksamkeit und der größte Aufwand an Experimenten wurde auf die Verhältnisse der vegetativen Repräsentation im *Zwischenhirn* und besonders im *Hypothalamus* konzentriert. Für das Verhalten der Blutdruckregulation wurden die ersten Versuche von KARPLUS u. KREIDL (a—e) 1909 ff. bahnbrechend, die zeigen konnten, daß bei elektrischer Reizung des Corpus subthalamicum lateral vom Infundibulum bei Katzen, Hunden und einem Affen ein sympathicotonisierender Effekt zu erzielen war, der auch nach Rindenabtragung und Degeneration ihrer Bahnen wirksam war und bei Zerstörung des Subthalamusgebietes ausblieb. Später bewiesen sie, daß dieser wie in einem „Schulversuch" immer wieder zu erzielende akute Effekt eines Sympathicuszentrums auch nach Entfernung der Hypophyse und der Nebennieren und nach Anwendung von Curare zustande kam und damit ein primär vegetativ-nervaler Vorgang sein mußte. Dabei konstatierten sie anfangs für das Blutdruckverhalten im Rahmen der anderen Sympathicusreizerscheinungen, daß die Wirkung nicht „auffallend" gewesen sei, und ergänzten ihre Erfahrung später dahin, daß die Blutdrucksteigerung erst nach den anderen vegetativen Reizeffekten auftrat und nicht immer zwangsläufig mit ihnen sichtbar und inkonstant war.

Diese Versuchsergebnisse sind in vielfacher Wiederholung und Abwandlung an verschiedenen Tierarten zum Teil mit wechselnder Methodik und mit keineswegs immer übereinstimmenden Resultaten — was Wirkung und Lokalisation angeht — reproduziert worden.

Fast um die gleiche Zeit konnte ASCHNER (a, b) bei seinen Zuckerstichversuchen am Hypothalamus bei Hunden und Katzen „gelegentlich" eine Blutdrucksteigerung sehen. HOUSSAY u. MOLINELLI betrachteten 1925 die Blutdrucksteigerung, die sie bei Reizung der Infundibulargegend des 3. Ventrikels erhielten, als Adrenalinwirkung infolge Aktivierung der Nebenniere, weil sie bei Anastomisierung der Nebennierenvene eines Hundes mit der Jugularvene eines 2. Hundes diesen Reizeffekt auf dem Blutwege übertragen konnten. Dabei war übrigens die Reizung des oberen Teiles des 4. Ventrikels wesentlich wirksamer als die des Hypothalamus.

1928 bestätigten WANG u. RICHTER an 15 Katzen bei Tuber cinereum-Reizung die Befunde von KARPLUS u. KREIDL (a—e) einschließlich der Blutdruckwirkung bei LEITER u. GRINKER.

SHINOSAKI erwähnte beiläufig 1929 bei Reizversuchen zur Pupilleninnervation, daß er in „einigen Fällen" an der Katze vom Corpus subthalamicum (LUYSI) mit galvanischem Reiz eine ganz unbedeutende, mit faradischem Reiz eine stärkere Blutdrucksteigerung bekommen habe, die sofort auch bei fortgesetzter Reizung abklang.

BEATTIE (a, b) und BEATTIE u. SHEEHAN sprachen sich 1932 ff. zum erstenmal eindeutig für eine getrennte Lokalisation parasympathischer und sympathischer Elemente im Hypothalamus nach Versuchen an der Katze aus. Bei elektrischer und mechanischer Tuberreizung bekamen sie neben Intestinalwirkungen einen Blutdruckabfall, der bei doppelseitiger Vagusdurchschneidung ausblieb; bei Reizung des hinteren Hypothalamus stieg der Blutdruck an, ohne daß diese Wirkung durch doppelseitige Vagusdurchtrennung aufgehoben wurde.

v. BOGAERT (a, b) gewann zusammen mit Frl. JAEGHER an 600 Hunden in verschiedener Versuchsanordnung mit elektrischen, chemischen und mechanischen Reizungen das Resultat, daß Blutdrucksteigerung vom Hypothalamus vor und hinter dem Hypophysenstiel in gleicher Weise erreichbar sei und daß Blutdrucksenkung den Partien seitlich des Hypophysenstieles zukäme. Der Effekt war nach Nebennieren- und Hypophysenexstirpation unverändert. Auch Atmung und Krämpfe waren nicht entscheidend, so daß die Blutdrucksteigerung als Ausdruck einer generalisierten Vasoconstriction durch direkte Erregung der peripheren Vasomotoren angesehen wurde. Er nahm dabei aber kein besonderes Zentrum im Zwischenhirn, sondern nur von höheren Zentren durchziehende Bahnen an, die den Tonus der bulbären

Gefäßzentren regulieren sollen. Die Blutdruckwirkung trat fast immer im Rahmen anderer vegetativer Äußerungen auf, die im ganzen Hypothalamus sympathisch-parasympathisch unter Hervortreten der sympathischen Wirkung gemischt sichtbar wurden.

Sehr eingehende und methodisch zuverlässigere Versuche stammen von RANSON, KABAT u. MAGOUN und RANSON u. MAGOUN. Danach sind im Rahmen anderer vegetativer Äußerungen im Hypothalamus vom Chiasma bis zum Mittelhirn mit einem gewissen Wechsel in der Dichte der positiven Reizpunkte vor allem blutdrucksteigernde Effekte bei Katzen und Affen zu erzielen. Nur in der präoptischen Region, in der Umgebung der vorderen Commissur und des Septums erreichte man sehr viel seltener und unzuverlässiger Blutdrucksenkungen. RANSON nimmt gegen ein gesondertes parasympathisches Zentrum Stellung. Die Gegend der Kernanhäufungen im Hypothalamus gaben meist keine Blutdruckreaktion, die Wand des 3. Ventrikels nur stellenweise, während die lateralen Teile des Hypothalamus sich wesentlich aktiver erwiesen.

STAVRAKY sah 1936 beim Studium der Erregbarkeit der Piagefäße an Katzen Blutdrucksteigerung im Rahmen anderer vegetativer Reaktionen vom hinteren Abschnitt des Hypothalamus, während Blutdrucksenkung — ähnlich wie bei BEATTIE u. SHEEHAN — vornehmlich vom ventralen und ventrolateralen Anteil des Tuber cinereum erreicht wurde. Nebennieren- und Hypophysenentfernung änderte das Ergebnis nicht.

Bahnbrechend für das Verständnis der vegetativen Regulationsverhältnisse im Zwischenhirn wurden die Untersuchungen von W.R. HESS (a, b), weil sie mit einwandfreier Methodik (Lokalisation, Reizart und -stärke, Narkose) an auch zum Teil nicht anästhesierten Tieren planmäßig das ganze Zwischenhirn abtasteten und weil vor allem ein umfassender Syntheseversuch der Funktion dieses Hirnabschnittes auf breitester experimenteller Grundlage vorgelegt wurde. Für die Blutdruckregulation ergaben die Versuche an der Katze, daß neben anderen vegetativen Äußerungen Blutdrucksteigerung zu erreichen ist von der Umgebung der Hinterwand des 3.Ventrikels, vom hinteren und hinteren seitlichen Hypothalamus bis nach vorne unten zu in die laterale infundibuläre Gegend und das Gebiet des Tuber cinereum, während Blutdrucksenkung erzielt wurde bei Reizversuchen im vorderen Hypothalamus, der Area supra- und praeoptica, dem Septum und seitlichen unteren Thalamus. Dabei war eine gewisse Überlappung der kreislaufaktiven Felder zu verzeichnen.

Im Gegensatz dazu begegneten CROUCH u. ELLIOTT 1936 bei Reizversuchen an 20 Katzen einer Blutdrucksteigerung von den meisten Kernen des Hypothalamus, besonders aber von den vorderen und seitlichen Kernen, während Blutdrucksenkungen inkonstant und selten nur vom hinteren Hypothalamus ausgingen. Zuweilen war die Reaktion biphasisch. Sie hielten den Hypothalamus für ein sympathisches Zentrum.

MASSERMAN (a, b) erreichte 1937/38 im vorderen Hypothalamus sowohl sympathische wie parasympathische Äußerungen, unter anderem mit biphasischen Schwankungen der Atmung und des mittleren Blutdruckes.

MORISON u. RIOCH trafen im vorderen Hypothalamus, der Periventrikulargegend, der caudalen Hälfte des Septum und dem Tuber olfactorium bei decortizierten Katzen schwache Blutdrucksteigerung im Gegensatz zu einer starken Wirkung auf den Blutdruck von der hinteren Hälfte des Hypothalamus. Sie nahmen einen subcorticalen Hemmungsmechanismus des Sympathicus im vorderen Hypothalamus an.

RIOCH u. BRENNER konnten BEATTIES (a, b) Parasympathicuszentrum nicht bestätigen.

ECTORS erzielte bei seinen Versuchen an normalen und hemidecortizierten Affen im ganzen Hypothalamusbereich sowohl von den medialen wie lateralen Partien unter anderen sympathischen Effekten Blutdrucksteigerung. Mit BROOKENS u. GERARD konnte er bei decortizierten Katzen durch Reizversuche an der freigelegten Wand des 3.Ventrikels nur hier an zwei ganz umschriebenen Stellen (supraoptisch und supramamillär) und sonst nirgends im Hypothalamus Blutdrucksteigerungen zusammen mit motorischen und emotionellen Äußerungen erreichen. Die Druckerhöhung klang dabei schon vor Sistieren des Reizes ab. Curare hatte keine Änderung zur Folge. Außer Blasensymptomen wurden überhaupt keine parasympathischen Reizeffekte gewonnen. Die Autoren dachten an echte Zentrenwirkung.

Schließlich sei angeführt, daß LEWY 1928 beim Studium der Pupillenreaktion an der Katze vom Corpus subthalamicum Luysi den Blutdruck „nie erheblich verändert" fand, daß LEITER u. GRINKER an 90 Katzen und 2 Hunden mit verschiedener Versuchsanordnung keine deutlichen Blutdrucksteigerungen erzielen konnten, ohne daß Atemstörungen und

Muskelbewegungen damit verbunden waren, so daß sie ein höheres Vasomotorenzentrum für den Hypothalamus überhaupt ablehnten, und daß MASSERMAN (b) auch nach kompletter bilateraler Elektrokoagulation des Hypothalamus der Katze mit bestimmter Reizanordnung noch die gleichen vegetativen und motorischen Effekte herbeiführen konnte wie vor der Ausschaltung.

Die experimentelle Forschung hat auch die *großen Stammganglien* und die *innere Kapsel* mit in ihre Betrachtung bezüglich vegetativer Repräsentationen eingeschlossen. Für die Blutdruckregulation läßt sich summarisch aus den Tierversuchen feststellen, daß diesen Hirnabschnitten höchstwahrscheinlich keine entscheidende selbständige Bedeutung zukommt.

1886 reizten BECHTEREW u. MISSLAWSKY bei Hund und Katze den Sehhügel, den Globus pallidus, die innere Kapsel und den Nucleus caudatus. Sie bekamen nur Blutdrucksteigerung zum Teil mit, zum Teil ohne entsprechende Pulsreaktion. Auch nach Rindenentfernung und Faserdegeneration war die Wirkung unverändert, so daß sie Sonderbahnen für den Gefäßtonus und die Herzfrequenzregulierung annahmen.

1899 fand PRUS (b) bei Hunden an der Oberfläche des Thalamus am meisten vorn nur geringe Blutdrucksteigerung, weiter hinten oft bedeutende Senkungen, die auch nach Cocainisierung erreichbar blieben, woraus er auf ein Zentrum für die Vasodilatatoren im medialen hinteren Thalamus schloß, während nach den Ergebnissen der gleichen Versuche im medialen Abschnitt des Streifenhügels das Zentrum für die Vasoconstrictoren liegen sollte.

Im gleichen Jahr berichteten HOWELL u. AUSTIN über Blutdrucksteigerung vom Nucleus caudatus.

SCHÜLLER sah 1902 bei einigen Hunden nach Entfernung des Nucleus caudatus keine selbständige Wirkung auf den Blutdruck, während bei elektrischer Reizung desselben teils Senkungen, teils Steigerungen des Blutdruckes erzielt wurden, die er auf eine Miterregung der inneren Kapsel bezog.

Vor ihm hatten schon früher DANIELEWSKI (1875) und STRICKER (1886) von Teilen des Streifenhügels Blutdruckerhöhung erhalten.

SACHS (a, b) erreichte 1909—1911 keine Blutdruckwirkung vom Nucleus caudatus, hingegen meist Steigerung, selten Senkung vom Thalamus, die er auf Erregung afferenter Bahnen zurückführte.

Nach KARPLUS u. KREIDL (a) (1909) hatte Reizung der weiteren Umgebung ihres Hypothalamuszentrums keinen Blutdruckeffekt.

DRESEL maß 1923 nach Versuchen am Kaninchen dem Paläostriatum eine übergeordnete regulierende Funktion auf ein subthalamisches Blutdruckzentrum zu, dessen Niveau von hier aus eingestellt werden sollte. Erregung des Paläostriatum führe zu einer Einstellung des Subthalamuszentrums auf ein tieferes Niveau des Druckes, Ausschaltung zum Gegenteil. Dem Subthalamuszentrum sollen zu dieser Regulation sympathische und parasympathische Mechanismen zur Verfügung stehen. Das Neostriatum soll wahrscheinlich eine Hemmung auf das Paläostriatum ausüben.

SPIEGEL u. TAKANO sprachen sich 1929 nach Reizversuchen am Streifenhügel (besonders Kopf des Nucleus caudatus) vorwiegend der Katze dafür aus, daß die meist zu beobachtende Blutdrucksteigerung — vereinzelt aber auch Senkung — durch Miterregung corticofugaler Bahnen in der inneren Kapsel hervorgerufen sei, wofür sie den Beweis durch Faserdegeneration nach Rindenkauterisierung erbrachten.

Zur gleichen Anschauung kam 1931 FRIEDBERG, bei dessen Versuchen an der Katze die Blutdrucksteigerung bei Reizung der inneren Kapsel ausblieb, wenn durch Rindenzerstörung die corticofugalen (motorisch-somatischen) Bahnen degeneriert waren. Er schrieb ähnlich wie SPIEGEL die vegetativen (vasomotorischen) Effekte der Miterregung somatisch-motorischer Elemente und nicht gesonderten vegetativen Bahnen zu.

Nach LEIMDÖRFER (1936) sind elektrische Reize am Putamen und Claustrum der Katze ohne Blutdruckeffekt; am Nucleus caudatus führen sie zu leichter Steigerung oder Senkung durch Miterregung der Bahnen der inneren Kapsel. Dagegen soll vom vorderen medialen Anteil des Globus pallidus ein starker Blutdruckanstieg zu erzielen sein, der auch nach Rindenabtragung und Faserdegeneration unverändert zu reproduzieren sei.

STAVRAKY (1936) bekam bei Katzen durch Thalamusreizung leichte Blutdrucksteigerung. 1935 leugneten RANSON, KABAT u. MAGOUN eine Blutdrucksteigerung vom Thalamus und der inneren Kapsel. 1939 gaben RANSON u. MAGOUN für die innere Kapsel eine geringe Steigerung des Druckes zu, betonten aber die viel stärkere Erregbarkeit des Hypothalamus.

HESS (a) hält den Thalamus und Nucleus caudatus, was den Blutdruckeffekt betrifft, für wahrscheinlich stumm. Wirkungen traten nur bei überstarken Strömen — vermutlich durch Miterregung anderer Bahnen (innere Kapsel) — auf.

ECTORS, BROOKENS u. GERARD fanden 1938 die dem 3. Ventrikel zugekehrte Oberfläche des Thalamus in Reizversuchen für Blutdruckeffekte unerregbar.

Demnach dürfte den Stammganglien für die Blutdruckregulation keine dem Hypothalamus vergleichbare Bedeutung zukommen. Es muß aber für die vegetative Innervation als wichtig die Faserverbindung dieser Hirnteile einerseits zur Rinde und andererseits zum Hypothalamus betont werden.

Als letzte und oberste Station für die Blutdruckregulierung kommt die *Hirnrinde* in Frage, deren experimentelle Erforschung zu unserer Fragestellung schon frühzeitig in Angriff genommen wurde. Blutdrucksteigerungen und auch Senkungen bei Rindenreiz- und Ausschaltungen am Tier wurden berichtet von: BOCHEFONTAINE (1876), STRICKER (1886), BECHTEREW u. MISSLAWSKY (1886), CEREVKOV (1892), HOWELL u. AUSTIN (1899), E. WEBER (1906), DUSSER DE BARENNE u. KLEINKNECHT (1924), SPIEGEL (1928), FRIEDBERG (1931), KENNARD (1935), HOFF u. GREEN (1936), GRÜNSTEIN (1949) u. v. a.

Das Ergebnis ist summarisch folgendes: Die vasoaktiven Felder mit vegetativer Repräsentation sympathischer und parasympathischer Art haben besonders enge Beziehungen zur motorischen Region, aber darüber hinaus sind auch von anderen Rindenpartien, am ausgesprochensten von der Frontalrinde, am wenigsten vom Hinterhauptscortex, Blutdrucksteigerungen und Senkungen zu erreichen, wobei gegenteilige Wirkungen oft von sehr eng benachbarten Foci erzielt werden. Die Ergebnisse sind nicht einheitlich, auch geht die Reaktion des Herzschlages nicht immer mit dem Blutdruckverhalten konform. Schließlich ändert sich die Reaktionsbereitschaft der Rinde bei wiederholten Reizen besonders leicht. Die Frage, ob es selbständige vegetative Elemente in der Rinde gäbe oder ob die Wirkung nur durch Erregung von Zellen mit somatischer Funktion ausgehe, ist vielfach untersucht worden und wohl heute dahin entschieden, daß es eigene vegetative Elemente in der Rinde gibt, ohne daß sich aber eine Mitwirkung von Strukturen mit somatischer Funktion ausschließen läßt. Nach HOFF u. GREEN u. a. verschwindet die kardiovasculäre Reaktion in tiefer Narkose, in Lokalanästhesie des Focus und nach Umschneidung. Schon schwache Ströme, die noch keine Muskelerregung setzen, führen zu vasomotorischen Äußerungen. Unter Curare lassen sich die gleichen Wirkungen erzielen. GRÜNSTEIN erklärt die Rinde bezüglich der vegetativen Funktionen für leichter erregbar als den Hypothalamus. Da man die Wirkung sympathischer oder parasympathischer Art durch die Ausschaltung der Antagonisten verstärken kann, betont FULTON, daß das Reizergebnis immer nur die algebraische Summe aus zwei entgegengesetzten Wirkungen sei. Der Blutdruck kann schließlich in beiden Richtungen von der Erregung bestimmter Sinnesfelder beeinflußt werden. Besonders wirksam sind affektive Momente.

Interessant ist in dieser Hinsicht das Versuchsergebnis von MEDOFF u. BONGIOVANNI und von FARRIS, YEAKEL u. MEDOFF, die bei Ratten, wenn sie sie über längere Zeit täglich einem explosionsartigen Geräusch aussetzten, einen — emotionell ausgelösten — chronischen Hochdruck erzielen konnten („blast hypertension"). Allerdings gelang auch dieser Versuch nur bei bestimmten Rattenarten und auch hier nur bei Tieren mit besonderer emotioneller Erregbarkeit.

Wir dürfen uns nach all diesen Versuchen vorstellen, daß die vegetativen Impulse von der Rinde in mehr diffuser Anordnung des Fasersystems zum Teil über die innere Kapsel, zum Teil auf anderen Wegen wahrscheinlich unter der Vermittlung der Stammganglien — aber wohl auch teilweise besonders vom Frontalhirn aus ohne diese Beziehungen — zum Hypothalamus gelangen und von hier aus wieder in mehr diffuser Verteilung über das Tegmentum und Höhlengrau des Mittelhirns die Oblongata erreichen und weiter über das Rückenmark in die Peripherie des vegetativen Systems gelangen. Möglicherweise läuft auch ein Teil der Erregungen in enger Anlehnung an die Pyramidenbahn, wenn diese nicht sogar selbst vegetative Effekte vermittelt. In ähnlicher Weise ist der Verlauf afferenter Impulse zu denken, da es in der Rinde auch visceroreceptive Apparate geben soll (GRÜNSTEIN).

Eine nur kurze Erwähnung im Überblick sollen hier die *intrazisternalen Injektionen* verschiedener Pharmaka und Stoffe finden, weil ihre Angriffsmöglichkeit am Nervensystem lokalisatorisch nur sehr bedingt auswertbar ist und weil wahrscheinlich auch ein großer Teil dieser Versuche methodisch nicht einwandfrei ausgeführt wurde. Aufsehenerregend waren die Ergebnisse der Versuche CUSHINGS (c—h) (1931), der an Kranken, die er wegen Hirntumoren operiert hatte, intraventrikulär Pituitrin und Pilocarpin einbrachte, wobei er meist eine starke parasympathische Reaktion, aber nur geringe oder gar keine Veränderungen am Blutdruck in beiden Richtungen konstatierte, die ihn veranlaßten, ein parasympathisches Zentrum im Hypothalamus anzunehmen. Diese Wirkungen blieben bei Hydrocephalus und Tumorzerstörung des Hypothalamus aus. Die vielfach in der Folgezeit unternommenen Tierversuche zeigten einerseits, daß die Reaktion einzelner Tierarten und die Reaktionsweise von Tier und Mensch ganz verschieden sein können und daß bei Nichtbeachtung der Druckverhältnisse, der aktuellen Reaktion der injizierten Lösungen, des Ionengehaltes usw. unspezifische Wirkungen vorliegen können. Für eine direkt zentralnervöse Einflußnahme auf „Zentren" wurde die verschieden starke Wirkung bei intraventrikulärer, intrazisternaler und lumbaler Applikationsart, wurden die anderen parasympathischen und sympathischen Begleitsymptome, die besser lokalisierbar erscheinen, und wurden schließlich die Differenzen in dem Effekt zwischen intravenöser und intraventrikulärer Verabfolgung herangezogen. Besondere Beachtung fanden die körpereigenen Substanzen Adrenalin und Vasopressin, von denen das erstere offenbar keinen zentralvenösen Angriffspunkt hat. Die bei solchen Versuchen sichtbaren akuten, vorübergehenden Reaktionen des Blutdruckes wurden meist auf einen direkten Angriff am Hypothalamus, aber auch an der Oblongata bezogen. Auch an eine Resorption in die Blutbahn ist gedacht worden [RANSON u. MAGOUN, CUSHING (h), HELLER u. KUSUNOKI, HELLER, WEINBERG u. v. a.].

Sehr zahlreich sind auch die Versuche gewesen, im *Liquor* und in der *Hirnsubstanz* bei Tier und Mensch blutdruckwirksame Stoffe zu finden, die teils pressorisch, teils depressorisch wirkten [CUSHING u. GOETSCH, HÜLSE, ZONDEK u. KROHN, BOHN, PAGE (a) u. v. a.]. Nach Hypothalamusreizung wurde eine Vermehrung dieser Substanzen im Liquor beobachtet [KARPLUS u. PECZENIK (b), CLARK u. WANG]. Pressorische Substanzen aus dem *Gehirn* isolierten v. EULER und neuerdings RAAB (g), wobei die Natur dieser Stoffe nicht identisch war.

Da diese zum Teil nur summarisch und noch keineswegs vollständig abgehandelten Ergebnisse des Tierexperimentes eine der Hauptstützen der Theorie des zentrogenen Hochdrucks beim Menschen geworden sind, sei auf einige Punkte, die sich aus diesen Versuchen ergeben, nochmals zusammenfassend hingewiesen. Ihre gründliche Kenntnis und Beachtung dürfte vielleicht manche verfrühten Schlüsse für die Klinik verhindert haben.

Es handelt sich bei dem Ergebnis fast aller hier aufgeführten Versuche nur um eine *akute, vorübergehende, schnell* nach dem Reiz, ja gelegentlich schon *während* des Reizes *abklingende* Blutdruck- (und eventuell Puls-)Reaktion und nicht um die *Erzielung einer Dauerhypertonie.* Die Resultate bezüglich *Wirkung* und *Lokalisation* vasoaktiver Areale fallen häufig *erheblich* auseinander und erscheinen vielfach *widerspruchsvoll.* Ein Teil dieser Unstimmigkeiten geht zweifellos zurück auf eine unzureichende Methodik, die sowohl die Art der Anästhesie [HESS (a), FULTON, RANSON u. MAGOUN] als auch die Art des Reizes und seine In- und Extensität betrifft. Vielfach sind die Versuche unter grober Störung der physiologischen Zusammenhänge (Abtragungen usw.) oder unter

Vorausschickung schwerer, in ihren Folgen unberechenbarer Eingriffe an Hirn und Schädel ausgeführt worden. Aber auch dort, wo mit einwandfreier Methodik — wie z. B. bei HESS und RANSON u. a. — gearbeitet wurde, stehen die Ergebnisse im einzelnen längst nicht immer im Einklang. Daß auch die einzelnen Tiere und Tierarten nicht gleichartig reagieren, ist bekannt. Exakte Vergleiche mit den Verhältnissen am menschlichen Gehirn besitzen wir naturgemäß nicht. Es muß weiter bezüglich der Reizantworten am Hypothalamus nachdrücklich betont werden, daß es keineswegs klargestellt ist, ob die Reize auf Zellen oder Zellaggregate oder auf Fasersysteme wirken. HESS (a) läßt diese Frage bewußt offen und äußert sich dahin, daß man hier nur *Vermutungen* haben könne. RANSON u. MAGOUN halten die Erregung von Kerngebieten im Hypothalamus bei ihren Versuchen sogar für unwahrscheinlich, weil sie gerade die Gebiete der Zellanhäufung im Hypothalamus bei ihren Blutdruckversuchen unerregbar fanden. Sie vermuten mehr einen Reizeffekt von Bahnen, die allerdings mit den höher- und tiefergelegenen vegetativen Fasersystemen nicht identisch sein sollen, weil die Erregbarkeit im Hypothalamus eine viel größere sei als die der betreffenden Bahnen vor und hinter dem Hypothalamus. Sie messen damit dem Hypothalamus eine eigene Aktivität zu. ECTORS, BROOKENS u. GERARD sind dagegen der Meinung, daß es distinkte Zentren im Sinne von Kerngebieten im Hypothalamus gäbe.

Weiter bedarf eine grundsätzliche Erkenntnis aus diesen Versuchen der Hervorhebung für die Klinik. Es ist dies die Tatsache, daß es bei all diesen Versuchen fast *niemals* oder *nur selten* zu einer *einfachen* Reizantwort auf *einem* Gebiet — etwa einer Vasomotorenreaktion — kommt, sondern daß die Antwort fast immer komplex ist, d. h. daß eine größere Zahl vegetativer und auch motorischer und emotioneller Effekte in verschiedensten Gruppierungen erzielt wird, die nur insofern eine gewisse Ordnung zeigt, als sympathicotonische und parasympathicotonische Antworten vorwiegend hervortreten. Aber auch hier werden vielfach Überlagerungen beider Systeme gesehen. Es läßt sich nach diesen Unterlagen heute ziemlich sicher sagen, daß es ein „Blutdruckzentrum" im engeren Sinne nicht gibt und daß keine ausreichenden Beweise dafür vorliegen, daß ein solches „Zentrum" eventuell gar an ein umschriebenes Kerngebiet gebunden sei.

Die klinischen Arbeiten, die mit einem solchen Begriff operieren, gehen fehl und sind offenbar von der Vorstellung geleitet, daß im vegetativen System in ähnlicher Weise lokalisiert werden könne wie in den somatischen motorischen, sensiblen oder sensorischen Systemen. Ebenso abwegig dürfte der Gedankengang sein, den wir in den gleichen Arbeiten finden, daß der Hypothalamus mit seinen „Zentren" erregbarer sei als andere tiefer- oder höhergelegene „Zentren" und daß dadurch dieses Hirngebiet die Führung über andere Teile besäße. Auch davon kann nicht die Rede sein. HESS (a), der eine solche Ansicht ausdrücklich ablehnt, hat uns vor allem gelehrt, daß die verschiedene Lokalisation vegetativer Stationen im Nervensystem wahrscheinlich einen ganz anderen Sinn hat (s. unten).

Im Gegensatz zu der fast unübersehbaren Fülle von akuten Experimenten mit einer schnell vorübergehenden Blutdruckreaktion haben sich die Physiologen verhältnismäßig viel weniger mit der Frage experimentell auseinandergesetzt, auf welchem Wege es gelingt, eine *neurogene Dauerhypertonie* zu erzeugen. Dieses

Gebiet, das die Klinik weit mehr angeht, hat entschieden weniger Beachtung gefunden. Dennoch sind einige wichtige Tatsachen auch hier sichergestellt.

So ist die Frage seit NAUNYN u. SCHREIBER und CUSHING (a) vielfach experimentell geprüft worden, wieweit eine *intrakranielle Druckerhöhung* eine Blutdrucksteigerung nach sich zieht. Es hat sich dabei gezeigt, daß mit Zunahme des Hirndruckes auch der Blutdruck ansteigt. Allerdings hat diese Wirkung auf den Blutdruck meist keine Hypertension zur Folge, sondern im Laufe der Zeit sinkt der Blutdruck gewöhnlich wieder auf normale Werte ab. Die reichlichen klinischen Erfahrungen zu dieser Frage lehren das gleiche. GROAT u. PEELE gelang es sogar, an Katzen durch isolierte Erhöhung des Spinaldruckes auch ohne Hirndrucksteigerung einen vorübergehenden beträchtlichen Blutdruckanstieg zu erzielen, der auch nach Abschaltung des Gehirns und nach Exstirpation der Nebennieren reproduzierbar war und den sie auf die anämisierende Wirkung des Druckes (Asphyxie des Rückenmarkes) bezogen.

Längere Zeit hatte es den Anschein, als ob die Versuche von DIXON u. HELLER, die von H. HOFF, H. VOGT u. a. bestätigt wurden, durch Kaolininjektionen in die Cisterna magna bei Hunden den Mechanismus eines zentralen Dauerhochdrucks erwiesen hätten. Man erklärte ihn durch eine reaktive Hirndrucksteigerung, Hirnanämisierung oder auch Einflüsse auf Nieren, Nebennieren oder Hypophyse. Neuerdings wurde die Beweiskraft dieser zahlenmäßig geringen Versuche in Zweifel gezogen. Nachprüfungen ergaben, daß — wenn überhaupt — nur eine geringe Blutdrucksteigerung zustande kam. PAGE (b) konnte mit verschiedenen Sorten von Kaolin beim Hund überhaupt keine dauernde diastolische Blutdruckerhöhung erzeugen.

Ein anderer experimenteller Weg zur Erzielung einer chronischen Blutdrucksteigerung ist der einer *Drosselung der arteriellen Blutzufuhr* zum Gehirn, soweit nicht die intrakranielle Druckerhöhung über diesen Mechanismus läuft. Die Ergebnisse dieser Versuche sind sehr wechselnd. Die Drosselung war in ihrem Ausmaß oft völlig unphysiologisch. Viele Tiere sprachen auf schwere Hirnischämie nicht an. Die Druckerhöhung zeigte die Tendenz, wieder zur Norm abzusinken. PAGE u. TAYLOR unterbanden bei Hunden beide Carotiden, beide Vertebral- und die Spinalarterien und bekamen dabei nur eine wenig eindrucksvolle Blutdruckerhöhung. Etwas konstanter und deutlicher war die Druckerhöhung auch für Wochen, wenn alle überhaupt nur auffindbaren zum Kopf ziehenden Arterien unterbunden waren. Es gelang ihnen auch, eine längere Druckerhöhung zu erzielen, wenn sie über dem Obex der Rautengrube einen Tantaldraht an einer Stelle, deren akute Reizung Blutdrucksteigerung ergab, fixierten und wenn sie nun diesen Draht täglich mit Diathermie erhitzten. Sobald die regelmäßige Erhitzung abgesetzt wurde, sank allerdings der Blutdruck wieder ab.

H. HOFF u. URBAN gaben an, bei 3 von 11 Hunden durch Stichverletzung der Corpora mamillaria zunächst eine starke, besonders emotionell beeinflußbare Labilität des Blutdruckes und nach etwa 3 Monaten eine Dauerhypertonie für weitere 3 Monate erzeugt zu haben. Dabei waren bei der Sektion zweimal die Mamillarkörper nur teilweise, einmal aber ganz zerstört. Abgesehen davon, daß diese Versuche zahlenmäßig viel zu klein und unbestätigt sind, hat unter anderem RANSON mit MAGOUN bei seinen exakten Versuchen an der Katze durch Reizung der Corpora mamillaria keine Blutdruckbeeinflussung erreicht. SHINOSAKI führte Stichverletzungen am Corpus Luysi aus, ohne Druckerhöhung zu bekommen. MORGAN u. JOHNSON sahen bei Injektionen von Quecksilberchlorid in den Hypothalamus nur während epileptischer Anfälle Blutdrucksteigerungen, die wieder abklangen. Wenn die Tiere den Versuch überstanden, wurden sie wieder völlig gesund.

In neuerer Zeit sind mit einwandfreier Technik im Hypothalamus teils einseitige, teils symmetrisch gelegene doppelseitige *Ausschaltversuche* durch Verkochung des Gewebes, besonders von RANSON u. MAGOUN, MASSERMAN (a, b), HESS (b) u. a. gemacht worden. Sie erwähnen in keinem Falle der vielen Versuche (vor allem bei RANSON) eine Dauerwirkung auf den Blutdruck. Interessant ist, daß MASSERMAN (b) bei doppelseitiger Verkochung des ganzen Hypothalamus im Katzenversuch durch bestimmte Anordnung des elektrischen Reizes noch von den intakten, den Hypothalamus umgebenden Strukturen eine der hypothalamischen ähnliche Reaktion akuter Art erreichen konnte.

Anders dagegen steht es mit dem Ergebnis von Experimenten an dem peripheren Apparat der Blutdruckzügler (Carotissinus- und Aortennerven). Hier ist es nach dem Vorgang von HERING, KOCH (a) und MIES u. a. vielfach gelungen, beim Tier (Kaninchen, Hund, Pavian usw.) eine Dauerhypertonie zu erzeugen. Allerdings hat auch hier die Theorie, das Ergebnis auf die menschliche Pathologie im besonderen Falle des essentiellen Hochdruckes zu übertragen, keine allgemeine Anerkennung gefunden.

Alle diese Versuche lehren, daß es einen über jeden Zweifel erhabenen und in jedem Falle experimentell verifizierbaren Mechanismus, mit dem man einen *zentralen Dauerhochdruck* jederzeit im Tierversuch erzielen kann, und einen Mechanismus, der den Vorgängen bei der menschlichen essentiellen Hypertonie auch nur annähernd entspräche, bisher nicht gibt. Sie zeigen wohl, daß die verschiedensten Angriffe am Nervensystem den Blutdruck meist vorübergehend, höchst selten aber auf längere Dauer entscheidend abändern können. Lokalisation und Art einer solchen Einwirkung kann durchaus vielseitig sein. Sie beweisen, daß es ein „Blutdruckzentrum" in dem engen Sinne, in dem es oft in klinischen Arbeiten — womöglich noch in Anlehnung an ein ganz bestimmtes Kerngebiet — gebraucht wird, höchstwahrscheinlich nicht gibt. Vielfach haben auch die Physiologen selbst eine strenge Lokalisationslehre für solche Einzelfunktionen vegetativer Art wie die der Blutdruckregulation allein nicht vertreten und verschiedentlich sogar für das Verständnis der klinischen Phänomene auf die weitgehende *Vertretbarkeit* von Funktionen im vegetativen Bereich hingewiesen. Schon KARPLUS hat sich gegen eine solche Mißdeutung seiner Arbeiten verwahrt und auf die Kompensierbarkeit vegetativer Defekte hingewiesen. Die gleichen Ansichten finden wir bei HESS (b), LEITER u. GRINKER, GAGEL (d) u. v. a.

Es darf in dieser Frage die Möglichkeit einer weitgehend selbständigen Regulationstätigkeit auch des peripheren Gefäßnervenapparates nicht außer acht gelassen werden.

Viele der angeführten Versuche — besonders mit längerer Wirkung auf die Blutdruckregulation (Hirndruck, Drosselung der Hirndurchblutung, intraventrikuläre Injektionen) — lassen wegen ihrer diffusen Angriffsmöglichkeit am Nervensystem sowieso zunächst eine genaue Lokalisation ihres Effektes gar nicht zu. Wir werden diesen Verhältnissen in der menschlichen Pathologie in ähnlicher Weise begegnen.

Auch wenn wir uns die heute weitgehend anerkannten und experimentell breit fundierten Vorstellungen von W. R. HESS (b) über die Organisation und Funktion des vegetativen Nervensystems vergegenwärtigen, ist es von vornherein schon theoretisch nicht sehr wahrscheinlich, daß eine vielfach regulierte vegetative Äußerung — wie die der Blutdruckeinstellung — allein von einer Hirnstelle aus nachhaltig gestört werden sollte. Seine Ansicht lehrt uns, daß die vegetativen Regulationen im Nervensystem stufenweise in aufsteigender Richtung differenziert und zu immer neuen und vielfältigeren Kombinationen im Sinne einer vollkommeneren Leistung zusammengefaßt werden. Es ist nicht ein „Zentrum" einem anderen einfach vorgeschaltet, wie etwa die einzelnen Schrittmacher im Herzen, die durch ihre differente Reizbarkeit und Rhythmik unterschieden sind, sondern die aufsteigende Entwicklung bringt eine vollendetere Neuordnung von Funktionen. So verbindet schematisch gesehen das Rückenmark gewissermaßen Organe funktionell untereinander. Die Oblongata faßt Organsysteme, wie etwa die des Kreislaufes, der Atmung und der Verdauung zu einer Funktionseinheit zusammen. Im Zwischenhirn finden wir eine Neuorientierung etwa in dem Sinne, daß vegetative, motorische und emotionelle

Funktionen lokal verknüpft werden nach Art einer Ergotrophie oder einer Trophotrophie. Im Rahmen dieser Gesamtaufgabe ist auch die Blutdruckregulation in dieses System sinnvoll eingebaut. Blutdruckerhöhung tritt bei Reizversuchen in sympathicotonisierenden Feldern und Blutdrucksenkung im Bereich parasympathischer Gesamtreaktionen auf, oder der Blutdruckwert ist die algebraische Summe gegenteiliger Strebungen. Daß innerhalb einer solchen lokalistisch und funktionell zusammengefaßten Organisation im Zwischenhirn allein der Blutdruck als einziger Faktor unter pathologischen Verhältnissen abnorm herausfallen sollte, ist von vornherein schon theoretisch wenig wahrscheinlich. Vielmehr müßte man erwarten, daß ein solcher Zwischenhirnhochdruck eine besondere Färbung durch andere vegetative Dysregulationen haben müßte, wie wir ihn in seltenen Fällen tatsächlich aus der menschlichen Pathologie auch kennen. Daß aber die landläufige klinische Hypertension ohne sonstige wirklich eindeutige vegetative diencephale Begleitsymptome durch eine „Diencephalose" entstanden sei, ist schon allein aus diesen theoretischen Vorstellungen heraus nicht sehr naheliegend.

Bevor wir auf die klinischen Grundlagen des zentralen Hochdruckes eingehen, sollen noch einige Vorstellungen über seinen Mechanismus angeführt werden.

Die im Reizexperiment am Tier zu erzielende *akute* Blutdruckerhöhung oder Senkung wird heute allgemein — soweit sie nicht eventuell durch Beeinflussung der Herztätigkeit zustande kommt — als ein direkter, nerval vermittelter Effekt angesehen, durch den es zu einer Vasoconstriction oder Vasodilatation in der Peripherie (vor allem im Splanchnicusgebiet) kommt. Es lag nahe, die Frage zu prüfen, wieweit bekannte — vor allem gefäßverengende — Stoffe an dieser Wirkung beteiligt seien. Schon KARPLUS u. KREIDL (e), v. BOGAERT (b) u. a. konnten zeigen, daß der Blutdruckeffekt bei Zwischenhirnreizung noch erhalten war, wenn Hypophyse und Nebennieren entfernt wurden, d. h., daß weder Adrenalin noch Vasopressin an der Wirkung beteiligt sein konnten. Auch die kurze Latenzzeit war in diesem Sinne verwertbar. Dennoch hat sich besonders für mehrphasige Reaktionen herausgestellt, daß wahrscheinlich der via Sympathicus verlaufende vasopressorische Reiz doch gleichzeitig auch Adrenalin vermehrt in Freiheit setzt. HOUSSAY u. MOLINELLI haben unter anderem durch Versuche an durch Nebennieren- und Jugularvene gekoppelten Hunden mit kreuzweiser Durchblutung erwiesen, daß bei Hypothalamusreizung eine stoffliche Reizübertragung möglich ist. In ähnlicher Weise sind von KARPLUS u. KREIDL (e), KARPLUS u. PECZENIK (b) und CLARK u. WANG Versuche angestellt worden, die nach Hypothalamusreizung eine vermehrte Abgabe von Pituitrin in den Liquor erweisen sollten. Ihren Ergebnissen ist allerdings aus methodischen Gründen zum Teil widersprochen worden. Jedenfalls zeigen derartige Versuche, daß bei dem Zustandekommen der akuten Blutdruckerhöhung während einer Hypothalamusreizung auch an die Möglichkeit einer gleichzeitigen stofflichen Reizübertragung gedacht werden muß.

In viel höherem Maße tritt in jüngerer Zeit zur Erklärung *länger dauernder* Blutdruckerhöhungen die Tendenz hervor, für ihr Zustandekommen neben *nervalen* Vorgängen *stoffliche Mitwirkungen* in den Vordergrund zu rücken. Die Vorstellungen einer rein zentralnervösen Genese der Hypertension wurden offenbar unter dem Eindruck experimentell sicher erwiesener peripherer Mechanismen der Blutdrucksteigerung verlassen oder mindestens so erweitert, daß sie diesen Tatsachen Rechnung trugen. Früher spielte die Annahme einer veränderten Dauereinstellung des Tonus bestimmter Gefäßzentren oder die veränderte Erregbarkeit solcher Zentralstellen eine große Rolle. Diese Funktionsumstellung sollte durch direkte Einwirkungen wie Säuerung (Kohlensäure, Milchsäure), durch sonstige Stoffe, Läsionen, veränderte Druck- und Zirkulationsverhältnisse oder reflektorisch hervorgerufen werden. Dabei wurde der Angriffspunkt zunächst mehr in der Oblongata, später in höhergelegenen vegetativen Repräsentationsfeldern — vor allem im Hypothalamus — gesucht. Es wurde dabei übersehen, daß in derartigen Zuständen keineswegs mit einiger Regelmäßigkeit eine chronische Blutdrucksteigerung zu erreichen war. Wenn eine Hypertension erzielt wurde, so war sie meist passager. Eindrucksvoller als die Drucksteigerung ist dabei die Tatsache, daß der Blutdruck immer wieder einer Einregulierung auf normale Verhältnisse zustrebt. In dieser einseitigen Richtung, eine rein zentralnervöse Genese der Hypertonie zu suchen, wurde die Eigenregulationsfähigkeit der Peripherie unterschätzt. War doch experimentell sicher erwiesen worden, daß der Blutdruck auch nach Abschaltung des zentralen Nervensystems noch aufrechterhalten und auch reguliert werden und daß die Peripherie bei der Einwirkung zentraler Impulse entscheidend mitwirken kann. Dieser strengen Zentrenlehre steht auch die Überlegung entgegen, daß es bei Ausschaltung oder Reizung bestimmter Gebiete des Nervensystems nicht nur auf die Funktion dieser betreffenden Areale ankommt, sondern daß das erzielte Resultat weitgehend das Ergebnis der Leistungs- und Ausgleichsfähigkeit des ganzen übrigen an diesem Vorgang beteiligten Systems ist. Weiter hatten sich — wie schon betont wurde — chronische Blutdrucksteigerungen experimentell erzielen lassen, bei denen offensichtlich das Nervensystem keine entscheidende Bedeutung hatte (Reninmechanismus, endokrine Drucksteigerungen, kardiovasculäre Momente). Ergebnisse akuter Versuche wurden oft zu unkritisch als Modelle für chronische Verhältnisse genommen. Und schließlich lehrten die zahlreichen Tierversuche, daß die Vorstellung von einer Zentrenhierarchie im vegetativen System wohl keinesfalls in dem Maße Gültigkeit besitzt wie im animalischen Nervensystem. Faktoren wie Tempo der Entstehung von neuralen Defekten, Schockwirkung, Änderung der Reizempfänglichkeit bei wiederholten Reizen, Funktionswandel und Vertretbarkeit haben vielfach zu wenig Beachtung gefunden.

Wir sehen uns heute mehr denn je einer Fülle von theoretischen Vorstellungen gegenüber, die versuchen, die Komplexität dieser verschiedenen, im wesentlichen nervalen, hormonalen und humoralen Regulationsfaktoren des Blutdruckes für den Fall der Hypertension auf einen gemeinsamen Nenner zu bringen. Dabei wird zentralen und peripheren Mechanismen ein durchaus verschiedener Wert beigemessen.

Ein Vertreter der vorwiegend zentralen Genese der Hypertension ist z. B. W. RAAB (b, d, f, g). Anfangs erklärte er die Hypertension als Reizfolge saurer Stoffwechselprodukte (Kohlensäure, Milchsäure) auf das Vasomotorenzentrum der Oblongata. Später bezog er den Hypothalamus in diese Theorie ein. Neuerdings will er einen pressorischen Stoff im Gehirn und Liquor gefunden haben, der im Sinne sympathicotonisierender Amine in der Peripherie wirken und dessen Bildung vom Zwischenhirn gesteuert werden soll.

Eine andere Gruppe von Autoren sieht das Nervensystem in seinen verschiedensten Abschnitten nur als einen Initiator humoraler oder hormonaler Abläufe an, die bekanntermaßen Blutdrucksteigerung mit sich bringen (Reninmechanismus, Aktivierung endokriner Dysregulationen). Gedacht wird an die Hypophyse und besonders die Nebenniere (z. B. Selye u. Stone). Der neural in Gang gesetzte periphere Vorgang würde sich dann verselbständigen.

Ganz in die Peripherie des Kreislaufes wird die Entstehung der Hypertension von denen verlegt, die annehmen, daß möglicherweise durch Einwirkung des Nervensystems die Reizbarkeit der peripheren Kreislaufapparate so erhöht sein könne, daß sie schon auf einen normalen Spiegel pressorischer Stoffe mit verstärkter Verengerung und damit mit einer Blutdrucksteigerung antworten oder daß an den Endplatten vermehrt vasoconstrictorische Stoffe freiwerden.

Neuerdings wurde auch die umgekehrte Vorstellung experimentell zu stützen versucht, daß nämlich normalerweise das Nervensystem eine inhibitorische Wirkung auf die Druckerhöhung durch vasopressorische Stoffe (Renin, Angiotonin usw.) ausübe und daß bei einer Störung dieser Hemmung der Blutdruck ansteige (Page u. Taylor).

Eine andere, experimentell fundierte, hierher gehörige Ansicht ist die von Jimenez-Diaz, nach der unter Nervenreiz in der Arterienwand ein Stoff (Arterin) in Freiheit gesetzt werden soll, der mit einem Plasmaeiweißkörper in Verbindung träte (Arterin-Hypertensin) und nach Art des Renin-Hypertensinmechanismus vasopressorisch wirke. Die Hypertension wäre danach die Folge einer Art durch Nervenreiz verstärkten inneren Sekretion der Arterienwand.

Nur beiläufig sei der Vorstellung gedacht, daß eventuell die Hypertension Folge des Fehlens vasodilatatorischer Stoffe sein könne.

Solche, teils tierexperimentell begründeten, teils mehr spekulativ geäußerten Ansichten zeigen uns, daß wir hier noch auf einem völlig hypothetischen Boden stehen. Derartige, keineswegs vollständig aufgeführte Erklärungsversuche der Hypertension dürfen bisher nur als Wegweiser für weitere Forschungen angesehen werden.

Immerhin zeichnet sich bereits in diesen modernen Versuchen der Erklärung der Dauerhypertension deutlich die Neigung ab, nicht nur einen einzigen Faktor für die Entstehung der chronischen Blutdrucksteigerung einzusetzen, sondern in ihr einen *Komplexvorgang* neuraler und humoraler Faktoren zu sehen. Vor allem tritt aber — worauf es uns besonders zu zeigen ankam — *der Versuch einer engeren neurovegetativen Lokalisationslehre* in diesem Problem immer mehr in den Hintergrund.

Die zweite große Gruppe von Argumenten für den zentralen Hochdruck leitet sich von den *Beobachtungen am Menschen* ab. In erster Linie waren es die Labilität des erhöhten Blutdruckes und seine Beeinflußbarkeit durch verschiedene somatische oder psychische Einwirkungen, die Veranlassung gaben, Störungen im nervösen Regulationsmechanismus für die sog. essentielle Hypertonie verantwortlich zu machen. Gedacht wurde dabei vor allen Dingen an eine abnorme Tonuserhöhung oder vermehrte Reizbarkeit nervös-vegetativer Apparate, wobei zentrale und periphere Angriffsmöglichkeiten erwogen wurden. Die andere Quelle für diese Ansicht ist in Beobachtungen von Blutdruckerhöhungen bei bestimmten Erkrankungen des Nervensystems zu suchen.

Nach vielen Vorläufern stammt die erste systematische Begründung dieser Lehre in der Klinik im deutschen Sprachgebiet aus der Wiener Schule [KAHLER und DURIG (a, b)], der wir auch die ersten diesbezüglichen Tierversuche am Hypothalamus verdanken [KARPLUS u. KREIDL (a), ASCHNER (a) u. a.]. KAHLER glaubte aus dem Verhalten der Hypertoniker gegen Lumbalpunktion, Aderlaß, Einverleibung verschiedener Medikamente und aus dem klinischen Befund und konstitutionellen Gegebenheiten Rückschlüsse auf die Genese des Hochdruckes machen zu können, dem er eine aus verschiedenen Ursachen erwachsene Störung der Regulationsfähigkeit der Vasomotoren zugrunde legte. Lokalisatorisch betrachtet kann nach ihm die Drucksteigerung vom Cortex, Hypothalamus, der Oblongata und von weiter peripher gelegenen Stationen des Nervensystems ausgehen und ursächlich durch psychische, läsionelle, toxische oder reflektorisch angreifende Schäden in Gang gesetzt und unterhalten werden. Er unterscheidet so einen zentral-psychischen, einen zentral-mechanischen, einen zentral-läsionellen, einen zentral-toxischen und einen peripher-toxischen und peripher-reflektorischen Hochdruck.

Aus der gleichen Schule hervorgegangen tritt RAAB (a, b, d—h) seit langem für einen zentral-nervösen Ursprung der essentiellen Hypertonie ein, wobei er anfangs besonders auf den O_2-Mangel und die abnorme Säuerung der zentralen Vasomotorenapparate (zunächst in der Oblongata, später im Hypothalamus) mit konsekutiver Erregbarkeitssteigerung abhob. Später führte er außerdem humorale Gesichtspunkte ein. Von dem nephrogenen Hochdruck soll sich der neurogene durch seine stärkere Labilität unterscheiden, die durch bestimmte Tests charakterisiert ist: Sinusdruck, Hyperventilation, Apnoe, CO_2-Atmung, Geruchsreize, Kaltbad, Lumbalpunktion, Spinalanästhesie, Barbitursäurederivate, Schmerzreize. Für die neurogene Genese sprechen ihm weiter die Erfolge der Sympathektomie und die Behandlungsergebnisse mit Tetraäthylammonium und sympathicolytischen Drogen (Dihydroergotamin und Dihydroergocornin). Der neue humorale Gesichtspunkt in seiner Theorie von der Genese des Hochdruckes kommt zum Ausdruck in dem Nachweis vasopressorischer Stoffe im Liquor und im Gehirn, unter denen er einen neuen Körper — das Encephalin — isolierte, das im Gehirn unter Kontrolle des Zwischenhirns gebildet werden und peripher wie ein sympathicomimetisches Amin wirken soll. Heute sieht er das noch ungelöste Problem des neurogenen Hochdruckes entweder in einem vermehrten Einstrom von vasopressorischen sympathicomimetischen Neurohormonen (Epinephrin, Sympathin, Encephalin) in die contractilen Gefäßwandzellen oder in einer abnormen Empfindlichkeit dieser Zellen gegen solche Stoffe oder in einer Kombination dieser beiden Möglichkeiten. Dem tierexperimentellen Entzügelungshochdruck mißt er für die menschliche Pathologie keine Bedeutung bei.

Das Für und Wider dieser zentralen — oder begrifflich weiter gefaßt — neurogenen Theorie ist in einer Fülle klinischer Arbeiten von den verschiedensten Autoren teils bejahend, teils einschränkend und oft auch ablehnend erörtert worden. Besonders die Lehre von dem nephrogenen Hochdruck hat dieser Anschauung lange Abbruch getan und die Aufmerksamkeit von dem angeblich zentralen Ursprung des Leidens abgebracht. In Deutschland war es vor allem VOLHARD, der den peripheren hämodynamischen und humoralen Verhältnissen bei der Entstehung der Hypertonie das Hauptgewicht beimaß und eine zentral-nervöse Genese nur ausnahmsweise, etwa bei der CO-Vergiftung oder über die Blutdruckzügler, gelten ließ. Indes scheint sowohl bei uns wie in Amerika die Ära des nephrogenen Hochdruckes ihren Höhepunkt überschritten zu haben.

Bei uns kam die Frage des zentral-nervösen Ursprungs der Hypertonie erneut in Fluß durch die Arbeiten von VEIL u. STURM, die nach Beobachtungen an Hirntraumatikern (und Amputierten) die diencephale Genese des Hochdruckes ganz in den Vordergrund rückten. Sie argumentierten, daß die Hirnverletzung in den seltensten Fällen ganz abheile, sondern daß in den traumatischen Herden der Abbauprozeß weiterschreite und daß diese Herde der Anlaß zu ständigen Irritationszuständen seien, die auf die Vasomotorenzentren besonders im Zwischenhirn ausstrahlten und von hier aus über vasoconstrictorische Effekte einen Hochdruck zustande brächten. Die Überbrückung eines jahre- bis jahrzehntelangen Intervalls zwischen der Verletzung und dem Beginn des Hochdruckes versuchten sie über den Begriff der Allergie verständlich zu machen, indem sie zur Diskussion stellten, daß eventuell aus den nicht zur Ruhe kommenden Hirnherden auch „Hirnantigene" in Freiheit gesetzt werden könnten, die zu einer Selbstallergisierung des Organismus mit cerebralen Anaphylaxien (Migräne, Epilepsie, hypertonische Reaktionen) führen würden, wobei andere exo- und endogene Faktoren mitbestimmend sein könnten. Es wurde besonders der „Knick in der Lebenslinie" um die Wende des 4. Lebensjahrzehntes mit einer grundlegenden Änderung der Reaktionslage des Organismus um diese Zeit hervorgehoben.

Ganz auf den Boden der VEIL- u. STURMschen Ansicht hat sich NONNEN-BRUCH gestellt: „Die zahlreichen von VEIL und STURM gebrachten Krankengeschichten lassen an der Tatsache eines sehr verzögert auftretenden posttraumatischen Hochdruckes keinen Zweifel." Für NONNENBRUCH ist jeder Hochdruck zentral-nervös durch das Zwischenhirn bestimmt, auch die sog. renale Hypertonie. Es soll sich dabei immer um eine abnorme Empfindlichkeit in dem den Blutdruck regulierenden neuro-humoralen Apparat handeln, der von der Psyche her oder lokalzentral oder auch von der Peripherie aus beeinflußt werden kann. Die Mechanismen sollen sein: Direkte Dauererregung des betreffenden Zentrums im Zwischenhirn, Bahnungen oder Sensibilisierungen. Die Übertragung auf die Kreislauforgane erfolge stofflich. Diese Gedankengänge bei VEIL u. STURM oder NONNENBRUCH sind durch die experimentellen Forschungen SPERANSKYs inspiriert, der die Sensibilisierung seiner Tiere in gleicher Weise durch zentrale wie periphere Nervenreize erreichte und den Effekt der Sensibilisierung besonders deutlich bei einem später gesetzten Zweitschaden zeigen konnte.

In den Vereinigten Staaten herrschte lange die Lehre von dem nephrogenen Hochdruck vor. Der neurogene Hochdruck spielte für die Klinik eine ganz untergeordnete Rolle. Erst relativ spät fanden die europäischen Ansichten über diese Frage bis zu einem gewissen Grade Eingang [RAAB (f—h)]. Noch 1934 schrieben LEITER u. GRINKER: "the evidence available from clinical observations or from animal experiments to date affers no clew as to the relationship between the hypothetic vasomotor center in the hypothalamus or the equally hypothetic dysfunction of this center and the pathogenesis of human 'essential' hypertension." Neuerdings setzt sich — wie schon erwähnt — RAAB (f—h) dort für diesen Mechanismus ein. Im allgemeinen wird er sonst nicht einseitig in den Vordergrund gestellt. Man nennt ihn neben kardiovasculären, renalen und vor allem hormonalen Entstehungsursachen. Er wird vor allem für geeignet gehalten, diese anderen blutdrucksteigernden Abläufe anzuregen und in Gang zu setzen, so daß sie sich eventuell später verselbständigen. PAGE (b) faßt die Situation so zusammen: "even the simplest hypertension is a mosaic in which many mechanisms are to a greater or lesser extent involved. Elevated blood pressure is the resultant of multiple forces acting on the variety of tissues which compose the circulatory apparatus. Is it then to be supposed that this is any simple problem the solution of which will be found in the elucidation of but one of these forces?" Unter dem Eindruck der SELYEschen Forschungsergebnisse, die auf hormonalem Wege das Bild der malignen Sklerose am Tier demonstrieren, und unter dem Einfluß seiner Theorie von dem Adaptationssyndrom treten die hormonalen Gesichtspunkte wieder mehr in den Vordergrund. SELYE u. STONE halten es für möglich, daß dieser Mechanismus auch neurogen und besonders emotionell aktiviert werden kann. Irgendwelche engeren Lokalisationsversuche, die diese Effekte bestimmten Hirnteilen oder Zentren allein zuschreiben, werden nicht unternommen.

Nur FINDLEY hat kürzlich die wenig einleuchtende Theorie aufgestellt, daß die Druckerhöhung im Alter zurückgehe auf eine Unterfunktion der Neurohypophyse, die ihrerseits zu einer Degeneration der basophilen Zellen im Hypophysenvorderlappen führe. Dieser Basophilenschwund soll das periphere Gewebe empfindlicher gegen die kombinierte Wirkung von Pressorhormonen machen. Die Inaktivierung der Neurohypophyse könne nun ihrerseits durch Kerndegeneration in der Wand des 3. Ventrikels (Hypothalamus) hervorgerufen werden.

Fast mehr als bei uns wird in jüngster Zeit dem emotionellen Faktor für die Hochdruckgenese Beachtung geschenkt, seit es an der Ratte gelang, die "blast hypertension" experimentell zu erzielen und seit RUSKIN, BEARD u. SCHAFFER als Folgen des großen Texas City Disaster 1947 hypertone Reaktionen und offenbar auch Dauerhypertonien beobachteten. Sie erwähnen unter den Entstehungsmechanismen neben endokrinen, chemischen und renalen auch das neuropsychogene Moment, ohne dabei aber irgendwelche weiteren Spekulationen etwa bezüglich des Angriffsortes des Schadens am Nervensystem zu unterbreiten.

Alle derartigen Theorien versuchen, die an sich geringe Zahl von experimentell zweifelsfrei gesicherten Hochdruckmechanismen (über die Niere, die endokrinen Drüsen, sonstige vasomotorische Stoffe und das Nervensystem) auf einen gemeinsamen Nenner für die Deutung der Pathogenese des Hochdruckes zu bringen. Nirgends aber, außer bei RAAB (g) und FINDLEY, werden im wesentlichen sonst Lokalisationsversuche über den Angriffspunkt bestimmter Schäden am Nervensystem, etwa im Sinne einer Diencephalose, unternommen.

An weiteren Gesichtspunkten für die Begründung der Neurogenese des Hochdruckes werden sonst noch folgende angeführt: *Anatomische Strukturveränderungen* am zentralen Nervensystem oder den peripheren Ganglien bei Hypertonikern, Blutdrucksteigerungen bei *Änderungen der Hirndurchblutung* und bei *Hirndruck,* bei bestimmten *Infektionskrankheiten* und *Intoxikationen des Gehirns* sowie nach *Hirntraumen.*

Für die *morphologischen Strukturveränderungen* am Nervensystem, die auch nach lokalisatorischen Gesichtspunkten verwertet wurden, gilt der oft erhobene Einwand, daß sie bei der Hypertonie nicht die Ursache, sondern die Folge der Erkrankung sein können, daß sie keine regelmäßigen Befunde darstellen und daß man sie vielfach auch in Fällen finden kann, wo nie eine Hypertonie beobachtet wurde. Soweit es sich außerdem um Gefäßprozesse, Blutungen und Entzündungen handelt, muß gegenüber strengen Lokalisationsversuchen eingewendet werden, daß man die Verhältnisse wegen der mit solchen Läsionen verbundenen Änderungen der gesamten Zirkulation im Gehirn, der begleitenden Schwellungszustände und veränderten Drucklage nicht eindeutig übersehen kann. Ähnliche Bedenken stehen den Beobachtungen an raumbeengenden Prozessen im Schädelinnern und auch besonders den frischen traumatischen Hirnschäden entgegen.

Daß *Abwandlungen der Durchblutung* der nervösen Substanz und Erhöhung des Schädelinnendruckes zu den tierexperimentell gesicherten blutdrucksteigernden Mechanismen gehören, haben wir früher erwähnt. Es sei aber nochmals betont, daß es sich dabei vielfach nur um vorübergehende und durchaus inkonstante Reaktionen des Blutdruckes handelt und daß besonders für die Drosselungsversuche Eingriffe unternommen wurden, die wegen ihrer Schwere den Verhältnissen in der menschlichen Pathologie nicht vergleichbar sind.

Für *die Erhöhung des Schädelinnendruckes* liefert die Klinik zudem so häufig negative Beispiele, daß man diesen Faktor nicht als einen Beweis für die zentrale Genese der Hochdruckkrankheit im allgemeinen anführen kann. Die Erfahrung lehrt hier, daß akute Hirndrucksteigerungen wohl eine Blutdruckerhöhung hervorrufen können, daß aber der chronische Hirndruck gewöhnlich nicht mit einer Hypertension verbunden ist. Die Druckhöhe reguliert sich in der Regel wieder auf Normalwerte ein. Es liegen beispielsweise eine Reihe statistischer Untersuchungen über das Blutdruckverhalten bei Hirntumoren vor, die keine Häufung von Hypertonien ergaben. Selbst die Lokalisation der Tumoren im Stammhirn ändert an dem Ergebnis nichts. Soweit zu diesen Fragen positive kasuistische Einzelmitteilungen bekannt wurden, gelten die Bedenken, die wir später auch für die entzündlichen Erkrankungen anführen werden. Auch Abfall des Blutdruckes ist unter diesen Umständen gelegentlich gesehen worden.

Von den Vertretern des zentrogenen Hochdruckes werden weiter regelmäßig einige *entzündliche Erkrankungen* des Nervensystems (Meningitis, Encephalitis, Poliomyelitis, Fleckfieber und Lues) angeführt, bei denen Hochdruck gesehen wurde. Man findet meist einige ältere Beobachtungen zitiert, die als Stützen einer so weitgehenden, verallgemeinernden Theorie dienen sollen. Für sie gilt zunächst in der strengen Kritik, daß gewöhnlich die Blutdruckhöhe vor der Erkrankung nicht bekannt war und daß nicht selten der Ablauf der Hypertension nicht lange genug verfolgt wurde. Es wird in den Zitaten auch häufiger nicht genügend betont, daß, wo Beobachtungen beschrieben wurden, die Blutdruckreaktion nicht selten nur vorübergehender Natur war. Zur Lokalisationsfrage läßt sich einwenden, daß frische entzündliche, auch fokale Hirnprozesse durch Änderung der Durchblutung und des Hirndruckes diffuse Wirkungen verursachen können. Vor allem scheint es uns aber wichtig hervorzuheben, daß alle entzündlichen Erkrankungen — auch wenn sie sich vornehmlich am Nervensystem etablieren — andere Allgemeinreaktionen im Organismus und Bedingungen mit sich bringen können, die für alle Infekte gelten. Diese sind wahrscheinlich generell nach neueren Erfahrungen in der Lage, im Stadium der Allergisierung und Sensibilisierung mit verschiedener Häufigkeit hypertone Reaktionszustände hervorzurufen, die möglicherweise mit der örtlichen Lokalisation des Entzündungsprozesses am Nervensystem wenig oder gar nichts zu tun zu haben brauchen. ARNOLD hat auf Anregung von SIEBECK (a) in jüngster Zeit diese Frage eingehend bearbeitet und unter Bestätigung anderer Autoren (MECHELKE u. LINKE) Hypertonien und hypertone Reaktionen bei Infektionskrankheiten (Scharlach, Polyarthritis, Pneumonie, Ruhr, Hepatitis epidemica usw.) ohne ersichtliche Nierenbeteiligung beschrieben. Diejenigen, die Einzelfälle von Hypertonien bei entzündlichen Erkrankungen des Nervensystems mitteilen, haben oft auch nicht den Versuch unternommen nachzuweisen, daß ein solches Vorkommnis bei der betreffenden Krankheit wirklich ein häufigeres, statistisch gesichertes Ereignis ist und bei entsprechender Lokalisation des Schadens am Nervensystem einigermaßen regelmäßig zu beobachten und an die Schwere der Erkrankung gebunden ist. Bei älteren Personen muß mit einem präexistenten Hochdruck gerechnet werden. Aber auch bei sonst gesunden Jugendlichen kommen in 10 und mehr Prozent der Fälle nach zahlreichen Statistiken hypertone Kreislaufeinstellungen vor. Entfernt muß auch daran gedacht werden, daß eine prämorbide Druckerhöhung unter dem Infekt abfallen und nach seinem Abklingen wieder auftreten kann.

Es soll mit diesen Feststellungen keineswegs gesagt werden, daß bei hypertonischen Druckeinstellungen im Rahmen dieser Erkrankungen das Nervensystem nichts zu tun habe. Wir wissen allerdings über die eigentlichen Vorgänge, die zur Druckerhöhung führen, viel zu wenig Gesichertes. Unsere Argumentation soll sich in erster Linie dagegen richten, einseitig einen Anteil des Nervensystems — vornehmlich das Diencephalon — in den Vordergrund zu stellen.

Wir wollen kurz einige Erkrankungen infektiöser Art durchgehen, die die zentrale Hypertonielehre stützen sollen.

Gewöhnlich wird für die *Meningitis* der uns nicht zugängliche Wiener Fall von WEBER zitiert (s. VEIL u. STURM). Die Klinik kennt indes im allgemeinen eine Dauerhypertonie nach Meningitis nicht. OTTO hat kürzlich das Verhalten der Kreislauforgane bei schweren Hirninfektionen, insbesondere bei der Meningitis meist posttraumatischer Natur studiert und an 60 Beobachtungen gefunden, daß der Blutdruck nur agonal öfter ansteigt. Dauerhypertonien beschreibt er nicht. Wir selbst haben bei 789 Hirnschußverletzten 2—18 Monate nach der Verwundung den Blutdruck gemessen und nicht finden können, daß Meningitis, Hirnabsceß oder Encephalitis einen Einfluß auf die Dauereinstellung des Blutdruckes haben, selbst dann nicht, wenn eine Hirnstammverletzung vorlag. Vorübergehende hypertone Regulationsstörungen können bei der Meningitis ähnlich wie bei anderen Infekten durchaus gesehen werden, ohne daß sie von der Schwere der Erkrankung abhängen. Sie kommen auch nicht nur während des akuten Infektes etwa im Hirndruck vor, sondern sie können sich noch nach seinem klinischen Ablauf einstellen, was sehr darauf hinweist, daß diese Vorgänge der gestörten Druckregulation etwas mit den Immunitäts- und Allergisierungsprozessen im Gefolge des Infektes zu tun haben und nicht so sehr mit der Lokali-

sation der Infektion an den Meningen und der Hirnsubstanz. Hierzu kurz
2 Beispiele:

Ein 16jähriges Mädchen überstand eine schwere akute Meningokokkenmeningitis mit
einem fortlaufend kontrollierten Blutdruck von 120/80 mm Hg während der akuten Krank-
heitsphase. Erst am 27. Tag seit Krankheitsbeginn stieg nach völliger klinischer Beschwerdefreiheit und Sanierung des Liquors ohne Nierenbefund bei Bettruhe der Druck bis auf
160/95 mm Hg an, um nach 6 Wochen wieder zur Norm (120/80) zurückzukehren.

Ein junger Mann machte mit 16, 20 und 22 Jahren bei einer Liquorfistel zur Nase im
ganzen 4 Schübe einer akuten eitrigen Meningitis durch, bei der während der beiden letzten,
$^1/_4$ Jahr auseinander liegenden Schübe Meningokokken und Pneumokokken im Liquor
gefunden wurden. Der erste Schub mit 16 Jahren wurde nicht von uns beobachtet; der zweite
lief ohne Erhöhung des Druckes (RR 120/65) ab. Bei den beiden letzten Schüben trat jedesmal
gegen den 16.—17. Krankheitstag in völligem Wohlbefinden eine Blutdruckerhöhung maximal
bis auf 160/100 ein, die in 3—4 Wochen beide Male wieder völlig abklang. Ein pathologischer
Urinbefund wurde dabei nicht gesehen.

BLANDIN hat an dem Meningitismaterial nichttuberkulöser Genese der letzten
10 Jahre in unserer Klinik das Blutdruckverhalten unter diesen Gesichtspunkten
studiert und dabei sicherheitshalber nur die Fälle unter 30 Jahren verwertet.
Von 89 derartigen Kranken hatten 78 (= 88%) einen stets normalen Blutdruck, 2 einen erniedrigten, 5 für kurze Zeit labile Werte und 4 eine längere
hypertone Phase, ohne daß eine Erkrankung der Nieren nachgewiesen werden
konnte.

Da durch die modernen Chemotherapeutica die *tuberkulöse Meningitis* der
Erwachsenen viel chronischer als früher verläuft, kann das Blutdruckverhalten
auch hier länger studiert werden. Unter den eben für die akute Meningitis
gegebenen Kriterien hatten bei uns unter 58 Fällen von Erwachsenen mit tuber-
kulöser Meningitis 43 für die ganze Dauer ihres immer tödlich ausgehenden
Leidens einen stets normalen Blutdruck. Bei 12 Fällen stieg er in den letzten
Tagen vor dem Tode oder direkt agonal mäßig an. Nur bei 3 Fällen sahen wir
im Verlauf des Leidens, der bis 6 Monate betrug, gewisse Druckerhöhungen
labiler Art, die mit Phasen von Normalwerten abwechselten. Von einer Dauerhypertonie kann man bei der Art dieses Leidens nicht sprechen. Infolge der
lebensverlängernden Wirkung unserer modernen Therapie kommt es bei dieser
Meningitis zu sehr viel ausgedehnteren Gewebsveränderungen im Gehirn und an
den Gefäßen, als man es früher zu sehen bekam. Dennoch häufen sich dadurch
die hypertonen Reaktionen nicht. Zur Erklärung reichen diese organischen
Veränderungen am Hirnstamm nicht aus, denn seit den histologischen Untersuchungen von BODECHTEL u. GAGEL bei der tuberkulösen Meningitis und der
alkoholischen Pseudopolioencephalitis wissen wir, daß trotz ausgedehnter
Schädigungen im Diencephalon und in der Oblongata keine entsprechenden
vegetativen Ausfälle vorzukommen brauchen. Es müßte sonst die Hypertonie
auch viel regelmäßiger auftreten. Auch der Hirndruck kann dafür nicht
allein entscheidend sein, wie sich schon aus der überwiegend normotorischen
Verlaufsweise der Erkrankung ergibt. So ist denn auch von verschiedener Seite
versucht worden, statt der zentral-nervösen Faktoren für die Blutdrucksteigerung
bei derartigen Fällen hypophysäre, peripher toxische oder peripher vasopressorische Vorgänge u. a. m. anzuschuldigen. Diese Fragen sind noch völlig offen.
Man wird unseres Erachtens nicht übersehen dürfen, daß die tuberkulöse Meningitis eine allgemeine Infektionskrankheit ist.

Bei der *Poliomyelitis* hat das Verhalten des Blutdruckes in jüngster Zeit großes Interesse gefunden. Aus der älteren Literatur werden gerne die Fälle von HÜBNER, NORDMANN u. MÜLLER und von SALUS als Stützen der zentrogenen Hypertonie angeführt. Bei dem HÜBNERschen Fall bestand zwischen der akuten Poliomyelitis und der Hochdruckmanifestierung ein Intervall von 5 Jahren, was schon von vornherein einen Zusammenhang zwischen beiden Erkrankungen als sehr fraglich erscheinen läßt. Der gut durchgearbeitete Fall von NORDMANN u. MÜLLER hat den Nachteil, daß die Erkrankung mit einer chronischen Pyelitis und Nierenbeckensteinen rechts einherging. Zu den 3 SALUSschen Fällen sei bemerkt, daß der 1. Fall sich sub finem befand, als die Druckerhöhung gemessen wurde; die beiden anderen Fälle, bei denen es sich wahrscheinlich um eine Myelitis handelte, boten nur eine vorübergehende Hypertension, die nach 2 bzw. 6 Monaten wieder abklang. In diesen Fällen wurde außerdem der Hochdruck von den Autoren nicht auf eine Diencephalose, sondern auf eine bulbäre Läsion bezogen. Nach neueren, zum Teil statistischen Arbeiten scheint die Blutdrucksteigerung bei der Poliomyelitis doch nicht so selten zu sein, wie früher angenommen wurde. Allerdings ergibt sich auch hier wieder, daß es sich meist um vorübergehende Drucksteigerungen handelt. MECHELKE u. LINKE haben unter 114 Poliomyelitisfällen der Jahre 1932—1943 bei 54% Blutdrucksteigerungen gefunden. Nachuntersuchungen nach 1—3 Jahren zeigten, daß aber nur bei 2 von 34 dieser noch erreichbaren Fälle eine Dauerhypertonie bestehen blieb. Nach LÖBLICH starben aus dem Material von WESTPHAL und NORDMANN von 209 Fällen 28; von diesen letzteren hatten 16 einen Hochdruck.

Zur Klärung dieses gewöhnlich passageren Hochdruckes sind die verschiedensten Ansichten geäußert worden. Nach dem Vorgang von NORDMANN u. MÜLLER hat LÖBLICH die These aufgestellt, daß es sich dabei um einen Entzügelungshochdruck handele. In diesen Fällen zerstöre die Poliomyelitis das bulbäre vasodilatatorische Zentrum in der Oblongata (Formatio reticularis grisea in Höhe der oberen Olive), in der der Reflexbogen der Blutdruckzügler geschlossen werde. Auf diese Weise könnten die pressorischen diencephalen Impulse nicht mehr gebremst werden. SACK u. BERNSMEIER halten die Drucksteigerung bei der Poliomyelitis für eine Folge der Asphyxie (Hyperkapnie, Anoxie). Sie konnten dafür an einem Fall den Beweis durch künstliche Atmung erbringen. Sie lassen allerdings auch den Entzügelungsmechanismus für seltene Fälle bei der Poliomyelitis und Polyneuritis gelten, wenn sichere Vagus- und Glossopharyngeussymptome vorhanden sind und die Novocainblockade des Sinusknotens keine Reaktion mehr ergibt. MECHELKE u. LINKE haben die von uns nur zu bestätigende Erfahrung gemacht, daß der Blutdruck entweder sofort mit dem akuten Schub der Poliomyelitis ansteigen oder erst im Verlauf der Erkrankung oder Rekonvaleszenz auftreten kann. Für die erste Form machten sie die Meningitis und die allgemeine Erhöhung des Schädelinnendruckes, für die zweite eine zentrale Regulationsstörung infolge Schädigung der vegetativen Zentren im Gehirn mit Überwiegen des Sympathicustonus verantwortlich. Andere vegetative Begleitsymptome (Schweiß, Akrocyanose, Tachykardie und eine 6mal beobachtete Seitendifferenz des Blutdruckes) sollten dies beweisen. Sie stellen auch bereits für diese Fälle den Mechanismus des postinfektiösen Hochdruckes zur Diskussion. Von einem Entzügelungsmechanismus wird nichts erwähnt. Ihre Fälle zeigen auch ganz klar, daß die Drucksteigerung nicht an bulbäre Symptome gebunden ist. Keiner der 7 kasuistisch mitgeteilten Kranken hatte trotz Hochdruck bulbäre Ausfälle oder Atemstörungen! BOLT, VALENTIN u. VENRATH haben bei Atemmuskelgelähmten auch auf die Bedeutung der Hypercarbie und Hypoxämie für die Blutdrucksteigerung aufmerksam gemacht, aber auch gesehen, daß bei ganz intakter Atmung und normalen Blutgasverhältnissen Blutdruckerhöhungen vorkommen, deren Ursache unklar ist.

Wir selbst haben uns von der nicht seltenen Blutdrucksteigerung bei Poliomyelitis überzeugt, sie aber auch gewöhnlich nur passager gesehen. Hirndruck, Asphyxie und Entzügelungsmechanismus wird man als deren Ursache im akuten Zustand je nach Lage des Falles zugeben können. Es gibt aber auch Drucksteigerungen, die erstmals auftreten, wenn diese Mechanismen nicht mehr plausibel erscheinen. Dies sind Fälle mit erst später sichtbaren hypertonen Reaktionen, von denen wir ein Beispiel geben wollen:

Ein 16jähriger Junge erkrankte an einer schweren Poliomyelitis mit bulbären Symptomen, so daß er am 6. und 7. Krankheitstag in die eiserne Lunge gebracht werden mußte. Um diese Zeit betrug der Druck 120/90 mm Hg. Mit Besserung der bulbären Erscheinungen setzte am 8. Krankheitstag ohne Nierenbeteiligung und ohne Tachykardie allmählich eine Druckerhöhung ein, die maximale Werte bis 170/120 erreichte und 4 Monate bestehen blieb, um dann in Normalwerte von 120/70 bei restierenden schweren Rumpf- und Extremitätenlähmungen auszuklingen. Die Drucksteigerung erwies sich als Widerstands-Elastizitätshochdruck. Interessanterweise stellten sich während dieser Hochdruckphase im Elektrokardiogramm periodisch mehrfach eindeutige Schübe von Myokardschäden ein, die immer wieder abklangen.

Solche Beobachtungen legen im Zusammenhang mit ganz ähnlichen Verhältnissen bei allen möglichen anderen Infektionskrankheiten den Gedanken nahe, daß es in derartigen Fällen vielleicht gar nicht so sehr darauf ankommt, ob sich der Infekt unter anderem in der Oblongata oder sogar im Nervensystem abspielt, als vielmehr auf eine Allgemeinreaktion des Organismus auf einen Infektschaden, der hypertonische Phasen mit sich bringen kann, ohne daß wir dafür zunächst irgendwelche Lokalvorgänge im Nervensystem näher bezeichnen könnten.

Man erkennt aus dieser kurzen Zusammenstellung, daß die offenbar nicht ganz seltene Hypertonie bei der Poliomyelitis gewöhnlich passager ist und daß ihre Deutung durchaus ungewiß und ihre Genese wahrscheinlich noch nicht einmal einheitlich ist. Daß sie die Folge anatomischer Zerstörungen im Zwischenhirn sei, wird äußerst fraglich dadurch, daß sie bei entsprechenden Fällen nicht regelmäßiger vorkommt, daß sie vorhanden sein kann, wenn bei der Poliomyelitis nur periphere Lähmungen ohne erkennbare Mitbeteiligung der Oblongata oder des sonstigen Hirnstammes bestehen und daß andere vegetative Begleitsymptome ihr nicht immer beigeordnet sind [Komplexreaktion nach HESS (b)].

Ähnlich liegen die Verhältnisse bei der *Encephalitis*. Auch hier sind die älteren, immer wieder angeführten Literaturhinweise, besonders auf den Fall von LIEBERMEISTER und die mündliche Mitteilung von GOLDSTEIN an KAUFFMANN (a), so wenig überzeugend und nachprüfbar, daß man auf ihre Wiedergabe verzichten kann. Einen kurz erwähnten Fall finden wir bei KAUFFMANN (a). STAEHELIN u. LÖFFLER berichten, während des Fiebers mehrere Male einer leichten Erhöhung des Blutdruckes (z. B. 140 mm Hg, nach der Entfieberung 110 mm Hg) begegnet zu sein. WIMMER sah im allgemeinen normale Werte.

STERN (a) trifft die summarische Feststellung, daß der Druck in der Mehrzahl der Fälle normal, manchmal erniedrigt gewesen sei. REYS u. LÉVY sprachen von erniedrigtem Blutdruck im akuten Stadium der Erkrankung. GOLDSTEIN (c) will *nach* der akuten Phase einen auffallend niedrigen Blutdruck gemessen haben. Im ganzen besagen also diese Feststellungen aus einer Überschau nicht, daß eine Hypertonie bei oder nach Encephalitis häufiger vorkäme.

Wir selbst haben zu dieser Frage das Krankenmaterial unserer Klinik in den letzten 20 Jahren zusammenstellen lassen (G. GROSS) und dabei 44 verwertbare Fälle gefunden. Sie gliedern sich in 9 Fälle von Encephalitis lethargica, in 9 Fälle von Grippe- und Mumpsencephalitis und in 26 unklarer Genese, aber sicherer Diagnose. In der 1. Gruppe verliefen 3 Fälle leicht, die anderen 6 starben und wurden seziert, wobei die histologische Diagnose durch Professor SCHMINCKE gestellt wurde. Von den 3 leicht Erkrankten hatten 2 immer einen normalen, einer (16 Jahre) einen vorübergehend leicht erhöhten Blutdruck (145/100 gegenüber 125/75). Alle 6 an ihrer schweren Encephalitis spätestens bis zum 30. Tag Verstorbenen hatten einen erhöhten Druck (maximal 195/120, minimal 140/100). Den höchsten Wert fanden wir mit 185/115 bzw. 195/120 bei einem 13jährigen Mädchen, das in 2 Tagen verstarb und ganz ungewöhnlich schwere und ausgedehnte histologische Veränderungen bot. In der 2. Gruppe hatten 2 einen stets normalen Druck, 6 einen vorübergehend (einige Tage bis etwa 1 Woche lang) mäßig erhöhten Druck (z. B. 170/95, 165/110, 150/105 usw.) und eine 35jährige Frau nach Grippeencephalitis einen Dauerhochdruck. Am 2. Tage der Klinikaufnahme betrug bei ihr der Druck 180/105; er blieb fortlaufend für 50 Tage subnormal und auch später noch labil. Nach 1 Jahr lag er bei 140/85, nach 2 Jahren auf der gleichen Höhe, nach $3^1/_2$ Jahren bei 170/105. Ob dieser späte Schub der Druckerhöhung noch auf die Encephalitis zu beziehen ist, bleibt naturgemäß eine offene Frage. In der 3. Gruppe starben von 26 Erkrankten 10 (mit 8 Sektionen); die restlichen 16 überlebten. Bei allen 10 Verstorbenen war der Blutdruck deutlich, zum Teil sogar beträchtlich erhöht (Maximum 240/135, Minimum 165/95). Von den 16, die die Krankheit überstanden, hatten nur 7 keine Blutdruckerhöhung. Die verbleibenden 9 Fälle wiesen wieder eine stets vorübergehende Hypertension auf, die meist im Anfang der Erkrankung lag, gelegentlich aber auch erst in der Rekonvaleszenz sichtbar wurde. Vereinzelt wurden auch periodische Schwankungen gesehen. Einige kurze Beispiele mögen dies belegen.

38jähriger Mann: Die ersten 40 Tage der Erkrankung konstanter Druck von 120/70, dann für 8 Tage erhöhte Druckwerte bis 155/95, später wieder die alten Normalwerte.

35jährige Frau: RR 4 Jahre vor der Erkrankung durch mehrmalige Messung mit 110/70—100/60 bekannt. Bei der Encephalitis sofort 165/125, allmählich in 35 Tagen abfallend auf den früheren Normalwert, der auch nach $^1/_4$ und 1 Jahr bestehen blieb.

17jähriges Mädchen: In 2 Jahren 3mal wegen schubweiser, schleichender Encephalitis in der Klinik. Normaler Druck bei ihr 120/65. Im ersten Schub für 8 Tage flüchtige Erhöhung auf maximal 150/95; im zweiten Schub nach einem Vierteljahr für 1 Woche erhöhte Werte auf maximal 155/100; im dritten Schub nach 2 Jahren keine Blutdrucksteigerung.

34jährige Frau: Anfangs normaler Druck mit 120/80; in 2 Monaten mehrere Phasen von leichter, aber sicherer Druckerhöhung bis 155/100; später wieder Normalwerte.

Wir sehen also an dieser Statistik die relative Häufigkeit der Druckerhöhung bei der Encephalitis. Sie ist aber generell vorübergehend. Nur in einem Fall trat nach $3^1/_2$ Jahren eine Dauerhypertonie auf, deren Zusammenhang mit der

Encephalitis fraglich ist. Die Erhöhung kann im akuten Stadium der Encephalitis auftreten, sie ist dann bis zu einem gewissen Grade an die Schwere der Erkrankung gebunden, so daß man den Eindruck hat, daß die Hypertension hier von dem akuten Entzündungsvorgang abhängig ist (Zirkulationsstörungen, Hirnschwellung und Hirndruck). Sie kann aber auch in der Reparationsphase erscheinen, so daß man dann den Mechanismus des postinfektiösen Hochdruckes für wahrscheinlich halten muß. Beziehungen zum Entzügelungshochdruck mit bulbären Störungen sahen wir dabei nicht. Es wird also auch bei der Encephalitis nicht das Bild des essentiellen Hochdruckes beobachtet.

Auch für die *Polyneuritis* ist in den letzten Jahren das Auftreten von Blutdrucksteigerungen im Hinblick auf eine neurogene Regulationsstörung bedeutsam geworden. So beschrieb STUCKE 1947 4 Fälle von Meningoencephalomyelitis mit Polyneuritis, bei denen es im akuten Stadium der Erkrankung innerhalb der ersten 14 Tage zu passageren Blutdrucksteigerungen kam. STUCKE vertrat den Standpunkt, daß man nicht nur von einer toxischen Allgemeinreaktion sprechen könne, sondern daß es sich dabei um ein Reizsymptom von seiten der Oblongata (Formatio reticularis grisea) oder der Wand des 3. Ventrikels auf dem Boden disseminierter entzündlicher Herde handeln müsse. Aktuell wurde das Problem durch die Arbeiten von LAMPEN, der — gestützt auf seine Erfahrungen mit der Novocainblockade des Carotissinus — an Hand eines Falles von Hämatoporphyrinurie mit polyneuritischen Schüben und Blutdrucksteigerung den Entzügelungsmechanismus für die Hochdruckgenese wieder zur Diskussion brachte. Er ist der Ansicht, daß durch periphere Ausschaltung der Blutdruckzügler, z. B. auf neuritischem Wege oder sehr selten auch durch Störung der bulbären Zentren dieses Reflexes ein echter Entzügelungshochdruck beim Menschen vorkommen kann. Unter 26 sicheren Polyneuritiden fand er 10 mit einer verwertbaren, vorübergehenden, gewöhnlich leichten Hypertension, die meist einige Wochen bestehen blieb. Nur in einem Falle war sie beträchtlicher und dauerte 3 Monate. Fast ausnahmslos hatten die Fälle eine Tachykardie und 7mal Vagus- und Glossopharyngeusschädigungen. Wenn die Erklärung LAMPENS, der eine Reihe von Hilfshypothesen, besonders für die Fälle ohne klinisch erkennbaren Glossopharyngeus-Vagusausfall braucht, wirklich zutreffen sollte, so hätten wir hier keinen zentralen, sondern einen peripheren Mechanismus der Blutdrucksteigerung vor uns. Es müßte n Zukunft an einem einwandfrei untersuchten klinischen Material geklärt werden, ob wirklich für die Polyneuritisfälle mit bulbären Störungen der Hochdruck ein häufigeres Symptom ist als für die Krankheitsverläufe ohne solche Ausfälle. Im Tierexperiment gelingt jedenfalls die Erzeugung einer Dauerhypertonie nur bei sehr weitgehender Zerstörung *aller* Blutdruckzügler, und bei LAMPEN war — soweit er dazu Stellung nimmt — der Bulbusdruckversuch mit Ausnahme der Porphyriepatientin positiv.

Wir selbst haben zu diesen Fragen das Material von 10 Jahrgängen (1940 bis 1949) unserer Klinik und der Nervenabteilung von P. VOGEL durch B. KLEIN durcharbeiten lassen. Es wurden 141 Polyneuritisfälle verwertet. 24 von diesen hatten eine Blutdrucksteigerung. Bei 11 war es naheliegend, die Druckerhöhung auf präexistente Gefäß-, Nieren- und endokrine Leiden zu beziehen, so daß sie unberücksichtigt bleiben. Die restlichen 13 ließen eine andere Erklärung der Blutdrucksteigerung als die durch die vorliegende Erkrankung nicht zu. Die

Druckerhöhung war gewöhnlich nur mäßig (maximal 190/105, meist weniger), sie betraf den systolischen und diastolischen Wert und war immer passager. Ein Dauerhochdruck kam nicht vor. Die Erhöhung hielt einige Tage bis Wochen an. Sie fiel mit der vollen Ausprägung des neurologischen Bildes zusammen und klang mit oder vor ihm ab. Späterhöhungen des Druckes nach Ablauf der Polyneuritis gab es nicht. Im allgemeinen war die Druckerhöhung bei schweren Verlaufsformen der Polyneuritis mit aufsteigender Lähmung häufiger — aber nicht regelmäßig! — als bei leichteren, rein peripheren Fällen. Von 18 Erkrankten mit gleichzeitiger Hirnnervenbeteiligung hatten 7 eine Druckerhöhung. Es verlaufen also längst nicht alle Fälle mit bulbären Störungen auch mit einem Blutdruckanstieg. Vereinzelt kam während der Druckerhöhung auch Tachykardie vor. Die von LAMPEN für den Entzügelungshochdruck aufgestellten Kriterien waren in keinem Falle voll ausgebildet. So sahen wir z. B. einen Fall mit Blutdruckanstieg und Tachykardie, ihm fehlten aber die bulbären Symptome. Wenn man in einem solchen Fall eine latente Schädigung der Blutdruckzügler annehmen will — wie LAMPEN es tut —, so ist diese These nicht beweisbar. Sie widerspricht auch den Erfahrungen im Tierversuch, wo nur sehr ausgedehnte Zerstörungen dieser Nerven wirksam sind. Unter unseren Fällen war auch eine Kranke mit Schüben von Hämatoporphyrinurie, wie sie LAMPEN in seinem Kardinalfall beschrieb. Während einer solchen polyneuritischen Attacke stieg der Druck auf 150/110, 160/120 und 160/115 in den ersten 3 Wochen der Erkrankung an, um in der 4. Woche wieder auf 125/85 zurückzugehen. Die Pulsbeschleunigung betrug zur Zeit der Druckerhöhung 110 und verlor sich später wieder ganz. Dieser Kranken fehlten aber jegliche bulbäre Störungen, so daß es doch näher liegt, die Drucksteigerung und die Polyneuritis auf die gleiche Ursache zu beziehen. Für die Erklärung dieser Drucksteigerungen bei unseren Fällen scheint uns eine Tatsache sehr beachtlich, nämlich die Ätiologie der Polyneuritis. Es ist ja nicht selten schwierig, bei der Polyneuritis die Krankheitsnoxe anzugeben. Soweit uns eine Klassifizierung nach der Ursache möglich war, zeigte sich, daß von 46 sicher rein toxischen Fällen (Tricresylphosphat, Uliron, andere Medikamente) kein einziger eine Blutdrucksteigerung bot, während die infektiös-toxischen Fälle (nach Angina, Diphtherie usw.) die meisten Druckanstiege zeigten. Von 8 Fällen des Typs GUILLAIN-BARRÉ hatten 4 eine Druckerhöhung. Dies würde besagen, daß es für die passagere Hypertension nicht so sehr auf das neurologische Bild und seine Schwere als auf die Ätiologie ankommt. Man könnte schließen, daß der Schaden, der die Polyneuritis hervorruft, auch die veränderte Gefäßreaktion mit sich bringt, so daß der Hochdruck bei der Polyneuritis kein neurologisches Symptom wäre, sondern in die Reihe des postinfektiösen Hochdrucks gehöre. Wir möchten diese Ansicht aber nicht als generell und allgemeingültig für jede derartige Druckerhöhung hinstellen. Wahrscheinlich ist der Mechanismus auch hier nicht einheitlich. Bei akuten LANDRY-Typen möchten wir es — ähnlich der Poliomyelitis — durchaus für möglich halten, daß hier die Asphyxie und die Mitbeteiligung der nervösen Substanz in Rückenmark und Oblongata es sind, die für die Drucksteigerung verantwortlich sind. Wir wollen auch die sicher dann sehr seltene Drucksteigerung als Entzügelungsphänomen im Ausnahmefall nicht ganz leugnen. Sie dürfte aber wohl sicher nicht der übliche Vorgang bei der gewöhnlichen Drucksteigerung im Krankheitsbild der Polyneuritis sein. Daß bei all diesen Fällen aber das Zwischenhirn im Sinne einer Diencephalose beteiligt sei, dafür liegt nicht der geringste Anhalt vor. Selbst wenn die Polyneuritis andere vegetative Labilitätszeichen begleiten, so kann ihr Ursprung durchaus auch an anderer Stelle des Systems liegen.

Auch seltene Blutdrucksteigerungen nach *Fleckfieber* sind als Beweis für die centrogene Hypertension angeführt worden [MUNK, STURM (a, b), ROBBERS u. a.]. Die Druckerhöhung trat in diesen von uns durchgesehenen insgesamt 19 Fällen in der Rekonvaleszenz Wochen bis Monate nach der akuten Krankheit auf und wurde bei den letzten beiden Autoren auf die abgelaufene Encephalitis bezogen. ROBBERS sprach nur von einer „zentralen" Genese, STURM (a) direkt von einer Diencephalose.

ASCHENBRENNER u. V. BAEYER stehen dieser Deutung sehr skeptisch gegenüber. Sie denken an die Möglichkeit einer Nierenschädigung oder an konstitutionelle Bedingtheiten. Bei dem ersten STURMschen Fall (a) ging der Drucksteigerung eine Angina voraus, so daß, wenn man will, hier sogar eine andere Erklärung gesucht werden könnte! Jedenfalls tritt die Druckerhöhung nicht im akuten Stadium der Encephalitis auf, wo meistens eine Hypotonie zu beobachten ist. Als Spätfolge des Fleckfiebers würden wir derartige Blutdrucksteigerungen in Analogie zu vielen anderen Infektionskrankheiten eher der postinfektiösen Hypertonie zurechnen. Längere Intervalle, eventuell von Jahren, lassen einen Zusammenhang überhaupt als äußerst problematisch erscheinen. Es wird von den Anhängern einer streng centrogenen Lehre immer übersehen, daß das Fleckfieber eine schwere Allgemeinkrankheit mit Angriffsmöglichkeiten an den verschiedensten Organsystemen ist und daß eine Encephalitis nach allen Erfahrungen nicht zur Dauerhypertonie disponiert. Wir haben oben entsprechende Zahlen gebracht und auch gezeigt, daß die passagere Druckerhöhung bei der Encephalitis im akuten Stadium der Erkrankung und nicht erst nach Monaten auftritt. Wir können also auch in der Fleckfieberencephalitis gemeinhin keinen Anlaß für eine Dauerhypertension sehen.

Auch die akute *CO-Vergiftung* mit ihrer Neigung zu symmetrischen Linsenkern- und Stammganglienerweichungen sowie ausgedehnten cerebralen Gefäßveränderungen wird immer wieder als Paradigma für eine zentrale Blutdrucksteigerung angeführt, nachdem vor allem WEISSBERGER 1927 bei einem Grubenunglück in 13 Fällen von 16 mitgeteilten eine Blutdruckerhöhung zwischen 190 und 152 mm Hg (nur systolisch gemessen!) beschrieb. Die Drucksteigerung war vorübergehend und klang — soweit sie verfolgt oder erwähnt wurde — in spätestens 3—4 Wochen ab. Von einer Dauerhypertonie ist bei ihm nicht die Rede. VOLHARD (a) hat unter dem Eindruck dieser Arbeit die Möglichkeit einer cerebralen Blutdrucksteigerung nach CO-Vergiftung zugegeben. Dauerhypertonien fragwürdiger Art teilten WEIL, PLATH und GERBIS mit. In einem Falle von STAEMMLER u. PARADE wurde für die Dauerhypertonie das Nebennierenmark verantwortlich gemacht.

Auf die Streitfrage der Dauerhypertonie nach chronischer CO-Vergiftung und die zahlreichen Literaturkontroversen (s. SYMANSKI) wollen wir hier nicht näher eingehen.

Wir bringen statt dessen eine Statistik eigener Erfahrung an akuter CO-Vergiftung durch Suicid oder Unglücksfall aus unserer Klinik. Von 205 Fällen

waren 143 aus unserem Krankenblattarchiv durch fortlaufende Blutdruckmessungen für diesen Fragenkomplex geeignet. Davon überstanden zunächst
84 Einzelfälle die Vergiftung, 12 starben; bei dem Rest von 47 handelte es sich
um Gruppenvergiftungen. Von den ersten 84 hatten alle bis auf eine Ausnahme
eine mäßige systolische und diastolische Blutdrucksteigerung, die maximal
200/115, meist aber wesentlich niedrigere Werte aufwies. Diese Druckerhöhung
hielt gewöhnlich nur Stunden oder 1 Tag nach der Vergiftung an. Sie war
spätestens am 3. Tag behoben. Häufig folgte darauf eine kurze hypotone Phase.
Dauererhöhungen sahen wir in keinem Fall. 3mal kamen die Betreffenden in verschiedenen Abständen mit einer zweiten Vergiftung (Suicid) in die Klinik. Der
Druckanstieg war jedesmal nachweisbar. Auch bei allen 12 tödlich verlaufenden
Fällen war die initiale Drucksteigerung vorhanden. Trat der Tod nach einigen
Tagen ein, so fiel der Druck vorher wieder ab. Bei den restlichen 47 Fällen von
Gruppenvergiftungen sahen wir 2mal bei 2 Fällen (Eheleute) die gleiche kurze
Steigerung, ebenso bei 4 Arbeitern im Alter von 26—47 Jahren, deren Blutdruckwerte im Verlauf eines Tages wir anführen: 26 Jahre, RR: 155/100, 140/90,
130/85; 38 Jahre, RR: 150/105, 115/85, 120/80; 38 Jahre, RR: 140/95, 100/70,
120/80; 47 Jahre, RR: 160/110, 115/80, 125/75. 14 Schülerinnen einer Schul-
klasse im Alter von 12—14 Jahren hatten ebenfalls alle eine anfängliche Druckerhöhung, von der wir ein Beispiel statt aller angeben: 1. Tag: 140/95, 2. Tag:
90/65, 3. Tag: 100/65. Schließlich hatten von 24 Tunnelarbeitern, die zusammen
eine Rauchvergiftung erlitten, die meisten ebenfalls am 1. Tag eine flüchtige
Druckerhöhung. Unter allen 143 Fällen war keiner, der eine länger anhaltende
Blutdrucksteigerung aufwies.

Worauf diese flüchtige Blutdrucksteigerung, die unabhängig von den neurologischen Ausfällen war (!), zurückgeht, ist nicht endgültig geklärt. Sie kann
natürlich zentraler (cerebraler) Genese sein, zumal unter der CO-Einwirkung sich
die cerebrale Durchblutung, der Flüssigkeitsgehalt des Gehirns, die Druckverhältnisse ändern und eine Anoxämie besteht. Wir halten diese Allgemein-
wirkungen auf das Gehirn für entscheidender als die umschriebenen Linsenkern-
und Stammganglienschäden, die für die schwere akute CO-Vergiftung patho-
gnomonisch sind und auch bei unseren Sektionsfällen gesehen wurden, aber für
die leichteren Fälle kaum zutreffen dürften. Wenn diese lokalen Hirnveränderungen immer für die Druckerhöhung verantwortlich gemacht werden, so möchten
wir zu bedenken geben, warum dann in unseren Fällen nicht häufiger eine längere
Drucksteigerung gesehen wurde, und möchten betonen, daß nach den Tierversuchen diese Hirnregion offenbar am wenigsten mit der Blutdruckregulation
zu tun hat (s. oben). Es müßte unseres Erachtens auch mehr berücksichtigt
werden, daß die CO-Vergiftung eben nicht nur cerebrale, sondern auch andere
Organschäden setzt. STAEMMLER u. PARADE haben dafür ein Beispiel gebracht
und die akute Drucksteigerung auf eine Aktivierung des Nebennierenmarkes bezogen. Wir wollen dahingestellt sein lassen, ob das zutrifft. So viel scheint aber doch
sicher zu sein, daß die Drucksteigerungen nach akuter CO-Vergiftung flüchtiger
Natur sind und daß es nicht angeht, aus ihnen Rückschlüsse auf den Mechanismus
der essentiellen Hypertonie oder des sog. diencephalen Hochdruckes abzuleiten.

Auch die Erfahrungen an *Hirntumorkranken* geben keinen Anhalt für eine
zentrale Hypertonie. Hierzu einige Zahlen: 1930 stellte CUSHING (b) an Hypo-

physen- und Basistumoren fest, daß die meisten Patienten mit Kraniopharyngeom und Kompression des Hypophysenstiels einen unerklärlicherweise niedrigen Blutdruck gehabt hätten. Nur bei 2 von 243 Patienten mit großem chromophobem Adenom fand er eine Hypertonie. Ein normaler Blutdruck wurde beobachtet bei einem Kind mit einem malignen Gliobastom des Chiasmas und des 3. Ventrikels, bei dem typische sham rage-Anfälle vorkamen. Bei seinen Versuchen an Rekonvaleszenten nach Hirnoperationen, denen er Pilocarpin und Pituitrin in den Seitenventrikel injizierte, fand er, daß die erwartete hämodynamische Antwort in den meisten Fällen überraschend leicht und kurz war oder überhaupt fehlte, obwohl die anderen — gewöhnlich parasympathischen — Reizeffekte sonst beträchtlich waren wie: Hautrötung, Schweiß, Abfall der Rectaltemperatur und Steigerung der gastrointestinalen Aktivität. CUSHING (c—h) konnte für das Ausbleiben einer sichtbaren Reizung des Vasomotorenzentrums im Hypothalamus keine Erklärung geben. Bei Patienten mit Hydrocephalus und Verdünnung der Wand des 3. Ventrikels und Kranken mit Tumoren, die die Wand des 3. Ventrikels zerstörten, wurde überhaupt keine vegetative Antwort mehr erhalten. LEITER u. GRINKER schrieben 1934: „Keine zuverlässigen Tatsachen konnten in der Literatur gefunden werden, die ein erhöhtes Vorkommen (sc. der Hypertension) bei Personen anzeigten, die an chronischer Encephalitis, Diabetes insipidus, hypothalamischer Fettsucht, multipler Sklerose, basaler Syphilis, Tumoren oder anderen Prozessen litten, die mit einer Reizung des hypothetischen hypothalamischen Vasomotorenzentrums verknüpft sein konnten." GAGEL (a) stellt fest, daß bei Geschwülsten und andersartigen Prozessen im Gebiet des Hypothalamus Vasodilatationen mit Hypotonie wie Vasoconstrictionen mit Hypertonie beobachtet werden, zuweilen auch anfallsweise Vasodilatationen. „Den roten Hochdruck einfach als hypothalamisches Symptom zu bezeichnen, ist aber keineswegs angängig." SPECKMANN u. KNAUF konstatierten an 15 beobachteten und sezierten Fällen von Tumoren des Stammhirns mit Schädigung bis völliger Zerstörung des Hypothalamus und der Umgebung des 3. Ventrikels: „Bei keinem dieser 15 Fälle, die ausnahmslos schwerste Zerstörungen der für die Blutdruckregulation verantwortlich gemachten Stammhirnteile aufwiesen und die zum Teil auch internistisch recht genau durchuntersucht worden waren, fand sich jemals eine Blutdruckerhöhung." Eher verriet sich eine gewisse Neigung zu Hypotonie. TÖNNIS u. LOEW erwähnten bei ihren Untersuchungen Hirntumorkranker nach der SCHELLONGschen (a) Kreislaufbelastungsprobe, daß sie unter 380 Patienten mit Hirntumoren 7 wegen Hypertonie hätten ausschalten müssen; das wäre also ein Prozentsatz von Hypertonikern, wie man ihn in der Durchschnittsbevölkerung eher höher erwarten darf. Derartigen Zahlen gegenüber besagt es nicht viel, wenn die Vertreter der centrogenen Hypertonie regelmäßig den Fall von RASMUSSEN u. GARDNER anführen, wo bei einem 3 Jahre bekannten 46jährigen Hypertoniker (RR 200/130) nach Hypophysenstieldurchtrennung der Blutdruck sich auf die Dauer normalisierte, denn erstens steht dieser Fall solitär da und zweitens kann der Druck auch durch endokrine (und nicht nervöse) Einflüsse heruntergegangen sein, zumal man später ausgedehnte fibröse Herde im Hypophysenvorderlappen fand. Der gleichzeitige Zellverlust im Bereich des Nucleus supraopticus, der mit dem Ergebnis der Tierversuche bei Stieldurchtrennung übereinstimmt, braucht mit der Blutdruckregulation nichts zu tun zu haben, wie die vielen Fälle mit Hypothalamuszerstörungen und normalem Blutdruck und auch die Tierversuche lehren, nach denen die vasopressorischen Areale anders lokalisiert sind. Zudem kommen Hypophysenstielzerstörungen durch Erkrankungen und operative Eingriffe häufiger vor, ohne daß ein solcher Effekt auf den Blutdruck allgemein erkannt worden wäre. Man darf auch nicht vergessen, daß Eingriffe am Nervensystem anderer Lokalisation bei Hypertonikern den Blutdruck senken können. Damit ist die diencephale Genese des Hochdrucks nicht bewiesen.

Nicht anders steht es mit den *elektrischen Unfällen*. Hier findet man den problematischen Fall von PFALZ zitiert, der 10 Wochen nach einem Starkstromunfall bei einem 33jährigen Monteur eine nur einige Monate kontrollierte Hypertonie auftreten sah. Noch 14 Tage vorher war der Druck normal. Dennoch wurde nach dieser kurzen Zeit (14 Tage!!) eine Herzhypertrophie und Linksvergrößerung und eine Konzentrationseinschränkung der Nieren gefunden — alles Umstände, die die Verhältnisse wenig einsichtig erscheinen lassen. Gegen eine solche Einzelbeobachtung fraglichen Wertes stehen z. B. die großen Erfahrungen KOEPPENs an über 100 Stromverletzten. KOEPPEN lehnt einen Zusammenhang zwischen elektrischen Unfällen und Hochdruck eindeutig ab. Die Elektroschockbehandlung lehrt nichts anderes.

Wir kommen nunmehr auf die praktisch wie theoretisch so wichtig gewordene Frage des *traumatischen zentralen Hochdrucks* zu sprechen. Ist doch die umstrittene Ansicht von VEIL u. STURM über die traumatische Diencephalose der eigentliche Anstoß zu der Wiederbelebung der Theorie von der zentralen Krankheitsgenese gewesen.

Die Kasuistik über *längerwährende Blutdruckerhöhungen* nach Schädelhirnverletzungen ist nicht groß. Wir haben zu unterscheiden zwischen vorübergehenden und dauernden Druckanstiegen.

1934 beschrieb BEIGLBÖCK einen vorher angeblich kreislaufgesunden 35jährigen Mann, von dem ein Blutdruckwert vor dem Unfall allerdings nicht mitgeteilt wurde, der nach einem Stoß gegen die Schädeldecke mit nachfolgenden Kopfschmerzen, Schwindel, Brechreiz, aber ohne Bewußtlosigkeit und ohne neurologische Ausfälle im Krankenhaus sofort einen Blutdruck von 250 mm Hg hatte. BEIGLBÖCK, der den Verletzten bald darauf sah, maß einen Druck von 265/60 mm Hg. Die Nierenfunktion war in Ordnung, die Fundusgefäße eng. Der Blutdruck schwankte in der Folgezeit systolisch um 200, diastolisch um 0—30 (!) mm Hg. Über die Dauer der Druckerhöhung fehlen weitere Angaben. Es wurde von BEIGLBÖCK eine Contrecoupwirkung am Hypothalamus mit einer zentralen Hypertonie angenommen, zumal die intravenöse Traubenzuckerbelastung überhaupt keinen Blutzuckeranstieg ergab.

Ein zweiter Publikationsfall aus diesem Jahr stammt von HARTLEBEN, dessen Kranker (Alter fehlt!) $^{1}/_{2}$ Jahr vor dem Unfall (Gehirnerschütterung mit Schädelbasisbruch) bei einer stationären Wurmkur einen Druck von 120/85 bot. Während der Krankenhausbehandlung wegen der Kopfverletzung wurde kein Druck bestimmt. Anschließend (nähere Zeitangaben fehlen!) beobachtete HARTLEBEN diesen Mann 7 Monate. Anfänglich lag der Druck durchschnittlich bei 150/95 und schwankte zwischen 140 und 160. Puls 60—70. Herz und Nieren in Ordnung. Geringe hyperthyreotische Zeichen. Trotz Therapie stieg der Druck auf 190/100, schwankte, unterschritt aber 165 nicht. Der Grundumsatz betrug +27% (schlecht geatmet!). Über den weiteren Verlauf und Vorstellungen zur Pathogenese erfahren wir nichts.

1935 berichtete STERN (b) wenig ausführlich über einige Beobachtungen:

Bei einem 38jährigen Bahnarbeiter wurde 5 Monate nach einem Sturz auf den Hinterkopf (Commotio nicht erwähnt) ein Blutdruck von 170 mm Hg gemessen. Blutdruckwert vor dem Unfall und weiterer Verlauf blieben unbekannt. STERN vermutete eine Contusion des Hypothalamus.

Ein 39jähriger Rohrleger, dessen Blutdruck 7 Monate vor einer Commotio mit 137 mm Hg bekannt war, bekam nach dem Unfall eine Drucksteigerung auf 200 mm Hg. $1^1/_2$ Jahre später schwankte der Druck noch zwischen 190/90—150/90, ohne daß STERN eine chronische Nephritis, die bisher angenommen worden war, fand.

STERN (b) will noch 3 weitere ähnliche Fälle gesehen haben, ohne sie aber wiederzugeben.

In die gleiche Zeit fällt die Beobachtung WEISSMANN. Sein 43jähriger Kranker hatte 4 Jahre vor dem Unfall einen normalen Blutdruck. Das Trauma bestand in einer Kopfprellung ohne Commotio, war aber mit nachfolgenden Kopfschmerzen verbunden. $^1/_4$ Jahr nach der Verletzung betrug der Blutdruck 235/140, ohne daß sonst an den Nieren oder am Nervensystem ein pathologischer Befund zu erheben war. Nach 3wöchentlicher Behandlung ging der Druck auf 170/120 zurück. Weiteres über den Verlauf hören wir nicht.

1938 sah URECHIA einen 42jährigen Mann, bei dem sich nach einem stumpfen Schädeltrauma mit Commotio für 3 Monate ein labiler Hochdruck einstellte.

RAAB (e) gab 1939 die Krankengeschichte einer 45jährigen Krankenschwester bekannt, die er 1949 (h) fortführte und durch einen weiteren Fall ergänzte.

Die Krankenschwester bekam im Anschluß an eine Commotio im Laufe von 4 Wochen im Krankenhaus 9 Anfälle von plötzlichem Temperaturanstieg bis fast 41°, Pulsbeschleunigung von 120—160 und Blutdruckanstieg bis über 200 mm Hg systolisch und 120 diastolisch. Gleich nach der Verletzung war der Druck mit 117/70 normal, stieg aber ab 10. Tag an. Im Anfall rotes Gesicht, Schweißvermehrung, allgemeine Erschöpfung. Die Leukocyten und die Senkung blieben dabei normal (!). Am Ende der 1. Woche entwickelte sich ein hypomanisches Bild. Rund 1 Jahr später folgte eine zweite Commotio. Es traten wieder die gleichen Anfälle (101 Anfälle in 133 Tagen!) ein. Der Grundumsatz, der während der Anfälle abfiel, betrug $+92\%$. Von 1941—1946 blieben nach einer zweiten Ehe die Anfälle aus. Aber 1946 bekam sie in Wien wegen bestehender Schwierigkeiten wieder die gleichen Anfälle. Sie war eine psychopathisch-hysterische Person.

Der zweite Fall von RAAB (k) betraf eine 31jährige, vorher offenbar gesunde Frau, bei der im Anschluß an eine Commotio und Contusio der Blutdruck 7 Wochen lang auf Werte von 180/110, der Puls 3 Wochen maximal auf 148 und der Grundumsatz vorübergehend ein wenig (maximal $+20\%$) anstiegen. Während RAAB 1939 zur Erklärung seines ersten Falles geneigt war, eine traumatische Schädigung hypothalamischer Zentren anzunehmen, verwies er 1949 auf das von ihm inzwischen entdeckte sympathicomimetische vasoconstrictorische Amin, das nach ihm im Gehirn besonders in den Stammganglien gebildet werden soll. Auch an die Möglichkeit einer Aktivierung des Nebennierenmarkes durch das Trauma wurde gedacht.

1941 brachte SARRE eine interessante Beobachtung über einen 22jährigen Mann mit einem stumpfen, zunächst harmlos aussehenden Kopftrauma, das wahrscheinlich mit einer Contusion verbunden war. Der Blutdruck war vorher nicht bekannt; nach 4 Wochen betrug er 115/75, nach 8 Wochen 160/100, um später in Schwankungen bis maximal 200 anzusteigen. Gleichzeitig war der Puls leicht beschleunigt (80—120) und labil. Auch die Temperatur erwies sich anfangs labil. Der Grundumsatz war mit $+29\%$ leicht erhöht. Es bestanden weiter Glanzauge, lebhaft gerötete Gesichtshaut, Neigung zum Erröten, feuchte Hände, feinschlägiger Tremor, Dermographismus und lebhafte Reflexerregbarkeit. Die Nierenfunktion war in Ordnung. Die Kreislaufanalyse ergab einen ausgesprochenen Minutenvolumenhochdruck. SARRE erklärte das Bild als vegetativ-sympathicotonischen Erregungszustand; eine Thyreotoxikose lehnte er ab, weil die Lymphocytose, die Struma und die psychischen Veränderungen fehlten. Er setzte den Zustand aber nicht mit der essentiellen Hypertonie des mittleren Lebensalters gleich, die eher ein Elastizitäts- und Widerstandshochdruck sei. Die Druckerhöhung wurde $1^1/_2$ Jahre lang verfolgt.

In der statistischen Arbeit von SPECKMANN u. KNAUF aus dem Jahre 1943 finden wir zwei weitere Fälle:

Ein 23jähriger Mann mit typischer Gehirnkontusion (stumpfes Trauma) hatte gleich nach der Verletzung einen mehrfach gemessenen Druck von 190/100. 2 Jahre später war der Blutdruck nur noch labil; RR 145/85 bei der ersten Untersuchung, nach kurzen Ruhetagen 125/80.

Der zweite, 23jährige Soldat stürzte 10 m tief auf das Gesäß und starb am Ende der 2. Woche unter zentralen Symptomen. 2 Tage nach dem Unfall betrug der Blutdruck 210/130, er fiel kontinuierlich in den nächsten Tagen bis auf 140/90 ab. Anatomisch fanden sich beiderseits an der Mittellinie ein subdurales Konvexitätshämatom, Massenblutung im Mark des rechten Temporallappens und Kontusionsherde an den Schläfenlappen. Der Hirnstamm war makroskopisch in Ordnung, das Ventrikelsystem nicht erweitert.

Jüngst hat ZÜLCH über einen 21jährigen Soldaten mit einem kleinen, von occipital her in die Wand des 3. Ventrikels eingesprengten Stecksplitter mit Commotionssyndrom berichtet. Die Hirnverletzung blieb zunächst unbeachtet. Erst zunehmende Kopfschmerzen und ungewöhnlich starkes Schwitzen gaben 8 Monate nach der Verwundung Anlaß zu einer genaueren Untersuchung. Dabei erwies sich der Blutdruck, der vorher nicht bekannt war, auf 160/80 erhöht. Internistisch war das Herz mäßig nach links verbreitert und hypertrophisch, auch ein systolisches Geräusch soll über der Basis bestanden haben (widersprechende Angaben in der Krankengeschichte!). Die Nierenfunktion war in Ordnung. Von einem EKG-Befund hören wir damals nichts. 11 Monate nach der Verwundung, die sonst zu keinen somatisch-neurologischen Ausfällen geführt hatte, betrug der Blutdruck ständig 125/75. Herzgröße jetzt in Ordnung. EKG in Ruhe und nach Belastung o. B. Neben dem vermehrten Schwitzen wurde noch eine „ungebremste und ungerichtete Enthemmung" als diencephales Symptom hervorgehoben. ZÜLCH deutet die ganze Symptomatologie als Folge der Zwischenhirnverletzung.

Ein immer wieder zitierter, in der Originalliteratur nicht näher beschriebener Fall von WELTMANN soll die Sektion eines jugendlichen Hypertonikers betroffen haben, bei dem ein Projektil, das von einem 1 Jahr vorher unternommenen Suicidversuch herrührte, im Nucleus caudatus gefunden wurde.

Diese Beobachtung ist wegen der fehlenden Unterlagen ebensowenig positiv verwertbar wie die von FLEISCHMANN, der 1929 über einen 32jährigen Mann mit Commotio vortrug, daß er 4 Monate später einen Blutdruck von 225 mm Hg, eine Albuminurie, Rest N-Erhöhung, gewisse Anämie und Fundusveränderungen gehabt habe und nach einigen weiteren Monaten an Urämie verstorben sei. Wenn FLEISCHMANN auch die Ansicht vertrat, der Unfall habe über eine Reizung des Vasomotorenzentrums zu einer Blutdruckerhöhung und konsekutiven Schrumpfniere geführt, so darf man hier doch wohl annehmen, daß eine chronische Nephritis neben dem Unfallschaden abgelaufen ist.

Selbst wenn der eine oder andere Fall in der Literatur noch übersehen worden sein sollte, so ergibt sich zunächst aus dieser Kasuistik die extreme Seltenheit derartiger Vorkommnisse von längerer Blutdrucksteigerung nach Schädelverletzung, wenn man vor allem die Häufigkeit der Schädelunfälle und die vielen zusätzlichen Kriegsverletzungen des Gehirns in Rechnung stellt. Allein diese Tatsache hat manche Kritiker veranlaßt, von vornherein diese wenigen Fälle als zufällige Kombinationen von Schädeltrauma und Hochdruck zu deuten. Unseres Erachtens kann man nicht so weit gehen. Wir lernen aber aus den Beobachtungen, daß die hirntraumatisch zu deutende Hypertonie eine große Rarität ist. Sie scheint bei stumpfen Verletzungen eher vorzukommen als bei offenen Hirnläsionen (Verhältnis 11:1). Legt man einen strengen, kritischen Maßstab an diese Fälle, so war ein normaler Druck nur 3mal vorher bekannt (STERN, WEISSMANN, HARTLEBEN). Die Drucksteigerung hatte vorübergehenden Charakter bei den Beobachtungen von URECHIA, RAAB, SPECKMANN u. KNAUF, ZÜLCH (d. h. bei gut der Hälfte der Fälle). Bei den anderen Mitteilungen hielt die Drucksteigerung offenbar länger an; sie wurde aber nur 2mal (STERN und SARRE) bis 1$^{1}/_{2}$ Jahre verfolgt. Sonst wissen wir über den gewöhnlich viel kürzeren Beobachtungsverlauf hinaus gar nichts darüber, was aus diesen Fällen weiter wurde. In einem Teil der Beobachtungen trat die Drucksteigerung gleich nach der Verletzung auf, bei anderen bestand ein verschieden langes Intervall, so daß der Zusammenhang hier schon fraglicher erscheint. Es lassen sich für einzelne Fälle auch noch kritische Bedenken geltend machen. So könnte man den Fall von SARRE auch als Hyperthyreose deuten (s. auch SACK). Der erste Fall von RAAB ist so problematisch, daß man ihn wohl richtiger als hysterische Reaktion ansieht. Selbst im Falle ZÜLCH ist die Drucksteigerung als diencephales Symptom unseres Erachtens fraglich, denn es ist nicht zu verstehen, wieso ein junger, gesunder Mann durch eine vorübergehende, leichte Druckerhöhung von 160/80 eine Linksverbreiterung des Herzens mit einem systolischen Geräusch bekommen sollte, um nach 2 Monaten wieder völlig normale Verhältnisse an den Kreislauforganen zu bieten. Hier würde man prima vista eher an einen Allgemeinschaden, z. B. Infekt, denken, der zu einer Myokarditis und Druckerhöhung geführt hätte. Wir erheben derartige Bedenken, die zum Teil auch schon von anderer Seite geltend gemacht wurden, nur, um darzulegen, wie hypothetisch die ganzen Probleme und ihre angeblichen Beweise überhaupt sind.

Das Bild rundet sich noch mehr ab, wenn wir neben diese Einzelkasuistik kurz einige — nicht vollständige — Ergebnisse statistischer Untersuchungen stellen.

Abgesehen von den oft zitierten, uns nicht im Original zugänglichen Arbeiten von BISCONS u. MERCIER und MOUTIER, die nach Schädeltraumen nur kurzdauernde, geringfügige Blutdruckerhöhungen gesehen haben sollen, wurde diese Frage zuerst am gründlichsten von GOLDSTEIN (b) an Hirnverletzten des ersten Weltkrieges behandelt. Seine 200 in der Rekonvaleszenz (3 Monate bis $2^3/_4$ Jahre nach der Verletzung) stehenden Hirntraumatiker boten bezüglich des Pulses öfter eine Bradykardie, selten eine dauernde Tachykardie, sehr oft aber eine starke Labilität in Abhängigkeit vom Liegen und Stehen, Belastungen und Erregungen. Der Blutdruck war in einer großen Zahl der Fälle verhältnismäßig niedrig und betrug nicht mehr als 105—110 mm Hg und sank sogar noch tiefer (bis auf 95). Die Differenz zwischen systolischem und diastolischem Druck entsprach etwa der Norm. „Selten findet sich ein erhöhter Druck bis 150 und mehr." Öfter fiel ihm ein beträchtliches Schwanken bei Lagewechsel, Atmung und Erregung auf, das 30, ja 50 mm Hg ausmachen konnte. Die Druckerniedrigung ging nicht mit einer Pulsbeschleunigung, sondern Senkung einher. Eine Beziehung der Blutdruckhöhe zu einer bestimmten Lokalisation der Verletzung konnte nicht festgestellt werden. POPPELREUTER kam an seinen 145 Hirnverletzten 1918 zu dem Schluß, daß nur die Gruppe der epileptischen Hirnverletzten gegenüber den nichtepileptischen eine mäßige Erhöhung des maximalen Blutdruckes aufweise. Unter seinen 145 Hirnverletzten hatte er 35 Spätepileptiker, deren systolischer Druck 9mal zwischen 135—145 mm Hg und 3mal zwischen 145 bis 150 mm Hg, niemals aber darüber lag. Der diastolische Druck war normal. Die Pulsfrequenz war vom Druck nicht abhängig und immer im Bereich der Norm. Die leichte Druckerhöhung hielt er für einen Dauerzustand. SEGERATH bestätigte an 26 Schädelverletzten 1919 diese Angaben von POPPELREUTER nicht. 15 sichere Epileptiker dieser Gruppe hatten keine Druckerhöhung über 130 mm Hg. Der

Blutdruck war bei ihm nicht von der Schwere der Epilepsie abhängig. Bei einem Vergleich der Blutdruckwerte seiner Hirntraumatiker mit denen anderer Nervenkranker (Vergleichsreihe von nur 15 Fällen!), die öfter subnormale Werte hatten, ergab sich ihm der Schluß, daß der Blutdruck bei Hirnverletzten im allgemeinen eine leichte konstante Steigerung aufweise. Dabei hatten aber nur zwei einen Druck von 140 mm Hg, keiner einen höheren. Er hob ebenfalls die Labilität des Druckes hervor. REDLICH konnte im gleichen Jahr an 57 Epileptikern nach Schädeltrauma (meist Schußverletzungen) die Angaben POPPELREUTERs nicht bestätigen. Bezüglich Puls und Blutdruck teilte er die Erfahrungen GOLDSTEINs (b). Die Mehrzahl der Epileptiker hatte einen Druck unter 130 mm Hg, sogar gelegentlich unter 100. „Ein hoher Blutdruck war nur vereinzelt zu finden." ROSS, HAY u. DOWALL fanden unter 1600 Geisteskranken einer kanadischen Irrenanstalt 1950 unter den Epileptikern im Gegensatz zu anderen Psychosen überhaupt keine Blutdruckerhöhung. KOCH (b) will während seiner 12jährigen Tätigkeit an der VOLHARDschen Klinik *nicht einen* hirntraumatischen Hochdruck gesehen haben. SPECKMANN u. KNAUF beschrieben als Resultat eines Aktenstudiums 1943 unter 122 sicheren Hirnverletzten des *ersten* Weltkrieges eine Blutdruckerhöhung nur bei 14 Fällen (11,5%), ohne daß ein Zusammenhang zwischen Kopfschmerz oder Epilepsie und Drucksteigerung bestand. Von 25 Sezierten der gleichen Provenienz hatten 6 (24%) einen „jemals" erhöhten Druck (alle Jahrgänge). Nur 2 von diesen 25 starben an einer Apoplexie. Unter 120 sicheren Hirnverletzten des zweiten Weltkrieges im Alter von 19—34 Jahren hatten 9 (7,5%) eine geringe Erhöhung des Blutdruckes (z. B. 145/80, 155/90), die vermutlich nur vorübergehender Art war. 10 unter diesen 120 Verletzten wiesen eine gesicherte Stammhirnschädigung auf, aber keiner von ihnen eine Blutdruckerhöhung. Zwischen Epilepsie und Blutdruckhöhe ergaben sich keine Beziehungen. An 113 meist über 50 Jahre alten Patienten mit altem stumpfem Schädeltrauma fand sich ein Prozentsatz von 10,6 Hypertonikern. Bei jüngeren Soldaten mit frischer stumpfer Hirnläsion lag die Zahl konstanter, meist geringer Druckerhöhung bei 9,2%. Auch diese Autoren hoben die Labilität des Blutdruckes und seine oft nur vorübergehende Steigerung und die Häufigkeit vegetativer Übererregbarkeit (bei etwa 40% der Fälle) hervor. Die Zahlen einer Blutdruckerhöhung bei ihren 460 Hirnverletzten lagen nicht wesentlich anders, als sie statistisch auch bei sonst Gesunden zu erwarten gewesen wären.

Die größte Statistik zu dieser Frage haben BODECHTEL u. SACK an 2018 Hirnschußverletzten, deren Verwundung 9 Monate bis 3 Jahre zurücklag, beigebracht. Nur bei 28 Hirntraumatikern, d. h. bei etwas über 1% der Fälle, wurde eine leichte Blutdruckerhöhung über 140 bis maximal 165 mm Hg systolisch gefunden. Diese geringe Steigerung erwies sich nicht abhängig von der Art, Schwere und Lokalisation der Hirnverletzung, auch nicht von den restierenden neurologischen Ausfällen und nicht von der traumatischen Epilepsie. 200 von diesen nach der SCHELLONGschen Methode auf Kreislaufregulationsstörungen Untersuchten boten mit einer Ausnahme keine nennenswerte Labilität. Ebenso hatte sich die bei Frühverletzten sonst bekannte vegetative Labilität bereits verloren. Beide Autoren lehnen einen zentralen Hochdruck als Hirntraumafolge ab.

An vorwiegend gedeckten Hirnverletzungen gewann BAY die Erfahrung, daß der Blutdruck sich fast regelmäßig und in ganz charakteristischer Weise ver-

änderte. Die Höhe des Blutdruckes hänge vom Zeitpunkt der Messung ab.
Anfangs soll er erhöht sein, in den nächsten Tagen abfallen (10—30 mm Hg)
und nach Tagen bis 1 Woche wieder normal werden. Die diastolische Senkung
war dabei meist deutlicher als die systolische. Ähnlich sind die Erfahrungen
WANKEs, nach dem der phasische Ablauf des Blutdruckes für die reine Commotio
cerebri geradezu typisch ist. Der diastolische Blutdruck sinkt dabei stärker
ab als der systolische. Bleibt der Blutdruck länger erhöht, so soll dies für eine
Hirnkontusion oder Reizung der Hirnhaut bzw. Rinde (z. B. durch Blutung)
sprechen; aber auch dann trägt die Steigerung gewöhnlich einen vorübergehenden
Charakter.

Im Gegensatz zu allen bisherigen Erfahrungen steht die später noch näher
zu kritisierende Ansicht von VEIL u. STURM über die Späthypertonie nach
Schädeltrauma, die nach jahrelangem freiem Intervall auftreten soll. Sie führen
in ihrer Pathologie des Stammhirns 4 Fälle (Beobachtung 75, 76, 78, 79) nach
oberflächlicher Schädelschußverletzung, zum Teil mit stumpfem Trauma kombiniert, und eine (Nr. 77) alte Schädelverletzung an. Das Alter dieser Verletzten
lag zur Zeit der erstmals nachgewiesenen Blutdruckerhöhung zwischen 44 und
56 Jahren. Das Intervall zwischen Schädeltrauma und Nachweis der Hypertonie
betrug 12—21 Jahre! Bei zwei weiteren Thyreotoxikosen (Beobachtung 3 und 4)
war der Druck ebenfalls leicht erhöht. Nach ihnen soll der Zustand der chronischen
traumatischen Encephalopathie eine Änderung der diencephalen Kreislaufregulation herbeiführen und so den Hochdruck verursachen. STURM (d, e) hat
später den Standpunkt auf bestimmte Fälle eingeengt, wobei er auf gleichzeitige
andere vegetative Fehlleistungen (vor allem epileptiforme Anfälle, migräneartige
Kopfschmerzen, thyreotoxische Züge usw.) und eine Zunahme der Beschwerden
und der Hirnleistungsschwäche um die Wende des 4. und 5. Lebensjahrzehntes
besonderes Gewicht legte.

*Nach diesen und noch anderen hier nicht vollständig aufgeführten Erfahrungen
läßt sich zur Frage des Blutdruckverhaltens bei Hirnverletzungen etwa folgendes
Bild geben: Bei frischen, unkomplizierten Commotionen pflegt der Blutdruck ganz
kurz anzusteigen, dann für einige Zeit unter die Norm zu sinken, um sich allmählich
wieder mit Schwankungen regulär einzustellen. Bei Hirnkontusionen scheint im
frischen Stadium der Blutdruck oft etwas länger hoch zu bleiben, wie es von anderen
akuten cerebralen Schäden (z. B. Encephalitis, CO-Vergiftung usw.) in gleicher
Weise bekannt ist. Bei offenen Hirnverletzungen dürften die Blutdruckausschläge
im ganzen weniger deutlich sein als bei stumpfen Traumen. Die Blutdruckerhöhung
fällt in das Stadium der Hirnschädigung, in dem auch andere vegetative Fehl-
steuerungen häufig sind. Eine Labilität der Blutdruckregulation bleibt oft längere
Zeit bestehen. Dauernde Blutdruckerhöhungen nach Hirnverletzungen sind offenbar
sehr selten, so daß manche Autoren in diesen Fällen überhaupt nur eine zufällige
Kombination von Schädeltrauma und selbständiger Hypertonie sehen wollen.
Jedenfalls erfordert eine Dauerhypertonie nach Schädeltrauma eine besondere
Erklärung. Es dürfte auch genügend gesichert sein, daß die Art der Hirnverletzung,
ihr Sitz und auch ihre Schwere sowie Komplikationen für die Entwicklung vor allem
einer bleibenden Blutdruckerhöhung nicht entscheidend sind. Hiervon machen auch
eindeutige Stammhirnverletzungen keine Ausnahme. Nach größeren Statistiken ist
die Blutdruckerhöhung bei Hirntraumatikern nicht wesentlich häufiger, als sie in*

einer entsprechend zusammengesetzten Normalbevölkerung zu erwarten ist. Ganz außerhalb der bisherigen Erfahrungen liegen die angeblichen traumatischen Spät-hypertonien von VEIL *u.* STURM *mit einem jahre- bis jahrzehntelangem Intervall.*

Unsere eigenen Beobachtungen zu dieser Frage liefern folgende Erfahrungen:

Statistische Ergebnisse von Blutdruckmessungen sind bis zu einem gewissen Grade abhängig von der Ausgangssituation bei der Druckbestimmung. Sie hängen unter anderem ab vom Alter, von der Körperhaltung und der Affektlage. Bei Hirnverletzten ist vor allem die Körperhaltung und der zeitliche Abstand von der Hirnläsion wichtig. Für Vergleiche von Statistiken müssen diese Ver-hältnisse Berücksichtigung finden. Allerdings werden sich hierdurch im ganzen immer nur kleinere Differenzen ergeben, die dann unwesentlich sind, wenn man die Grenzen zwischen normalen und pathologischen Werten nicht zu eng zieht. Frischere Hirnverletzte zeigen oft eine erhebliche Labilität der Blutdruck-regulation, wobei die Werte im Liegen sich häufiger höher als im Stehen einstellen. Nach längerer Bettruhe (am Morgen) findet man — wie auch sonst — deutlich niedrigere Druckwerte als bei ambulanter Untersuchung.

Wir selbst haben das Blutdruckverhalten an 789 Hirnverletzten näher geprüft und mit BOCK und GROSS statistisch ausgewertet. Das Alter der Hirn-verletzten lag zwischen 17 und 47 Jahren. Die Verwundung reichte 3—18 Monate zurück. Es handelte sich bis auf 26 Ausnahmen um offene Hirnschußverletzungen. Wir schlüsselten dieses Material nach *Sitz* der Verwundung, nach ihrer *Schwere*, ihren *Komplikationen* und nach *Konstitution* und *Alter* der Verletzten auf und verglichen diese Gruppen nach statistischen Regeln. Gleichzeitig stellten wir ihnen zwei weitere Vergleichsreihen von je 400 Gesunden und 400 Rekonvales-zenten nach anderen Krankheiten gegenüber, die sinngemäß in der gleichen Art statistisch verarbeitet wurden.

Es wurde in allen 3 Reihen (Gesunde, Rekonvaleszenten, Hirnverletzte) dann von einer *Neigung zu Blutdruckerhöhung* gesprochen, wenn der während einer ambulanten Untersuchung stehend oder liegend mehrfach bestimmte systolische Druck 140 mm Hg und mehr bzw. der diastolische Druck 90 mm Hg und mehr betrug. Abb. 60 zeigt das Ergebnis: Bei keiner der 3 Vergleichsreihen von Gesunden, Rekonvaleszenten und Hirnverletzten ergab sich für die Zahl der diese Grenzwerte überschreitenden Fälle ein statistisch gesicherter Unterschied. Auch die Aufschlüsselung der Hirnverletzten nach den erwähnten verschiedenen Gesichtspunkten ließ keine signifikanten Differenzen hervortreten. Es ist also für die Hirntraumatiker dieses Stadiums keine erhöhte Neigung zu einer Hyper-tonie festzustellen. Auch wenn man noch zusätzlich die Hirnverletzten nach dem Alter der Verletzung (zwischen 3 und 18 Monaten) in 3 Gruppen aufteilt, so ergibt sich ebenfalls keine statistisch gesicherte Abweichung.

Zur Frage der *Neigung zu Blutdruckerniedrigung* (Hypotonie), von der wir sprechen, wenn der stehend und liegend mehrfach gemessene Druck systolisch 95 mm Hg und weniger bzw. diastolisch 50 mm Hg und weniger betrug, hatten wir folgende Resultate: Abb. 61 zeigt, daß ein statistisch gesicherter Unterschied zwischen Gesunden einerseits und Rekonvaleszenten und Hirnverletzten anderer-seits besteht. Die letzten beiden Gruppen — also auch die Hirnverletzten — neigen eher zu Blutdruckerniedrigung als Gesunde. Mit zunehmendem Alter geht bei den Hirnverletzten diese Neigung zurück. Auch für die Leptosomen ist diese Tendenz der Druckerniedrigung gegenüber Pyknikern wahrscheinlich, da der Unterschied gerade im Grenzbereich liegt. Hirnverletzte dieses Stadiums neigen demnach also eher zu einer Blutdruckerniedrigung, die noch alters- und bis zu einem gewissen geringen Grade auch konstitutionsabhängig ist.

Die *Neigung zu Blutdruckschwankungen* bei Hirnverletzten, die am einfachsten am SCHELLONGschen Versuch bestimmt wird, steht besonders in den letzten Jahren im Mittelpunkt des Interesses. Wir ermittelten dazu folgendes: Von einer *Blutdrucklabilität* war in unseren Fällen die Rede, wenn der Blutdruck nach Übergang vom Liegen zum Stehen einen systolischen oder diastolischen Anstieg von 15 mm Hg und mehr oder einen Abfall systolisch um 20 mm Hg

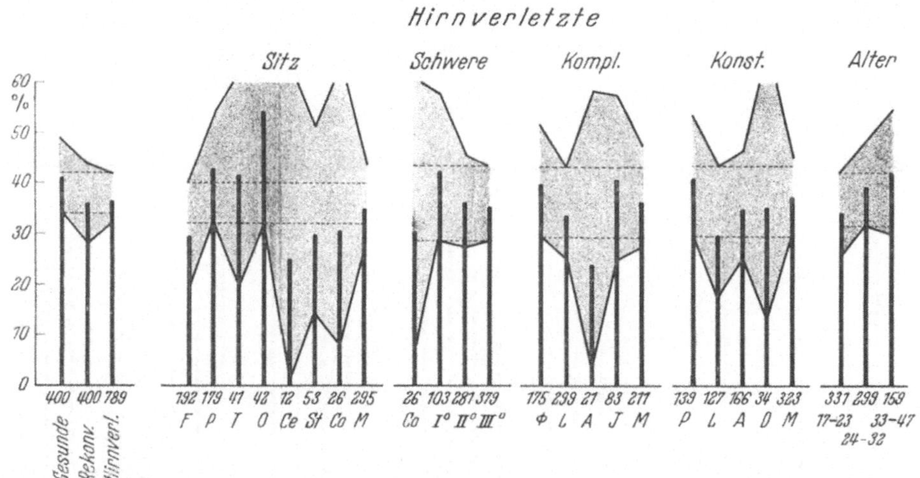

Abb. 60. Neigung zu Blutdruckerhöhung.

Zeichenerklärung: *Säulen:* Gefundene Häufigkeit in Prozenten. *Abgeschattete Bezirke:* Konfidenzbereich (3 σ Äquivalent). *Gestrichelte Linien:* Gemeinsamer Konfidenzbereich der Einzelgruppen. *Zahlen unter den Säulen:* Jeweilige Gesamtzahl der Fälle (*n*). *Sitz:* F frontale, T temporale, Ce cerebellare, P parietale, O occipitale, St Stammhirnverletzung, Co Commotio, Contusio, M Verletzung mehrerer Hirnlappen. *Schwere:* I° leichte Hirnverletzung, II° mittelschwere Hirnverletzung, III° schwere Hirnverletzung. *Komplikationen:* ø keine, L lokale Infektionen, A Mitverletzungen am Körper sonst, J interkurrente Erkrankungen, M Mischformen zu allen. *Konstitution:* P Pykniker, L Leptosome, A Athletiker, D Dysplastiker, M Mischformen. *Alter:* 3 Gruppen von 17—23, 24—32 und 33—47 Jahren.

und mehr oder diastolisch um 10 mm Hg und mehr aufwies. Abb. 62 zeigt, daß die Hirnverletzten blutdrucklabiler sind als Gesunde und Rekonvaleszenten und daß diese Labilität eine sichere Altersabhängigkeit aufweist. Sie betrifft die jugendlichen Jahrgänge häufiger als die älteren. Alle übrigen Häufigkeitsdifferenzen sind zufällig.

Die Bestimmung des *mittleren Blutdruckes* und seiner Labilität ist nach unseren statistischen Berechnungen nicht geeignet, diese Druckschwankungen richtig zu erfassen.

Ein Ausdruck der gestörten Kreislaufregulation sind auch die speziellen Formen der *hypotonen* und *hypodynamen* Reaktion nach SCHELLONG, zu denen wir die folgenden Ergebnisse vorlegen:

Die *hypotone Regulationsstörung* nach SCHELLONG ist gekennzeichnet durch ein Absinken des systolischen Blutdruckes um 20 mm Hg und mehr bei Gleichbleiben oder Ansteigen des diastolischen Druckes während des Übergehens vom

Liegen zum Stehen. Abb. 63 illustriert ihre Häufigkeit. Bei Hirnverletzten wurde sie mit statistischer Sicherung häufiger gefunden als bei Gesunden und

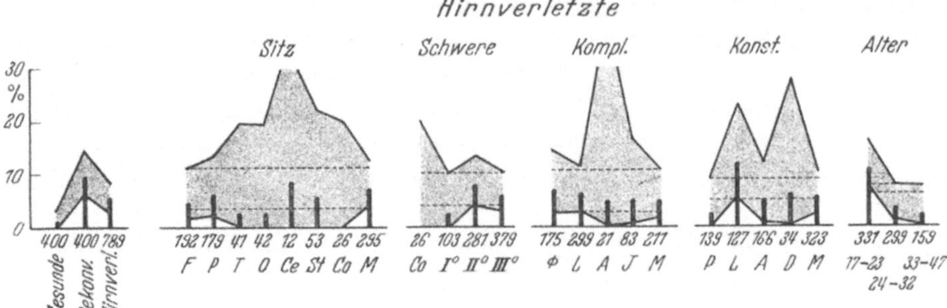

Abb. 61. Neigung zu Blutdruckerniedrigung (Zeichenerklärung s. Abb. 60).

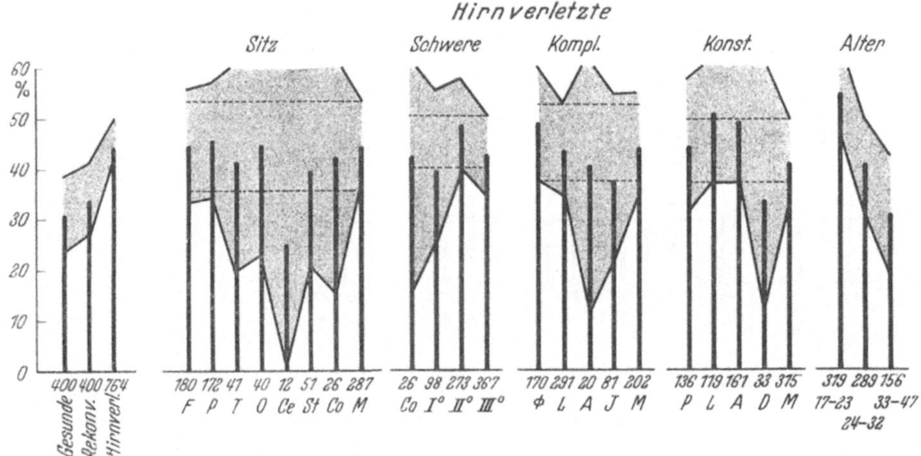

Abb. 62. Blutdrucklabilität (Zeichenerklärung s. Abb. 60).

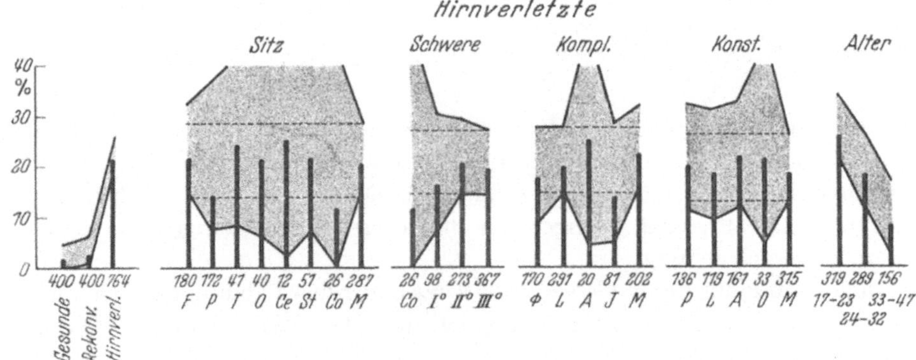

Abb. 63. Hypotone Regulationsstörung (Zeichenerklärung s. Abb. 60).

Rekonvaleszenten; sie bevorzugt außerdem die jüngeren Jahrgänge. Alle sonstigen Differenzen sind statistisch nicht gesichert.

Die *hypodyname Störung* SCHELLONGs — charakterisiert durch ein beim Übergang vom Liegen zum Stehen auftretendes Absinken des diastolischen

Druckes um 10 mm Hg und mehr bei gleichfalls um 15 mm Hg und mehr abfallendem systolischem Druck, wobei die Amplitude mindestens 15 mmHg betragen soll — kam nur selten vor, wie Tabelle 146 demonstriert. Überzufällige Häufungen traten nicht auf. Es sei besonders bemerkt, daß von den sicher Stammhirnverletzten keiner dieses Regulationsverhalten aufwies, so daß in seinem positiven Ausfall kein Beweis für eine Stammhirnläsion zu sehen ist.

Tabelle 146. *Hypodyname Regulationsstörung* (Zeichenerklärung s. Abb. 60).

Untersuchungsreihen

	Gesunde	Rekonval.	Hirnverl.
%	—	0,5	2
Gesamtzahl	400	400	764

Hirnverletzte — Sitz

	F	P	T	O	Ce	St	Co	M
%	3,3	2,3	2,2	2,5	—	—	—	1
Gesamtzahl	184	172	41	40	12	51	26	287

Schwere

	Co	I°	II°	III°
%	—	5,1	2,9	0,5
Gesamtzahl	26	98	273	367

Komplikationen

	ø	L	A	J	M
%	3,5	1,4	—	2,5	1,5
Gesamtzahl	170	291	20	81	202

Konstitution

	P	L	A	D	M
%	2,2	—	5	—	1,3
Gesamtzahl	136	119	161	33	315

Alter

	17 bis 23	24 bis 32	33 bis 47
%	1,9	1,7	2,6
Gesamtzahl	319	289	156

Demnach neigen Hirnverletzte dieses schon chronischen Stadiums also nicht zu einer Hypertonie. Gegenüber Gesunden haben sie eher eine Tendenz zur Hypotonie. Sie sind auch deutlich blutdrucklabiler und tendieren mehr zu hypotonem Regulationsverhalten nach SCHELLONG. Diese Reaktionsweisen haben sie mit Rekonvaleszenten von anderen Erkrankungen gemeinsam. Es sind darin also keine für eine Hirnverletzung spezifischen Zeichen zu sehen. Gegenüber Rekonvaleszenten bestehen nur gewisse quantitative und zeitliche Unterschiede insofern, als dieses Kreislaufverhalten bei Hirnverletzten eher ausgeprägter und dauerhafter ist, denn die Erkrankungen der Rekonvaleszenten lagen wesentlich kürzer zurück als die Hirnläsion.

Sehr beachtlich ist die Tatsache, daß der *Sitz* der Hirnläsion darauf überhaupt keinen Einfluß hat. Auch solche Hirnverletzte, bei denen die Läsion sicher im Stammhirn lag, verhielten sich nicht anders als die übrigen. Die Statistik lehrt, daß sich diese Funktionen und ihre Störung im Gehirn nicht lokalisieren lassen.

Auch die *Schwere* und die *verschiedensten Komplikationen* der chronisch gewordenen Hirnverletzung sind für den Ausfall dieser vasomotorischen Reaktionsweise nicht maßgeblich. Es besteht nur in einzelnen Punkten eine Abhängigkeit vom Alter, indem Jugendliche blutdrucklabiler sind und mehr zu Hypotonie neigen. In diesem letzten Verhalten setzt sich auch die Konstitution durch.

Es kann gegen diese Feststellungen das Argument erhoben werden, daß die Tendenz zur Blutdruckerhöhung erst in späterer Zeit herauskäme, so daß über Dauerfolgen der Hirnverletzung in diesem Punkte damit noch nichts Endgültiges ausgesagt sei. Auch diesen Einwendungen haben wir durch Nachuntersuchungen zu begegnen versucht. Es gelang uns, von 230 dieser 789 bearbeiteten Hirnverletzten nach 6 Jahren durch ihre behandelnden Ärzte über ihr Blutdruckverhalten nähere Auskunft zu bekommen. Das Material ist auslesefrei, weil grundsätzlich an alle Erreichbaren Anfragen gerichtet wurden. Die Antworten waren bei den in Deutschland obwaltenden Umständen „zufällig". Ein möglicher Nachteil, daß die Druckmessung nicht von dem gleichen Untersucher vorgenommen wurde, hebt sich durch die Vielzahl der an diesem Ergebnis beteiligten Ärzte auf. Es liegt in der Methode der Blutdruckbestimmung begründet, daß die systolischen Werte im allgemeinen auch von zahlreichen Untersuchern konstanter richtig bestimmt werden als die diastolischen, deren Festlegung einer gewissen Subjektivität unterworfen ist.

In Abb. 64 haben wir das Ergebnis unserer Blutdrucknachuntersuchungen zusammengefaßt. Kurve 1 stellt die Verteilung der Höhe des systolischen

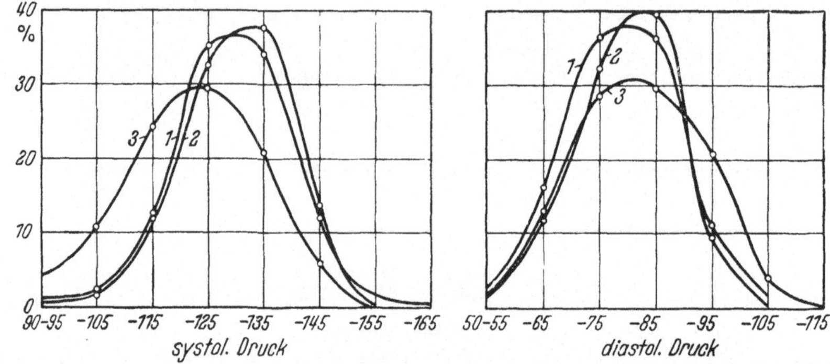

Abb. 64. Verhalten des systolischen und diastolischen Blutdruckes bei 230 Hirnverletzten im Abstand von 6 Jahren. Kurve 1: 789 Hirnverletze 1944; Kurve 2: 230 Hirnverletzte 1944; Kurve 3: die gleichen 230 Hirnverletzten 1950.

Blutdruckes aller 789 Hirnverletzten 1944 (3—18 Monate nach der Hirnverletzung) dar. In Kurve 2 sind aus dieser Zahl die 6 Jahre später Nachuntersuchten mit ihren systolischen Druckwerten 1944 herausgezogen. Kurve 3 gibt die systolischen Druckhöhen dieser 230 Hirnverletzten 6 Jahre später wieder. Es ist klar ersichtlich, daß 1944 die Gesamtgruppe der Hirnverletzten (Kurve 1) und die Untergruppe der später Nachuntersuchten (Kurve 2) praktisch nicht differieren. 6 Jahre später liegt der systolische Druck dieser 230 Nachgeprüften deutlich tiefer als 1944. Das bedeutet, daß der systolische Blutdruck im Laufe der folgenden 6 Jahre eher abgefallen als angestiegen ist. Von einer Hypertonietendenz als Spätfolge der Hirnverletzung kann keine Rede sein.

Tabelle 147. *Verhalten der erhöhten und erniedrigten Blutdruckwerte bei 230 Hirnverletzten nach 6 Jahren.*

Zahl der Fälle	Jahr	Systolische Druckerhöhung								Diastolische Druckerhöhung						Systolische und diastolische Druckerniedrigung
		145	150	155	160	165	170	180	%	95	100	105	110	115	%	%
230	1944	7	2	1	3	1	—	—	6,1	7	5	—	1	—	5,6	1,3
230	1950	2	2	—	2	—	—	1	3	14	8	2	1	—	10,9	7,5

Für die diastolischen Werte des Blutdruckes gilt für die Gesamtzahl der Hirnverletzten und ihre Untergruppe im Jahre 1944 das gleiche, was für die systolischen Werte herausgestellt wurde; sie fallen nicht nennenswert auseinander. 1950 bieten die 230 Nachuntersuchten eine flachere und etwas breitere

Kurve, so daß der diastolische Blutdruck teilweise ein wenig höher rangiert. Erheblich ist dieser Unterschied nicht. Er dürfte sich wohl in erster Linie aus den methodischen Bestimmungsschwierigkeiten erklären, da die Reihen von verschiedenen Untersuchern stammen und wir gebeten hatten, den diastolischen Druckwert mit dem ersten deutlichen Leiserwerden des Pulstones anzugeben. Hier sind gewisse Fehlermöglichkeiten nicht auszuschließen. Da es darum geht, wirklich pathologische Blutdrucksteigerungen im Sinne der Hypertonie herauszustellen, spielen diese kleinen Differenzen von rund 5 mm Hg im diastolischen Bereich keine nennenswerte Rolle. Sie ändern nichts an der Tatsache, daß eine Hypertonieneigung bei den Hirnverletzten 6 Jahre später nicht zu verzeichnen war.

Lehrreich ist die Nachprüfung der Frage, wie sich jene Fälle 1950 verhielten, bei denen 1944 eine leichte Blutdruckerhöhung gesehen wurde. Tabelle 147 gibt hierüber summarisch Auskunft. Während 1944 von 230 Hirnverletzten 6,1% eine leichte systolische Blutdruckerhöhung hatten, betrug unter ihnen 6 Jahre später die Drucksteigerung nur 3%. Im diastolischen Blutdruckbereich war — wie schon gesagt — das Resultat umgekehrt. Hier lagen die entsprechenden Zahlen bei 5,6:10,9%. Man entnimmt der Aufstellung, daß die meisten dieser erhöhten Werte im Grenzbereich der Blutdrucksteigerung angetroffen wurden, wo Unsicherheiten in der Bestimmungsmethode hineinspielen können. Im einzelnen war bei den 14 1944 systolisch leicht erhöht gefundenen Werten dieser 1950 einmal gleich geblieben, 2mal angestiegen und 11mal zur Norm abgefallen — was besagt, daß nur 3 von 14 Fällen ihre Druckerhöhung behalten hatten. 6 Jahre später waren 4 Druckerhöhungen bei Verletzten eingetreten, die sie vorher nicht aufgewiesen hatten. Im diastolischen Bereich hatte von 13 Erhöhungen 1944 nur einer nach 6 Jahren diesen Wert beibehalten, die übrigen waren normalisiert. 24 von den 25 1950 angetroffenen diastolischen Drucksteigerungen waren neu hinzugekommen. Es ergibt sich hieraus, daß die Verletzten mit leichter Druckerhöhung 1944 nicht die Anwärter zu einer bleibenden Blutdruckerhöhung waren, sondern daß sich andere Fälle an ihre Stelle setzten. Die absoluten Zahlen dieser auch 1950 überhöhten Werte liegen statistisch in dem Rahmen der Zahlen, wie sie auch sonst bei Gesunden und Rekonvaleszenten gefunden wurden. Sehr aufschlußreich sind auch die Ergebnisse bezüglich der Hypotonie: 1944 waren von den 230 Verletzten 1,3% hypoton, 1950 sogar 7,5%, wobei ebenfalls die meisten Träger dieser Werte im Laufe von 6 Jahren wechselten.

Diese Erhebungen geben also keine Stütze für die These ab, daß die Hypertonie eine Spätfolge der Hirnverletzung sein könne.

Um die Möglichkeit einer noch späteren Blutdrucksteigerung zu erfassen, haben wir durch H. SCHERF 1946 die Versorgungsakten von 227 sicheren Hirnverletzten des *ersten* Weltkrieges durcharbeiten lassen (126 offene und 101 gedeckte Hirnverletzungen). Als Grenzwert wurde mit Rücksicht auf das Alter der Verletzten und wegen der meist ambulant durchgeführten Nachuntersuchungen ein systolischer Druck von 150 mm Hg angenommen. 47 dieser Fälle hatten einen über 150 mm Hg liegenden Blutdruck. Bei einem bestand eine chronische Nephritis (RR 230/190). Sonst hatten 18 (7,9%) einen systolischen Maximaldruck zwischen 150—160 mm Hg, 17 (7,5%) einen zwischen 160—170, 11 (4,8%) einen zwischen 170—180 mm Hg, d. h. rund 20% hatten leichte

Hypertonien, was bei dem Alter der Verletzten zwischen 45 und 74 Jahren keine Besonderheit bedeuten dürfte. Mit zunehmendem Alter stieg die Zahl der Hypertonien an. Über Coronarbeschwerden klagte keiner.

Also auch auf diesem Wege ließ sich für Hirnverletzte, deren Läsion praktisch fast 30 Jahre zurücklag, kein Nachweis einer Späthypertonie erbringen. Die bei Hirnverletzten des chronischen Stadiums zu findenden Blutdrucksteigerungen fallen statistisch nicht aus dem Rahmen der auch sonst bei großen Untersuchungsreihen Gesunder anzutreffenden hypertonischen Druckeinstellungen.

Es mögen nun *am Beispiel der Hypertonie* einige *kritische Bemerkungen zu den Anschauungen von* VEIL u. STURM gemacht werden, die sie in ihrer „Pathologie des Stammhirns" niedergelegt haben. Die Autoren sehen die essentielle Hypertonie als eine zentralnervöse Erkrankung diencephalen Ursprungs an. Sie bedienen sich zu dieser Beweisführung in erster Linie des Hirntraumas, auf dem auch sonst ihre Lehre von der centrogenen Entstehung innerer Erkrankungen anderer Art hauptsächlich basiert. Sie argumentieren damit, daß die Hirnverletzung in den seltensten Fällen ganz abheile, sondern daß in den traumatischen Herden der Abbauprozeß weiterschreite und dadurch ständige Irritationszustände gesetzt würden, die auf die Vasomotorenzentren besonders im Zwischenhirn irradiierten und von hier aus über vasoconstrictorische Effekte einen Hochdruck in Gang setzten und ständig unterhielten. Das lange Intervall zwischen der Hirnverletzung und dem Aufkommen der Hypertonie in den von ihnen angeführten Fällen versuchten sie verständlich zu machen mit dem Hinweis auf die gleichen Verhältnisse bei der traumatischen Epilepsie und dem postencephalitischen Parkinsonismus, sowie vor allem auf altersdispositionelle Umstände, Allergisierung und die allmählich fortschreitende traumatische Encephalopathie.

Es sind schon verschiedentlich von anderer Seite [SPECKMANN u. KNAUF, BODECHTEL u. SACK, SACK, GAGEL (b—d), LAUBENTHAL, SIEBECK (b, c), VOGEL, ACHELIS, ZÜLCH, F. HOFF u. v. a.] eine Reihe Einwendungen gegen diese Theorie gemacht worden.

So trifft es nicht generell zu, daß traumatische Hirnherde im Sinne der Befunde von ESSER nicht zur Ruhe kämen. Dies gilt nicht in diesem Umfange für die Prellungsherde bei geschlossenen Hirnverletzungen und hat nur eine beschränkte Gültigkeit bei infizierten Hirnherden nach offenen Hirntraumen [SPATZ (a, c), PETERS, ZÜLCH u. a.]. VEIL u. STURM haben sich bei ihren Fällen aber nicht etwa auf solche offenen Hirnverletzungen beschränkt, bei denen dieser Mechanismus immerhin hätte vorliegen können. Die stumpfen Traumen spielen ohne Unterschied bei ihnen die gleiche Rolle, ebenso einfache Commotionen, bei denen Prellungsherde gar nicht erwiesen sind. Also schon dieser Punkt ihrer Argumentation ist sehr fragwürdig.

Nicht minder gilt dies für ihre rein hypothetische Vorstellung, daß eventuelle Abbauprodukte der nervösen Substanz im Sinne von Allergenen cerebrale Autointoxikationen und Allergisierungen hervorrufen könnten. Der Zerfall von Hirngewebe ist nicht etwa nur dem Hirntrauma eigen, sondern trifft für sehr viele organische Hirnkrankheiten entzündlicher und auch nichtentzündlicher Provenienz zu. Dann müßten wir bei all diesen Erkrankungen in ähnlicher Weise derartige Spätschäden zu erwarten haben, wofür vor allem die tägliche Erfahrung der Neurologen, Psychiater, Neurochirurgen u. a. keine Bestätigung bringt.

Der Vergleich der Hypertonie mit der Spätepilepsie und dem Parkinsonismus mag theoretisch einleuchten. Das Wesen dieser verschiedenen Erkrankungen und ihre Ursachen sind aber doch völlig heterogen und noch keineswegs so aufgeklärt, daß man ihnen einen analogen Vorgang in der nervösen Substanz zugrunde legen könnte. Die drei Krankheiten im Sinne von VEIL u. STURM haben wirklich weiter nichts als das oft lange Intervall gemeinsam, aber daraus allein kann man noch nicht auf gemeinsame pathogenetische Vorgänge schließen. Nicht gedankliche Konstruktionen, sondern die praktische Erfahrung hat hier zu entscheiden und ihr hat erst die theoretische Ausdeutung zu folgen. Für die Spätepilepsie und den Parkinsonismus liegen klare Erfahrungstatsachen vor; für die Hypertonie sind sie — wie viele andere und wie wir zeigen konnten — nicht erwiesen.

VEIL u. STURM sind in ihren theoretischen Vorstellungen zweifellos in erster Linie von SPERANSKY inspiriert worden. Sie weichen von ihm allerdings grundsätzlich darin ab, daß ihre Neuralpathologie eine vegetative Zentrenlehre darstellt, die SPERANSKY nicht inauguriert hat, ja die er weitgehend ablehnt. Die SPERANSKYschen Gedankengänge und Experimente verlangen — darüber dürfte Klarheit herrschen — zunächst eine Bestätigung, ehe man sich auf sie berufen kann. Was bisher in dieser Richtung am kranken Menschen beobachtet werden konnte, scheint sie nicht zu bestätigen. Gerade die Feststellungen an unseren Stammhirnverletzten sprechen nicht für eine Allgemeingültigkeit.

Aber auch dort, wo VEIL u. STURM sich — z. B. bei der Hypertonie — auf die tierexperimentellen Fundierungen ihrer Lehre stützen, lassen sich gewichtige Bedenken und Unrichtigkeiten aufzeigen. So soll nach VEIL u. STURM das Zwischenhirn deswegen die führende Rolle bei der Hypertoniegenese haben, weil es vor den Oblongatazentren die größere Reizempfindlichkeit besäße, wie W. R. HESS nachgewiesen habe. Tatsächlich hat aber HESS (a, b) eine solche Unterordnung von Zentren nach der Reizempfindlichkeit nicht postuliert oder bewiesen, sondern sogar abgelehnt. Vielmehr sieht er die Bedeutung der stationsweisen Organisation des vegetativen Nervensystems in einer fortschreitenden Differenzierung und umfassenderen Neuorientierung der Funktionen zu vollkommeneren Leistungen. HOUSSAY u. MOLINELLI haben sogar für den Hund das Gegenteil bewiesen und gefunden, daß bestimmte Stellen der Oblongata bezüglich der vasopressorischen Effekte reizempfindlicher waren als der Hypothalamus.

Bei der Besprechung der Reizversuche am Hypothalamus des Tieres heißt es bei VEIL u. STURM — SHINOSAKI und BEATTIE u. SHEEHAN betreffend — unter anderem: „sie berichten von hypothalamischen tierexperimentellen *Hypertonien.*" Diese Ausdrucksweise ist mindestens irreführend; denn keiner dieser noch andere Autoren haben durch derartige Reizversuche „*Hypertonien*" erzeugt. Wir zeigten oben gerade deswegen ausführlich, daß es sich immer nur unter anderem um kurze, augenblickliche Blutdruckerhöhungen handelte, die gleich nach dem Reiz wieder abklangen. SHINOSAKI hat zudem bei seinen eigentlich anderen Fragen dienenden Versuchen an der Katze nur „bei einigen Fällen" auf galvanischen Reiz ganz unbedeutende, auf faradischen Reiz stärkere Blutdrucksteigerungen gesehen, die *sofort auch bei fortgesetztem Reiz* abklangen. Über v. BOGAERT (a, b) wird zitiert, er habe „*konstante Blutdrucksteigerungen* von 120 bis auf 280 mm Hg“ gefunden. Man könnte hierunter verstehen, daß konstante = dauerhafte oder feststehende Blutdrucksteigerungen gemeint seien. In Wirklichkeit soll „konstant“ in dieser Arbeit aber heißen, daß dieses Resultat regelmäßig bei jedem Versuch gefunden wurde im Gegensatz zu den Experimenten von KARPLUS u. KREIDL (e), die dies nur „*häufig*“, aber nicht regelmäßig (= konstant) sahen. Es wurde auch vergessen zu sagen, daß v. BOGAERT (a, b) nach sehr subtilen Begründungen den Hypothalamus als „Zentrum“ für die Blutdruckregulation ablehnt, hier nur durchziehende Bahnen konzediert und daß er für die Blutdruckregulation das Oblongatazentrum ganz in den Vordergrund stellt. Wir hoben oben hervor, daß die ausgedehnten symmetrischen Verkochungsversuche von RANSON u. MAGOUN und zum Teil auch von HESS (b) im ganzen Zwischenhirnbereich nie eine Hypertonie experimentell ergeben haben.

VEIL u. STURM beziehen sich auch auf die intraventrikulären Injektionen von verschiedenen Stoffen, deren Angriffspunkt am Zwischenhirn liegen soll. Wir können auf unsere früher geltend gemachten Bedenken gegen solche lokalisierenden Schlüsse verweisen. Hier wollen wir nur anführen, daß eine Reihe von Experimentatoren für diese Wirkung auch die Oblongata verantwortlich gemacht haben.

Damit kommen wir auf einen anderen Punkt der VEIL- u. STURMschen Beweisführung. Es werden von den Autoren zweifellos sehr reichlich Zitate zur Begründung ihrer Ansicht beigebracht. Der Literaturnachweis ist aber sehr einseitig gehalten. Gegenteilige Arbeiten wurden nicht genügend berücksichtigt und oft einfach nicht genannt, ohne daß man annehmen könnte, sie seien den Verfassern unbekannt geblieben. Zweifellos ist es unmöglich, zu diesem umfassenden Thema die gesamte Literatur zu bringen. Dennoch hätten aber einige Hauptarbeiten vertreten sein müssen. Auch dort, wo z. B. bei der Hypertonie die Einzelkasuistik aufgeführt wird, werden die betreffenden Fälle einfach als Beweis summarisch übernommen, ohne daß eine kurze kritische Bewertung erfolgt wäre.

VEIL u. STURM haben immer auf die Beweiskraft der einzelnen, gut durchgearbeiteten Krankengeschichte, d. h. auf die Einzelkasuistik, den größten Wert gelegt und ihre ganze Beweisführung auch hierauf gegründet. Sie übersehen dabei, daß bei häufig vorkommenden Erkrankungen, wie Hirntrauma, Hypertonie, Ulcus, Diabetes usw., das mehr zufällige Zusammentreffen ursächliche Verknüpfungen vortäuschen kann und offenbar auch vortäuscht, wenn man solche Zusammenhänge unter allen Umständen sehen will. Die theoretische Verbindung dieser Dinge ist bei der Komplexität und Problematik der zur Diskussion stehenden Fragen nicht so schwierig. Deswegen haben wir und andere immer verlangt, daß der Zusammenhang dieser Erkrankungen nicht nur am Einzelfall — besonders mit theoretischen Erwägungen — konstruiert werde, sondern daß, wenn solche Zusammenhänge wirklich bestünden, sie sich auch zahlenmäßig statistisch ausdrücken müßten. Es wäre also dazu der Beweis einer zweifelsfreien statistischen Häufung gleichzeitig erforderlich, damit die Argumente schlüssig werden. Es ist eigenartig, daß dieser Weg von VEIL u. STURM lange Zeit abgelehnt und erst spät von STURM bis zu einem gewissen Grade als berechtigt anerkannt wurde. Wir finden deswegen auch in der Stammhirnpathologie diesen Weg kaum beschritten. Dort, wo Sturm (c) dies einmal später für die Hypertonie versucht hat, war das Ergebnis praktisch negativ, wenn auch angestrebt wurde, das Resultat mit verschiedenen Bedenken abzuschwächen. Warum wurde in der Pathologie des Stammhirns verschwiegen, daß schon eine ganze Reihe von Autoren in und nach dem ersten Weltkrieg statistisch an Hirnverletzten die Blutdruckverhältnisse sehr genau studiert hatten, ohne einen Zusammenhang mit hypertonischen Zuständen gesehen zu haben?

Weiter haben vor allem Neurologen gegenüber Veil u. Sturm mit Recht darauf hingewiesen, daß in ihren Krankengeschichten das Hirntrauma oft sehr summarisch und unpräzise angegeben und nachgewiesen sei. Über das Ausmaß der Hirnverletzung — oder ob überhaupt eine solche vorlag — kann man sich oft keine genügende Vorstellung machen. Als einen besonders krassen Fall führen wir nur als Beispiel aus dem Hypertoniekapitel die Beobachtung 77 an: Der betreffende Kranke erlitt im 34. Lebensjahr „anläßlich eines Fahrstuhlunfalles ein erhebliches Schädeltrauma". Man erfährt nichts, was eigentlich bei dem Trauma vorgegangen ist. Ebensowenig präzise sind dann die weiteren Angaben über den späteren Krankheitsverlauf. Nach den vorgelegten Daten kann man ebensogut der Meinung sein, daß die 13 Jahre später aufgetretenen epileptischen Anfälle schon das erste Zeichen einer hypertonischen Kreislaufstörung gewesen sind, was ja gar nicht selten vorkommt. Es wird überhaupt nicht versucht, exakt zu beweisen, daß wirklich zunächst eine traumatische Epilepsie vorgelegen hat und daß der Hochdruck dann erst später entstanden ist. Dieser großzügige Stil läßt sich in den Krankenblättern oft finden. Dadurch, daß wir Gelegenheit hatten, als Obergutachter eine Reihe der Veil- u. Sturmschen Fälle im Berufungsverfahren nachzubegutachten, konnten wir uns davon überzeugen, daß dieses Vorgehen ein Charakteristicum für die Art der Beweisführung bei diesen Autoren ist. Wir stellten fest und wurden darin von namhaften Neurologen und Psychiatern bestätigt, daß die Trennung von organischen und psychogenen Symptomen nur sehr unvollkommen durchgeführt und besonders die neurologische Situation öfter durchaus verkannt wurde. Es kam sogar gelegentlich vor, daß wesentliche Punkte aus dem Akteninhalt verschwiegen wurden, wenn sie nicht in das Bild paßten. So war beispielsweise bei einem Ulcuskranken, bei dem das Ulcusleiden Hirnverletzungsfolge sein sollte, aus den Akten klar ersichtlich, daß er bereits mehrere Jahre vor dem ersten Weltkrieg — also vor seiner Hirnverletzung — wegen „chronischem Magenkatarrh" in Behandlung stand, ohne daß Veil u. Sturm darauf irgendwie Bezug nahmen. In einem anderen Falle wurde bei einer oberflächlichen Hirnverletzung aus einem gleichzeitigen Horner auf eine Zwischenhirnläsion und dann deren weitere Folgen geschlossen, obwohl sich aus alten Photographien klar zeigen ließ, daß dieser Horner alt und konstitutionell begründet war. Die neurotischen Reaktionen alter Hirnverletzter im Rentenkampf mit ihren affektiv bedingten vegetativen Äußerungen wurden gerne als voll organisch gewertet. Die neurotische Verkrampfung im Gesichtsausdruck wurde so zu einer maskenartigen Starre, der psychogene Tremor zum Zeichen einer Thyreotoxikose u. a. m. Es wurde auch nicht berücksichtigt, daß manche Untersuchungsresultate — z. B. Grundumsatz, Blutdruck usw. — dadurch beeinflußt sein konnten.

Man bemerke auch, daß VEIL u. STURM nicht einen einzigen Fall von Blutdrucksteigerung im unmittelbaren Anschluß an ein Hirntrauma beibringen konnten!

Wer diese Kritik richtig verstehen will, wird das herauslesen, was gemeint ist: Ein Versuch, Verständnis zu erwecken, wieso diese Lehre aufkommen konnte, und ein Versuch, ihre schwachen Stellen mit dem Ziel einer besseren Einsicht aufzudecken; denn die VEIL- u. STURMsche Ansicht hat nicht nur eine große theoretisch-heuristische Bedeutung, sondern sie greift tief in die Praxis des Alltages, nicht zuletzt nur in der Begutachtung ein. Wenn sie konsequent zu Ende geführt wird, dann gibt es tatsächlich kaum noch eine Erkrankung, für die man ursächlich nicht ein Hirntrauma anschuldigen könnte. Daß STURM (d, e) selbst unter dem Eindruck der wachsenden Kritik manches zurückgenommen oder kompromißlicher formuliert hat, wird meist nicht mehr zur Kenntnis genommen. Dort, wo eine ausreichende Kritik nicht erwartet werden kann, wird dieses Ideengut noch viel Verwirrung bringen; wo es durch Problemstellung dazu beiträgt, den wirklichen Zusammenhängen näherzukommen oder sie kritischer zu sehen, bedeutet es einen Anstoß zur Weiterentwicklung der Krankheitslehre.

Fassen wir unsere Stellungnahme zum sog. zentralen Hochdruck zusammen, so möchten wir folgendes herausstellen: Daß die essentielle Hypertonie eine Diencephalose sei, ist eine reine, durch nichts bewiesene Hypothese. Durch eine Stammhirnläsion entsteht gemeinhin kein chronischer Hochdruck, ebensowenig durch eine Hirnerkrankung überhaupt. Vorübergehende Blutdrucksteigerungen können bei allen möglichen, besonders akuten Erkrankungen des Gehirns vorkommen. Sie haben aber gewöhnlich keinen Dauercharakter. Art, Sitz und Schwere dieser Läsionen spielen dabei offenbar keine entscheidende Rolle. Eine umschriebene Lokalisationsmöglichkeit für diese Störung sehen wir nicht. Zum Chronischwerden der Blutdruckerhöhung bedarf es wahrscheinlich einer Reihe anderer Momente, die in der Peripherie und wohl auch außerhalb des Nervensystems gesucht werden müssen. Daß das Nervensystem daran unbeteiligt sei, läßt sich nicht behaupten. Die Rolle, die es dabei spielen mag, ist bisher aber schwer zu definieren. Was bis heute als hirntraumatischer Hochdruck angesprochen wurde, ist äußerst problematisch. Wenn einmal nach einem Hirntrauma ausnahmsweise eine chronische Hypertonie entstehen sollte, so müssen daran andere — nicht zentralnervöse — Einflüsse ausschlaggebend beteiligt sein. Zu denken wäre wohl in erster Linie an eine Aktivierung hormonal-humoraler Faktoren, die für das Weiterbestehen der Drucksteigerung entscheidend sein dürften.

Die sog. Späthypertonie nach Hirntrauma entbehrt bisher jeder überzeugenden Grundlage.

2. Zum zentralen Ulcusleiden.

Die neurogene Theorie der Ulcusentstehung ist alt. Sie geht — allerdings nicht ohne Vorläufer — in Deutschland auf G. v. BERGMANN zurück. Sie erfreut sich besonders für die Ulcusfälle im jugendlichen Alter vielfacher Anerkennung. Zweifellos ist aber die Ulcusgenese nicht einheitlicher Natur und der neurogene Mechanismus nur einer der vielfältigen Erklärungsversuche. Es liegt in dem umfassenden Begriff des „neurogen" zunächst kein enger lokalisierendes Prinzip außer dem, daß das Nervensystem — vor allem sein vegetativer Anteil — für die Entstehung des Ulcus und seine Chronizität in erster Linie — neben örtlichen

Gegebenheiten im Organ selbst — verantwortlich gemacht wird. Zur Begründung dieser Auffassung werden Ergebnisse der Tierversuche, Einzelbeobachtungen am Menschen und statistische Erhebungen beigebracht.

Wir wollen in diesem Kapitel nicht wieder in extenso die bekannt gewordenen und oft zitierten Tatsachen noch einmal an der großen Zahl von Einzelarbeiten aufführen, sondern nur auf die generellen Ergebnisse und die Problematik der Situation zu sprechen kommen und einige neue, eigene Erfahrungen hierzu mitteilen. Die Verhältnisse liegen im Grunde ganz ähnlich wie beim Hochdruck, den wir als bezeichnendes Beispiel für die Argumentationen in diesem Fragenkomplex deswegen so eingehend abgehandelt haben.

Seit Schiff (a—d) vor über 100 Jahren die ersten positiven Tierexperimente am Kaninchen und Hund mitteilte, ist dieses Thema vielfach Gegenstand experimenteller Bearbeitung geworden. Er erzeugte am Kaninchen hämorrhagische Infiltrationen und Erweichungen der Magenschleimhaut durch halbseitige Durchschneidungen im Bereich des Thalamus, der Pedunculi, des Pons und der Oblongata bis herab zum Calamus scriptorius und auch Erosionen, die besonders beim Hund in Geschwüre übergingen. Während ihm die experimentelle Reproduzierung des Ulcus und ulcusverwandter Veränderungen am Magen nicht bei Läsionen anderer Hirnteile und des Rückenmarkes gelang, konnte Ebstein 1874 bereits zeigen, daß die Vorstellungen eines bestimmten cerebralen Lokalisationsprinzips für diesen Effekt nicht haltbar waren. An Kaninchen, Hunden und Meerschweinchen gelang ihm die Reproduzierung von Ödem der Submucosa, Blutungen, Erosionen und zum Teil auch Geschwüren durch Verätzung (Chromsäureinjektion) der vorderen Vierhügel, des Thalamus, (des Kleinhirns), der Oblongata und auch des Rückenmarkes. Besonders ergiebig waren aber auch Reizungen der verschiedensten peripheren Nerven (Ischiadicus, Lingualis, des Labyrinthes usw.), so daß er sich bereits die Frage vorlegte, ob nicht die Schwere der Verletzung an sich überhaupt die Ursache derartiger intestinaler Folgeerscheinungen sei; denn auch bei Blutdruckerhöhung durch irgendwelche Mittel und Erzeugung von Zuständen hochgradiger Dyspnoe gelangen diese Versuche. Die anatomischen Veränderungen (Blutungen) fand er dabei nicht nur im Magen, sondern auch im Darm und in der Pleura. Pomorski (a, b) hatte ähnliche Resultate am Kaninchen bei Schnitt- und Stichverletzungen der Crura cerebelli, des Bodens des 4. Ventrikels und der Ala cinerea. Auch er beschrieb gleichzeitig Lungenblutungen. v. Preuschen erzielte mit der Chromsäureinjektionsmethode von Heidenhain und Nothnagel an Kaninchen Schleimhautblutungen und Andauungen durch Läsionen der vorderen Vierhügel, der Pedunculi, des Thalamus, des Ammonshorns, des Bodens der Vorderhörner und der Basis der Stirnlappen. Auch von der Oberfläche des Gehirns konnte er in Analogie zu subduralen Hämatomen bei Neugeborenen mit Maelena durch Einbringen von Preßschwamm, Laminaria und Paraffin ähnliche, wenn auch schwächere Veränderungen an der Magenschleimhaut erreichen. Im Rahmen zahlreicher Experimente, die sich mit der vegetativen Hirnrindenfunktion beschäftigen, sind seit langem besonders bei doppelseitiger Zerstörung der Frontalrinde Ulcerationen der Magenschleimhaut beobachtet worden (Mettler u. Mitarbeiter).

Die große Zahl von Experimenten vor allem am Vagus, Sympathicus, den großen Bauchganglien und peripheren Nerven übergehen wir hier, weil es uns auf die zentrale Genese des Ulcus ankommt. Bei diesen Versuchen waren vor allem bei längeren Reizungen die Ergebnisse oft noch imponierender als bei zentralen Eingriffen am Gehirn.

In den letzten 20 Jahren ist auf Grund physiologischer Beobachtungen und klinischer Einzelfälle dem Hypothalamus und der Umgebung des 3. Ventrikels eine besondere Aufmerksamkeit für die Ulcusgenese zugewandt worden. Nachdem durch KARPLUS u. KREIDL (a, b) u. v. a. für den Hypothalamus eine besondere sympathische Aktivität experimentell schon länger sichergestellt worden war, richtete sich das Interesse auch auf eine parasympathische Repräsentation in diesem Hirnabschnitt, die für die zentrale Ulcusgenese (Vaguseinfluß) besondere Fruchtbarkeit versprach, zumal CUSHING (c—h) 1932 durch seine Pilocarpininjektionen in den Seitenventrikel beim Menschen eine intensive parasympathische Reaktion erzielen konnte. BEATTIE (a, b) und BEATTIE u. SHEEHAN lokalisierten als erste durch faradische und mechanische Reizungen die zentrale parasympathische Repräsentation in den vorderen und die sympathische in den hinteren Hypothalamus. Im Rahmen ihrer Versuche sahen sie an der nüchternen Katze bei Reizung der Tuberregion einen Anstieg des Mageninnendruckes, der Peristaltik und der Sekretion, die durch doppelseitige Vagusdurchschneidung aufgehoben wurden, während Reizungen des hinteren Hypothalamus das Gegenteil zur Folge hatten. Sie stellten sich zwei distinkte Zentren vor. RANSON, KABAT u. MAGOUN und RANSON u. MAGOUN haben dieser strengen Trennung von Sympathicus und Parasympathicus im Hypothalamus widersprochen. Die parasympathischen Reaktionen waren bei ihren sehr zahlreichen subtilen Reizversuchen viel weniger eindrucksvoll als die sympathischen. Am Magen-Darmkanal konnten sie nie einen parasympathischen Effekt vom Zwischenhirn erhalten. Sie begegneten immer nur einem Sistieren der Peristaltik, aber keiner Anregung. Auch ECTORS, BROOKENS u. GERARD sahen keinen entsprechenden Effekt am Magen bei ihren Reizversuchen. FULTON (s. bei ECTORS u. Mitarbeitern) schloß sich indes der BEATTIEschen Ansicht an. HESS (a, b) hat — soweit ich sehe — das Verhalten des Magens nicht näher studiert, aber sonst andere parasympathische Wirkungen vorwiegend vom vorderen Hypothalamus und der präoptischen Region erhalten.

Experimentell sind auch vom Hypothalamus aus Blutungen, Erosionen und Ulcera erzeugt worden, wobei die Resultate der SPERANSKYschen Schule durch VEIL u. STURM bei uns in Deutschland eine besondere praktische Bedeutung bekommen haben. BURDENKO konnte an 58 Hunden, die er 5 Tage bis 1 Jahr beobachtete, durch Zerstörung der Regio subthalamica schon in den ersten Tagen Stauungen, Blutaustritte in den Organen, serösen Häuten, Schleimhäuten des Verdauungskanals, hämorrhagische Erosionen und nach 8 Tagen akute und später chronische Geschwüre produzieren. Das gleiche gelang bei Läsionen der Pedunculi und Oblongata, des Rückenmarkes (besonders D 3—D 6), des Corpus *Luysi* („Blutzirkulationsstörungen") und des peripheren Vagus und Sympathicus. Zerstörungen des Tuber cinereum und Globus pallidus brachten nichthämorrhagische Ulcera. Nach der SPERANSKYschen Lehre gehören die hier besprochenen Veränderungen im Magen und Duodenum in die dystrophische Reaktion, die vom Nervensystem durch die verschiedensten zentralen und auch peripheren Eingriffe organisiert wird. Sonst konnte PIGALEW über diese Reaktion bei

Schädigung des Tuber cinereum (Glaskugel- und Glasringmethode) berichten. In ganz ähnlicher Weise soll diese Dystrophie aber auch von jeder anderen Stelle des zentralen Nervensystems und auch von den peripheren vegetativen und animalischen Nerven aus in Gang gesetzt werden.

KELLER, HARE u. D'AMOUR konnten zur gleichen Zeit an 50 Katzen und 40 Hunden bei Durchschneidungsversuchen des vorderen Hirnstammes Hyperämie, Hämorrhagien und Erosionen, aber keine Ulcera in einer relativ geringen Zahl erzeugen. So gelang dies bei 3 chronischen Mittelhirnkatzen, bei Verletzungen mit Ventrikelblutungen und bei Querläsionen in Höhe des Chiasma ohne Ventrikelblutung. Hämorrhagien traten dabei auch im Dünn- und Dickdarm auf. Die Autoren lehnten Schlüsse über Lokalisation und Art der Wirkung ausdrücklich ab. Sie konnten bei 8 von 18 Hunden ganz die gleichen Effekte auch nach *Hypophysektomie* und 4mal sogar Ulcera sehen, ohne daß das Zwischenhirn bei der Sektion irgendwelche Veränderungen aufwies.

HOFF u. SHEEHAN beschrieben Schleimhauthämorrhagien bei Affen nach Läsion der Tuberkerne. HESS (b) hat bei chronischen Ausschaltversuchen am Zwischenhirn nur einmal bei einer Katze multiple hämorrhagische Erosionen der Magenschleimhaut beobachtet.

RANSON u. MAGOUN, die gleichfalls viele Ausschaltversuche auch am Zwischenhirn machten, berichteten — soweit ich sehe — nichts über derartige Komplikationen.

LIGHT, BISHOP u. KENDALL haben am Kaninchen durch intraventrikuläre Pilocarpininjektionen Magenulcera erzeugt.

Diese Versuche am T.er lehren, daß es durch Eingriffe am Nervensystem gelingt, Durchblutungsstörungen besonders am Magen und Duodenum zu erreichen, die sich in Blutaustritten, Erosionen und seltener auch in Geschwüren äußern. Diese Veränderungen können schon nach Stunden, aber auch später eintreten und gelegentlich Anlaß zu Perforationen geben. Gewöhnlich haben wir akute Ulcera vor uns, die zu schneller Abheilung neigen, wenn die Tiere so lange am Leben bleiben. Es sind aber auch chronische Ulcera erzielt worden. Diese Gewebsschäden lokalisieren sich vorwiegend im unteren Oesophagus, Magen und Duodenum. Sie erstrecken sich aber auch auf den ganzen Darm (oberer Dünndarm, Gegend der BAUHINIschen Klappe und Rectum) und — was für ihre Erklärung wichtig ist — auch auf die Pleura und die Lungen. Je schwerer der cerebrale Eingriff ist und je früher die Tiere daran sterben, desto ausgedehnter sind gewöhnlich die Veränderungen. Wenn man die selten ausführlicher mitgeteilten Protokolle besonders der älteren Experimentatoren aufmerksam durchsieht, so findet man, daß die meisten Tiere diese cerebralen Eingriffe nur Stunden oder einige Tage überlebten, d. h., daß der cerebrale Schaden sehr schwer gewesen sein mußte. Nicht selten endete das Leben unter Kollapszuständen. Zweifellos waren hierfür nicht immer nur die bestimmte Lokalisation der Hirnläsion, sondern auch der oft beträchtliche vorbereitende Eingriff am Schädel, Blutungen und die allgemeinen Folgen der Hirnschädigung (Schwellung, Druck usw.) verantwortlich. Erst die neueren Methoden der symmetrischen Verkochungen schließen diese Nebenwirkungen der Läsion einigermaßen aus. Es ist aus den angeführten Versuchen klar ersichtlich, daß von den verschiedensten Stellen des Gehirns aus, allerdings mit gewissen Unterschieden, diese Gewebsschäden am Intestinaltrakt

zu erzielen sind. Kein Hirnteil macht hier eine prinzipielle Ausnahme. Bei der
Schwere der meisten Eingriffe ist es durchaus berechtigt zu fragen — was
EBSTEIN schon auffiel —, ob nicht überhaupt die oft schnell deletäre Wirkung
dieser Operationen durch ihren Allgemeinschaden diesen Effekt erzeuge. Viele
Tiere fressen nichts mehr, erbrechen, bekommen Krämpfe, Temperaturstürze
und Kollaps, oder sie werden nach der Operation allmählich kachektisch. Da
viel an Kaninchen gearbeitet wurde, darf deren Anfälligkeit gegen Eingriffe
nicht außer acht gelassen werden. Und schließlich ist es tierexperimentell durch
eine Unzahl von anderen lokalen und allgemeinen Eingriffen gelungen, ähnliche
Veränderungen am Intestinaltrakt zu erzeugen. Bereits EBSTEIN hat das klar
herausgestellt. Wir wollen damit nicht in Abrede stellen, daß sich ein Ulcus
— besonders ein akutes — auf neurogenem Wege erzeugen läßt, wir wollen damit
nur die engeren Vorstellungen einer cerebralen Lokalisationlehre für derartige
Effekte in Zweifel ziehen. Gerade auch die vielen peripheren, offenbar noch
stärker wirksamen Läsionen erschüttern diese Theorie.

Wenn VEIL u. STURM angesichts der oben besprochenen Versuche zu dem
Schluß kommen, daß es „im Zwischenhirn bzw. im Subthalamus ein vaso-
motorisches Zentrum für Magen und Zwölffingerdarm" gäbe, so ist die Unhaltbarkeit dieser Vorstellung, die ihr ganzes theoretisches System stützt, ohne
weiteres klar ersichtlich. Sie berufen sich dabei auf BURDENKO, PIGALEW und
KELLER mit Mitarbeitern, indem sie deren Versuchsergebnisse am Zwischenhirn
aufführen. Sie verschweigen allerdings ganz dabei, daß BURDENKO die gleichen
Erfolge von einer Reihe anderer Stellen des Gehirns und auch von der Peripherie
her erreichen konnte und daß für die SPERANSKysche Schule der Angriff am
Tuber cinereum nur *ein* Ort ist, von dem die dystrophische Reaktion *auch* aus-
gelöst werden kann. Gerade SPERANSKY ist ein entschiedener Gegner eines
Lokalisationsprinzips für seine Dystrophielehre, die im übrigen erst einer Nachprüfung standhalten muß. KELLER u. Mitarbeiter betonten ausdrücklich die
relativ geringe Zahl ihrer positiven Ergebnisse an 90 Versuchstieren. Nur 12mal
sahen sie Blutungen und 11mal Erosionen, aber kein einziges Ulcus. Sie lehnten
lokalisatorische Schlüsse aus ihrer Arbeit selbst ab. VEIL u. STURM sagen auch
nicht, daß sie nach Hypophysenexstirpation allein ohne Verletzung des Zwischenhirns bei 8 von 18 Hunden Blutaustritte im Magen-Darmkanal und 4mal sogar
Ulcera im Magen und Duodenum erzielen konnten. Und was das „vasomotorische
Zentrum für Magen und Zwölffingerdarm" im Hypothalamus weiter angeht, so
darf man wohl nur darauf verweisen, daß diese Blutungen bei den genannten
Autoren nicht nur den Magen und das Duodenum betrafen, sondern noch mehr
den ganzen Intestinaltrakt und vielfach auch die Lungen und die Pleuren. Diese
Hinweise dürften genügen, um zu zeigen, wie einseitig VEIL u. STURM für
ihre nicht haltbare Theorie die Literatur zitiert und daraus Schlüsse gezogen
haben.

Wenn wir noch ein Wort über die pathogenetischen Vorstellungen zu diesen
Versuchsergebnissen sagen wollen, so hat eigentlich SCHIFF schon eine einleuchtende Deutung gegeben, wenn er an zentralnervöse vasomotorische Störungen
dachte. Diese Ansicht ist eigentlich kaum auf ernstlichen Widerstand gestoßen.
Die alten Experimentatoren (EBSTEIN u. a.) haben sie als Störung des Vasomotorenzentrums übernommen. Gerade in jüngster Zeit hat WANKE diese An-

schauung durch neue Experimente und Erfahrungen an Hirnverletzten insonderheit
für die Lunge wieder überzeugend dargelegt, wobei er dem Hirnstamm die entscheidende Bedeutung zuspricht. Gewissermaßen als späte experimentelle Unterlegung der v. BERGMANNschen Ansicht und seiner Schule ist die weitere Vorstellung aufgekommen, ob nicht eventuell für diese Ergebnisse auch die zentrale
parasympathische Repräsentation eine Rolle über die Motorik und Sekretion
spiele. Sei es, daß es sich dabei um einen cerebralen Vaguseffekt handeln könne
oder um eine vegetative Gleichgewichtsstörung. Hatten doch BEATTIE u.
SHEEHAN ihren hypothalamischen Effekt auf die Motorik und Sekretion des
Magens durch doppelseitige Vagusausschaltung aufheben können. Schließlich
hat BURDENKO darauf aufmerksam gemacht, daß er bei Verletzungen des Tuber
cinereum und des Globus pallidus auch nichthämorrhagische Ulcera erzeugen
konnte, für die er einen direkten dystrophischen Gewebsschaden verantwortlich
machte.

Alles in allem scheint der Vorstellung, daß es sich bei den akuten Gewebsschäden im Magen-Darmkanal in erster Linie um gestörte vasomotorische Abläufe
handelt, der Vorzug zu gebühren. Davon bleibt aber ganz unberührt die Frage
nach der *Chronizität* des menschlichen Ulcusleidens, denn was tierexperimentell
erzeugt wurde, ist meist ein akutes, seltener ein schlecht heilendes, chronisches
Ulcus, aber keine Ulcuskrankheit der Klinik, die nicht so sehr durch das einzelne
Geschwür, als durch den chronisch periodischen Verlauf mit einzelnen Schüben
ausgezeichnet ist. Es lassen sich dieser Krankheit analoge Verhältnisse im
Tierexperiment nicht erzielen, weswegen auch der Tierversuch allein nicht über
den ganzen Fragenkomplex ausschließlich Auskunft geben kann.

Eine recht umfangreiche *Einzelkasuistik beim Menschen* beweist, daß auch
hier im Anschluß an zentralnervöse Erkrankungen akute Magenblutungen,
Erosionen, Ulcera und Perforationen ähnlich den Verhältnissen beim Tierversuch vorkommen. Wir wollen diese Arbeiten hier nicht nochmals aufführen.
Es sei dazu auf HAUSER, VEIL u. STURM, v. BALÓ u. a. hingewiesen. Man traf
sie an beispielsweise bei Meningitis, Blutergüssen in die Hirnhäute, Hirnoperationen, Hirntraumen, Hirntumoren, Hirnblutungen, Gefäßleiden, Hirnabsceß, Encephalitis usw. Ein solches Ereignis ist zwar selten, aber bei den
gegebenen engen zeitlichen Beziehungen sicher zweifelsfrei. Offensichtlich haben
wir hier ein Analogon zu den Resultaten der akuten Tierversuche vor uns. Ein
cerebrales Lokalisationsprinzip läßt sich daraus nicht erkennen, zumal viele
dieser Schäden eine diffuse Angriffsmöglichkeit am Gehirn haben. Diese Erkenntnis läßt sich auch dadurch nicht anullieren, daß man heute teilweise gerade
die Krankheitsprozesse in den Vordergrund rückt, bei denen der Sitz der Erkrankung vorwiegend das Zwischenhirn und die Stammganglien betraf. Je nach der
Auswahl der Publikationen läßt sich hier das Schwergewicht auf den einen
oder anderen Gesichtspunkt verlegen.

Mit der Frage, ob sich an ein solches akutes Ereignis eine *chronische Geschwürs-
krankheit* beim Menschen anschließt, hat sich kaum jemand beschäftigt. VEIL
u. STURM haben zwar versucht, ein Spätulcus nach jahre- bis jahrzehntelangem
freiem Intervall auf eine Hirnverletzung zu beziehen. Ihre Fälle entbehren aber
alle des akuten Ereignisses einer Ulcusbildung nach dem Trauma, an das sich
dann eventuell die chronische Ulcuskrankheit angeschlossen hätte. Aus diesem

Grunde sind auch ihre Spätfälle von Ulcus ebensowenig überzeugend wie ihre Späthypertonie. Wir können mit vielen anderen darin im wesentlichen nur ein „zufälliges" Zusammentreffen zweier häufiger Erkrankungen sehen. Die Vorstellung, daß die chronische Reizwirkung einer solchen Hirnverletzung auf das Diencephalon die Ursache für derartige Spätfolgen sei, haben wir bereits im Hypertoniekapitel kritisiert. Diese Argumente gelten für alle derartigen sog. Spätfolgen. Wenn wir von „zufälligem Zusammentreffen" sprechen, so wollen wir insofern nicht mißverstanden werden, als es natürlich für einen Ulcusträger nicht gleichgültig ist, ob er Hirnverletzter ist; denn die Gesamtverfassung des Ulcusträgers ist natürlich für sein Befinden und wahrscheinlich auch für den Ablauf seines Ulcusleidens nicht ganz gleichgültig. Aber darum geht es hier nicht, sondern es handelt sich um die Frage, ob die Hirnverletzung als Krankheit durch ihre chronisch irritierende Wirkung auf Zentren des Zwischenhirns direkt pathoplastisch (also ulcuserzeugend) auch bei einem vorher nicht zum Ulcusleiden vorbestimmten Menschen wirksam werden kann. Hierfür gibt es unseres Erachtens bisher keinen zureichenden Beweis. Die Einzelkrankengeschichte, auf die VEIL u. STURM sich stützen, kann trotz theoretisch einleuchtender Deutung allein nicht entscheidend sein für die Aufstellung eines neuen, lokalistisch gedachten pathogenetischen Prinzips, zumal die zeitlichen Beziehungen so fragwürdig sind. Erst wenn gleichzeitig der statistische Weg diese Beziehungen signifikant macht, wäre der Schluß gegenseitiger ursächlicher Verknüpfungen begründet, ohne daß allerdings deswegen schon der Weg des Effektes über Zentren des Zwischenhirns gesichert wäre.

So kommen wir auf die *statistischen Erfahrungen* zu diesem Thema, die eigentümlicherweise zu sehr widersprechenden Ergebnissen geführt haben. Das gilt vor allem für die Sektionsstatistiken. Schon die Frage, wie oft überhaupt Ulcera, Narben und Erosionen im Sektionsmaterial vorkommen, ist nicht einheitlich entschieden. Die mitgeteilten Zahlen schwanken von unter 1% bis über 13% (s. ältere Literatur bei GRUBER, sonst bei HAUSER). Noch viel differenter sind die Ergebnisse zur Frage der Kombination von Hirnaffektion und Ulcus. Hier schwanken die Zahlen einzelner Autoren sogar von 5—42,7%. Das hat die verschiedensten Gründe. Es hängt ab vor allem von der Gründlichkeit der Bearbeitung des Materials, also der Befunderhebung; dann davon, was der einzelne Autor noch als ulcusverwandte Zustände, wie Blutungen und Erosionen, in die Statistik mit aufnimmt und was er alles als Hirnerkrankung wertet, bzw. wie genau das Gehirn eventuell auch mikroskopisch untersucht wurde. Die meisten Statistiken stützen sich nur auf grobe Befunde. Feine Ulcusnarben dürften oft übersehen worden sein. Die Alterszusammensetzung spielt eine große Rolle. Die größte Ulcushäufigkeit liegt auf dem Sektionstisch erst jenseits des 40. Lebensjahres. Viele Kindersektionen drücken das Gesamtergebnis einer Statistik. Für die Frage Hirnerkrankung und Ulcus ist das Ausgangsmaterial sehr wichtig. Dort, wo viele neurologische Kranke — wie in Heil- und Pflegeanstalten — seziert werden, ist die Koinzidenz häufiger. Das Resultat hängt aber auch von der Fragestellung ab. Man gelangt zu wesentlich höheren Zahlen, wenn man von dem Ulcusleiden ausgeht und bei ihm nach Hirnerkrankungen forscht, als wenn man — was das Richtigere ist — fragt, wie oft bei Hirnleiden ein Ulcus oder seine Residuen gefunden werden. I. KRECH hat an dem gleichen

Ausgangsmaterial beim Vergleich dieser beiden Fragestellungen so differente Zahlen wie 42,7:12,7% gefunden. Wollte man klare Verhältnisse, müßte man zudem entscheiden, ob die Hirnerkrankung oder das Ulcusleiden älter war, und müßte jedesmal prüfen, ob nicht beide Erkrankungen eventuell die gleiche Ursache haben. Allein solche Überlegungen, die von verschiedenen Anatomen herausgestellt wurden, lassen die Schwierigkeit einer statistischen Beweisführung erkennen.

Rokitansky wies 1842 als erster auf die akuten Erweichungen der Magenschleimhaut bei Hirn- und Hirnhauterkrankungen hin. Leube fand bei 53 Magenerweichungen 18mal (rund 34%) Gehirnaffektionen. Grein sah unter 138 Ulcusfällen nur 7mal (= 5%) Meningitis, Encephalitis, Apoplexie und Myelitis. Ilse Krech errechnete die oben schon angeführten Zahlen von 12,7 bzw. 42,7%. Nach der sehr kritischen und ganz ausgezeichneten Arbeit von Hart beträgt die Ulcushäufigkeit bei sezierten Erwachsenen 7,13%. Eine sichere Häufung fand er bei Herz- und Gefäßkrankheiten (besonders Arteriosklerose) mit 14,4% und bei Erkrankungen des Gehirns und seiner Häute mit 17,4%. Dabei konnte er aber nur eine Häufung für Hirnaffektionen und das *frische Ulcus*, nicht aber für *Ulcusresiduen* und *chronische Ulcera* konstatieren. Obwohl er den neurogenen Einfluß für das chronische Ulcusleiden hoch einschätzte, betonte er dennoch, daß bei sehr vielen Erkrankungen des Gehirns keine peptischen Geschwüre gefunden wurden und daß er „beispielsweise bei Soldaten (sc. des ersten Weltkrieges, Verf.) *kein einziges Mal* bei den vielen Schädelschüssen, Früh- und Spätabscessen usw. ein peptisches Geschwür im Magen oder Duodenum angetroffen habe". Auch Gruber fand eine Abhängigkeit des Ulcus von Herz- und Gefäßveränderungen, aber nicht von Hirnaffektionen. v. Baló, der noch einige weitere Statistiken angibt, hat 118 Ulcusfälle genau auch histologisch nach Veränderungen am Nervensystem (auch peripher) untersucht. Bei 32% fand er Blutungen im Gehirn und seinen Häuten. Der Befund am Magen und Duodenum war von dem Alter der Hirnblutungen abhängig. Waren sie nur einige Tage alt, so wies der Magen hämorrhagische Infarzierungen auf, nach 2—4 Wochen traf er typische Ulcera und nach Monaten nur Narben an. Chronische Ulcera waren bei Hirnblutungen niemals vorhanden. In 20% bestanden Erweichungen im Nucleus caudatus, Putamen und Pallidum. 5 chronische Ulcera entfielen auf Meningitis, 4 Ulcera auf Hirntumoren, 2 auf Parasiten, 5 auf periphere Vagusschäden. Die akuten Ulcera waren häufiger als die chronischen Charakters. Saar hat bei 81 Hirnverletzten 7mal frische Ulcera und auch Perforationen gesehen.

Unsere eigenen Erfahrungen zur Frage Hirnerkrankung und Ulcus basieren auf einer Sektionsstatistik, einer klinischen Studie und Reihenuntersuchungen an Hirnverletzten und sonstigen Nervenkranken. W. Scharnke und Liselotte Hess sahen auf meine Veranlassung im Heidelberger Pathologischen Institut unter A. Schmincke im ganzen 22 376 Sektionsprotokolle aus 16 Jahrgängen (1931—1946) durch, von denen sich nur 6709 aus verschiedenen Gründen als voll brauchbar erwiesen, da nur sie in jeder Hinsicht vollständig waren. Als bedingt brauchbar ergaben sich 10 516. Bei ihnen fehlte zum Teil die Hirnsektion. Deswegen konnte die größere Ausgangszahl nur für die Frage der Ulcushäufigkeit allgemein Verwendung finden, nicht aber für unsere Spezialfrage der Beziehung von Ulcushäufigkeit bei Hirnaffektionen. Es zeigte sich, daß die Ulcushäufigkeit in den beiden verschieden großen Zahlen nur unwesentlich differiert (6,09% zu 4,22%, s. Tabelle 148). Wir haben an Magenbefunden für unsere Statistik nur die Gastritis, Schleimhautatrophie, Blutungen, Erosionen, Ulcus, operiertes Ulcus und Narben verwandt und die anderen Erkrankungen beiseite gelassen. Erosionen, Ulcus, operiertes Ulcus und Narbe werden als „Magenbefunde aus dem Ulcuskreis" zusammengefaßt, weil sie uns im wesentlichen hier wichtig erscheinen. Um die Statistik zuverlässiger zu gestalten, wurden folgende Kriterien berücksichtigt: 1. Das Ausgangsmaterial mußte genügend groß sein, um den Fehler der kleinen Zahl zu vermeiden. Wo diese Verhältnisse nicht gegeben waren, werden sie erwähnt. 2. Wurden Fehler durch Altersunterschiede ausgeschaltet. So wurden 1989 Kindersektionen (1—14 Jahre) weggelassen, weil in dieser Altersklasse nur wenig Ulcera vorkommen. 3. Wurde darauf geachtet, daß kein Zufallsergebnis durch zeitliche Unabhängigkeit beider Erkrankungen vorkam. Dazu wurden — soweit möglich — die klinischen Krankenblätter herangezogen. 4. Fand der Umstand Beachtung, daß nicht beide Erkrankungen auf die gleiche Ursache zurückgingen. Ein Nachteil der Statistik ist, daß das Material von vielen verschiedenen Obduzenten stammt und daß es nicht mit dieser Fragestellung bearbeitet wurde. Seine Zusammensetzung ist auslesefrei. Wir möchten deswegen auch nicht so sehr Gewicht auf kleine Zahlenunterschiede legen als auf die großen Ergebnisse.

Fast 80% (s. Tabelle 148) aller Sezierten hatten einen grob anatomisch normalen Magenbefund. Die nicht zum Ulcusleiden gehörenden Veränderungen

Tabelle 148. *Häufigkeit der anatomischen Magenbefunde bei 10516 bedingt brauchbaren bzw. 6709 vollständigen Sektionsprotokollen.*

Anatomischer Magenbefund	10516 bedingt brauchbare Protokolle		6709 vollständige Protokolle	
	absolute Zahl	%	absolute Zahl	%
Normaler Magen	8104	77,06	5337	79,55
Schleimhautatrophie . . .	157	1,49	102	1,52
Akute Gastritis	153	1,45	102	1,52
Chronische Gastritis . . .	396	3,76	234	3,48
Stauungsgastritis	862	8,20	546	8,13
Urämische Gastritis . . .	99	0,94	50	0,74
Schleimhautblutungen verschiedener Genese .	103	0,98	55	0,82
Erosion	58	0,55 ⎫	32	0,48 ⎫
Ulcus	242	2,30 ⎬ 6,09	104	1,55 ⎬ 4,22
Operiertes Ulcus	255	2,42	92	1,37
Ulcusnarbe	87	0,82 ⎭	55	0,82 ⎭
Summa	10516	99,97	6709	99,97

stimmten in beiden Reihen gut überein. Die Häufigkeit des Ulcus und verwandter Zustände entspricht mit 4—6% dem Zahlenmaterial vieler Statistiken (s. oben).

Zur Altersverteilung (s. Tabelle 149) machten wir im Einklang mit anderen Pathologen wieder die Feststellung, daß das Ulcus jenseits des 40. Lebensjahres bis

Tabelle 149. *Prozentualer Anteil der einzelnen Magenbefunde aus dem Ulcuskreis nach dem Lebensalter.*

Alter in Jahren	Sitz	Erosion absolute Zahl	Erosion %	Ulcus absolute Zahl	Ulcus %	Operiertes Ulcus absolute Zahl	Operiertes Ulcus %	Ulcusnarbe absolute Zahl	Ulcusnarbe %	Summa absolute Zahl	Summa %
15—20	M[1]	3	5,17	2	0,83	1	0,40	1	1,18	7	1,09
	D										
21—30	M	10	17,24	11	6,61	16	9,88	3	4,60	40	8,59
	D			5		9		1		15	
31—40	M	8	13,79	20	11,98	29	18,18	5	6,90	62	13,91
	D			9		17		1		27	
41—50	M	10	18,97	32	15,70	50	26,48	18	24,14	110	21,41
	D	1		6		17		3		27	
51—60	M	8	13,79	42	21,90	37	19,37	22	25,29	109	20,63
	D			11		12				23	
61—70	M	8	15,52	46	24,38	20	10,28	15	17,24	89	17,03
	D	1		13		6				20	
über 70	M	6	10,34	16	7,85	2	1,98	16	18,39	40	7,19
	D			3		3				6	
ohne Altersangabe	M	2	5,17	18	10,74	34	13,44	2	2,30	56	10,16
	D	1		8						9	
Summa	M	55	99,99	187	99,99	189	100,01	82	100,01	513	100,01
	D	3		55		64		5		127	

[1] M = Magen, D = Duodenum.

ins Alter von 70 Jahren erheblich ansteigt. Das Maximum liegt bei 40—60 Jahren. Nur rund $^1/_4$ aller Ulcusträger entfällt auf die Jahrgänge unter 40 Jahren. $^3/_4$ gehören der älteren Generation an.

Über die für uns besonders wichtigen Beziehungen der Erkrankungen des Gehirns und Rückenmarkes zur Häufigkeit des Ulcus und verwandter Zustände gibt Tabelle 150 Auskunft. Hier wurden die Hirn- und Rückenmarkserkrankungen in verschiedene Untergruppen eingeteilt und die absolute Zahl sowie der Prozentsatz der einzelnen Veränderungen aus dem Ulcuskreis eingetragen. Einige Krankheitsgruppen enthalten so wenig Fälle, daß die Prozentzahlen ein zufälliges Ergebnis sein können. *Es zeigt sich schon im Überblick, daß eine Häufung des Ulcus und verwandter Zustände bei den einzelnen Affektionen des Nervensystems nicht zu verzeichnen ist.* Wo einzelne Werte etwas herausfallen, erklären sie sich aus anderen Gründen.

Wir gehen die einzelnen Rubriken der Tabelle 150 kurz durch:

Bei der *Arteriosklerose* und in geringerem Maße auch bei der *Hirnatrophie* ist die Ulcushäufigkeit mit 10,7 bzw. 7,8% höher als im Durchschnitt. Die genaue Altersaufschlüsselung dieser 531 Fälle lehrte aber — was an sich schon zu erwarten war —, daß in diesen beiden Gruppen ganz überwiegend alte Jahrgänge über 40 Jahre vertreten waren, bei denen sowieso die Ulcushäufigkeit größer war (s. Tabelle 149). Es handelt sich hier also nur um eine scheinbare Häufung von

Tabelle 150. *Prozentuale Beziehungen der einzelnen Magenschleimhautveränderungen aus dem Ulcuskreis zu verschiedenen Erkrankungen des Nervensystems aus 6709 Sektionsprotokollen.*

Art der Erkrankung des Nervensystems	Zahl der Fälle	Erosion (abs. Zahl) und %	Ulcus (abs. Zahl) und %	Operiertes Ulcus (abs. Zahl) und %	Ulcusnarbe (abs. Zahl) und %	Insgesamt (abs.Zahl) und %
Arteriosklerose der Hirn-gefäße	300	2 0,67	20 6,67	5 1,67	5 1,67	32 0,67%
Hirnatrophie	231	1 0,43	8 3,46	1 0,43	8 3,46	18 7,79%
Hirnödem und Hirndruck	864	7 0,81	12 1,39	15 1,74	7 0,81	41 4,74%
Hirnerweichung	433	3 0,69	9 2,08	1 0,23	7 1,61	20 4,61 %
Kleinfleckige Hirn- und Hirn-hautblutungen	30	—	—	—	—	—
Nichttraumatischer Hirn-absceß	85	—	—	1 1,17	—	1 1,17%
Hirntumor	381	1 0,26	1 0,26	3 0,79	1 0,26	6 1,57%
Hirntumor bei Kindern	36	—	—	—	—	—
Encephalitis	104	1 0,96	2 1,92	1 0,96	1 0,96	5 4,81%
Multiple Sklerose	19	—	—	1 5,26	—	1 5,26%
Akute Meningitis	338	1 0,29	1 0,29	3 0,88	2 0,59	7 2,07%
Chronische Meningitis	95	1 1,05	2 2,10	5 5,26	3 3,16	11 1,58%
Hirntrauma, Tod innerhalb 4 Wochen	516	1 0,19	1 0,19	3 0,58	2 0,38	7 1,36%
Hirntrauma, Tod später als 4 Wochen	98	—	1 1,02	—	1 1,02	2 2,04%
Tumoren des Rückenmarkes	66	—	—	—	—	—
Trauma des Rückenmarkes, Tod innerhalb 4 Wochen	44	—	3 6,82	—	—	3 6,82%
Trauma des Rückenmarkes, Tod später als 4 Wochen	19	—	2 10,05	—	—	2 0,05%
Erkrankungen der Wirbel-säule mit Rückenmarks-schädigung	23	—	—	—	—	—

Ulcusfällen bei den Altersveränderungen des Gehirns, die an sich mit der Hirn-krankheit nichts zu tun hat. Man wird daran denken müssen, daß Hirn- und Magenleiden hier koordinierte Krankheiten sein können, wie es jüngst SPANG wieder für das Altersulcus darzutun versucht hat.

Für das *Hirnödem*, den *Hirndruck*, die *Hirnerweichung*, den *Hirnabsceß*, den *Hirntumor*, die *Encephalitis*, die *akute Meningitis* und das *Hirntrauma* ließ sich keine Häufung des Ulcusleidens, ja zum Teil sogar ein auffällig niedriger Prozentsatz errechnen. Wir verweisen besonders auf die Gruppe der Hirntumoren. Wenn wir hier die Kindersektionen zusätzlich hineinnehmen, so konnte bei 36 Hirntumoren der Kinder kein Ulcus gefunden werden.

Unter 19 *multiplen Sklerosen* kam ein wegen Ulcus operierter Magen vor.

Diese 42jährige Frau hatte 12 Jahre vorher ihre erste Magenblutung. Die multiple Sklerose war erst 5 Jahre nach dieser Blutung zum erstenmal in Erscheinung getreten.

Bei der *chronischen Meningitis* finden wir 11 positive Fälle, die eine Prozentzahl von 11,6% ausmachen. Bei näherem Zusehen ergibt sich hier, daß das Ausgangsmaterial nicht sehr groß ist, daß das Maximum bei den operierten Fällen und Narben liegt — also alte Veränderungen umfaßt — und daß es bei Prüfung der Einzelfälle sehr fraglich erscheint, ob die Hirnhautveränderung wirklich älter war als das Ulcusleiden. Dazu einige solche Fälle:

1. 60jähriger Mann; Pachymeningitis haemorrhagica und großes subdurales Hämatom. Alte Geschwürsnarbe an der kleinen Kurve. Nie Magenbeschwerden geäußert.
2. 29jähriger Soldat; vor einigen Jahren Magenoperation wegen Ulcus. Fibröse Leptomeningitis, besonders an der Basis.
3. 42jähriger Soldat; Tod durch Brustschuß. Alte Gastroenterostomie wegen Ulcus (wann?). Leptomeninx mäßig verdickt und milchig getrübt.
4. 55jähriger Mann; alte Gastroenterostomie (wann?). Umschriebene Fibrose der Leptomeninx des linken Kleinhirns.

Neben den eben genannten Bedenken sei hervorgehoben, daß der Prozentsatz von 11,6 an sich auch noch nicht signifikant aus dem Rahmen fällt, zumal wesentlich schwerere Hirnbefunde bei ausreichender Ausgangszahl keine Häufung des Ulcus erkennen ließen.

Besonders wichtig ist uns die Gruppe der *Hirntraumatiker*. Wir haben diese Fälle in 2 Gruppen unterteilt, nämlich solche, die das Hirntrauma 4 Wochen nicht überlebten, und solche, die erst später starben. Es leitete uns dabei die Vorstellung, daß Narben im Magen bei der 1. Gruppe wahrscheinlich vor der Verletzung entstanden sein dürften, und weiter die Überlegung, daß, wenn eine chronische Wirkung des Hirntraumas für die Ulcusgenese — wie VEIL u. STURM meinen — maßgeblich wäre, in der 2. Gruppe die Ulcusquote hätte ansteigen müssen. Das war nicht der Fall. Die Zahl der positiven Fälle ist bei dem genügend großen Material von zusammen 614 Sektionen sogar mit 1,4 bzw. 2,0% auffällig niedrig.

Wir führen stichwortartig die 7 Krankengeschichten der 1. Gruppe von frischen Hirntraumatikern auf:

1. Suicid durch Kopfschuß. Obduktion wenige Stunden nach dem gleich tödlichen Schuß ergab Erosionen der Magenschleimhaut.
2. Tod 6 Tage nach einem Autounfall mit Schädelhirnverletzung, *chronisch* peptisches Magengeschwür.
3. Stumpfes Schädeltrauma. Tod nach frischer Trepanation. 2 Monate vor dem Unfall Magenoperation wegen Ulcus.
4. Schädelschuß bei einem Soldaten. Alte Gastroenterostomie.
5. Tod 24 Std nach Hirntrauma. Zustand nach alter Ulcusoperation.
6. Tod 10 Tage nach Elektrokoagulation des Ganglion Gasseri. Alte Ulcusnarbe im Bulbus.
7. Tod 10 Tage nach Schädeltrauma. Alte Gastroenterostomie und Ulcusnarbe im Magen.

Man erkennt leicht, daß eigentlich nur der erste Fall mit den Erosionen im positiven Sinne gewertet werden darf. Gerade die Nichtbeachtung dieser zeitlichen Verhältnisse in einer Reihe von Statistiken erweist ihren nur sehr relativen Wert für unsere Frage.

Unter den länger als 4 Wochen zurückliegenden 98 Hirntraumen wurden 2 Ulcera gefunden:

1. Tod an Bronchopneumonie. Kleines Schleimhautgeschwür im Magen. Alter Hirnprellungsherd, dessen Herkunft unbekannt blieb (Kriegsgefangener).

2. Mit 21 Jahren IG-Steckschuß (innerer Prellschuß) in occipitofrontaler Richtung durch die linke Hemisphäre mit bleibender rechtsseitiger Hemiparese. 20 Jahre später erstmals Diabetes mellitus festgestellt. Weitere 8 Jahre später mit 49 Jahren Exitus im Coma diabeticum. Nie Magenbeschwerden. Bei der Sektion markstückgroßes Ulcus an der kleinen Kurve in Pylorusnähe mit strahliger Raffung der Schleimhaut. Arteriosklerotische Atrophie des Pankreas mit kleinen, spärlichen Inseln. Arteriosklerose der Nierengefäße. VEIL u. STURM würden in der Kombination von Diabetes und Ulcus in diesem Falle ein typisches diencephales Syndrom sehen. Wir werden dieser Krankengeschichte noch in dem Diabeteskapitel begegnen.

Rückenmarkserkrankungen der verschiedensten Genese verrieten bei uns keine eindeutige Tendenz zur Ulcusbildung.

Unter 66 primären und sekundären (metastatischen) *Tumoren* war kein einziger positiver Fall.

3 Ulcera kamen auf *44 frische Rückenmarksverletzungen* (Tod innerhalb 4 Wochen):

1. 52jähriger Mann; sofortiger Tod bei Autounfall mit Rückenmarksverletzung. Chronisches Ulcus ventriculi.

2. 26jähriger Mann; sofortiger Tod durch Sturz aus dem Fenster mit Zertrümmerung des Rückenmarkes bei C_2. Chronisch produktive Gastritis und Ulcus duodeni.

3. 46jähriger Mann; Tod an Atemlähmung 24 Std nach einer traumatischen Zerstörung des Rückenmarkes bei C_5. Tiefes Ulcus an der kleinen Kurve, petechiale Magenschleimhautblutungen. Daneben: Ependymitis granularis, Hydrocephalus internus, Verdickung der harten und weichen Hirnhaut (alt ?), frisches Hirnödem. Auch hier ist die Ulcusentstehung durch das frische Trauma abzulehnen, die petechiale Schleimhautblutung anzuerkennen und der Zusammenhang des Ulcus mit der alten Hirnveränderung bestenfalls diskutabel.

Unter 40 Fällen mit *älterer Rückenmarksverletzung* zählten wir 2 Ulcusfälle:

1. 28jähriger Soldat, der 5, 3 und 1 Jahr vor seiner partiellen Querschnittslähmung des Halsmarkes Ulcuskuren gemacht hatte, bekam 2 Monate danach den ersten Teerstuhl, 1 Jahr später eine tödliche Magenblutung. Sektion: Penetrierendes, großes, chronisches Duodenalulcus mit Gefäßarrosion. Hier ist die Möglichkeit eines Zusammenhanges des Ulcusrezidivs mit der Rückenmarksverletzung zuzugeben, aber nicht die Entstehung des Ulcusleidens.

2. 54jähriger Mann mit traumatischer Querschnittslähmung des Rückenmarkes durch Wirbelbruch bei Th. 6 und 7. Exitus 6 Wochen später. *Chronisches* peptisches Geschwür des Magens mit starker katarrhalischer Gastritis. Auch hier ist aus zeitlichen Gründen der Zusammenhang sehr fragwürdig.

Diese Sektionsstatistik stützt also den Zusammenhang des Ulcusleidens mit organischen Gehirn- und Rückenmarkserkrankungen nicht.

Wir haben weiter eine klinische Statistik zu dieser Frage herangezogen. H.-D. FLACH hat auf unsere Veranlassung die Krankenblätter von sicher Ulcuskranken unserer Klinik aus den Jahren 1938—1946 durchgesehen und herausgearbeitet, wie oft bei dem Ulcusleiden *im klinischen Material* Schädel-Hirntraumen und organische Nervenkrankheiten vorkommen und in welcher zeitlichen Beziehung sie zum Beginn des Ulcusleidens stehen. Diese Statistik mag insofern einen gewissen Fehler enthalten, als in der — wenn auch immer ausführlich aufgenommenen — Vorgeschichte wahrscheinlich nicht jedes, vor allem leichtere Kopftrauma aufgezeichnet worden war, da die Anamnese nicht mit diesem Ziel angelegt wurde. Dennoch wurden dabei aber sicher alle schweren Kopfverletzungen, die sich gewöhnlich auch am neurologischen Status verraten, erfaßt.

1400 sichere Ulcusfälle wurden zum Ausgangspunkt der Untersuchung genommen. Es wurde zwischen traumatischen und nichttraumatischen Hirnaffektionen unterschieden, wobei die traumatischen in offene und gedeckte geteilt und für alle Gruppen die zeitlichen Verhältnisse im obigen Sinne zu klären versucht wurden.

Die Gesamtausbeute an positiven Fällen war sehr gering. Dies wird jeder Kliniker aus der Erfahrung an Ulcuskranken bestätigen, denn sonst hätten wahrscheinlich derartige Zusammenhänge einen viel früheren und eindeutigen Niederschlag in der klinischen Ulcusliteratur und im Schrifttum der Neurologen gefunden. Die geringe Zahl an einschlägigen Fällen kann sich natürlich dadurch erklären, daß das Hirntrauma und die Hirnleiden an sich unter den Kranken einer inneren Klinik nicht besonders häufig sind und auch das Ulcusleiden nur einige Prozente aller Krankheiten ausmacht. Diese Statistik soll deswegen auch für sich allein von uns nicht in ihrem Wert überschätzt werden. Sie hat aber doch eine gewisse orientierende Bedeutung und wird dadurch aufschlußreich, daß sie etwas über die zeitlichen Verhältnisse aussagt.

Insgesamt fanden sich unter den 1400 Ulcuskranken nur 64 (= 4,6%) hierher gehörige Fälle, die in 17 (= 1,22%) nichttraumatische und in 47 (= 3,4%) traumatische unterteilt werden konnten.

Die 17 nichttraumatischen Hirnaffektionen betrafen Kranke mit arteriosklerotischen Lokalsymptomen, Lues cerebri, Epilepsie, abgelaufener Meningitis und CO-Vergiftung. Vier hatten ihr Ulcusleiden schon vor der Erkrankung des Nervensystems; bei 5 ließen sich die Verhältnisse nicht mehr genau klären; bei den restlichen 8 ging die Hirnaffektion dem klinischen Beginn des Ulcusleidens voraus. 6mal betrug dabei das zeitliche Intervall zwischen dem Eintritt der beiden Erkrankungen 3—30 Jahre; nur 2mal waren die zeitlichen Beziehungen kürzer.

Unter den 47 Ulcusträgern mit einem Schädelhirntrauma in der Vorgeschichte befanden sich nur 3 mit offener Hirnverletzung. Die übrigen 44 hatten stumpfe Schädeltraumen mit Commotio, einschließlich gelegentlicher Schädelbrüche und Contusionen, davongetragen. Die zeitlichen Beziehungen für die 3 offenen Hirnverletzungen waren folgende: einmal Ulcusleiden schon 8 Jahre vor der Hirnläsion bekannt; je einmal die ersten Ulcusbeschwerden erst 4 bzw. 16 Jahre nach der Hirnverletzung eingetreten.

Kasuistik zur offenen Hirnverletzung:

1. Erster Ulcusschub bei einem Mann mit 28 Jahren. In 8 Jahren drei stationäre Kuren. Mit 36 Jahren linksseitiger parietaler Streifschuß mit Hemiparese und JACKSON-Anfällen. Je ein Ulcusrezidiv während der Lazarettbehandlung nach dem Kopfschuß und 2 Jahre später.

2. Mit 28 Jahren occipitale Kopfschußverletzung mit vorübergehender Hemiparese und bleibender Hemianopsie. 4 Jahre später die ersten Ulcusbeschwerden.

3. Suicidversuch mit 16 Jahren unter intrakraniellem Durchschuß des rechten Opticus. 16 Jahre später die ersten Ulcussymptome.

Unter den 44 Kranken mit gedeckten Hirntraumen hatten 13 ihr Ulcusleiden schon vorher; 31 bekamen die ersten Symptome erst nachher, und zwar 21 davon mit einem Intervall von 3—28 Jahren und nur 10 im Abstand von einigen Monaten bis 2 Jahren.

Insgesamt waren unter unseren 1400 Ulcusfällen nur 12, bei denen sich die ersten Ulcusbeschwerden innerhalb der ersten beiden Jahre nach dem Manifestwerden eines Gehirnleidens zeigten. Ihnen stehen 52 mit einem mehrere Jahre bis Jahrzehnte betragendem freiem Intervall entgegen. Das Ulcusleiden setzte niemals akut direkt nach der Hirnaffektion mit einer Blutung, Penetration oder Perforation ein. Der zeitliche Abstand der ersten Beschwerden betrug mindestens 1 Monat. Bei den Fällen mit altem Ulcusleiden vor der Hirnaffektion ergab sich nach dem Krankenblatt nicht der Eindruck einer Verschlimmerung des Charakters der Ulcuskrankheit, besonders auch nicht bezüglich der Rezidive oder Komplikationen.

Um den Verhältnissen des Spätulcus nach VEIL u. STURM noch näher statistisch nachzugehen, haben wir durch H. SCHERF 1946 die Versorgungsakten von 227 sicher Hirnverletzten des ersten Weltkrieges durcharbeiten lassen. Es wurden dabei nur 2 einschlägige Fälle gefunden:

Der erste betraf einen bei der Hirnverletzung 22jährigen Mann mit rechtsseitiger parietaler Schädelschußverletzung, die zu einer bleibenden leichten Parese und Hyperästhesie des linken Armes führte. 12 Jahre später trat ein Ulcus duodeni auf.

Den zweiten Fall beschrieben wir schon oben (s. S. 276). Bei ihm wurde, ohne daß je Magenbeschwerden bestanden hatten, 28 Jahre nach der Hirnschußverletzung bei der Sektion im 49. Lebensjahr ein markstückgroßes chronisches Magenulcus bei einem Diabetes auf arteriosklerotischer Grundlage gefunden.

Bei den anderen 225 alten Hirnverletzten war in keinem weiteren Falle während der ganzen Beobachtungszeit von fast 30 Jahren ein ulcusverdächtiger Beschwerdekomplex aufgetreten oder ein Ulcus festgestellt worden.

Ich habe weiter einen Versuch unternommen, bei den verschiedensten organischen Hirnkrankheiten röntgenologisch ein Ulcus zu finden. Unter 50 Fällen traf ich nur einen jungen Mann mit einer multiplen Sklerose, der einen Narbenbulbus und Magenbeschwerden hatte, die erst nach dem Beginn des Nervenleidens aufgetreten waren. Sonst war das Ergebnis völlig negativ, so daß die Untersuchungsreihe abgebrochen wurde, da nach unseren ganzen Erfahrungen wenig Aussicht bestand, bei einer größeren Serie zu wesentlich anderen Resultaten zu kommen.

Schließlich bin ich dieser Frage eingehend an den schon vielfach genannten Hirnverletzten des zweiten Weltkrieges nachgegangen. In dem früher bezeichneten Hirnverletztenlazarett wurde mir jeder ulcusverdächtige Soldat zur Untersuchung überwiesen. Das Ausgangsmaterial belief sich auf rund 2000 Mann. Von diesen untersuchte ich 789 eingehender internistisch und achtete besonders auch auf jede Art von Magen-Darmbeschwerden. Von diesen 789 wurden wahllos wiederum 333 einer Röntgenuntersuchung und fraktionierten Aushebrung unterworfen. Das Ergebnis soll hier nicht in extenso, sondern nur in seinen wesentlichen Punkten angeführt werden: Ein im direkten Anschluß an die Hirnverletzung aufgetretenes Ulcus wurde nicht ein einziges Mal gesehen. Ich habe auch mit den Hirnchirurgen, die damals in Warschau — der Zubringerstation unseres Lazarettes — viele Tausende von Hirnoperationen an frischen

Hirnverletzten der Ostfront ausführten, gesprochen und erfahren, daß ihnen ein Fall von akuter großer Magenblutung oder Perforation bei diesen Kranken nicht begegnet sei. Auch in unserem großen Hirnverletztenlazarett kam bei einem Hirntrauma oder Operation wegen Hirnschußverletzung unter in die Tausende gehenden Zahlen ein solcher Vorfall nie zur Beobachtung.

Wohl wurden öfter gewisse geringe Beschwerden von seiten des Intestinaltraktes geäußert. Sie trugen aber fast durchgehend leichten dyspeptisch-gastritischen Charakter und ließen sich durch andere Umstände als allein die Hirnverletzung erklären (Ernährungsschäden bei anlagemäßiger Empfindlichkeit, intestinale Infekte einschließlich Ruhr in Rußland, Medikationen, eitrige Komplikationen der Verwundung usw.). Unter den 789 Hirnverletzten hatten beispielsweise 87 leichte bis leichteste Intestinalbeschwerden, die nur auf ausdrückliches Befragen angegeben wurden. Nur bei 3 Mann nahmen diese Klagen nach der Hirnverletzung zu. 39 sagten aus, daß ihre Beschwerden seit der Hirnverletzung gegenüber früher unverändert geblieben waren und 45 konstatierten danach eine Besserung.

45 von den 789 Befragten hatten in ihrer engen Blutsverwandtschaft ein Ulcusleiden und weitere 38 Mann Darmstörungen in der Aszendenz. Auch bei ihnen wurde in keinem Falle ein Ulcus nach der Hirnverletzung beobachtet.

Unter den 333 röntgenologisch untersuchten Hirnverletzten fanden wir kein einziges florides Ulcus. 12 Verletzte hatten vor der Verwundung bereits ein Ulcus — gewöhnlich mit Rezidiven — gehabt und meist auch schon Kuren deswegen gemacht. *Keiner* gab in dem Zeitraum von 4—9 Monaten nach der Hirnverletzung eine Verschlechterung seines Leidens oder gar einen Rückfall an. 9 von ihnen blieben in dem angeführten Zeitraum völlig beschwerdefrei, 2 behielten unverändert geringe Beschwerden, einer verlor mit der Verwundung seine Symptome, die vor der Verletzung noch bestanden, ganz. Dreimal fanden wir unter diesen 12 alten Ulcuskranken zur Zeit unserer Kontrolle einen Narbenbulbus, aber kein Ulcus.

Wir haben das Beobachtungsmaterial auch nach dem Sitz der Verletzung, ihrer Schwere und ihren Komplikationen im Hinblick auf die dabei vorkommenden Magen-Darmbeschwerden und -störungen durchgesehen und keinerlei lokalisatorische Beziehungen finden können. Die Verhältnisse bei den Stammhirnstecksplitterverletzten haben wir oben näher auseinandergesetzt. Sie sind in der eben genannten Aufstellung bis auf die beiden Ulcusspätfälle (9, 44) enthalten. Über die bei unseren Verletzten etwas häufigere Gastritis wollen wir hier nicht sprechen. Sie dürfte auf andere Ursachen zurückgehen als auf die Hirnläsion (s. oben).

Diese Erhebungen besagen, daß selbst das akute Ulcus nach einer Hirnverletzung, wenn sie nicht bald tödlich ausgeht, eine große Seltenheit ist und daß sich auch eine Tendenz zur Ulcusbildung in den der Verwundung folgenden Monaten der Rekonvaleszenz nicht nachweisen läßt. Auch erbliche Belastung mit Ulcus und ein vorher bestehendes Ulcusleiden machen davon keine Ausnahme.

Für das *Spätulcus* nach Hirntrauma liegen die Verhältnisse nach unseren Erfahrungen ganz ähnlich. Wir haben von 230 der eben erwähnten 789 Hirnverletzten des Jahres 1944 6 Jahre später (1950) durch Ermittelung bei ihren behandelnden Ärzten zur Frage des Spätulcus folgende Erhebungen machen können: Drei dieser 230 bekamen in diesen Jahren ein Ulcus, ohne daß vor der Verwundung oder zur Zeit unserer Beobachtung und Untersuchung 1944 ein Anhaltspunkt für ein Ulcusleiden bestanden hatte. Vier weitere bekamen ein Rezidiv eines alten, schon vor der Verwundung bekannten Ulcusleidens oder bei schon vorher darauf hinweisenden Beschwerden. Fünf andere machten in diesem Zeitraum einen vorübergehenden gastritischen Schub ohne Ulcussymptome durch. Diese letzteren gehören damit nicht in den Kreis der Ulcuskranken.

In Kürze sehen die Krankengeschichten dieser 7 Fälle so aus:

1. Mit 28 Jahren 1943 links frontoparietal verletzter Mann, der nie Magenbeschwerden hatte und 1944 normacide war und einen einwandfreien Röntgenbefund am Magen bot, erkrankte im Frühjahr 1945 und 1946 an je einem Schub eines Ulcus ventriculi. Der Vater hatte „viel Magensäure".

2. Mit 20 Jahren 1943 frontal verletzter Mann ohne Magenbeschwerden und ohne familiäre Belastung bekam 1948 erstmals ein Ulcus ventriculi und wurde 1 Jahr später deswegen operiert.

3. Mit 24 Jahren 1943 frontal verletzter Mann ohne Magenbeschwerden und ohne familiäre Belastung erkrankte 1947 erstmals an einem frischen Ulcus duodeni.

4. Mit 26 Jahren 1944 links frontoparietal verletzter Mann, der 1939 sein erstes Ulcus duodeni hatte und im Kriege und nach der Hirnverletzung beschwerdefrei war, bekam nach Jahren ein Rezidiv. Ein Onkel war wegen Ulcus operiert worden.

5. Mit 29 Jahren 1943 parietal verwundeter Mann hatte 1934 und 1941 ein Ulcus duodeni. Vor und nach der Hirnverletzung war er beschwerdefrei. $^{1}/_{2}$ Jahr später wieder Magenbeschwerden bei Gastritis und Narbenbulbus. Gleiche Beschwerden 1950 bei gleichem Befund.

6. Mit 32 Jahren 1944 frontal verletzter Mann bot 3 Monate nach der Hirnverletzung, ohne jemals Magenbeschwerden gehabt zu haben, als Zufallsbefund eine Hyperacidität (88/95), eine Gastroduodenitis und einen Narbenbulbus. 1946 Ulcusrezidiv. Bis 1950 rückfallfrei.

7. Mit 30 Jahren 1944 frontal verletzter Mann, der schon vor der Hirnverletzung Sodbrennen und Magenbeschwerden hatte, die später weiterbestanden, bot 1948 einen Narbenbulbus mit Gastritis.

Es sind uns also unter 230 Hirnverletzten in den der Verwundung folgenden 6—7 Jahren nur 3 Fälle mit erstmaligem sog. Spätulcus begegnet. Dazu kommen von den Stammhirnverletzten die beiden oben genauer geschilderten Spätulcusfälle (9 und 44), die 5 bzw. 6 Jahre nach der Hirnläsion ohne erbliche Belastung ihren ersten Ulcusschub durchmachten. Bei der allgemeinen Ulcushäufigkeit und bei den sonst durchgehend negativen Ergebnissen unserer Erhebungen wird man diese niedrige Prozentzahl von Ulcusfällen nicht anders als zufällig deuten können. *Das Spätulcus nach Hirnverletzung von* VEIL *u.* STURM *entbehrt jeder statistisch gesicherten Grundlage.* Der Versuch gar einer Lokalisation solcher ulcusproduzierenden Prinzipien ist aus theoretischen wie praktischen Gründen gleich hinfällig.

Wir stehen mit diesen Feststellungen auch nicht allein da.

Schon HART hat sich 1919, obwohl er für die neurogene Ulcusentstehung eintrat, zu seinen Erfahrungen im ersten Weltkrieg dahin geäußert, daß er unter den Sektionen von Soldaten bei den vielen Schädelschüssen, Früh- und Spätabscessen usw. „kein einziges Mal" ein peptisches Geschwür im Magen und Dünndarm angetroffen habe. SPECKMANN u. KNAUF zählten unter 122 sicheren Hirnverletzten des ersten Weltkrieges 1943 nur „einen Fall von schwerem Magenulcus" und „2 Fälle von vorübergehenden uncharakteristischen Magenbeschwerden".

KALK u. BRÜHL haben 2—33 Monate nach der Hirnverletzung von 342 Soldaten des zweiten Weltkrieges alle die gastroskopiert (33 Fälle), die irgendwelche Magen-Darmstörungen angaben, und von diesen Gastroskopierten wieder die mit pathologischem Befund geröntgt und festgestellt, daß nur zwei 6 Monate nach der Verletzung Magenbeschwerden und ein Ulcus duodeni bekamen, dessen Zusammenhang mit der Hirnverletzung sie aber anzweifelten. Nur in einem Falle mit einem atypischen Doppelulcus im Antrum, das nach über $1^1/_2$ Jahren auftrat und in 3 Wochen abheilte, hielten sie den Zusammenhang für möglich. Sie präzisierten ihre Auffassung dahin, daß ein *akutes Ulcus* nach Hirnverletzung vorkommen könne, daß es aber eine gute Heilungstendenz habe. Das *Chronischwerden* liege in der Konstitution. Nur bei *den* Hirnverletzten werde ein akutes Ulcus chronisch, bei denen die innere, meist in der Erbmasse verankerte Bereitschaft zur Ulcuskrankheit vorhanden sei.

SACK (mit BODECHTEL) hat bei 100 Schwerhirnverletzten, deren Verwundung 6—24 Monate zurücklag, röntgenologisch nicht einmal ein Ulcus oder seine Residuen gesehen. Bei 12 Schwersthirnverletzten, die *vor* ihrer Hirnverletzung schon wegen Magenbeschwerden in Behandlung standen, änderte sich der Charakter ihres Leidens durch die Verwundung nicht.

GAGEL (b) bemerkt 1947: ,,In unserem relativ großen Sektionsgut an diencephalen Tumoren und sonstigen Erkrankungen dieser Gegend fanden wir keinen Kranken mit hämorrhagischer Erosion oder mit Schleimhautulcus des Magens oder Darmes, obwohl wir bei der Autopsie unser Augenmerk eigens darauf gerichtet haben.'' Er hält die Theorie einer diencephalen Genese der Ulcuskrankheit für unerwiesen und gibt zu erwägen, ob nicht für die Manifestierung noch eine andere Komponente, z. B. eine gewisse Vasolabilität, nötig sei.

In der Überschau dieser Erfahrungen läßt sich unsere Ansicht zur hirntraumatischen Ulcusgenese etwa so festlegen: Das Ulcus mit seinen verwandten Zuständen (Blutung, Erosion) ist eine an Bau und Funktion des Magens gebundene, organspezifische Reaktion, die — wie die Klinik es seit langem annimmt — auf vielfältige Störungen lokaler und allgemeiner Art bezogen werden muß. Die Chronizität des Leidens bedarf einer weiteren, zusätzlichen Erklärung. Der Tierversuch hat vor allem zur Illustrierung der Chronizität nur einen sehr bedingten Wert, da er die besonderen Verhältnisse beim Menschen nicht nachahmen kann. Das Hirntrauma disponiert im allgemeinen, auch unabhängig von Sitz, Schwere und Komplikationen, zweifellos nicht zur Entstehung der klinischen chronischen Ulcuskrankheit. Das gilt vor allem auch für sicher erwiesene Zwischenhirn- und Stammhirnläsionen. Akute Blutungen, Erosionen und gelegentlich auch frische Ulcera können dabei einmal ausnahmsweise vorkommen. Ihre Heilungstendenz scheint gut zu sein. Daß ein solches akutes Ulcus in eine chronische Ulcuskrankheit übergeht, ist bisher nicht erwiesen. Es wäre erforderlich, das weitere Schicksal solcher seltenen akuten Fälle zu verfolgen. Wahrscheinlich ist für die Entstehung solcher akuter Folgeerscheinungen des Hirntraumas am Magen und Duodenum in erster Linie eine Störung der Vasomotorentätigkeit verantwortlich zu machen, die — ähnlich wie an der Pleura und den Lungen — mit Blutungen auch am Magen in Erscheinung treten und hier den organspezifischen Reaktionstyp des akuten Ulcus auslösen kann. Ob dabei auch eine Gleichgewichtsstörung der sympathisch-parasympathischen Innervation dieser Organe ganz allgemein eine Rolle spielt, ist noch wenig klar. Für die Entwicklung einer chronischen Ulcuskrankheit im Sinne der Klinik reicht aber offenbar dieser akute Schaden im allgemeinen nicht aus. Es wäre aber dennoch vorstellbar, daß bei bestimmten konstitutionellen und konditionellen Gegebenheiten auch dieser Fall einmal ausnahmsweise eintreten könnte. Man darf dann aber unseres Erachtens wohl dem Hirntrauma kaum eine andere Bedeutung beimessen als die einer Gelegenheitsursache und nicht vergessen, daß ihm neben der akuten auch eine chronische Auswirkung auf den Zustand des Gesamtorganismus zukommt, der sich nicht allein in den neurologischen Lokalsymptomen erschöpft (man denke an die Schlafstörung, Reizempfindlichkeit, Verstimmung u. v. a. m.), so daß bei bestimmten anderen pathogenetischen Gegebenheiten einmal eine Tendenz zur Ulcusbildung zum Durchbruch kommen könnte. Dies dürfte nach den praktischen Erfahrungen aber nur ganz ausnahmsweise einmal realisiert werden und bedeutet noch keine Bestätigung der VEIL- u. STURMschen Gedankengänge, denen wir nicht zu folgen vermögen. Auf der anderen Seite möchten wir aber nicht so weit gehen wie SACK, der meint, daß mit diesen Feststellungen die ganze Theorie der neurogenen Genese der Ulcuskrankheit erschüttert sei. Man kann unseres Erachtens nur feststellen, daß die Hirnverletzung und die meisten organischen Hirnkrankheiten an sich nicht geeignet erscheinen, auf zentralnervösem Wege eine Kondition zu schaffen, die die chronische Ulcusentstehung wesentlich begünstigt. Wir möchten glauben, daß sich gerade hierin das ausdrückt, was wir ganz allgemein für die Hirnverletzung in ihrer Auswirkung auf das vegetative System und in bezug auf die verschiedensten inneren Erkrankungen immer wieder sehen, daß nämlich durch akute Schockwirkungen — wenn auch nicht ausschließlich, so doch besonders — über das Vasomotorensystem die verschiedensten akuten peripheren Organstörungen verursacht werden können. Diese pflegen sich — wenn das Leben nicht akut erlischt — meist wieder voll auszugleichen und um so mehr zu reparieren, je mehr ein konstitutionell gesunder und robust einregulierter Organismus betroffen wird. Je labiler und in einer bestimmten Richtung anfälliger die Verfassung des Organismus oder die einzelner seiner Organsysteme ist, um so eher wird auch einmal daraus eine chronische Erkrankung resultieren können, bei der der akute Nervenreiz dann wohl mehr als Initiator zu werten und sein Effekt mehr peripher bestimmt sein dürfte. Es ist nach allem nicht sehr wahrscheinlich, daß die Hirnverletzung — und vermutlich mehr oder weniger auch alle organischen Nervenerkrankungen — das vegetative System in seiner Dauerfunktion grundsätzlich so abwandelt, daß ein ganz neuer vegetativer Reaktionstyp, der dem Organismus bisher fremd war, daraus resultiert. Die Vielschichtigkeit der vegetativen Regulation, ihre in erster Linie konstitutionelle Fundierung, ihre große Restitutions- und Vertretungsfähigkeit und ihre enge Bindung und Ergänzung durch hormonal-humorale Einflüsse, die durch derartige Läsionen nicht alle gleichmäßig tangiert werden müssen, stehen dieser Entwicklung offensichtlich entgegen. Das würde aber nichts darüber aussagen, daß nicht etwa in der klinischen Ulcuskrankheit allgemein solche vorwiegend konstitutionellen Gegebenheiten neuro-humoraler Art ätiologisch eine entscheidende Rolle spielen können und daß es nicht auch andere, selektiver wirkende Schäden geben könnte, die das vegetative System in dieser Richtung zu beeinflussen vermöchten (Pharmaka, psychische Faktoren usw.).

3. Zum zentralen Diabetes mellitus.

Fast noch mehr als bei den bisher aufgeführten internen Erkrankungen wird bis in die jüngste Zeit die zentralnervöse Genese des Diabetes mellitus diskutiert. Bevor die endokrine Ära in der Pathogenese des Diabetes mellitus durch die klassischen Versuche von v. MERING u. MINKOWSKI 1889 eröffnet wurde, spielte bei der allgemeinen Unklarheit über das Wesen der Zuckerharnruhr die neurogene Theorie dieser Erkrankung eine führende Rolle. Sie basierte auf Einzelbeobachtungen am diabeteskranken Menschen mit organischen Läsionen des Nervensystems und auf dem CLAUDE BERNARDschen Zuckerstich von 1847. Selbst die eindrucksvollen MINKOWSKIschen Experimentalbefunde am pankreaslosen Hund und die seit dieser Zeit gewonnenen vielfachen Erfahrungen über die weitgehend hormonale Regulierung des Kohlenhydrathaushaltes haben nicht verhindern können, daß den zentralnervösen Einflüssen auf die Genese des Diabetes mellitus auch heute noch von manchen Autoren eine entscheidende Bedeutung beigemessen wird. Am nachdrücklichsten ist zuletzt bei uns in Deutschland dieser Standpunkt von VEIL u. STURM ausführlich zu begründen versucht worden, wobei dem Hypothalamus als vegetativem Regulationsorgan für das Zusammenwirken der verschiedenen zuckerstoffwechselwirksamen Inkretdrüsen der Sitz des Leidens zugesprochen wurde.

Zur Klarstellung dieser Verhältnisse kann nicht auf das Tierexperiment verzichtet werden. Ebensowenig wie die Fortschritte auf endokrinem Gebiet in diesem Fragenkomplex ohne Tierexperiment möglich gewesen wären, kann die Klinik an den Erkenntnissen der Neurophysiologie vorübergehen, wenn ihr auch das Reservat zusteht, die Ergebnisse der Tierexperimente den Verhältnissen beim Menschen nicht kritiklos zugrundezulegen. Aus dieser Einschränkung darf allerdings unseres Erachtens nicht das Recht hergeleitet werden, nur Ausnahmebefunde aus dem experimentellen Erfahrungsgut herauszunehmen und zu verallgemeinern und das Gros der Ergebnisse unberücksichtigt zu lassen oder längst widerlegte Versuche immer noch als verbindlich zu zitieren, wenn sie einer vorgefaßten Theorie dienen sollen.

Zur Klarstellung der Problematik mögen hier einige *kritische Bemerkungen zu den Tierexperimenten* dieser Art überhaupt gemacht und die Ergebnisse der wesentlichen Arbeiten auf diesem Gebiet nochmals zusammengestellt werden.

Offensichtlich sind nicht alle Tierarten in der gleichen Weise geeignet, über diese Verhältnisse Aufschluß zu geben. Der anatomische Bau des Zwischenhirns und seine Ausbildung weist große Unterschiede auf und differiert mit den Befunden beim Menschen. Am wenigsten geeignet scheint das Kaninchen zu sein. Seine Zuckerstoffwechselregulation ist besonders labil. Emotionelle Momente spielen hier eine große Rolle. Der erfahrene Tierexperimentator SACHS (s. SACHS u. MACDONALD) äußerte einmal in einer Diskussionsbemerkung, daß die Kaninchen für Glykosurieversuche ungeeignet wären. Alle Ergebnisse des Zuckerstoffwechsels, die am Kaninchen gewonnen wurden, werden deswegen mit besonderer Zurückhaltung aufgenommen werden müssen. Gerade bei diesen Tieren scheinen auch öfter spontane Glykosurien vorzukommen. DE WULF fand beispielsweise unter 58 Kaninchen allein 5 mit Spontanglykosurien; das sind fast 10% seiner Tiere! STRIECK sah bei einem Hund einen Spontandiabetes.

Die anatomischen Beziehungen zur Hypophyse spielen eine besondere Rolle, da sie ja einer der Hauptträger diabetogener Wirkstoffe ist. Beim Hund liegen beispielsweise die Verhältnisse zwischen Hypophyse und Zwischenhirn bezüglich der Differenzierung beider Wirksphären aus anatomischen Gründen besonders ungünstig. Alle nicht sehr eng umschriebenen Läsionen können hier leicht Anlaß zu Mißdeutungen geben. Je länger der Hypophysenstiel ist und je weniger weit ihre Pars tuberalis sich auf das Infundibulum fortsetzt, um so günstiger liegen die Bedingungen für eine Trennung diencephal-nervöser und hypophysär-hormonaler Abläufe.

Wichtig ist ferner für alle Glykosurieversuche die voraufgegangene Ernährung, die Phase der Nahrungskarenz vor dem Versuch und die Größe der Glykogenbestände besonders in der Leber. MACLEOD (s. MACLEOD u. DONHOFFER) bemerkte einmal, daß bei sehr hohem Glykogengehalt der Leber praktisch jede beliebige Läsion des Zentralnervensystems zu einem bedeutenden Blutzuckeranstieg führe.

In den älteren Versuchen ist der Einwirkung der Narkose zu wenig Rechnung getragen worden. Äthernarkose ruft beispielsweise beim Kaninchen die gleiche Hyperglykämie hervor wie der Zuckerstich (HILLER u. TANNENBAUM). Auf der anderen Seite schwindet mit der Tiefe der Narkose die Blutzuckerwirksamkeit einer Hypothalamusläsion immer mehr, um schließlich ganz zu erlöschen (HIMWICH u. KELLER).

Von entscheidender Wichtigkeit ist die Art des Eingriffes selbst. Alle Versuche, denen größere vorbereitende operative Eingriffe am Schädel und Hirn vorausgingen, entsprechen den heutigen Anforderungen nicht mehr, da sie allein schon eine Hyperglykämie und Glykosurie hervorrufen können. Bei den älteren Experimenten hat man sich fast ausnahmslos dieser groben Methoden bedient. HILLER u. TANNENBAUM haben diese Verhältnisse für den CLAUDE BERNARDschen Zuckerstich am Kaninchen besonders schön experimentell belegt. CHAIKOFF, REICHERT, LARSON u. MATHES zeigten am Hund für den operativen temporalen Zugang zur Hypophyse, daß zwar die Kraniotomie und Duraschlitzung noch nicht, aber die Luxation des Schläfenlappens zur Darstellung der Sella ohne weitere Läsion allein genügte, um bei den Tieren eine Änderung der Insulinempfindlichkeit hervorzurufen. Es bedurfte also zur Erzielung einer Störung im Kohlenhydrathaushalt gar nicht einer Hypothalamus- oder Hypophysenläsion umschriebener Art. Auf diese Weise können fundamentale Fehlschlüsse unterlaufen. Ebenso unübersichtlich sind in ihren Auswirkungen ausgedehntere Abtragungen von Hirnteilen mit anschließenden Reizversuchen, Querschnitte, Injektionen von verätzenden Flüssigkeiten in das Gehirn usw. Schwere Eingriffe, die das Leben der Tiere in einigen Stunden oder Tagen zum Erliegen bringen, können durch Sekundärwirkungen auf den Organismus die unübersichtlichsten Konstellationen herbeiführen. Aus allen diesen Gründen kommt eigentlich vor allem für Lokalisationsfragen heute in erster Linie nur noch den Versuchen mit eng umschriebenen Läsionen — wie sie mit dem HORSLEY-CLARKE-Instrument als Reizung oder Verkochung erzielt werden — besonders am nicht oder zweckentsprechend anästhesierten Tier die Hauptbedeutung zu.

Vielfach begnügen sich unkritische Referenten auch damit, daß eine vorübergehende Hyperglykämie oder Glykosurie erzeugt wurde, um sogleich daraus Rückschlüsse auf die Genese des menschlichen Diabetes zu ziehen und sogar noch lokalisatorische Prinzipien allgemeiner Art abzuleiten.

Wenn auf Experimente dieser Art zur Erklärung klinischer Phänomene zurückgegriffen wird, so sind alle diese Gesichtspunkte sehr genau abzuwägen. Nur dort, wo mit einwandfreier Technik ein Resultat erzielt wurde, das sich einigermaßen regelmäßig von anderen Nachuntersuchern reproduzieren ließ, dürfen wir mit ausreichend gesicherten Tatsachen rechnen. Alle anderen Ergebnisse der Experimentalphysiologie bleiben für uns vorläufig noch offen. Sie sind nicht spruchreif. Wir werden sehen, daß die Verhältnisse hier sehr viel weniger klar liegen als etwa bei den Experimenten am endokrinen System. Ein Pankreasdiabetes läßt sich durch Pankreatektomie bei Tier und Mensch regelmäßig erzeugen. Ähnlich steht es mit der diabetogenen Wirkung des Hypophysenvorderlappens und der Nebenniere. Über den Einfluß des Nervensystems auf den Zuckerstoffwechsel können wir vergleichsweise sehr viel weniger klare Angaben machen.

Wir wollen die *Tierversuche* in solche unterteilen, die sich mit einem Zuckerzentrum in der Oblongata, in anderen Hirnteilen und vor allem im Hypothalamus beschäftigen, dann der Frage nachgehen, wieweit ein Dauerdiabetes erzielt wurde, und abschließend kurz einige Gesichtspunkte zur Beziehung des Hypothalamus zum Hypophysenvorderlappen anschließen.

Am Anfang der Lehre von einem Zuckerstoffwechselzentrum stehen die Experimente von CLAUDE BERNARD, der 1847 beim Kaninchen durch Einstich in den Boden des 4. Ventrikels in der Gegend des Vaguskernes eine Glykosurie erzeugen konnte. Er war zu diesem Experiment gekommen, weil er bei einer Reizung des durchschnittenen zentralen Vagusendes eine Glykosurie bekam. Während er anfangs in dem Zuckerstich eine zentrale Vaguserregung vermutete, zeigten ihm spätere Versuche, daß die Vagusdurchschneidung die Wirkung der Piqûre nicht aufhob. Weitere Durchtrennungsversuche am Halsmark und Splanchnicus lehrten, daß es sich um eine Sympathicusreizung handeln müsse. Er stellte sich vor, daß durch die Piqûre eine Hyperämie der Bauchorgane hervorgerufen würde. Die Reproduzierbarkeit des CLAUDE BERNARDschen Zuckerstiches ist vielfach bestätigt worden.

Einen wesentlichen Fortschritt in der Lehre der zentralnervösen Steuerung des Zuckerstoffwechsels schienen die Arbeiten aus der KRAUSschen Klinik von BRUGSCH, DRESEL u. LEWY (a, b) 1920 zu bringen, die ebenfalls am Kaninchen mit der Methodik von CLAUDE BERNARD — diesmal aber unter histologischer Kontrolle der Stichverletzungen — bewiesen zu haben glaubten, daß der dorsale Vaguskern in der Oblongata in zwei getrennte Teile mit gegenteiliger Einflußnahme auf den Zuckerhaushalt zerfalle. Stichverletzungen des hinteren Anteiles dieses jetzt von ihnen als vegetativer Oblongatakern bezeichneten Zellaggregates brachten Hyperglykämie und Glykosurie auch bei einseitiger Läsion und die gleichen Traumatisierungen in seinem vorderen Anteil Hypoglykämie. Sie stützten ihre These noch durch Versuche mit der retrograden Zelldegeneration. Sie wollten beobachtet haben, daß nach Teilexstirpation des Pankreas Zelluntergang im vorderen Anteil des Vaguskernes und nach Zerstörungen des Ganglion cervicale inferius und des Ganglion stellatum die gleichen histologischen Veränderungen im hinteren Vaguskern einträten. Es sollte demnach der Zuckerstoffwechsel durch die antagonistische Wirkung des Vagus und Sympathicus von hier aus gesteuert werden und in enger örtlicher Begrenzung auf ein kleines

Zellareal in der Oblongata seine zentrale nervöse Repräsentation haben. Die Vaguswirkung sollte über das Pankreas, die des Sympathicus über das Nebennierenmark laufen. Diese einfache und bestechend klare Formulierung einer zentralnervösen Regulationstheorie des Zuckerstoffwechsels bietet ein bezeichnendes Beispiel für das Bestreben nach einer Zentrenlehre im vegetativen System und zeigt zugleich an ihrer Unzulänglichkeit die Problematik eines solchen Unterfangens, das bei den Experimenten am Zwischenhirn eine gewisse Parallele hat.

HILLER u. TANNENBAUM haben 1929 an über 200 Kaninchen durch sehr eingehende und überzeugende Versuche die Unhaltbarkeit dieser These vom Zuckerzentrum in der Oblongata bewiesen. Sie zerlegten das operative Vorgehen bei dieser Piqûre in einzelne Phasen und prüften deren jeweiligen Einfluß auf den Blutzucker des Kaninchens und analysierten unter bestimmten Kautelen auch die Effekte verschieden im Rautenhirn lokalisierter Stichverletzungen. Schon die einfache Äthernarkose rief ohne jeglichen weiteren Eingriff ungefähr den gleichen Blutzuckeranstieg hervor wie die Piqûre. Das gleiche war der Fall, wenn operativ nur die Rautengrube freigelegt wurde, ohne daß der Stich erfolgte. Andere operative Eingriffe am Körper führten zu dem gleichen Effekt. Schon die Erregung des Tieres während der Lagerung zur Operation oder das gewaltsame Vorbeugen des Kopfes zur Piqûre ließen den Blutzucker ähnlich hoch ansteigen. Wurde nach Freilegung des 4. Ventrikels für einige Stunden das Abklingen der dadurch bedingten hyperglykämischen Welle abgewartet und in einer zweiten Phase der Operation in der Gegend des Vaguskernes eingestochen, so kam es nur zu einer geringen Hyperglykämie (Anstieg zwischen 25—64 mg-%), die die geringste war, die überhaupt von der Oblongata aus erreicht werden konnte. Lagen die Einstiche in der weiteren Umgebung des Vaguskernes, so war die Blutzuckersteigerung kräftiger. Sie wurden um so wirksamer, je mehr sich die Läsionen dem DEITERSschen Kern näherten, und waren am stärksten im Bereich der Verbindung des BECHTEREWschen Kernes zum unteren Kleinhirn. Es handelte sich offensichtlich um eine Störung der zentralen Gleichgewichtsapparate. Durch periphere Zerstörung des Labyrinthes war die Hyperglykämie ebenfalls zu reproduzieren. Schließlich gelang es sogar, sie durch einfaches Rollen des Tieres hervorzurufen. Die Autoren kamen nach diesen Versuchen zu dem Ergebnis, daß der Vaguskern kein Zuckerzentrum darstelle und daß es sich bei der Piqûre auch nicht — wie bisher sonst vermutet wurde — um eine einfache Reizung efferenter sympathischer Bahnen handele, sondern daß eine Erregung afferenter Elemente vorliege. Andere Reize wie Erregungen des Tieres, Gleichgewichtsstörungen, schmerzhafte Sensationen hätten den gleichen Effekt nicht nur auf den Blutzucker, sondern auch auf eine Reihe weiterer vegetativer Äußerungen. HILLER hat zusammen mit GRINKER auch die Versuche über die retrograde Degeneration von BRUGSCH u. Mitarbeitern nachgeprüft und weder im Vaguskernbereich noch weiter oben im Zwischenhirn entsprechende Zellveränderungen bestätigen können.

Auch F. KRAUSE u. POPPER konnten tierexperimentell die Annahme eines umschriebenen Oblongata-Zuckerzentrums von BRUGSCH u. Mitarbeitern nicht belegen. Einstiche an den *verschiedensten Stellen* der Oblongata führten zu Hyperglykämie und Glykosurie. HIMWICH u. KELLER vermochten durch elektrische Reizung der Oblongata bei der Katze keine Hyperglykämie hervorzurufen.

Danach dürfte die Frage nach einem Zuckerzentrum in der Oblongata zu verneinen sein. Die angeführten Läsionen riefen zudem nur eine vorübergehende Hyperglykämie und eventuell Glykosurie, aber keinen Diabetes mellitus hervor. Sie zeigen weiter, wie wenig gerade das Kaninchen zur Entscheidung dieser Frage geeignet ist.

Auch MACLEOD u. DONHOFFER sprachen sich gegen ein Zuckerzentrum in der Oblongata aus. Sie konnten bei akuten Decerebrationsversuchen am Kaninchen mit Hirnstammquerschnitten nur bei Läsionen in Höhe der Brücke, nicht aber im Bereich des Diencephalon oder der Oblongata Blutzuckeranstiege erhalten. Auf ihre sehr wesentliche Angabe, daß die Höhe des Leberglykogengehaltes für die Hyperglykämie bei solchen Versuchen sehr bedeutsam sei, kamen wir schon zu sprechen.

Sehr viel zahlreicher sind die Versuche gewesen, vom Hypothalamus her Einfluß auf den Kohlenhydratstoffwechsel zu nehmen. Die Experimente dieser Art sind keineswegs nach Anlage, Methode und Ziel gleichwertig. Zunächst fallen für die Frage der Diabetesgenese alle jene Versuche aus, bei denen die Tiere infolge der Schwere des Eingriffes nur einige Stunden oder Tage überlebten. Kritisch wird man weiter bezüglich des Lokalisationsprinzips allen Eingriffen gegenüber sein müssen, die große operative Vorbereitungen am Schädel und Hirn erforderten, weil hier Änderungen im Kohlenhydrathaushalt ebensogut dem allgemeinen Hirnschaden und nicht der lokalen Läsion entspringen könnten. Wir verwiesen schon darauf, daß eigentlich heute nur noch die Versuche zulänglich sind, bei denen auf dem schonendsten Wege (HORSLEY-CLARKE-Apparatur) umschriebene Reize oder Zerstörungen mit anschließender histologischer Lokalisation vorgenommen wurden. Es sind bei den Ergebnissen schließlich genau auseinanderzuhalten die Hyperglykämie, die Hypoglykämie, die Dauer dieser Zustände, Störungen, die erst bei Belastung des Kohlenhydrathaushaltes sichtbar wurden, die Lokalisationsfrage sowie die Tierart (s. oben).

Die ersten Versuche am Hypothalamus gehen auf ASCHNER (a—f) zurück. Er wurde 1909 der Entdecker des Hypothalamuszuckerstiches. Die Einführung einer stricknadeldicken Kanüle durch die Hypophyse in den Hypothalamus brachte bei Hunden für 1—2 Tage eine Glykosurie von 3—4% Zucker. Da der Effekt auch nach Hypophysektomie zu erzielen war, aber bei Durchschneidung der Nn. splanchnici ausblieb und die Nebennieren durch den Versuch an chromaffiner Substanz verarmten, sah er darin die Wirkung einer zentralen Sympathicusreizung, zumal auch andere sympathische Reizwirkungen zu Gesicht kamen. Geringer war die Glykosurie, wenn er mehr seitlich in den Thalamus einstach. Auch der transcerebrale Weg zum Hypothalamus wurde mit dem gleichen Resultat von ihm benützt.

Zahlreiche Untersuchungen in dieser Richtung stammen von CAMUS u. Mitarbeitern. Während er 1913 und 1922 mit ROUSSY (a—c) nur sofort einsetzende, flüchtige Glykosurien bei Hunden und Katzen nach Tuberläsionen finden konnte, berichtete er 1925 mit GOURNAY u. LE GRAND über eine andere Art einer Zuckerstoffwechselstörung, die ihm am Kaninchen gelang. Die Tiere wurden erst 9—22 Tage nach dem Eingriff (Säureinjektion durch Punktion) glykosurisch. Die Glykosurie (bis maximal 6% Urinzucker) war intermittierend und dauerte

höchstens 6 Wochen. Entscheidend sollte dabei die Läsion der Paraventrikularkerne sein, die den Zuckerstoffwechsel unter Kontrolle hielten.

Hier wäre demnach der Nachweis einer länger dauernden Glykosurie zentraler
Genese zugleich mit einer umschriebenen Lokalisation im Hypothalamus an-
scheinend erbracht.

DE WULF hat diese Versuche 1931 nachgeprüft. Er fand zunächst, daß bei
Kaninchen Glykosurien vom CAMUS-Typ auch *spontan* vorkommen. Von
58 Tieren hatten 5 zeitweilig eine Glykosurie. Einseitige komplette und doppelseitige partielle Läsionen des Paraventrikularkernes durch Chromsäureinjektionen
führten nie zu einer Glykosurie. Auch schwere Traumatisierungen verschiedener
infundibulo-tuberärer Kerngebiete hatten bei ihm keine Glykosurie zur Folge.
Er konnte CAMUS nur insofern bestätigen, als in einzelnen Fällen (von 53 Tieren
waren es 7) bei ausgedehnten Läsionen anderer Stellen an der Hirnbasis (Mes-
und Diencephalon) eine protrahiert eintretende Glykosurie vorkam, die nach
4—28 Tagen post operationem erstmals sichtbar wurde und einmal 34 Tage,
ein anderes Mal 40 Tage anhielt. Er bestritt die Bedeutung eines Kerngebietes
für den Diabetes. 11 von ihm danach durchgesehene Diabetikergehirne zeigten
keine Schäden in der Gegend der infundibulären oder tuberalen Kerne und ihrer
Nachbarschaft. Er sah das Ergebnis seiner Arbeit gegenüber den CAMUSschen
Anschauungen als negativ an.

Wir möchten dabei darauf hinweisen, daß diese Resultate nur am Kaninchen
gewonnen wurden, daß die Methode der Chromsäureinjektion eine recht grobe
und wenig übersichtliche ist, daß das Gros der Versuche negativ ausfiel und
schließlich der Lokalisationsversuch scheiterte.

Ganz ähnlich gingen die sich eigentlich auf den Diabetes insipidus erstrecken-
den Versuche am Hunde bei BAILEY u. BREMER 1921 aus. Sie setzten ihre
Läsionen ebenfalls auf temporalem Wege, punktierten aber auch blind nach
CAMUS. Die Glykosurie war durchaus inkonstant (nur 6 positive Experimente),
sie war flüchtig und nicht an einen bestimmten Läsionsort gebunden. Bei einem
Hund trat die Glykosurie auf, ohne daß später überhaupt mikroskopisch eine
Hirnläsion gefunden wurde. Ein anderes Tier wurde nacheinander 3mal punk-
tiert, jedesmal bekam es eine Glykosurie. Hinterher zeigte sich, daß alle 3 Läsionen
außerhalb des Hypothalamus in seiner Umgebung lagen.

SACHS u. MACDONALD konnten 1925 unter 35 Hunden, die sie auf temporalem Wege operierten, nach Hypothalamusläsionen nur in einigen wenigen Fällen
für 1—2 Tage eine vorübergehende Hyperglykämie und Glykosurie sehen, die
ihnen wegen der Flüchtigkeit und der völlig fehlenden Regelmäßigkeit ohne
große Bedeutung zu sein schien. Sie waren nicht in der Lage, einen Dauerdiabetes
zu erzeugen.

Im deutschen Schrifttum werden die Arbeiten aus der KRAUSschen Klinik
von BRUGSCH, DRESEL u. LEWY (a, b) und von DRESEL vielfach zitiert. Diese
Autoren wollten im Gefolge ihrer Läsionen des vegetativen Oblongatakernes
und bei Durchschneidungsversuchen am Rückenmark retrograde Zelldegene-
rationen im Zwischenhirn (besonders im N. paraventricularis) gesehen und dadurch im Zusammenhang mit klinischen Beobachtungen im Hypothalamus ein
übergeordnetes Zuckerzentrum gefunden haben. Diese Ergebnisse wurden von
HILLER u. GRINKER, GAGEL (a) u. a. widerlegt. DRESEL hat darüber hinaus

an Kaninchen ausgedehnte Abtragungsversuche des Gehirns in Höhe der Stammganglien und anschließende Reizungen vorgenommen und dabei Blutzuckeranstiege gefunden, aus denen er auf ein übergeordnetes striäres Zuckerzentrum schloß, das das subthalamische steuere; falle das striäre Zentrum aus, so reguliere das hypothalamische auf einen höheren Blutzucker ein und so entstehe der Diabetes. Dazu ist zu bemerken, daß diese Versuche nur an Kaninchen vorgenommen wurden und daß die Tiere den schweren Eingriff nur um einige Stunden überlebten! Zur Frage des Dauerdiabetes besagen sie deswegen überhaupt nichts. SACK bemerkt hierzu sehr treffend, daß es auffällig wäre, wie oft immer die gleichen Autoren zitiert würden, obwohl sich ihre Ansichten und Schlußfolgerungen wiederholt als Irrtümer herausgestellt hätten!

Zahlreiche weitere Experimentalarbeiten über den Einfluß des Hypothalamus auf den Kohlenhydrathaushalt beleuchten die Unsicherheit unserer diesbezüglichen Kenntnisse:

HIMWICH u. KELLER erzielten 1930 bei elektrischer Reizung des Hypothalamus der Katze eine Hyperglykämie, die von der Tiefe der Narkose abhängig war und bei Reizung verschiedener Großhirnlappen, des Kleinhirns und der Oblongata fehlte, wenn Asphyxie vermieden wurde. Auch Querschnitte am Hirnstamm durch den Hypothalamus brachten einen sofortigen Blutzuckeranstieg.

KARPLUS u. PECZENIK (a) bestätigten vorübergehende Blutzuckeranstiege bei Hypothalamusreizungen der Katze, besonders von der Tubergegend.

MORGAN u. JOHNSON sahen im gleichen Jahr beim Studium epileptischer Krämpfe, die beim Hund nach Sublimatinjektionen in das Zwischenhirn (Tubergegend) auftraten, unter anderem Blutzuckererhöhungen auf das Doppelte des Ausgangswertes. Mit der Schwere der Krämpfe fiel er ab und lag vor dem Tode auf der Hälfte des Normalwertes.

MIKI kam 1932 durch lokalisierte Reizversuche an der Katze zu dem Resultat, daß Irritation des Nucleus paraventricularis für 3—4 Std Hyperglykämie hervorrufe.

D'AMOUR u. KELLER berichteten 1933 über Blutzuckeranstiege beim Hund, die erfolgten — außer in Erregungszuständen der Tiere — bei kompletter Entfernung des Hypothalamus (mit einigen Ausnahmen!) und bei Querschnitten hinter dem Hypothalamus. Die Prüfung der Zuckertoleranz ergab im Anschluß an die Operation hohe sowie hohe und verlängerte Blutzuckerkurven, die sich aber — soweit sie kontrolliert werden konnten — in 9—20 Tagen wieder normalisierten.

RANSON, FISHER u. INGRAM konstatierten 1934 bei der Katze nach symmetrischen Läsionen des Hypothalamus ohne Tuber cinereum- und Hypophysenstielverletzungen vorübergehende Blutzuckeranstiege nach dem Eingriff, die immer zu Normalwerten zurückkehrten und die an keinen besonderen Ort des Zwischenhirns gebunden waren.

Die gleichen Erfahrungen hatten MAGOUN, BARRIS u. RANSON schon 1932 bei elektrischen Reizversuchen am Hypothalamus gemacht.

Eine erneute ausgedehntere Überprüfung dieser Verhältnisse durch BARRIS u. INGRAM (1935/36) an 55 Katzen, die bis maximal 290 Tage beobachtet wurden, ergab bei symmetrischen Ausschaltversuchen am Hypothalamus, daß 42 Tiere eine immer vorübergehende Hyperglykämie aufwiesen, während 7 keine Abnormität des Zuckerstoffwechsels boten.

Auch v. BOGAERT (a) (1936) beobachtete bei seinen chemischen Reizversuchen am Hypothalamus des Hundes eine vorübergehende Hyperglykämie, die er über die Nebenniere erklärte, da deren Dekapsulation sie aufhob oder verhinderte und da HOUSSAY u. MOLINELLI diesen Effekt bei gekreuzter Zirkulation auf den Empfängerhund übertragen konnten.

CLEVELAND u. DAVIS bestätigten im gleichen Jahr durch weitere Versuche an 147 Katzen und 5 Affen häufiger eine vorübergehende Hyperglykämie und eine Dauereinstellung des Blutzuckers auf subnormale oder Werte an der oberen Grenze der Norm, wenn die Verletzung die mediale und ventrale Hypothalamusregion einbezog.

LEWY u. GASSMANN bekamen 1935 bei einseitiger Reizung und anschließender Zerstörung des Periventrikularkernes eine passagere Hyperglykämie. Die Blutzuckerbelastungskurven stiegen und fielen beträchtlich langsamer.

W. R. HESS (b) fand bei seinen Katzenversuchen, daß nach Koagulationen im mittleren Hypothalamus die Blutzuckerwerte etwas stärker streuten als unter normalen Verhältnissen und daß die Regulation labiler geworden sei.

In ihrer zusammenfassenden Arbeit von 1939 erwähnen RANSON u. MAGOUN bei ihren vielen symmetrischen Ausschaltversuchen am Hypothalamus keinen eigenen experimentellen Diabetes mellitus.

Diese noch nicht einmal vollständige Aufzählung einschlägiger Tierversuche mag zunächst genügen, um die Situation zu beleuchten. Die Ergebnisse liefern kein einheitliches und klares Bild über die hypothalamische Zuckerstoffwechselregulation. Gesichert ist nur die Tatsache, daß es ziemlich regelmäßig, aber keineswegs ausnahmslos gelingt, an verschiedenen Tierarten bei Hypothalamusläsionen mit Reizung oder Ausschaltung Hyperglykämien und auch Glykosurien zu erzeugen, die aber praktisch immer einen vorübergehenden — Stunden bis einige Tage anhaltenden — Charakter haben. Es ist selbstverständlich, daß diese passagere Blutzuckersteigerung nicht mit dem Diabetes mellitus gleichgesetzt werden darf. Die experimentelle Erzeugung eines echten Diabetes mellitus ist auf diesem Wege offensichtlich nicht möglich. Wenn gelegentlich nur beim Kaninchen eine länger anhaltende Glykosurie beobachtet wurde, so darf man dieses Ergebnis nicht einfach verallgemeinern und auf andere Tiere oder gar den Menschen übertragen, da die Kohlenhydratstoffwechselregulation beim Kaninchen besonders labil ist und passagere periodische Glykosurien auch öfter spontan vorzukommen scheinen. Es ist auch nicht gelungen, diesen hyperglykämisierenden Effekt im Hypothalamus näher zu lokalisieren. Er kommt auch anderen Stellen im Gehirn zu, ohne allerdings immer so ausgeprägt zu sein.

KROLL u. REISS haben kürzlich auch am Menschen diesen akuten Effekt in einem Falle während einer Operation durch elektrische Reizung des Hypothalamus reproduziert.

Die Regulationsverhältnisse des Zuckerhaushaltes im Hypothalamus werden dadurch noch unübersichtlicher, daß es auch vereinzelt gelungen ist, statt Hyperglykämien *Hypoglykämien*, verstärkte Insulinempfindlichkeit und eine herabgesetzte Reaktionsfähigkeit gegen Adrenalin experimentell hervorzurufen.

MIKI berichtete 1932 für die Katze, daß Zerstörungen der Paraventrikular-kerne eine starke Hypoglykämie herbeiführe (während ihre Irritation Hyper-glykämie erzeuge, s. oben). Von der Umgebung dieses Kerngebietes sowie von der Großhirnrinde, dem Striatum, dem Nucleus ruber, Thalamus, Corpus sub-thalamicum Luysi und den Corpora mamillaria war eine solche Wirkung nicht zu erzielen.

D'AMOUR u. KELLER sahen 1933 bei Versuchen am Hund in einigen Fällen (!) eine Hypoglykämie bei Querschnitten durch den vorderen Hypothalamus, die bei anderen Tieren fehlte. Sie war auch nicht zu erreichen mit Querläsionen des mittleren Hypothalamus oder bei Exstirpationen seines ventralen Drittels. Daß komplette Entfernung und Querdurchtrennung des hinteren Hypothalamus Hyperglykämien passagerer Art hervorriefen, erwähnten wir schon (s. oben).

Auch BARRIS u. INGRAM konnten 1936 bei 10 ihrer 55 Katzen (s. oben), zum Teil auch nach anfänglicher, vorübergehender Hyperglykämie, eine Hypo-glykämie bei symmetrischen Ausschaltversuchen am Hypothalamus erzeugen. Diese Hypoglykämie trat häufiger — aber nicht regelmäßig (!) — bei Läsionen des vorderen Hypothalamus und bei Einbeziehung der Paraventrikularkerne auf. Individuelle Ausnahmen kamen vor. Die Tiere waren noch 4 Monate nach dem Eingriff gegen Insulin empfindlicher und reagierten auf Adrenalin weniger als Normaltiere. Die Autoren ließen die Frage offen, ob die Störung des Kohlen-hydrathaushaltes bei diesen Experimenten eine Folge des direkten Nervenreizes auf viscerale Organe oder ein Effekt auf die Hypophyse sei. Die gleiche Insulin-empfindlichkeit sieht man nach ihnen bei Hypophysektomie, partieller oder totaler Nebennierenentfernung, Durchtrennung des oberen Brustmarkes, Splanch-nicusdurchschneidung und subtemporaler Freilegung der Hypophyse ohne ihre Entfernung.

Im gleichen Jahr bestätigten CLEVELAND u. DAVIS sowie INGRAM u. BAR-RIS an Katzen und Affen (s. oben) bei Zerstörung der Paraventrikularkerne, der ventromedialen, perifornikalen Kerne und der Ventrikelwand eine gesteigerte und verlängerte Insulinreaktion und eine verminderte Adrenalinempfindlichkeit.

LONG bezeichnete es 1940 als durchaus fragwürdig, ob es sich hierbei um einen spezifisch hypothalamischen Effekt handele.

In der gleichen Richtung eines hypoglykämisierenden Einflusses liegen Wir-kungen vereinzelter experimenteller Eingriffe am Hypothalamus, nach denen der Pankreasdiabetes sich bessern soll:

HOUSSAY u. BIASOTTI (a, b) konstatierten 1931, daß bei der Kröte Kaute-risierung des Infundibulum den experimentellen Pankreasdiabetes weitgehend abschwäche oder aufhebe. Am Hunde begegnete ihnen dagegen dieser Effekt auf den Pankreasdiabetes nicht, wenn sie auf 4 mm Tiefe die Hypothalamus-basis vom Hypophysenstiel bis hinter die Mamillarkörper kauterisierten.

DAVIS, CLEVELAND u. INGRAM gelang es 1935 an einigen Katzen, den Pankreas-diabetes durch symmetrische Hypothalamusläsionen aufzuheben oder zu ver-mindern, wenn sie im Tuber cinereum gering rostrodorsolateral zu den Mamillar-körpern auf der Höhe des ventromedialen hypothalamischen Kernes lagen.

Ein Jahr später bestätigten CLEVELAND u. DAVIS dieses Ergebnis nochmals.

Nach FULTON (S. 239) sollen BROBECK und LONG an partiell pankreatekto-mierten Ratten durch Hypothalamusläsionen diese Wirkung auf den Diabetes nicht haben erreichen können; wohl gelang es ihnen aber, bei derartig präparierten Tieren einen Diabetes zu erzeugen, wenn durch Hypothalamusläsion eine Hyperphagie provoziert wurde.

Dieser der diabetischen Stoffwechsellage entgegengesetzte, hypoglykämisierende Effekt, der sich eventuell in Erniedrigung des Blutzuckers, öfter in einer Insulinempfindlichkeit, verminderten Ansprechbarkeit auf Adrenalin und möglicherweise in einer Besserung des Pankreasdiabetes äußert, scheint nur selten beobachtet zu werden. Er hat im Gegensatz zu dem viel häufigeren, passageren hyperglykämisierenden Effekt mehr Dauercharakter. Die Lokalisationsfrage ist noch offen. Wenn überhaupt, dürfte der vordere Anteil des Hypothalamus hierfür mehr verantwortlich sein als sein hinterer Abschnitt. Zweifellos hat die Vorstellung etwas Bestechendes, daß vom vorderen Hypothalamus im Rahmen einer mehr parasympathischen Repräsentation die hypoglykämisierenden Effekte und vom hinteren Hypothalamus mit seiner überwiegend sympathischen Wirksamkeit die hyperglykämisierenden Einflüsse ausgingen, wenn diese Trennung wirklich berechtigt wäre und die Experimentalergebnisse dies mit einiger Regelmäßigkeit belegten. Die oben gegebene Zusammenstellung spricht dagegen. Es ist auch nicht erklärt, warum die hypoglykämische Tendenz — wenn sie überhaupt vorkommt — mehr Dauercharakter hat, während sich die gegenteilige schnell erschöpft. Die Verhältnisse sind in dieser Beziehung noch völlig problematisch und harren einer weiteren Klärung durch das Experiment. Sie sind bisher so unsicher, daß sie eine klinisch verwertbare Theorie nicht zu tragen vermögen.

Unter Zugrundelegung dieser an vielen Hunderten von Tieren gewonnenen Erfahrungen mutet es eigentümlich an, wenn praktisch ausschließlich im deutschen Schrifttum immer wieder zur Begründung der hypothalamischen Natur des Diabetes mellitus oder seiner vorwiegend neurogenen Genese die einzige Beobachtung von STRIECK angeführt wird, der angeblich für diese Theorie den Experimentalbeweis geliefert habe. STRIECK teilte 1937 mit, daß er bei *einem* Hund nach Silbernitratinjektion in den Hypothalamus eine 2 Monate anhaltende Hyperglykämie und Glykosurie mit Polydipsie und Polyurie erzeugt habe. Das Tier starb nach 2 Monaten an einer Pneumonie. Es wies eine ziemlich ausgedehnte Zerstörung des Tuber cinereum und des zentralen Höhlengraues auf. Das Infundibulum war durchstochen. Pankreas und Hypophyse sollen angeblich intakt gewesen sein. Obwohl STRIECK in seiner Auslegung dieser Beobachtung keinen eindeutigen Standpunkt bezog, wurde dieser solitäre Tierversuch bei uns das Hauptargument des zentralen Diabetes auf dem Teilgebiet der experimentellen Erfahrung!

Zur Kritik mag bemerkt werden, daß STRIECK bei einem anderen Hunde einen Spontandiabetes sah, daß bei der Art des groben experimentellen Vorgehens (temporaler Zugang zum Hypothalamus mit Silbernitratinjektion) eine Mitbeteiligung der Hypophyse gar nicht ausgeschlossen werden kann und daß gerade beim Hund die topographischen Beziehungen zwischen Hypophyse und Zwischenhirn so eng sind, daß hier eine Trennung beider Wirksphären am wenigsten gelingt. Eine Reproduzierung dieser Beobachtung ist bisher nicht bekannt geworden.

Als zweiter Experimentalbeweis für den diencephalen Diabetes mellitus wird weiterhin meist ein Affenversuch von RANSON, FISHER u. INGRAM angeführt.

Diese Autoren legten bei 50 Affen und 300 Katzen unter einwandfreien Experimentalbedingungen bilaterale Läsionen im Hypothalamus. Ein Affe bekam 3 Wochen nach der Operation unter Polyphagie eine zunehmende Fettsucht, so daß er in 3 Monaten sein Gewicht verdreifachte. Nach 9 Monaten entwickelte sich ein Diabetes mit Hyperglykämie, starker Glykosurie, Acetonurie und Polyurie. Bei der Sektion erwiesen sich die Pankreasinseln als hydropisch degeneriert, während die anderen endokrinen Drüsen intakt waren. Die Beobachtung ist zweifellos beachtlich. Sie beweist allerdings für den diencephalen Diabetes nicht sehr viel, weil alle anderen Versuche an einer so großen Zahl von Tieren negativ verliefen und weil der Diabetes erst so spät im Rahmen einer schweren Fettsucht mit Polyphagie auftrat. Es ist sehr naheliegend, hier an eine sekundäre Erschöpfung der Pankreasinseln infolge der Polyphagie zu denken, eine Deutung, die auch HAUSBERGER gibt. Auch eine Beteiligung der Hypophyse ist nicht ausgeschlossen.

Überblickt man die gesamten Ergebnisse der tierexperimentellen Grundlagen des sog. zentralen Diabetes mellitus, so muß man feststellen, daß er experimentell nicht belegt ist. Gesichert ist nur eine zentralnervöse Einflußnahme auf den Kohlenhydrathaushalt im Sinne eines kurzen, vorübergehenden hyperglykämisierenden Effektes, der sich durch eine sympathische Erregung erklärt, deren Wirkung sich auf den bekannten Bahnen über Nebenniere und die Leber vollzieht. Die Hypophyse hat hieran wahrscheinlich keinen wesentlichen Anteil, da die Hypophysektomie ihn nicht unterbindet. Ein hypoglykämisierender Einfluß des Zwischenhirns ist möglich. Seine endgültige Aufklärung bedarf aber noch weiterer experimenteller Forschung. Die zentralnervöse Hyperglykämie ist nicht ausschließlich vom Zwischenhirn her zu erregen, sondern auch von verschiedenen anderen Teilen des Gehirns. Eine strenge Lokalisation in ein bestimmtes Kerngebiet ist nicht möglich.

Für *längerdauernde* Umstellungen im Kohlenhydrathaushalt in Richtung des Diabetes bedarf es zweifellos einer besonderen Erklärung. Es ist naheliegend, hier in erster Linie an den Hypophysenvorderlappen zu denken, zumal seine zentrale Stellung im Kohlenhydrathaushalt experimentell und klinisch gesichert ist und er die engsten Nachbarschaftsbeziehungen zum Hypothalamus hat. Hiermit wird ein besonders schwieriges Thema berührt, das viele dadurch umgehen, daß sie von einer untrennbaren funktionellen Einheit (Hypophysen-Zwischenhirnsystem) sprechen. Dieser Standpunkt hat insofern seine Berechtigung, als wir nervale und endokrine Verknüpfungen besonders in der Peripherie vielfach nicht trennen können und diese beiden entwicklungsgeschichtlich gesondert entstandenen Regulationssysteme sich so eng durchflechten, daß sie im intakten Organismus und in der Funktion vielfach eins sind. Das darf aber nicht verhindern, daß wir soweit als möglich versuchen, uns Vorstellungen über die gegenseitigen Verbindungen und das Ausmaß ihres Anteils an einem bestimmten Regulationsvorgang zu machen; denn hiervon hängt die Deutung klinischer Krankheitszustände ab. Für den Hypophysenhinterlappen wird die direkte nervale Verbindung zum Hypothalamus und insonderheit zu bestimmten Kerngruppen heute weitgehend anerkannt. Für den Hypophysenvorderlappen dürfte dies nicht zutreffen. Er wird — analog den anderen endokrinen Drüsen — in erster Linie über das Halsmark auf dem Wege der Gefäße vegetativ versorgt.

Seine Verbindungen mit dem Zwischenhirn könnten sich höchstens direkt stofflich über den Hypophysenstiel oder über das Gefäßsystem vollziehen, da direkte Gefäßverbindungen zum Hypothalamus bestehen, zu denen Fasern des Hypothalamus nach Angabe einiger Autoren ziehen sollen. Wieweit und in welcher Richtung diese Wege tatsächlich beschritten werden, ist noch offen. Daß die Hormone des Hypophysenvorderlappens direkt am Zwischenhirn angreifen, ist in letzter Zeit immer zweifelhafter geworden. Soweit für die kohlenhydratstoffwechselaktiven Prinzipien des Vorderlappens solche Theorien aufgestellt wurden [LUCKE, GAGEL (a, d) u. a.], entbehren sie eines genügenden Beweises. C. F. SCHMIDT und v. BOGAERT (a) haben die Unempfindlichkeit des Zwischenhirns für Hypophysenhormone experimentell belegt. Auch Adrenalin hat keinen zentralen Angriff am Zwischenhirn. W. R. HESS (b) sieht die Hormonwirkung ebenfalls im wesentlichen peripher gelegen. Auch die Abklemmungsversuche des Hypophysenstiels (MAHONY u. SHEEHAN) bei bestimmten Affen mit genügend langem Hypophysenstiel, die unverminderte Wirksamkeit nach Drüsentransplantation oder Injektion der Extrakte sprechen dafür. Wegen der sehr wechselnden anatomischen Beziehungen zwischen Pars tuberalis der Hypophyse und dem Infundibulum haben die Experimente an verschiedenen Tieren zu widersprechenden Resultaten und Ansichten geführt. Auch die endokrine Potenz des Hypothalamus ist wenigstens im Funktionsbereich des Kohlenhydrathaushaltes äußerst fraglich. Das Gros der Tierexperimente am Zwischenhirn ist bezüglich des Kohlenhydratstoffwechsels eine Stütze dieser Ansicht, indem sie nur eine vorübergehende, höchstwahrscheinlich nerval — sympathisch — bedingte Hyperglykämie ergaben, die ohne wesentliche Mitwirkung der Hypophyse zustande kommen dürfte. Für die viel seltenere Hypoglykämie ist ein ähnlicher — parasympathischer — Effekt noch nicht erwiesen. Da es sich hierbei offensichtlich auch um eine längerdauernde Wirkung handelt, wird man die Möglichkeit einer Mitbeteiligung der Hypophyse sehr in Erwägung ziehen müssen, die sich aus den engen Nachbarschaftsbeziehungen und eventuell aus den Gefäßverbindungen erklären könnte, ohne daß man darin bisher eine direkte Nervenwirkung sehen müßte. Für alle derartigen Dauerwirkungen in der Funktionsumstellung scheinen die hormonalen Einrichtungen sehr viel geeigneter als die rein nervösen. Wir sind diesen Verhältnissen bei der Hypertonie und dem Ulcus in ganz ähnlicher Weise begegnet. Es kommt weiter hinzu, daß der gesamte periphere Regulationsapparat hier entscheidend einzugreifen und daß seine vorbestimmte Reaktionsbereitschaft den akuten Anstoß zu fixieren vermag. Auf diese Weise kann eine zentrale Krankheitsgenese vorgetäuscht werden. Für den äußerst seltenen zentralen Dauerdiabetes ist unseres Erachtens eine andere Deutung bei dem Ergebnis der Tierversuche überhaupt nicht möglich — einerlei, ob man ihn hypophysär oder peripher erklären will. Bisher haben wir keine Möglichkeit, diese beiden Mechanismen zu trennen. Letzten Endes laufen sie auch beide auf eine Erschöpfung des Inselsystems im Pankreas hinaus. Die vorwiegend endokrine Genese derartiger Dauerzustände im Kohlenhydrathaushalt wird schließlich auch dadurch nahegelegt, daß sie von der Hypophyse aus praktisch jederzeit experimentell durch Steigerung oder Abschwächung ihrer Funktion reproduziert werden kann, während dies vom Hypothalamus allein einigermaßen sicher nicht gelingt. In jüngerer Zeit deutet sich für den Kohlenhydrathaushalt im Sinne der diabetischen

Störung noch eine andere Erklärungsmöglichkeit an. Es ist dies die Erschöpfung des Inselsystems durch eine zentral (diencephal) ausgelöste Hyperphagie. Voraussetzung dafür scheint aber ein entsprechend anfälliges peripheres Regulationssystem zu sein. Es handelt sich hier sicher um ein Ausnahmephänomen, das aber auch wieder die Fragwürdigkeit einer rein zentral orientierten Theorie der Krankheitsgenese eindrucksvoll beleuchtet.

Es dürfte sich aus diesen zweifellos noch mit gewissen Hypothesen belasteten Auswertungen der Tierexperimente zum sog. zentralen Diabetes mellitus grundsätzlich so viel ergeben, daß die rein neurogene Theorie auf äußerst schwachen Argumenten basiert und daß der neurale Regulationsvorgang im Zuckerhaushalt für die pathologische Dauereinstellung nur von untergeordneter Bedeutung sein dürfte. Das besagt nicht, daß nicht im Diabetes und bei der Hypoglykämie neurogene Einwirkungen ständig auch ablaufen und mitgestalten können. Der entscheidende Vorrang kommt aber doch den hormonalen Kräften zu, deren dauerhafte Umstellung ins Pathologische allein durch nervale Einflüsse ohne entsprechende Prädisposition nicht vorkommen dürfte.

In der Klinik wird für den menschlichen Diabetes mellitus die Frage nach der Bedeutung zentralnervöser Einflüsse immer noch nicht einheitlich beantwortet. In der Ära vor dem MINKOWSKIschen Pankreasdiabetes waren es bei der allgemeinen Unklarheit über die Genese dieser Stoffwechselstörung vor allem der CLAUDE BERNARDsche Zuckerstich und Beobachtungen von Einzelfällen mit zentralnervösen Erkrankungen bei gleichzeitigem Diabetes, die das neurogene Moment in den Vordergrund treten ließen. Die wachsende Einsicht in die Bedeutung des Inselsystems brachte die Auffassung des Diabetes als Organerkrankung des Pankreas mit sich. Die weitere Aufklärung anderer endokriner Einflüsse auf den Kohlenhydrathaushalt und ihre mögliche Abhängigkeit von nervösen und psychischen Vorgängen führte schließlich dazu, den Diabetes mellitus als Regulationskrankheit anzusehen. Es herrscht in der Klinik heute darüber eine einigermaßen einheitliche Auffassung, daß der ausgeglichene Kohlenhydrathaushalt einen Gleichgewichtszustand zwischen zwei konträren Wirkgruppen darstellt, auf deren einer Seite das β-Zellsystem der Pankreasinseln und auf deren anderer Seite der Hypophysenvorderlappen, die Nebenniere, die Schilddrüse (vielleicht die Keimdrüsen), die α-Zellen der Pankreasinseln und die Leber stehen. Das Nervensystem vermag mit vorwiegend sympathischen oder parasympathischen Effekten diese hormonale Determinierung des Zuckerhaushaltes in verschiedener Richtung zu steuern. Soweit diese generelle Analyse für den Diabetes zur Diskussion steht, gibt es kaum Differenzen der Auffassung. Sobald aber im konkreten Falle für die Pathogenese des Diabetes mellitus die Valenz dieser einzelnen Faktoren abgeschätzt werden soll, divergieren die Ansichten — besonders bei uns in Deutschland — heute noch sehr erheblich. Das eine Extrem stellen jene Autoren dar (UMBER, JOSLIN, WILDER u. v. a.), für die jeder Diabetes ein Pankreasdiabetes ist, das andere in der reinsten Verkörperung VEIL u. STURM, die im Diabetes ein „neurologisches Symptom" sehen, indem sie die nervöse diencephale Steuerung des Kohlenhydrathaushaltes ganz einseitig in den Vordergrund stellen und ihr alle übrigen Systeme großzügig unterordnen. Zwischen diesen beiden Anschauungen bewegt sich in gewissen Nuancierungen die Auffassung des Diabetes als Regulationskrankheit.

Es erscheint im Rahmen unserer Betrachtung nicht erforderlich, die Ansichten einzelner Autoren in diesen Streitfragen hier näher aufzuführen. Es obliegt uns vielmehr zu erörtern, welche Gesichtspunkte im einzelnen für die zentrale Genese des Diabetes angeführt werden und wie es um ihre kritische Wertung steht.

An erster Stelle sei hier das Ergebnis der Tierversuche genannt. Von denjenigen Autoren, die der zentralnervösen Regulation in der Genese des Diabetes das Primat zusprechen, wird gewöhnlich das Hundeexperiment von STRIECK und der Diabetes des Affen von RANSON, FISHER u. INGRAM zitiert sowie die Möglichkeit, auf zentralnervösem Wege eine Hyperglykämie und Glykosurie zu reproduzieren oder den experimentellen Pankreasdiabetes zu mildern, herausgestellt. Wir haben im vorausgehenden gerade diese Ergebnisse des Experimentes so ausführlich erörtert, um zu zeigen, wie wenig in Wirklichkeit die zentrale Diabetestheorie durch sie gestützt wird. Wir verweisen auf das Gesagte und fassen hier nur noch einmal zusammen, daß *die auf den Tierexperimenten basierenden Schlüsse zur zentralen Genese des Diabetes mellitus keine hinreichende Beweiskraft für den dominierenden Einfluß dieses Regulationsfaktors besitzen.*

An zweiter Stelle wird auf anatomische Befunde am Diabetikergehirn zurückgegriffen. Besonders in der alten Klinik spielte dieser Gesichtspunkt eine große Rolle, wobei gleichzeitig auf das Fehlen entsprechender Strukturveränderungen am Pankreas hingewiesen wurde. Es genügt heute, hierzu summarisch festzustellen, daß vereinzelt positiven Beobachtungen viele negative gegenüberstehen und daß von einer irgendwie nennenswerten Regelmäßigkeit dieser Befunde gar keine Rede sein kann. Soweit Gefäß- und Degenerationsprozesse erörtert werden, sind sie wahrscheinlich eher Folgezustände als Ursache des Diabetes. Derartige als verantwortlich herausgestellte histologische Veränderungen werden vielfach ohne Diabetes gesehen. Auch der Hinweis auf die negativen Befunde am Pankreas entspricht den modernen Anforderungen nicht mehr, da früher eine feinere Differenzierung der α- und β-Zellen des Pankreas nicht vorgenommen wurde. Für andere organische Erkrankungen des Nervensystems, von denen wir hier die Tumoren und Traumen noch ausnehmen wollen, hat sich gleichfalls eine Häufung mit Diabetes nicht erweisen lassen.

Die Vertreter der Regulationstheorie führen eine Reihe von Gesichtspunkten an, aus denen besonders die Labilität des Zuckerstoffwechsels im Diabetes und seine Abhängigkeit von verschiedenen endo- und exogenen Konstellationen hervorzuheben ist. KATSCH hat beispielsweise vor einiger Zeit eine solche Zusammenstellung gegeben und die Ansicht ausgedrückt, daß auch zentrale Lenkungen „für Wesen und Wandel dieser Krankheit" so wesentlich seien, „daß sie in ihr stets ein Hauptstück, oft das ausschlaggebende" darstellten. Hier ist der Subjektivität der Anschauungen ein breiter Spielraum gegeben. Sicher lassen sich zentralnervöse Regulationen auch im Diabetes nicht leugnen. Es fragt sich nur, wie weit sie wirklich reichen und wie sehr sie in der Genese dieser Erkrankung entscheidend sind. Man kann derartige Beobachtungen bei vielen anderen Erkrankungen machen, ohne daß sie deshalb einen zentralnervösen Ursprung zu haben brauchen. Mit dem gleichen Recht kann man solche Schwankungen und Abhängigkeiten des Diabetes von bestimmten Situationen auch vorwiegend endokrin und humoral deuten. Dieses Problem ist nicht mit allgemeinen Erörterungen und Beispielen an dem einen oder anderen Falle zu lösen, sondern nur mit wirklich exakten, auch zahlenmäßigen Unterlagen, aus denen ersichtlich ist, daß solche Zusammenhänge in der Genese des Diabetes wirklich häufiger sind als sonst und daß die ursächlichen Faktoren ihren Angriff unzweifelhaft am Nervensystem haben. Verschiedentlich ist auch die Insulinresistenz als Zeichen eines zentralen Diabetes gewertet worden. Abgesehen davon, daß andere sie als Zeichen eines hypophysären Diabetes ansehen, kommt sie auch beim echten Pankreasdiabetes vor. Die nachfolgend aufgeführten Erfahrungen sprechen nicht dafür, daß man den zentralnervösen Regulationsstörungen und Erkrankungen generell in der Entstehung des Diabetes eine entscheidende Rolle zuerkennen kann. Ausnahmefälle kommen vor. Sie dürfen aber nicht verallgemeinert werden, weil man bei ihnen bestimmte Prädispositionen dringend vermuten muß.

Damit kommen wir zu der Feststellung, daß die Frage nach dem allgemeinen Wert des zentralen Faktors in der Genese des Diabetes am Einzelfall überhaupt nicht sicher zu klären ist. Dies hat unter anderem auch BARTELHEIMER zugegeben. Es bedarf zur Erhärtung solcher Beziehungen immer auch des statistischen Verfahrens, aus dem eine überzufällige Häufung bestimmter Verknüpfungen ersichtlich sein muß. Es ist nun sehr aufschlußreich zu sehen, daß die zentrale Theorie des Diabetes immer mit der Vorweisung von Einzelfällen zu begründen versucht wird, daß die betreffenden Autoren aber darüber hinaus eine statistische Beweisführung nicht antreten. Derartige Einzelfälle könnten einmal zufällige Kombinationen einer Erkrankung des Nervensystems und des sowieso nicht seltenen Diabetes sein. Die betreffenden Affektionen des Gehirns könnten bei Etablierung in der Nähe der Hypophyse oder durch Fernwirkungen (Druck, Zirkulation) den Vorderlappen direkt aktivieren, ohne daß sich ein nervöser Übertragungsmechanismus einzuschalten brauchte. Vor allem wird man aber damit rechnen müssen, daß der periphere Regulationsapparat des Kohlenhydrathaushaltes nicht in allen Fällen gleich stabil fundiert ist und daß es Individuen geben wird, bei denen auch ein zentralnervöser Impuls dieses labilere Gleichgewicht endgültig zerstören kann. Dabei brauchte dieser nervöse Einfluß noch keinesfalls einen Dauercharakter zu haben, sondern er könnte auch im Sinne eines Anstoßes wirksam sein und die Perpetuierung von der Peripherie übernommen werden. Ebensowenig wäre es dann erforderlich, daß dieser Reiz an sich organspezifisch pathoplastisch wäre, da die Art seines Effektes von der Peripherie bestimmt würde. Damit würde sich auch die cerebrale Lokalisationsfrage vereinfachen können.

Wenn man also Einzelfälle dieser Art aus der Vielzahl von Diabetikern herausnimmt und aus der in einem solchen Ausnahmefall vielleicht zutreffenden zentralnervösen Genese besonderen Sinnes Rückschlüsse auf die Pathogenese des Diabetes ganz allgemein zieht, so ist dieses Resultat nicht verbindlich. Deswegen kann auch die zentralnervöse Genese des Diabetes nicht allein durch einige Einzelfälle bewiesen werden. Es muß dazu auch die Statistik herangezogen werden. Schließlich wird dadurch, daß solche Ausnahmefälle immer wieder publiziert werden, ohne daß das Ausgangsmaterial an Diabetikern und ähnlich gelagerte negative Fälle bekanntgegeben werden, der Eindruck erweckt, als handle es sich hierbei um ein relativ häufiges Vorkommnis. Sammlungen einer solchen Kasuistik begünstigen diesen Eindruck.

In erster Linie sind es Tumoren an der Basis der mittleren Schädelgrube und Hirntraumen, die das Hauptkontingent solcher Einzelkasuistiken ausmachen.

Stellt man ihnen *Sammelstatistiken* gegenüber, so ergibt sich ein völlig anderes Bild.

Wir wollen einige derartige Vergleiche durchführen, ohne auf die in der Literatur niedergelegten Einzelfälle näher einzugehen.

Schon DAVIDOFF u. CUSHING stellten 1927 an 100 Fällen von Akromegalie fest, daß der häufige Diabetes der Akromegalen nichts mit der Größe und dem Druck des Tumors auf das Gehirn zu tun habe.

GAGEL (a) sah an dem Material der FÖRSTERschen Klinik bei Tumoren des Hypothalamus, die langsam wuchsen, auch bei Belastungen keine Störungen des Kohlenhydrathaushaltes. Nur ein Fall eines verdrängenden Glioms mit einem addisonartigen Syndrom bot einen erhöhten Blutzucker. Da er auch bei 8 Diabetikern histologisch mit Ausnahme von Veränderungen ganz frischer Natur keine Befunde am Zwischenhirn erheben konnte, die für die Störung des Zuckerstoffwechsels hätten verantwortlich gemacht werden können, lehnte er es ab, daß Erkrankungen des Hypothalamus zu einem Diabetes führen.

Einen besonders wertvollen Beitrag zu dieser Frage lieferte BROUWER, der 15 genau klinisch und histologisch untersuchte Fälle mit Destruktionen des Hypothalamus auch auf diabetische Zeichen analysierte. Er traf nur einmal einen intermittierenden Diabetes mellitus bei einer Mißbildung des Hypothalamus und einmal einen solchen bei einem den Thalamus zerstörenden Gliom, wo gleichzeitig aber eine erbliche Belastung (Mutter und Schwester) bestand. Sonst waren auch bei Destruktion der Paraventrikularkerne keine diabetischen Stoffwechselstörungen bei seinen Fällen zur Beobachtung gekommen. Er bezeichnet seine Stellungnahme zum extrainsulären zentralen Diabetes als äußerst skeptisch.

OBERDISSE traf bei 102 suprasellär sich ausdehnenden Tumoren (chromophobe Hypophysenadenome, Kraniopharyngeome, sonstige supraselläre Prozesse) nur zweimal einen echten Diabetes. Der eine davon wies eine erbliche Belastung auf, der zweite nicht. Er wurde als Zufallstreffer gewertet. ,,Ich muß demnach feststellen, daß sich bei langsam wachsenden suprasellären Tumoren kein Anhalt für die diencephale Genese des Diabetes mellitus ergeben hat,‘‘ faßt er seine Stellungnahme zusammen.

WILD u. SIMON haben in der BODECHTELschen Klinik bei 70 Fällen von Tumoren des Hypophysenzwischenhirnsystems das Verhalten des Kohlenhydratstoffwechsels mit Traubenzucker-, Adrenalin- und Insulinbelastung näher studiert und festgestellt, daß nur sekretorisch aktive Tumoren relativ oft zu einer diabetischen Stoffwechsellage führen, daß aber die nur verdrängend oder zerstörend auf das Zwischenhirn einwirkenden Prozesse keine solche Wirkung entfalten. Hier kamen nur verhältnismäßig selten pathologische Reaktionen vor, die an sich unspezifisch waren, bei den Einzelfällen je nach Art der Belastung und auch bei Wiederholungen dissoziierten und die vom Sitz und der Größe der Tumoren nicht abhingen. Es erwies sich die humorale Steuerung des Kohlenhydrathaushaltes als so überlegen und umfassend, daß die nervalen Einflüsse von untergeordneter Bedeutung erschienen, soweit es sich nicht um akute Ereignisse handelte.

Simon machte die gleichen Erfahrungen bei chronischen Hirnprozessen der verschiedensten Art. Es erschien ihm nicht möglich, Veränderungen der Blutzuckerkurven nach Injektionen von Adrenalin und Insulin auf eine Schädigung diencephaler Zentren zu beziehen. Bei akuten Hirnschäden waren unabhängig von ihrem Sitz vorübergehende abnorme Reaktionen auf Insulin und Adrenalin die Regel. Mit Besserung der Erkrankung erfolgte eine Annäherung an die Norm.

Allein diese Zahlen zeigen schon die große Seltenheit des Diabetes bei chronisch raumbeengenden oder destruktiven Prozessen in der Zwischenhirngegend und seine eindeutige Abhängigkeit von der endokrinen Potenz des Hypophysenvorderlappens. Für die ganz vereinzelt positiven Fälle wird man an die Möglichkeit einer Mitbeteiligung der Hypophyse aus Gründen der Nachbarschaft oder an die obengenannten Prädispositionen denken. Jedenfalls sind diese Ergebnisse mit der Vorstellung einer vorwiegend diencephal gesteuerten Regulation des Kohlenhydrathaushaltes nicht vereinbar.

Nicht anders steht es mit den statistischen Erhebungen bei Hirntraumatikern. Gerade an ihrem Beispiel hat man den zentralen Diabetes immer wieder erweisen wollen. In der Tat gibt es vereinzelte Beobachtungen, wo sich an ein gröberes Hirntrauma akut ein Diabetes mellitus angeschlossen hat. Wir wollen diese Einzelbeobachtungen aus der Literatur hier nicht weiter zitieren (Fälle bei Veil u. Sturm, Liebig, Berning, Curschmann, Arneth, Carstens u. v. a.). Sie werden von keinem Kenner der Verhältnisse geleugnet, allerdings nicht einheitlich beurteilt. Von der Annahme einer zufälligen Kombination zweier nicht seltener Krankheiten über die Verschlimmerung einer anlagemäßigen Bereitschaft bis zur rückhaltlosen Bejahung eines primär traumatischen diencephalen Diabetes bewegen sich die theoretischen Vorstellungen der einzelnen Autoren auch heute noch. Die Begründungen sind in den einzelnen Gruppen mehr oder weniger einheitlich. Die ablehnenden Stellungnahmen fußen vor allem auf statistischen Erhebungen (Umber, Gottstein u. Umber, Joslin) und der Vorstellung, daß letztlich das Pankreas über den Diabetes entscheide; die vermittelnden betonen, daß die Kohlenhydratstoffwechsellage vor dem Trauma und die Anlage in der Sippe meist nicht genügend durch sorgfältige Untersuchungen gesichert seien, so daß eine latente Disposition nicht ausgeschlossen werden könne; die bejahenden stützen sich auf die obengenannten positiven Tierversuche, auf eine Kritik der Statistik, auf das Überzeugende der Einzelbeobachtung und eine Abschwächung des Wertes der Erbanlage.

Auseinanderzuhalten sind hierbei die akuten, vorübergehenden Hyperglykämien und Glykosurien nach gröberen Hirntraumen, der echte Diabetes mellitus, der im engen zeitlichen Zusammenhang mit einem Hirntrauma auftritt, und jener Diabetes, den man als Spätdiabetes bezeichnen könnte, so wie ihn Veil u. Sturm inauguriert haben.

Die akuten Hyperglykämien und Glykosurien nach Hirntraumen sind häufig und auch unumstritten. Durch Belastungen mit Traubenzucker oder Insulin läßt sich die Quote der positiven Fälle noch erhöhen, so daß diese hyperglykämische Tendenz fast als Regelphänomen angesehen werden kann. Ebenso sicher ist aber auch ihre Flüchtigkeit erwiesen. Da es sich hierbei um eine vorübergehende Aktivierung ergotroper (sympathischer) Wirkungen handeln dürfte, sind die Beziehungen zum echten Diabetes nur sehr bedingt gegeben. Der Spätdiabetes von VEIL u. STURM ist ein völlig hypothetisches Krankheitsbild, das sich bisher keinerlei ernsthafter Zustimmung erfreut. Umstritten bleiben die Frühfälle von Diabetes nach Hirntrauma mit kurzem Intervall von Tagen, Wochen oder höchstens einigen Monaten in ihrer Deutung, nicht in ihrer Existenz. Es besteht hier die Möglichkeit einer Aktivierung eines latenten Diabetes etwa durch den eben genannten sympathicotonisierenden Effekt des Traumas, die Möglichkeit einer Steigerung der diabetogenen Funktion der Hypophyse direkt durch die Läsion oder indirekt über nervöse Einflüsse und schließlich die öfter entwickelte Vorstellung, daß das Trauma ein beherrschendes Zuckerzentrum in seiner Funktion umstelle, wobei die Frage der Lokalisation gleichzeitig hineinspielt.

Wir führten schon aus und begründeten, daß unseres Erachtens die Einzelbeobachtung allein nicht ausreicht, diese Frage generell zu lösen. Man kann dabei an den statistischen Erfahrungen nicht vorübergehen. Sie seien deswegen nochmals aufgeführt und durch eigene ergänzt.

Bereits im ersten Weltkrieg hat GOLDSTEIN (a) bei 200 Stirn-, Scheitel-, Hinterhaupts- und Kleinhirnverletzten 3 Monate bis $2^3/_4$ Jahre nach der Läsion den Urin auf Zucker untersucht und in keinem Falle ein positives Resultat gehabt. Bei 30 Fällen gab er zudem 2 Std nach dem ersten Frühstück 100 g Traubenzucker per os, ohne dabei auch nur einmal eine Glykosurie anzutreffen. Er folgerte daraus, „daß die Annahme eines traumatischen Diabetes mellitus kaum mehr als berechtigt anerkannt werden" könne.

STRAUSS erfuhr 1922 bei einer Umfrage von 200 Kriegsdiabetikern, daß unter 70 Fällen, die Verletzungen als Ursache der Diabetesmanifestierung angaben, nur 7 (= 10%) ein Kopftrauma anschuldigten, während die übrigen 90% Verletzungen des Rumpfes und der Extremitäten verantwortlich machten. Bei 60 Diabetes insipidus-Fällen war das Verhältnis dagegen 13:2. Er bestätigte auch den niedrigen Anfall an Diabetikern in den Soldatenlazaretten während des Krieges und stimmte darin mit UMBER und JOSLIN überein.

SPECKMANN u. KNAUF teilten 1943 mit, daß sie auf Grund von Aktenstudien unter 122 sicheren Hirnverletzten des ersten Weltkrieges nur 2 Fälle von leichtem Diabetes und eine vorübergehende Glykosurie angetroffen hätten. Bei 120 Hirnverletzten des zweiten Weltkrieges, unter denen sich 10 mit sicheren neurologischen Zwischenhirnzeichen befanden, war der Urin aller „völlig normal".

SACK sah unter 2000 Hirnverletzten des letzten Krieges nicht einen einzigen Diabetiker. 108 Schwersthirnverletzte unter ihnen wurden einer Belastung mit 100 g Traubenzucker unterworfen. Dabei kam es nur zweimal zu einer vorübergehenden Glykosurie und nur einmal stieg der Blutzucker auf über 200 mg-% an. Im ganzen ergaben diese Blutzuckerkurven keine verwertbare Abweichung von der Norm. Er sieht mit v. NOORDEN den neurogenen Diabetes als „Wahngebilde" an.

Auch die zahlreichen Studien des Verhaltens des Blutzuckers ohne und mit Belastungen bei frischen Hirntraumatikern, wie sie GISSEL u. v. a. ausführten, zeigten immer wieder, daß aus der anfänglichen hyperglykämischen Tendenz kein Diabetes hervorgeht und daß sich auch die pathologischen Belastungskurven spätestens in einigen Wochen zu normalisieren pflegen.

Bei unseren eigenen Untersuchungen haben wir unter rund 2000 Hirnverletzten des zweiten Weltkrieges, deren Verwundung einige Monate bis etwa 3 Jahre zurücklag — in Übereinstimmung mit SACK — niemals einen Diabetiker angetroffen! Von uns wurden 103 dieser Hirnverletzten, deren Läsion in allen

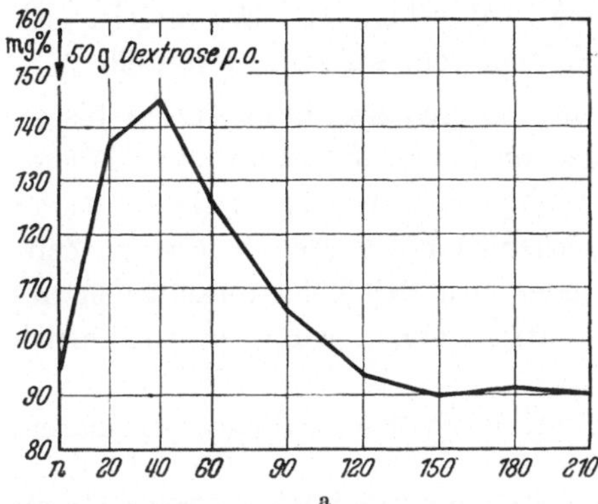

Abb. 65a. Durchschnittsblutzuckerkurve nach peroraler Dextrosebelastung bei 103 Hirnschußverletzten (s. Text).

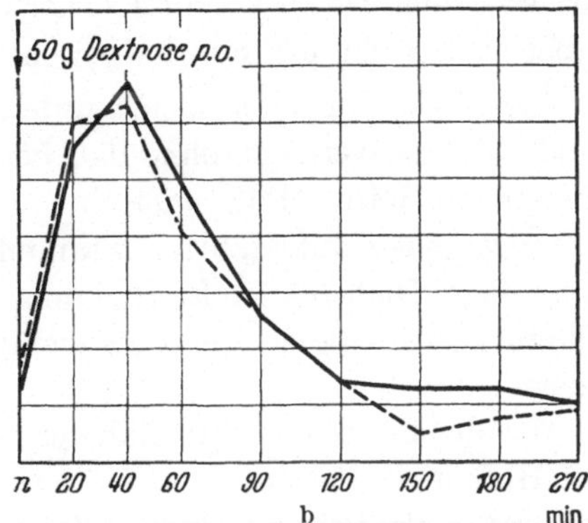

Abb. 65b. Durchschnittsblutzuckerkurven nach peroraler Dextrosebelastung bei 68 *nicht* stammhirnverletzten (—) und 35 *sicher* stammhirnverletzten (- - -) Hirnschußtraumatikern (s. Text).

Einzelheiten bekannt war, mit 50 g Traubenzucker nüchtern per os belastet, ohne daß wir je eine diabetische Blutzuckerkurve sahen. In Abb. 65a ist die Durchschnittskurve dieser Belastungsversuche wiedergegeben. Zu der Frage,

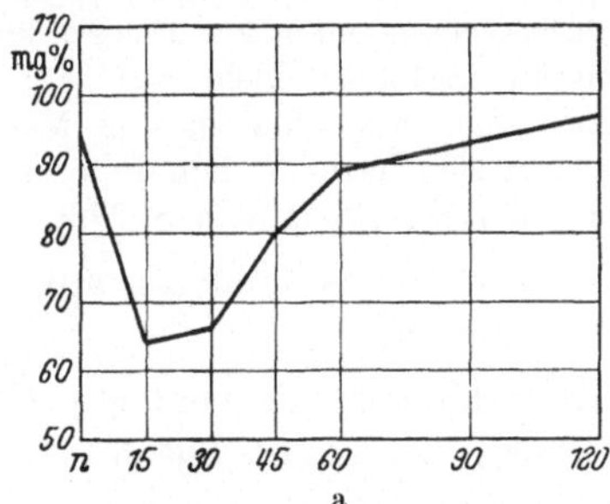

Abb. 66a. Durchschnittsblutzuckerkurve nach Insulinbelastung (1 EH auf 15 kg i. v.) bei 72 Hirnschußverletzten (s. Text).

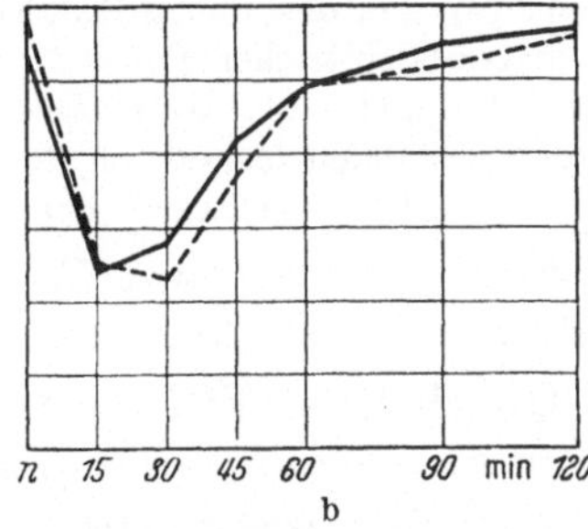

Abb. 66b. Durchschnittsblutzuckerkurven nach Insulinbelastung (1 EH auf 15 kg i. v.) bei 43 *nicht* stammhirnverletzten (—) und 29 *sicher* stammhirnverletzten (- - -) Hirnschußtraumatikern (s. Text).

ob die Lokalisation der Hirnverletzung von Bedeutung sei, haben wir die sicher Stammhirnverletzten (s. I. Teil dieser Arbeit) denen gegenübergestellt, bei denen die Läsion außerhalb des Stammhirns lag. Die Vergleichsdurchschnittskurven (s. Abb. 65b) betreffen 35 Stammhirnstecksplitterverletzte und 68 Nicht-stammhirnverletzte unter unseren Hirntraumatikern. Man erkennt, daß von einer diabetischen Tendenz der Stammhirnverletzten keine Rede sein kann; eher macht sich gegen Ende der Kurve eine unwesentliche verstärkte hypo-glykämische Reaktion — also das Gegenteil des Diabetes — bemerkbar. Auch bei der Insulinbelastung ergab sich an 72 Fällen keine im Sinne des Diabetes verwertbare Reaktionsveränderung (s. Abb. 66a). Auch hier sind die Stamm-hirnverletzten (29 Fälle) eher etwas insulinempfindlicher als die anderen (43 Fälle), wenn man diese Differenz überhaupt verwerten will (s. Abb. 66b).

Ähnlich wie die Lokalisation spielt auch die Schwere der Hirnverletzung in diesem Stadium für das Verhalten des Kohlenhydrathaushaltes keine Rolle mehr. Über ganz vereinzelte pathologische Reaktionen des Blutzuckers auf Dextrose per os und Insulin haben wir im ersten Teil unserer Arbeit berichtet. Hier war eine Mitverletzung der Hypophyse sicher oder sehr wahrscheinlich. Es handelte sich dabei auch nicht um ein diabetisches Verhalten, sondern sein Gegenteil.

230 dieser Hirnverletzten wurden durch Anfragen bei ihren Ärzten bis zu rund 7 Jahren verfolgt, ohne daß bei einem von ihnen inzwischen ein Diabetes aufgetreten wäre. Daß auch bei den verschiedenen Nachkontrollen unserer eingangs genau aufgeführten Stammhirnstecksplitterverletzten in diesem Zeitraum kein Diabetes in Erscheinung trat oder sich die Belastungskurven des Blutzuckers in dieser Richtung verändert hätten, haben wir oben ausführlich belegt.

Um die Frage des Spätdiabetes nach VEIL u. STURM nochmals zu klären, sah H. SCHERF für uns 1946 227 Versorgungsakten von sicheren Hirnverletzten des *ersten* Weltkrieges durch, deren Hirnläsion 25—30 Jahre zurücklag. Es wurde nur ein einziger Fall von Diabetes mellitus angetroffen:

Dieser Mann starb mit 49 Jahren im Coma diabeticum. Er war 28 Jahre vorher durch einen IG-Steckschuß der linken Hemisphäre verletzt worden, der eine spastische Hemiparese und Reste einer motorischen Aphasie als Dauerausfälle hinterließ (EM 100%). 20 Jahre nach der Verwundung wurde erstmals ein Diabetes festgestellt, nachdem vorher der Urin immer zuckerfrei war. Die Sektion ergab, daß das linksseitig parietooccipital eingedrungene Projektil das linke Centrum semiovale durchschlagen und als innerer Prellschuß von links frontal seinen Weg in den linken Hinterhauptslappen zurückgenommen hatte. Das Pankreas war auf arteriosklerotischer Basis atrophiert. Die Inseln erschienen klein und spärlich. Auch sonst bestand eine Arteriosklerose. Gleichzeitig fand sich, ohne daß je Magenbeschwerden bestanden hatten, an der kleinen Kurve des Magens nahe dem Pylorus ein markstückgroßes Ulcus ventriculi mit strahliger Raffung der Schleimhaut (s. S. 276).

In diesem einzig positiven Falle konnte also der Diabetes eindeutig auf eine Arteriosklerose der Pankreasgefäße zurückgeführt werden.

Auf Grund dieser Erfahrungen an den Hirnverletzten der beiden großen Weltkriege kann man unseres Erachtens *nicht* davon sprechen, *daß das Hirntrauma zu einem Diabetes disponiere oder einen Diabetes mit einer statistisch gesicherten größeren Häufigkeit nach sich ziehe.* Vor allem haben wir dabei gelernt, daß *die Lokalisation der Verletzung* und *ihre Schwere keine Rolle spielen. Stammhirnläsionen dieser Art führen ebensowenig wie andere Hirnverletzungen zu einem Diabetes. Für den Spätdiabetes von* VEIL *u.* STURM *gibt es keinerlei Beweise.* Wir halten derartige Erklärungsversuche eines ursächlichen Zusammenhanges für völlig hypothetisch und abwegig.

Man könnte versucht sein, ähnlich auch für die Frühfälle von Diabetes nach Kopftrauma mit den bekannten Gründen den Zusammenhang abzulehnen, wie es z. B. SACK getan hat. Uns scheint diese strikte Negierung nicht uneingeschränkt vertretbar. Die Statistik gibt nur Auskunft darüber, wie im großen der pathogenetische Wert der geprüften Faktoren anzusetzen ist. Sie läßt unter besonderen Umständen die eine oder andere Ausnahme eines Einzelfalles zu; bezeichnet bei entsprechend großen Ausgangszahlen allerdings die Seltenheit eines solchen Ereignisses. Die Einzelkasuistik bringt nun in der Tat gelegentlich derartige Fälle, die man nur mit Willkür als nicht hirntraumatisch in Gang gesetzt bezeichnen kann. Das geben fast alle sachkundigen Kliniker zu und haben auch sogar UMBER u. ROSENBERG konzediert. Was wir mit den neuen Erfahrungen bestätigt gefunden haben, ist die Tatsache, daß es zweifellos ganz besonderer Umstände bedarf, wenn es einmal zu einem posttraumatischen Diabetes kommt. Was wir neu erfahren, ist der Umstand, daß die Lokalisation der Läsion im Gehirn es nicht ist, die hierüber entscheidet. Theorien, die hierauf basieren, lassen sich nicht bestätigen. Es kann im wesentlichen für die Neurogenese solcher seltenen Diabetesfälle nur darauf ankommen, in welcher Weise die gesamte Peripherie und insonderheit das endokrine System einen derartigen akuten Anstoß aufnimmt. Nicht der nervöse Reiz scheint so sehr spezifisch gerichtet zu sein als die Reaktionslage des betreffenden Organismus auf diesem Teilgebiet des Stoffwechsels.

Damit fügt sich der hirntraumatische Diabetes zwanglos in die Vorstellungen ein, wie wir sie auch für die Pathogenese des Hochdruckes und des Ulcus abgeleitet haben. *Es gibt keine centrogene Pathogenese dieser inneren Krankheiten in dem Sinn, daß bestimmte Kerngebiete des Gehirns durch ihren Ausfall oder ihre Reizung selbständig ein Krankheitsbild formieren. Es kann sich höchstens um einen Anstoß einer präformierten Reaktion handeln.* Wahrscheinlich liegt die Perpetuierung eines solchen Reizes überhaupt in der Peripherie, die nach einer solchen Gleichgewichtsstörung nicht mehr in die Ausgangslage zurückkehren kann. Für den Diabetes handelt es sich hier offenbar in allererster Linie um das β-Zellsystem des Pankreas und den antagonistischen Hypophysenvorderlappen. Es mag sogar durchaus möglich sein, daß solche seltenen hirntraumatischen Diabetesfälle nicht alle auf die gleiche Weise zustande kommen und daß dem Verhalten der Hypophyse, die bei Schädel-Hirntraumen (besonders Basisbrüchen) auch mit lädiert werden kann, eine besondere Bedeutung zukommt. Solange wir klinisch die Anteile von Pankreas und Hypophyse im gestörten Gleichgewicht der diabetischen Stoffwechsellage nicht abgrenzen können, bleiben diese Gesichtspunkte nur Vermutungen und können höchstens den Weg zu einer weiteren Aufhellung dieser Beziehungen andeuten.

4. Zum zentralen Basedow.

Es mag dahingestellt bleiben, ob der echte Morbus Basedow — oder auch Vollbasedow — eine Sonderform der Hyperthyreose verkörpert, oder ob er sich nur quantitativ von den sonstigen Hyperthyreosen wechselnder Ausprägung unterscheidet. In beiden Fällen ergibt die Frage nach dem möglichen zentralen Ursprung dieser Erkrankung in vielen Punkten eine eigenartige Parallele zum Diabetes mellitus.

Schon rein historisch haben die pathogenetischen Vorstellungen über die Hyperthyreose einen ähnlichen Weg genommen, wie er oben für den Diabetes mellitus gezeigt wurde. Nach KOEBEN, CHARCOT, TROUSSEAU, GROS, BUSCHAN u. a. war der Basedow für die alte Klinik eine Neurose des Sympathicus oder auch Vagus. Mit MOEBIUS (a, b) (1886) bekam er den Charakter einer Organkrankheit der Schilddrüse. Die Aufdeckung korrelativer Beziehungen der Thyreoidea zum Hypophysenvorderlappen und anderen Inkretdrüsen und die Beeinflußbarkeit ihrer Funktion durch das vegetative Nervensystem sowie die

Einsicht in die gegenseitige Abhängigkeit dieser Wirksphären führten schließlich dazu, die Hyperthyreose heute mehr als eine vegetativ-hormonale Regulationsstörung zu sehen. Es ist analog dem Diabetes sogar der Ausdruck einer Regulationskrankheit gefallen. Dabei ist die Stellung der Thyreoidea in diesem Funktionskreis ähnlich umstritten wie die des Pankreas beim Diabetes. So wenig es einen Diabetes ohne Mitbeteiligung des Pankreas gibt, dürfte es einen Basedow oder eine Hyperthyreose ohne eine solche der Schilddrüse geben. Dafür spricht schon allein der meist weitgehende Erfolg einer genügenden operativen Verkleinerung der Drüse bei diesem Leiden. Er besagt allerdings wenig über den primären Ausgang einer solchen Störung.

Offensichtlich ist der Ursprung der Hyperthyreose nicht einheitlich. Sicher gibt es in erster Linie thyreogene Formen etwa nach Thyreoiditis oder Strumitis, bei toxischem Adenom, basedowifizierter Struma und manchen Schilddrüsentumoren mit Überfunktion. Bei dem Basedow einzelner Akromegaler oder seltener CUSHING-Fälle und bei sichtlichen Beziehungen zur Störung der Ovarialfunktion ist eine vorwiegend hypophysäre Genese sehr wahrscheinlich. Für das Gros der Hyperthyreosen bleibt aber die Deutung des ersten Anstoßes zu diesem Leiden oft ungewiß. Hier ist die seit langem ventilierte Frage nach der zentralnervösen Genese ebenso berechtigt wie umstritten.

In den Versuchen einer Beweisführung für ihren zentralnervösen Ursprung finden wir manche Anklänge an die Verhältnisse beim Diabetes mellitus. Allerdings liegt das Problem hier doch noch wesentlich verwickelter.

Während wir es bei der Zuckerharnruhr vornehmlich nur mit *einem* Symptom — der Dauerhyperglykämie und Glykosurie — zu tun haben, stehen wir bei der Hyperthyreose vor einem Leiden, bei dem eine ganze Reihe von Symptomen zusammengeordnet sind, die im Einzelfalle nach Art und Zahl sehr verschieden ausgeprägt sein können. Kaum eines ist von ihnen allein bezeichnend. Selbst die Grundumsatzsteigerung, die Hyperjodämie und die histologisch und klinisch aktive Schilddrüse können in Einzelfällen einmal fehlen. Wenn sie auch die Hauptcharakteristica für die weitaus größte Zahl der Hyperthyreosen sind, so sind sie doch nicht immer obligat. Larvierte und mehr monosymptomatische Krankheitsformen gehören genau so hierher wie die Vollbilder. Eine scharfe Grenzziehung zwischen Hyperthyreose und einfacher vegetativer Labilität ist im Einzelfall manchmal ebenfalls gar nicht möglich. Besonders erschwerend macht sich auch der Umstand geltend, daß die tierexperimentelle Reproduzierung der Hyperthyreose und vor allem des Vollbasedow sehr viel größeren Widerständen begegnet, als dies beim Diabetes der Fall ist. Schließlich handelt es sich beim Diabetes letztlich immer um einen absoluten oder relativen *Mangelzustand* des Inselinkretes, während wir es bei den Hyperthyreosen mit einer *gesteigerten* Inkretdrüsentätigkeit zu tun haben, sofern nicht behauptet wird, daß in manchen Fällen alle Symptome rein neurologischer Art seien (s. unten).

Gerade die starke Variabilität in der Ausprägung der Einzelzeichen der Hyperthyreose (nervöse, kardiale, intestinale, stoffwechselmäßige, endokrine usw.) nötigt uns, mehr noch als beim Diabetes — selbst im Falle einer Anerkennung der zentralen Genese — die Reaktionsverhältnisse der peripheren Organe in besonderem Maße in Rechnung zu stellen.

Die Gründe, die für eine zentralnervöse Entstehung des Basedow und der Hyperthyreose angeführt wurden, sind recht zahlreich und heterogen.

Mehr nur noch historischer Wert kommt den alten Versuchen zu, am Gehirn des Basedowikers irgendwelche charakteristischen makroskopischen oder histologischen Strukturveränderungen nachzuweisen oder sich am Krankenbett auf eventuelle neurologische Begleitsymptome zu berufen. Ein solches Specificum lokalisatorischer oder feingeweblicher Art gibt es nicht, auch wenn die peripheren Ganglien, an denen histologisch gelegentlich Veränderungen gesehen wurden, mit in die Betrachtung einbezogen werden. Man beschrieb bei dieser Krankheit degenerative, vasculäre und entzündliche Reaktionen im Gehirn oder auch neuritische Komplikationen an den Hirnnerven. Bei ihnen allen dürfte es sich gewöhnlich entweder um sekundär toxische oder auch um mehr zufällige und von der Hyperthyreose unabhängige Erscheinungen gehandelt haben. In der alten Klinik wurde dabei besonderer Wert gelegt auf Veränderungen im hinteren Stammhirnbereich (Oblongata und Brücke), wo die Zentren für die vegetative Steuerung durch den Vagus und Sympathicus bekannt waren. In der jüngeren Zeit hat sich das Interesse mehr auf den vorderen Hirnstamm verschoben, wobei sich eine Entwicklung vollzog, die wir auch beim Diabetes mellitus besprochen haben.

So kam es auch, daß die ersten Tierversuche an der Oblongata- und Brückengegend ansetzten. FILEHNE gelang es 1878, durch Stich und Galvanokaustik des vorderen Corpus restiforme beim Kaninchen am häufigsten Tachykardie, nicht selten Tachykardie und Exophthalmus und in *einem* Falle auch die BASEDOWsche Trias experimentell zu erzeugen. Er erklärte diese Wirkung durch Gefäßparalyse und Tonusverlust des Vagus.

DURDUFI erzeugte 9 Jahre später durch flachen Einstich in der Oblongata unterhalb des Tuberculum acusticum ebenfalls beim Kaninchen doppel- und einseitigen Exophthalmus, Lidspalten- und Pupillenerweiterung sowie Tachykardie, die er nicht auf einen vasomotorischen, sondern rein nervalen Effekt — besonders wegen der Einseitigkeit — bezog.

Gerade die Augensymptome waren es, die die Übereinstimmung dieser Experimentalergebnisse mit dem menschlichen Basedow nahelegten und die Sonderstellung des echten Basedow gegenüber den einfachen Hyperthyreosen begründen sollten. Es ließ sich nun aber später sicher erweisen, daß hier ein Fehlschluß vorlag, der sehr bezeichnend unterstreicht, wie vorsichtig derartige Übertragungen von Tierversuchen auf den Menschen aufgenommen werden müssen. Erstens gelingt es durch die besondere anatomische Ausbildung und Anordnung der glatten Orbitamuskeln beim Menschen nicht, einen solchen Exophthalmus hervorzubringen, zweitens ist der Basedowexophthalmus nicht zwangsläufig mit einer Pupillenerweiterung verbunden (Sympathicuseffekt) und drittens ist es heute sicher, daß der Basedowexophthalmus durch das thyreotrope Hypophysenvorderlappenhormon — oder wenigstens durch eine hormonal-hypophysäre Wirkung, die sich am Fettbindegewebe der Orbita, ihrem Flüssigkeitsgehalt und an den Augenmuskeln abspielt — hervorgerufen wird. Der isolierte maligne Exophthalmus ist hierfür ein besonders eindrucksvolles Beispiel.

Es hat sich später herausgestellt, daß die Reproduzierung der Augensymptome und weiterer sympathicotonischer Zeichen (Tachykardie, Schweißneigung, Erregung usw.) mehr oder weniger ausgeprägt im Experiment auch von anderen Stellen des Zentralnervensystems gelingt.

Hier erregten vor allem die Reiz- und Ausschaltversuche am Zwischenhirn Interesse, deren erste Beschreibung wir ASCHNER (a) (1909) verdanken. Die vielen nachfolgenden Experimente an diesen Hirnteilen, von denen in den früheren Kapiteln ausführlich die Rede war und die deswegen nicht nochmals wiederholt werden sollen, haben keine über die ebengenannten hinausgehenden, neuen Erfahrungstatsachen aufgedeckt, aus denen etwa auf ein Basedowzentrum geschlossen werden könnte.

Daß auch von der Hirnrinde aus Exophthalmus, Lidspalten- und Pupillenerweiterung im Experiment erreichbar sind, hat schon 1885 KATSCHANOWSKI für die Frontalrinde des Hundes erwiesen. Daß dies auch für kardiovasculäre Effekte gilt, die beim Basedow eine Rolle spielen, haben wir im Hypertoniekapitel gezeigt.

Was in diesem Zusammenhang als tierexperimenteller Basedow angesprochen wird, ist offenbar ein sympathicotonischer Effekt, der je nach den immer sehr komplexen Experimentalbedingungen wechselvoll hervortritt. Er enthält Einzelsymptome — meist akuter Art — des menschlichen Basedow oder der Hyperthyreose, er stellt aber nicht das Analogon der klinischen Krankheit dar, in deren Mittelpunkt die Schilddrüse steht.

Es war deshalb nur folgerichtig, experimentell zu klären, wieweit sich derartige vegetativ-nervöse Reizeffekte auf die Schilddrüsenaktivität auswirken. Eine große Zahl von Tierversuchen galt dieser mit verschiedener Methodik angegangenen Frage nach der sekretorischen Einwirkung autonomer Nerven auf die Thyreoidea. Reizung und Ausschaltung des peripheren Sympathicus und Vagus waren im wesentlichen die experimentellen Angriffe, Bestimmung des O_2-Verbrauches, der CO_2-Abgabe oder des histologischen Bildes der Schilddrüse die vornehmlichen Kriterien des Erfolges. Das Gesamtergebnis dieser Versuche ist relativ wenig eindeutig und vielfach widersprechend. Akute Versuche scheitern gewöhnlich daran, daß der Effekt einer veränderten Schilddrüsentätigkeit erst relativ langsam einsetzt und auch sehr träge abläuft. Nur über eine gewisse Zeit ausgedehnte Einwirkungen auf diese Nerven vermögen einen gewissen Ausschlag an der Thyreoidea herbeizuführen. So kam es, daß positiven Ergebnissen (CANNON u. CATTELL, CANNON, BINGER u. FITZ, CANNON u. SMITH, FRIEDGOOD u. CANNON, ASHER u. PFLÜGER, PECZENIK u. v. a.) negative (MILLS, HICKS, KIPPEN, M. VOGT u. v. a.) gegenüberstehen. ABELIN hat 1930 eine kurze Zusammenfassung der älteren Versuchsresultate und der Gründe ihrer Zweifelhaftigkeit gegeben.

Auch neuere, vorwiegend amerikanische Arbeiten bestätigten im ganzen die Unsicherheit der Sachlage. Während HANEY 1932 am Kaninchen durch längere faradische Reizung des Halssympathicus aus einer Zunahme der CO_2-Abgabe eine Steigerung der funktionellen Aktivität der Schilddrüse erschloß, konnten FRIEDGOOD u. BEVIN sowie BROCK, DOTY, KRASNO u. IVY sie nicht bestätigen. Sie arbeiteten an Kaninchen und zum Teil an Katzen mit längeren faradischen Reizungen des Sympathicus und Vagus und bestimmten prolongiert den O_2-Verbrauch und teilweise auch das histologische Bild der Schilddrüse. Sie widerlegten auch einleuchtend die Schlußfolgerungen von HANEY. Nur nach doppelseitiger Ektomie des Halssympathicus kam es bei BROCK u. Mitarbeitern zu einer Umsatzsenkung von 10—30%. Es blieb dabei die Frage offen, ob der umsatzsenkende Effekt verursacht wurde durch Ausschaltung spezifisch sekretorischer Fasern, durch Störung der Vasomotorenregulation in der Schilddrüse oder durch Änderung der thyreotropen Aktivität des Hypophysenvorderlappens, der vom Halssympathicus versorgt wird. Die Wirkung dieser Eingriffe auf den Stoffwechsel hat meist auch nur vorübergehenden Charakter. So konstatierte UOTILA (a, b), daß die beiderseitige Sympathektomie am Halse nur eine milde und vorübergehende Unterfunktion der Thyreoidea herbeiführe, die auf anderem Wege kompensierbar sei; zur dauernden Aufrechterhaltung der Thyreoideafunktion sei der Halssympathicus im Experiment nicht erforderlich. Zu dem gleichen Resultat kam RING, bei dessen Versuchen an der Ratte die Kältestimulierung des Grundumsatzes durch Entfernung des Ganglion cervicale superius nicht beeinflußt wurde.

Alle diese Versuche lehren also, daß *die aktivierende Wirkung autonomer Nerven auf die Schilddrüse durch Reizversuche schwer erweisbar ist und daß ihre Ausschaltung meist nur einen mehr vorübergehenden, dämpfenden Einfluß hat. Wenn auch kaum jemand in Zweifel ziehen wird, daß die Thyreoidea einer vegetativ-nervösen Steuerung unterliegt, so zeigen diese Versuchsresultate doch zum mindesten, daß dieser Effekt sicher nicht der einzig stimulierende und wahrscheinlich auch nicht der mächtigste ist, dem die Schilddrüse unterworfen ist. In der Konkurrenz von nervösen und humoralen Einwirkungen auf die Aktivität der Schilddrüse kommt für ihre Dauereinstellung offenbar den hormonal-humoralen Konstellationen eine prävalierende Potenz zu.*

Die Entdeckung des thyreotropen Vorderlappenhormons der Hypophyse schob diesen hormonalen Steuerungsmechanismus der Schilddrüse ganz in den Vordergrund. Drei Tatsachen beweisen die hervorragende Bedeutung dieser Beziehungen: Erstens, daß das Thyroxin und das thyreotrope Hormon direkte wechselseitige sekretionsregulierende Einwirkungen aufeinander haben, indem das eine Hormon die Produktion des anderen steuert; zweitens, daß der schilddrüsenaktivierende Effekt des Vorderlappens auch unabhängig vom Nervensystem abläuft und sogar in vitro reproduzierbar ist, und drittens, daß das thyreotrope Hormon (oder eventuell das Wachstumshormon) des Hypophysenvorderlappens für die Augensymptome beim Basedow verantwortlich zu machen ist. Es ist damit zwar nicht widerlegt, daß nicht auch die Produktion des Thyreotropins wieder einer nervösen Regulation unterliegt, es ist aber dargetan, daß der Vorgang der Aktivierung der Schilddrüse in erster Linie ein hormonaler ist.

Die Frage *der nervösen Beeinflußbarkeit der Thyreotropinproduktion* hat gleichfalls eine eingehende experimentelle Bearbeitung erfahren. Es wurde zu klären versucht, ob überhaupt ein solcher Einfluß besteht und ob er sich — wenn vorhanden — über den Hypophysenstiel vom Hypothalamus her auswirke oder seinen Weg über den Halssympathicus zum Hypophysenvorderlappen nähme.

WESTMAN u. JACOBSOHN sahen bei Ratten nach Hypophysenstieldurchtrennung histologisch eine irreguläre Depression der Funktion der Thyreoidea. BROOKS fand am Kaninchen hierbei keine histologischen Veränderungen an der Schilddrüse. UOTILA (b) untersuchte diese Beziehungen besonders eingehend. Er zeigte an Ratten, daß der Thyroxinspiegel seinen regulierenden

Einfluß auf den Hypophysenvorderlappen gleichermaßen beibehält unabhängig davon, ob der Hypophysenstiel erhalten oder durchtrennt war. Die Thyreoidea-atrophie blieb bei männlichen Ratten nach Thyroxingaben in gleicher Weise unter diesen Bedingungen erhalten, ebenso der Gewichtsverlust, die Zellveränderung im Hypophysenvorderlappen, die Hyperplasie der Nebennierenrinde und die Atrophie der Samenblasen. Eine kompensatorische Hyperplasie des Schilddrüsenrestes nach partieller Thyreoidektomie war mit und ohne Durchtrennung des Hypophysenstieles in gleichem Maße möglich. Er schloß hieraus, daß die thyreotrope Vorderlappenfunktion der Hypophyse einen eigenen Sekretionsrhythmus habe, der vor allem durch die Variation des Thyroxinspiegels reguliert werde und nicht durch hypothalamo-hypophysäre Verbindungen. Dieser Basisrhythmus könne nur unter bestimmten Bedingungen über den Stiel oder in geringerem Maße durch den Halssympathicus modifiziert werden. Als einziges experimentelles Beispiel führte er hierzu an, daß die am Zellhöhenindex gemessene Aktivität der Schilddrüse nur bei Kälteeinwirkung abgeschwächt ausfalle, wenn der Stiel durchtrennt sei. Wir erwähnten schon früher, daß die Eingriffe am Halssympathicus nach UOTILA (a) nur vorübergehende und leichte Veränderungen zu setzen vermögen, aber keine Dauerumstellungen brächten und daß eine normale Dauerfunktion der Thyreoidea bestehen könne unabhängig vom Halssympathicus, der auch den Hypophysenvorderlappen versorgt, so daß dieser Schluß für ihn in gleichem Maße wie für die schilddrüsensteuernde Funktion gilt. Zudem steht es nicht fest, ob eine solche Wirkung auf den Hypophysenvorderlappen eine direkte oder mehr eine sekundär-vasomotorische ist.

Hier kann im übrigen auf unsere Ausführungen über die Beziehungen des Hypophysenvorderlappens zum Hypothalamus verwiesen werden, die wir beim Diabetes mellitus machten. Noch weniger ist es für die Hyperthyreose als für den Diabetes mellitus erwiesen, daß sie durch experimentelle Hypothalamusläsionen erzeugt werden könne.

Nur HEINBECKER, dessen Theorie wir bereits bei der Hypertonie erwähnten, hat nach einigen Hundeversuchen auch über die zentrale Entstehung der Hyperthyreose eine eigene — bisher nicht bestätigte — Theorie entwickelt. Er schloß aus Operationsbefunden am Hund mit Stieldurchtrennung einerseits und isolierter Durchschneidung der Bahnen vom Hypothalamus zum Hypophysenhinterlappen andererseits, daß das Nervensystem einen maßgeblichen Einfluß bei der Entstehung der Hyperthyreose habe. Er nimmt an, daß von den Kernen des Hypothalamus (besonders N. supraopticus und paraventricularis, aber auch von anderen sympathischen und parasympathischen Zentren) ein Effekt auf den Hypophysenhinterlappen via Stiel ausgehe. Der Funktionszustand des Hinterlappens steuere den Vorderlappen. Dadurch werde der Gleichgewichtszustand zwischen den eosinophilen und basophilen Zellen gestört. Basophilismus sei mit einer Hyperthyreose verknüpft, Eosinophilismus mit einer Hypertonie, so daß Hypertonie und Hyperthyreose zwei konträre Krankheiten seien. Letztlich wären sie damit der Ausdruck einer gesteigerten oder herabgesetzten Tätigkeit hypothalamischer Kerne. Die Reize zur Krankheitsmanifestation kämen von innen oder außen. Der Hypophysenvorderlappen seinerseits bestimme mit dem thyreotropen Hormon, das den basophilen Zellen entstamme, den Zustand der Schilddrüse. Er sieht allerdings diesen neurogenen Weg nicht als den einzig möglichen an, sondern hält auch eine primär endokrine Entstehung der Hyperthyreose für möglich. Der neurogene Mechanismus soll vor allem eine plötzliche Funktionsumstellung der Schilddrüse bewirken, der endokrine mehr eine protrahierte. Ein konstitutioneller Faktor spiele bei diesen *endokrinen* Leiden immer eine große Rolle. Es handelt sich bei diesen Vorstellungen nur um eine unbestätigte Theorie, da weder bewiesen noch wahrscheinlich ist, daß der Hinterlappen der Hypophyse den Vorderlappen in dieser Weise steuert, noch daß der Basedow einem Basophilismus entspringt und das Gegenstück der Hypertonie ist, noch daß man einzelnen Kerngebieten im Hypothalamus eine derartige Funktion ohne weiteres zuerkennen kann. Wir haben diese Frage oben beim Diabetes mellitus ausführlich besprochen. Andere Autoren teilen diesen Zellarealen ganz andere Funktionen zu. Zudem sind gerade Hunde aus anatomischen Gründen die ungeeignetsten Objekte für eine solche Methodik der Differenzierung hypothalamischer und hypophysärer Funktionen. Auch haben die Hypophysenstieldurchtrennungen bei anderen Autoren einen solchen Effekt vermissen lassen.

Im ganzen zeigen diese Experimente wohl so viel, *daß eine Einflußnahme nervöser Faktoren vor allem auf den Hypophysenvorderlappen und auch auf die Schilddrüse in gewissem Umfange möglich ist, daß ihr exakter Nachweis aber auf große Schwierigkeiten stößt und daß das endokrine Moment in der Regulation sehr viel wirkungsvoller demonstrabel ist und auch bei weitgehender Abschaltung nervöser Verbindungen* (Hypophysenstieldurchtrennung und Halssympathicusexstirpation) *ein Funktionsgleichgewicht zwischen Hypophyse und Thyreoidea auf endokriner Basis erhalten bleiben kann. Irgendwelche umschriebenen nervösen Zentren, deren Läsion eine Hyperthyreose als Krankheit hervorriefe, sind nicht erwiesen.*

An weiteren Gründen für die zentrale Genese der Hyperthyreose werden die von PICK, BORNSTEIN u. a. entwickelten Vorstellungen angeführt, daß nach Applikation von Hirnstammnarkotica die Thyroxinwirkung im Experiment weitgehend abgeschwächt oder aufgehoben und daß bei bestimmten organischen Erkrankungen des Nervensystems beim Menschen (FALTA u. HÖGLER u. a.) das Schilddrüsenhormon wirkungslos sei. Diesen Gedankengängen liegt die Auffassung zugrunde, daß das Thyroxin nicht nur peripher, sondern auch zentral am Stammhirn angreife.

Eine Stütze schien diese Theorie durch die Ergebnisse der Arbeiten von SCHITTENHELM u. EISLER (a—c) zu finden, die nach Zufuhr von Schilddrüsensubstanz oder Thyroxin eine erhöhte Jodspeicherung im Zwischenhirn fanden. Es ist genügend bekannt, daß die Ergebnisse von SCHITTENHELM durch Nachuntersucher in Zweifel gezogen wurden. Vor allem haben aber die modernen Experimente mit radioaktivem Jod (JENSEN u. CLARK) ergeben, daß das Zwischenhirn kein selektives Speicherorgan für Jod ist. Unter anderen hat sich auch LOESER als einer der besten Kenner dieses Problems gegen einen zentralnervösen Angriff des Jods ausgesprochen. Seine Wirkung scheint sich auf die Beziehungen von Thyroxin zum Thyreotropin zu erstrecken.

Wenn das Schilddrüsenhormon auch am Nervensystem angreifen sollte und Hirnstammnarkotica seine Wirkung herabsetzen, so beweist dies noch nichts dafür, daß das Thyroxin vorwiegend unter Hirnstammeinfluß gebildet und abgegeben wird.

Völlig hypothetisch ist die Vorstellung, daß das thyreotrope Hormon gar im Zwischenhirn gebildet werden sollte [SCHITTENHELM u. EISLER (d), VOSS]. Voreilige und unkritische Schlüsse, die bestenfalls für das Hypophysenhinterlappenhormon Geltung haben könnten, wurden hier auf die Wirkstoffe des Vorderlappens übertragen, wie schon frühzeitig SCHARRER u. GAUPP betonten. Ebenso unerwiesen ist die Vermutung, daß das thyreotrope Hormon seine Wirkung über den Hypothalamus entfalte [SCHITTENHELM u. EISLER (d)], da die Thyreotropinwirkung auf die Thyreoidea sogar in vitro nachweisbar ist und die Hypophysenstieldurchtrennungen und Ektomien des Halssympathicus keinen Anhalt dafür bieten.

Als eines der gewichtigsten Argumente der zentralen Basedowgenese wird der sog. Schreckbasedow angeführt, der eine akute Hyperthyreose nach einer zeitlich kurz umgrenzbaren affektiven Belastung darstellt. Wenn man zunächst nur diese akuten Vorkommnisse im Auge hat, so ist zuzugeben, daß vereinzelte derartige Beobachtungen (BANSI u. a.), die unmittelbar einleuchten, vorliegen. Sie stellen aber im klinischen Rahmen der Hyperthyreose eine fast verschwindend kleine Ausnahme dar. Die schweren affektiven Belastungen des letzten Krieges in Front und Heimat, die keine Zunahme des Basedow erkennen ließen, und alle sonstigen klinischen Erfahrungen sprechen dafür, daß es für das Zustandekommen eines derartigen Zusammenhanges einer bestimmten Prädisposition bedarf und daß sie den entscheidenden Faktor darstellt. Für die mehr chronisch wirkenden seelischen Traumen ist eine direkte ursächliche Beziehung zur Hyperthyreose sehr viel weniger leicht allgemein plausibel zu machen. Hier spielt die Einstellung des Untersuchers in der Deutung die Hauptrolle (MARX u. a.). Deswegen werden auch in statistischen Arbeiten zu dieser Frage von den einzelnen Referenten sehr verschieden hohe Prozentsätze angegeben, die sicher nicht nur durch die Zusammensetzung des Materials zu erklären sind. Wir wollen diese Beziehungen hier nicht ausführlicher erörtern. Zweifellos liegen hier immer sehr komplexe Reaktionsverhältnisse vor, bei denen die Abschätzung des pathogenetischen Wertes psychischer Konstellationen allein oft hypothetisch bleibt und bei denen eine vorbestimmte Reaktionsbereitschaft des betreffenden Individuums entscheidend mitspricht (s. auch GEYER u. a.).

Vom Experimentellen her ist diese Frage kaum zu klären. Einen gewissen Modellversuch haben wir eigentlich nur in den jüngeren Versuchen von EICKHOFF (a, b), der an bestimmten Wildkaninchen durch fortgesetzte, schwere, affektive Reize einen zum Tode führenden Basedow erzeugen konnte. Diese Versuche lehren einmal, daß es prinzipiell derartige Zusammenhänge auch in der Tierreihe gibt, sie demonstrieren aber klar auch ihre Begrenztheit und die Rolle der Prädisposition, weil schon bei nahe verwandten anderen Kaninchenrassen ähnliche Versuchserfolge nicht mehr zu reproduzieren sind. Man darf hieraus keinen generell erreichbaren Effekt ableiten. Die Verhältnisse liegen hier analog denen bei der experimentellen „blast hypertension" bestimmter Rattenrassen. Man wird mit der Verallgemeinerung solcher Versuchsresultate sehr zurückhaltend sein müssen. EICKHOFF (a) selbst schreibt hierzu: „Vor etwas anderem sei eindringlich gewarnt, nämlich der allzu schematischen Übertragung der Tierversuche auf den Menschen."

Prinzipiell muß unseres Erachtens für die Genese der Hyperthyreose beim Menschen im Rahmen anderer Vorbedingungen auch den mehr chronisch wirkenden affektiven Momenten eine pathogenetische Rolle eingeräumt werden, wie es die Klinik seit langem tut. Unsere derzeitigen Kenntnisse von der Organisation des Regulationssystems, in dem die Schilddrüse symptomatologisch eine führende Rolle spielt, erlauben uns auch, gewisse Vorstellungen über derartige pathogenetische Abläufe zu entwickeln. Es dürfte auf affektivem Wege über die vegetativ-nervöse Versorgung des Hypophysenvorderlappens und der Thyreoidea zu einer Stimulation der Sekretion kommen. Der primär nervöse Reiz wird wahrscheinlich später vom endokrinen System mehr oder weniger selbständig fortgeführt. Gerade die akute Entstehung einiger seltener Basedowbilder in Stunden bis wenigen Tagen nach einem psychischen Trauma in Verbindung mit dem Auftreten eines Exophthalmus (z. B. bei Bansi) spricht mehr für eine Aktivierung des Hypophysenvorderlappens als einen primären Angriff an der Schilddrüse, deren Stimulierung jedenfalls im Experiment durch direkte Nervenreizung nicht so akut und kurzfristig gelingt. Diese Vorstellungen fügen sich auch gut in die modernen Ansichten von der aktivierenden Wirkung des stress auf den Hypophysenvorderlappen von Selye ein. Immer ist dieser affektive Mechanismus aber nur einer der möglichen Wege zur Aktivierung dieses Regulationssystems, das in genau der gleichen Weise mit dem gleichen Effekt auch auf andere Art (infektiös, toxisch usw.) angestoßen werden kann. Ohne eine ganz entscheidende Mitwirkung prädispositioneller Gegebenheiten ist eine solche Pathogenese nicht denkbar.

Weitere Begründungsversuche der zentralen Natur der Hyperthyreose und des Basedow entstammen Beobachtungen am Krankenbett. Es handelt sich hier um das Auftreten derartiger Krankheitsbilder bei organischen Hirnerkrankungen, in erster Linie bei der Encephalitis, der Kohlenoxydvergiftung, bei Stromverletzungen und Hirntraumen.

In der Basedowliteratur wird die Tatsache ziemlich allgemein übernommen, daß er im Zusammenhang mit einer *Encephalitis* auftreten könne und daß hierin ein Beweis für die zentralnervöse Genese zu sehen sei. Die Problematik wird dabei allerdings meist nicht genügend gewürdigt. Auch ist die Deutung der Symptome nicht einheitlich. Teils wird in der cerebralen Erkrankung durch die Mitbeteiligung vegetativer Zentralstellen nur der Anstoß des endokrinen Mechanismus gesehen, teils werden alle Symptome der Hyperthyreose als rein nervös centrogen gedeutet, so daß eine Mitbeteiligung der Schilddrüse in dem Krankheitsbild gar nicht als notwendig erachtet wird und folgerichtig eigentlich damit von einer „Hyperthyreose" überhaupt nicht gesprochen werden dürfte. Tachykardie, Vasolabilität, Exophthalmus, Grundumsatzsteigerung, extrapyramidale Züge usw. werden jedes für sich auch in der Phase des Dauerzustandes als zentrales Lokalsymptom gesehen und als solches mit Ergebnissen zentraler Reiz- und Ausschaltversuche im Tierexperiment begründet. Der Basedow wäre dann als rein neurologische Krankheit zu werten.

Hierzu sind eine Reihe von Bedenken geltend zu machen.

Wir haben mit G. Schuon aus der Literatur 29 derartige Fälle von Encephalitis und Basedow oder Hyperthyreose durchgearbeitet und damit die wesentlichen Beobachtungen erfaßt. Es ist dabei festzustellen, daß das Material sehr inhomogen ist. Es waren nur ganz wenige (3) Fälle darunter, bei denen die Symptome einer Hyperthyreose direkt während des akuten Schubes einer Encephalitis auftraten. Etwas häufiger sind die Beobachtungen, wo das Bild der Hyperthyreose erst nach Abklingen der Encephalitis in sehr wechselndem Intervall oder während oder nach einem Rezidiv sichtbar wurde. Eine dritte Gruppe umfaßt Fälle, bei denen die Hyperthyreose vor oder erst während eines postencephalitischen Parkinson hervortrat. Schließlich sind Kranke darunter, bei denen das akute Stadium der Encephalitis ganz fehlte oder sehr fraglich war und wo sich ein extrapyramidales Bild mit einer Hyperthyreose kombinierte, ohne daß es immer klar ist, ob ein echter Parkinsonismus oder eine Paralysis agitans vorlag. Die Beschreibung der Beobachtungen ist oft in einzelnen Punkten recht lückenhaft. Vor allem fehlen überhaupt jegliche Sektionen und damit anatomische Untersuchungen der Schilddrüse, Hypophyse und des Gehirns.

Für die akuten Fälle von Hyperthyreose und Encephalitis, die wir nur ganz vereinzelt mitgeteilt fanden, muß auf eine diagnostische Irrtumsmöglichkeit hingewiesen werden. Es gibt besonders in Kropfgegenden akute, meist tödlich verlaufende Hyperthyreosen, die weitgehend von dem Bilde abweichen, das H. ZONDEK als Coma basedowicum beschrieben hat. Die Patienten erkranken akut fieberhaft mit schnell ansteigenden, zuletzt hyperpyretischen Temperaturen, Tachykardie, starker Hautröte und eventuell Schweißen und bieten ein cerebral toxisches Bild, in dem sie schnell komatös sterben, wenn nicht rechtzeitig große Dosen Jod gegeben werden. Sie haben nur ein Glanzauge, aber keinen Exophthalmus. Der gewöhnlich schon früher vorhandene Kropf braucht klinisch keine grob greifbaren Aktivitätszeichen zu bieten. Diese Fälle haben durchaus das Aussehen einer schweren Encephalitis vor allem des Zwischenhirns. Wir haben mehrere derartige Fälle anfangs unter der Diagnose einer Encephalitis verloren. Jedesmal zeigte die Sektion eine typische Basedowstruma, aber keinerlei Anhalt für eine Encephalitis. Offenbar waren die cerebralen Symptome sekundär toxischer Natur, wie sie schon ZONDEK für seine Fälle gedeutet hat. Abgesehen davon, daß ein solcher diagnostischer Irrtum bei ganz akuten Fällen möglich ist — vor allem wenn keine Sektion vorliegt —, stellt die Encephalitis eine Infektionskrankheit dar, die wie jeder andere Infekt zu einer Aktivierung der Schilddrüse führen kann. Es käme dann wahrscheinlich ätiologisch weniger auf die Lokalisation des Schadens in bestimmten Hirnpartien als auf die allgemeine komplexe Wirkung des Infektes überhaupt an.

Eine weitere entscheidende Frage ist die oben angeführte, ob das Bild eines Basedow überhaupt als rein cerebrale Erkrankung — also ohne Mitwirkung des endokrinen Systems — vorkommt und damit seine Einzelsymptome als neurologische Lokalzeichen zu werten sind. Daß es so etwas wie ein „Basedowzentrum" im Gehirn gäbe, haben wir bereits bei den voraufgehenden Besprechungen abgelehnt, so daß sich eine weitere Erörterung hierüber erübrigt. Daß Einzelsymptome des Basedow einen primär zentralnervösen Ursprung haben könnten, erscheint nach unseren Kenntnissen zunächst nicht unmöglich. Zweifellos ist aber diese Möglichkeit sehr überschätzt worden. Von dem Exophthalmus haben wir bereits erörtert, daß er beim Menschen kein neurologisches Zeichen sein dürfte. Daß die stärkeren Grade einer konstanten Grundumsatzerhöhung rein cerebraler — eventuell diencephaler — Natur sein sollten, muß nach den vielen Tierexperimenten als sehr zweifelhaft bezeichnet werden, wenn auch gelegentlich positive Angaben gemacht werden. Daß im Rahmen einer sympathischen Erregung auch der Grundumsatz mäßig ansteigen kann, ist zuzugeben. Die kardiovasculären Phänomene ließen sich durch einen gesteigerten Sympathicustonus erklären. Aber auch hier bestehen Bedenken, denn was wir im Rahmen der vegetativen Dystonie möglicherweise als vorwiegend neurogene Störung der Herzgefäßtätigkeit kennen, wird immer wieder gegen diese Zeichen beim Basedow abzugrenzen versucht, indem etwa bei der Hyperthyreose auf die Konstanz der Symptome im Schlaf und Wachen, auf ihre Beeinflußbarkeit mit Thyreostatica oder auf das Verhalten des Jodstoffwechsels hingewiesen wird. Von den intestinalen Symptomen des Basedow kennen wir praktisch kein Analogon im Tierversuch. Die intestinale Aktivität bestimmter Hirnregionen ist noch sehr umstritten. Wenn also diese eben aufgeführten Basedowsymptome als rein cerebrale Zeichen gedeutet werden, so ist dieser Versuch — wenn er auf Ausschließlichkeit gerichtet ist — äußerst hypothetisch und immer auch nur durch ausnahmsweise Einzelexperimente zu belegen, denen andere negative gegenüberstehen. Wo man sich auf derartige Versuche beruft, schleicht sich oft auch der schon wiederholt unterstrichene Fehler ein, akute Wirkungen des Experimentes mit Dauerfolgen gleichzusetzen. Derartige Störungen zeigen auch im Tierversuch eine weitgehende Ausgleichbarkeit (s. die Kapitel über Hochdruck und Diabetes), so daß es zweifelhaft erscheint, ob es überhaupt solche isolierten vegetativen Dauersymptome als rein neurologische Zentralzeichen gibt.

Eine gewichtige Rolle in dieser Diskussion spielen auch die extrapyramidalen Züge im Bilde des Basedow. Während sie in der Zeit von MOEBIUS bis KLIEN als Sekundärfolgen des Basedow (Encephalopathia thyreotoxica) angesprochen wurden, haben seit RIESE einige Autoren in ihnen allein primäre, den anderen — angeblich neurologischen — Basedowsymptomen gleichgeordnete, cerebrale Zeichen sehen wollen. Zur Begründung werden nicht nur die Fälle von Hyperthyreose bei Encephalitis und postencephalitischem Parkinsonismus, sondern auch jene bei dem echten Parkinson (KLIEN, PLÜGGE u. a.) angeführt. Auch ihre Zahl ist absolut genommen recht klein. Ließe man trotzdem alle diese Einzelsymptome des Basedow als zentralnervöse Lokalzeichen gelten, so bliebe die Kardinalfrage offen, welche Stellung man der Schilddrüse und dem mit ihr gekoppelten Jodstoffwechsel einräumen will. Auch der Hinweis, daß eine Struma gefehlt habe, schließt noch eine gesteigerte Aktivität der Thyreoidea nicht aus. Daß die Vorstellungen eines Jodstoffwechselzentrums im Gehirn oder die einer Produktion von thyreotropem Hormon im Zwischenhirn nicht haltbar sind, wurde schon erörtert. Die Tatsache, daß es einen Basedow bei einer reinen primären Erkrankung der Schilddrüse gibt und daß der Basedow sich durch Operation in vielen Fällen heilen läßt, spricht allein eindeutig dagegen, daß die meisten Symptome, die aufgeführt wurden, primär neurologische Lokalzeichen sind. Sie sind entweder als Sekundärfolgen der Schilddrüsenerkrankung anzusehen oder haben einen auf alle Fälle komplexeren Entstehungsmechanismus.

Es lassen sich noch einige andere Gründe anführen, die die Beweiskraft der Encephalitis im Rahmen der Basedowgenese einschränken.

Wir nennen hier zunächst die Häufigkeit des Vorkommens eines Basedow bei Encephalitis. Es handelt sich dabei immer um ein äußerst seltenes Ereignis. Die große Zahl der Encephalitiker bietet diese Komplikation nicht. Wir haben bei unseren früher genannten Fällen nie eine Hyperthyreose gesehen. Risak, der dieses Problem in der modernen Klinik erneut in Fluß brachte, konnte aus dem großen Basedowmaterial der Chvostekschen und Eppingerschen Klinik in 21 Jahrgängen (1910—1931) nur 8 ungleichwertige Beobachtungen beibringen. Wenn die Basedowsymptome wirklich primär neurologische Phänomene wären, würde man sie unbedingt häufiger bei der Encephalitis erwarten dürfen. Schon v. Economo verwies darauf, daß die Encephalitiker mit ihrer mimischen Starre, ihrem Blick und seltenen Lidschlag an Hyperthyreotiker erinnern, ohne daß eine Hyperthyreose vorzuliegen brauche.

Auch die Verteilung der Geschlechter in den mitgeteilten Kombinationsfällen von Basedow und Encephalitis spricht gegen eine einfache zentralnervöse Natur der Hyperthyreose. Unter den 29 genannten Literaturbeschreibungen lag das Verhältnis von Frauen zu Männern wie 5:1, genau so wie wir es beim Basedow auch sonst finden, während das Erkrankungsverhältnis der Geschlechter bei der Encephalitis rund mit 1:1 angesetzt werden kann. Es müssen also noch andere als rein neurologische Gesichtspunkte hierbei ausschlaggebend sein. Diese ganzen Fragen sollten zunächst an einem viel größeren Material gründlich bearbeitet werden. Die bisher vorliegenden positiven Fälle könnten, obwohl wir nicht so weit in der Konsequenz gehen wollen, auch zunächst nur als mehr zufällige Kombinationen angesprochen werden.

Das Auseinanderfallen der zeitlichen Beziehungen zwischen der Hirnkrankheit und der Hyperthyreose ist ein weiterer Grund, der Beachtung verdient. Wir haben darauf eingangs schon Bezug genommen. Es ist schwer erklärbar, warum die Basedowzeichen zu so verschiedener Zeit im Gesamtablauf der Encephalitis- erkrankung auftreten, wenn sie rein neurologische Symptome darstellen sollten. Man würde erwarten, daß sie dann auf dem Höhepunkt des neurologischen Krankheitsbildes am häufigsten wären. Dies trifft nach den Literaturfällen nicht zu. Es ist aus den gleichen Gründen auch schwer verständlich, warum die hyperthyreotische Phase meist nur als vorübergehend beschrieben wird und oft abklingt, während der encephalitische Prozeß fortschreitet. Man kann es auch kaum einsehen, daß, wenn der Basedow eine neurologische Erkrankung sein soll, die Encephalitiker keinen Vollbasedow, sondern nur larvierte oder leichte Formen aufweisen, wie behauptet wird. Man würde dann gerade das Gegenteil erwarten.

Alle diese Gründe sind mit der Annahme, daß der Basedow eine neurologische Lokalerkrankung des Gehirns sei, nicht recht vereinbar. Wenn cerebrale Erkran- kungen wie die Encephalitis und ihre Folgen oder der Parkinson einmal aus- nahmsweise die Ursache einer Hyperthyreose sein sollten, so müssen zur Erklärung unseres Erachtens andere Vorstellungen entwickelt werden. Die vorliegenden Erfahrungen erlauben uns die Annahme, daß eventuell über Störungen der vege- tativen Gleichgewichtslage das endokrine System — Hypophyse, Schilddrüse — angestoßen wird und nun seinerseits die wesentlichen Züge des Basedow oder der Hyperthyreose produziert. Dieser Mechanismus setzt eine Bereitschaft der betreffenden endokrinen Konstellationen voraus, denn sonst würde dieses Vorkommnis häufiger sein müssen. Es dürfte so gut wie sicher sein, daß die engere Lokalisation des zentralen Reizes im Gehirn hierfür kaum eine größere Bedeutung hat, und es erscheint wahrscheinlich, daß der zentrale Reiz nicht einmal krankheitsspezifisch zu sein braucht, sondern daß die Spezifität der Reaktion vielmehr in der Peripherie und damit in ihrer prämorbiden Bereitschaft liegt. Es würde sich darin das ausdrücken, was die alten Kliniker mit Recht in der BASEDOWschen Erkrankung als konstitutionelles Moment empfunden und immer wieder betont haben. Der von einer Encephalitis ausgehende Anstoß wäre dann nichts anderes als auch der Effekt eines psychischen Schocks oder Affektes in der Basedowgenese. Für andere organische Hirnkrankheiten dürfte das gleiche gelten, wie z. B. Paralysis agitans, Lues cerebri, Tumoren usw. Bei einigen von ihnen ist früher wahrscheinlich auch nicht genügend an die Möglichkeit einer Auslösung der dabei sehr seltenen Hyperthyreose durch eventuelle Jodmedikation gedacht worden. Diese Deutung der „zentralen" Hyperthyreose würde auch in voller Übereinstimmung mit der Auslegung anderer zentraler Krankheiten des internen Fachgebietes stehen, wie wir sie oben gegeben haben.

Noch seltener als bei der Encephalitis werden Hyperthyreosen bei *CO-Vergiftungen* gesehen [RAAB (c), BAADER, VEIL u. STURM, LEPPMANN, BEYER u. GERBIS u. a.]. Sie liegen gewöhnlich zeitlich eindeutiger zur CO-Intoxikation als bei der Encephalitis, wenn wir die akuten Fälle im Auge haben und von den sehr seltenen, recht problematischen Beobachtungen bei angeblich chronischer CO-Vergiftung absehen. Tierexperimentell sind nach akuten und chronischen CO-Einwirkungen teils atrophische (JGURA), teils hypertrophische (PEISACHOWITSCH, REPLOH, SCHULZE u. a.) Veränderungen an der Schilddrüse gesehen worden. Die Deutung einzelner Autoren für diese Bilder wechselt. Zum Teil wird eine direkte Aktivierung der Schilddrüse durch die CO-Wirkung oder durch die Asphyxie, zum Teil eine indirekte über cerebrale oder endokrine (Nebennieren) Vorgänge angenommen. Auch an einen kombinierten Effekt ist gedacht worden. Wegen der nicht seltenen Schädigung des Globus pallidus oder einer sonstigen „CO-Encephalitis" ist der zentralnervöse Ursprung derartiger Aktivierungen der Schilddrüse öfter diskutiert worden. Im Grunde gelten hier die gleichen Einwendungen, wie wir sie für die Encephalitis ausgeführt haben. Die Hyperthyreose bei CO-Vergiftungen des Menschen ist so selten, daß der cerebrale Schaden, der relativ häufig gefunden wird, allein zur Erklärung nicht ausreicht. Die Verhältnisse sind schon dadurch, daß die CO-Vergiftungen einen über die örtlichen Hirnveränderungen weit hinausgehenden Allgemeinschaden der Organe darstellen, so unübersichtlich, daß derartigen Schlußfolgerungen die größte Unsicherheit anhaftet.

Uns interessieren hier in erster Linie die Fälle von Hyperthyreose nach *Hirntraumen*, zu denen vereinzelte Beobachtungen von Basedow nach elektrischen Unfällen (VEIL u. STURM u. a.) überleiten. Nach Hirnverletzungen haben VEIL u. STURM, RAAB (e, h) u. H. H. MEYER Hyperthyreosen beschrieben. Vor allem nach VEIL u. STURM sollen derartige Fälle durch bestimmte Charakteristica ausgezeichnet sein, zu denen gehören: Langsamer Beginn, gehemmte Ausprägung des Krankheitsbildes, wenig hervortretender Exophthalmus, nur geringe Struma und Tachykardie, abnorme Labilität des Grundumsatzes, kein größerer Gewichtsverlust, Kombination mit extrapyramidalen Bewegungsstörungen,

Salbengesicht und Hyperhidrose. Sie sollen nur vorübergehender Natur sein, worauf auch RISAK bei seinen Encephalitikern hinwies. Ihr Beginn fällt angeblich mit dem Auftreten extrapyramidaler Symptome zusammen. Hirnlokalisatorisch werden sie mit dem Pallidum und Striatum in Beziehung gebracht und als rein neurologische Symptome gedeutet. Daneben soll es noch z. B. nach Schädelbasisbrüchen akuter auftretende Formen geben, die sich mehr dem Vollbild einer Hyperthyreose nähern und die ihre Entstehung einer diencephal vermittelten Funktionsstörung der Hypophyse und Schilddrüse verdanken. Auch peripher reflektorische Formen werden für möglich gehalten. Immer wird eine primär neurologische Symptombildung unterstellt.

In ähnlicher Weise haben FROWEIN u. HARRER (a) auf Grund einer sehr problematischen Einzelbeobachtung eine analoge Deutung versucht, indem sie von einer rein zentralen, hirntraumatischen, sympathicotonischen (ergotropen) Störung sprachen, die zur Schilddrüse keine Beziehungen haben sollte. H. H. MEYER hat diese Fragen nur berührt, aber für seine Fälle nicht entschieden.

Im Grunde begegnen wir hier wieder den gleichen Verhältnissen wie bei der Hyperthyreose im Zusammenhang mit einer Encephalitis. Die Zahl der Beobachtungen ist verschwindend gering im Verhältnis zur Häufigkeit des Hirntraumas. Akute Fälle im Frühstadium der Hirnverletzung sind Raritäten. Die meisten Beobachtungen gehören in das Gebiet der fraglichen Spätfolgen des Hirntraumas mit sehr verschieden langen symptomfreien Intervallen. Alle Einwendungen, die gegen die angeführten Deutungen dieser Krankheitsbilder erhoben werden können, haben wir bereits bei der Encephalitisgenese der Hyperthyreose abgehandelt. Sie brauchen deswegen nicht nochmals erörtert zu werden. Nach rein statistischen Gesichtspunkten kann man die wenigen Fälle durchaus als Zufallstreffer deuten. Wir wollen dennoch nicht auf die individualpathologische Auslegung solcher Beobachtungen verzichten. Daß dieses Problem allerdings ein rein hirnlokalisatorisches sei — wie VEIL u. STURM es am extremsten vertreten haben —, müssen wir unter allen Umständen ablehnen. Es lassen sich sicher unschwer eine größere Zahl Hirnkranker mit ähnlicher Lokalisation eines Schadens sammeln, ohne daß es gelingen sollte, hier für die vegetativen Funktionen eine entsprechende Lokalisationslehre zu belegen, wie sie für die extrapyramidalen, motorischen, sensiblen und sensorischen Leistungen vorliegt. Wir haben früher für einzelne derartige vegetativ-nervöse Äußerungen bereits den Beweis angetreten und werden ihn für die Hyperthyreose am Beispiel des Grundumsatzes später folgen lassen. Für das Striatum und Pallidum sowie die anderen großen Ganglien ist tierexperimentell außerdem die geringe vegetative Aktivität genügend erhärtet, so daß von diesen Stellen am wenigsten eine solche Symptomatologie zu erwarten ist. Wir haben auch gegen einzelne der VEIL- u. STURMschen Fälle deswegen Bedenken, weil wir einen von ihnen mit einem Konvexitätsstreifschuß und einer möglichen Rindenprellung darunter früher selbst nachuntersuchen konnten. Wir fanden überhaupt nicht die geringsten Zeichen einer Hyperthyreose. Es handelte sich unseres Erachtens um einen gespannten Neurotiker, dessen affektive Äußerungen als extrapyramidale und zentralvegetative organische Hirnsymptome angesprochen worden waren. Jeder, der dieses schwierige Grenzgebiet kennt, wird die mögliche Subjektivität in der Deutung verstehen. Unseres Erachtens ist auch bei den Hirntraumatikern in sehr seltenen Fällen dann eine zentralnervöse Entstehungsmöglichkeit für die Hyperthyreose gegeben, wenn eine entsprechende Bereitschaft vorliegt. Wir haben diesen Standpunkt für die zentrale Krankheitsgenese im vorausgehenden vielfach erörtert. Der Gegensatz dieser Auffassungen wird dann besonders deutlich, wenn wir VEIL u. STURM zu dieser Frage im Bereich der Hyperthyreose selbst hören: „Für die evident hirngeschädigten Menschen aber, die gleichsam durch Zufall von einer äußeren Schädlichkeit des Gehirns betroffen worden sind, ... spielt das Moment der Körperkonstitution keine Rolle. Greift der krankhafte Prozeß an einer der zentralen Apparate Platz, an dem auch die Nadel oder das Messer des Tierexperimentators rührt und mit Sicherheit eines oder das andere Basedowsymptom hervorzurufen in der Lage ist, so wird im klinischen Fall ein Basedow, sei es in partieller, sei es in voller Form, entstehen." Klarer können die Differenzen der Auffassungen kaum ausgedrückt werden.

Einige *statistische Erfahrungen* an Hirnverletzten liegen zu diesem Problem vor. FROWEIN u. HARRER (b) trafen bei 85 Hirnverletzten, deren Trauma 2—5 Jahre zurücklag, keinen „zentralen Basedow", aber in 28% der Fälle eine Grundumsatzerhöhung von $+11$ bis $+39\%$. Eindeutige Senkungen wurden vermißt. Die Werte schwankten nicht besonders; sie hatten keine Beziehungen zur Schwere der Hirnverletzung, soweit sie nach der Größe des Substanzverlustes und den neurologischen Ausfällen abgeschätzt wurde. Dagegen ergaben sich gewisse Übereinstimmungen mit der Erweiterung des 3. Ventrikels und sehr deutliche mit der Dauer der Bewußtlosigkeit. Andere Hyperthyreosezeichen (Gewichtsverlust, Tachykardie, Struma) fehlten dabei. Die Autoren sehen hierin den Ausdruck einer zentralen — noch nicht näher deutbaren — vegetativen Regulationsstörung im Hirnstamm, die in den ersten beiden Jahren nach der Verletzung reversibel sein könne, in ihren Fällen aber als Dauersymptom zu betrachten sei. Sie berichten auch, daß DWORACEK u. FINK an einem „großen Hirnverletztenkrankengut" bei Untersuchung 2—9 Monate nach der Verwundung in etwa einem Drittel der Fälle Grundumsatzschwankungen zwischen erhöhten und normalen Werten, in einem weiteren Drittel Schwankungen in erhöhtem Niveau und in 15% konstante Steigerungen (Normgrenze 20%) gesehen hätten. Der Rest hatte normale Werte. In einer Kontrollserie von 50 Fällen peripherer Nervenverletzungen fehlte diese Erhöhung. Da keine Beziehungen zu anderen Zeichen einer Schilddrüsenüberfunktion (Untergewicht, Halsumfang) bestanden, wurde an eine Tonusschwankung im vegetativen System gedacht.

Unsere eigenen Erfahrungen zur Hyperthyreose bei Hirntraumatikern sind folgende:

Wir haben unter den rund 2000 Hirnverletzten, von denen hier schon vielfach die Rede war, nicht einmal einen hirntraumatischen Basedow und ebensowenig eine Hyperthyreose entstehen sehen. Natürlich gab es sog. B-Typen und vegetativ Labile, wie wir sie auch sonst unter Gesunden nicht selten sehen, aber keiner gehörte in den Formenkreis der klinischen Hyperthyreose. Auch erbliche Belastung mit Basedow oder bestehender Kropf änderten daran nichts.

Legt man in dieser Frage z. B. die Grundumsatzbestimmung als Kriterium zugrunde, so konnten wir an 218 derartigen auslesefreien Hirnverletzten, deren Läsion zur Zeit der Untersuchung 3—18 Monate zurücklag, folgende Feststellung machen: Insgesamt wiesen rund 90% dieser Probanden normale Grundumsatz-werte auf, wenn man die Normgrenze mit $+20$ bis -10% ansetzt. Nur 25 Fälle ($=11,4\%$) überschritten diese Werte, und zwar 10 nach oben und 15 nach unten. $+30\%$ Grundumsatz erreichten nur 3 Verletzte. Als Maximum bestimmten wir einmal $+40\%$. Auch nur 1 Fall unterschritt den Wert von -20% ($=-22\%$). Damit kann also schon statistisch eine Tendenz zur Grundumsatzerhöhung bei Hirnverletzten abgelehnt werden.

Wir führten nun in der gleichen Weise, wie es im Hypertoniekapitel näher auseinandergesetzt wurde, einerseits eine Aufschlüsselung dieser Fälle nach dem *Sitz* der Läsion und nach der *Schwere* der Verletzung sowie nach ihren *Komplikationen* durch und unterteilten das Material andererseits auch nach dem *Alter* und der *Konstitution*. Die in diesen einzelnen Gruppen aus dem Normbereich herausfallenden Umsatzwerte, die bei pathologischem Ausfall mehrfach bestimmt wurden, unterzogen wir nach statistischen Regeln einem Vergleich. Es ergab sich dabei, daß keinerlei signifikante Unterschiede in den einzelnen Gruppen zu errechnen waren. Auch 24 sicher Stammhirnverletzte (früher in der Kasuistik mitgeteilt) machten davon keine Ausnahme. Tabelle 151 zeigt die Aufschlüsselung des Gesamtmaterials und die Zahl der herausfallenden Werte.

Tabelle 151. *Abnorme Grundumsatzwerte bei 218 Hirnverletzten, die nach Sitz, Schwere und*
(Zeichenerklärung

	Ins-gesamt	Sitz							
		F	P	T	O	Ce	St	Co	M
Gesamtzahl	218	41	51	4	11	6	24	9	94
Davon Grundumsatz $+21\%$ und mehr .	10	3	5	—	—	—	1	1	1
Davon Grundumsatz -11% und weniger	15	1	1	—	1	—	3	2	9

Tabelle 152. *Arithmetisches Mittel des Grundumsatzes und seine prozentuale Abweichung*

	Ins-gesamt	Sitz							
		F	P	T	O	Ce	St	Co	M
Gesamtzahl	218	41	51	4	11	6	24	9	94
Durchschnittlicher Grundumsatz . . .	$+3,9$	$+6,9$	$+5$	$+6,5$	$+0,3$	$+2,0$	$+2,5$	$+1,7$	$+2,8$
Mittlerer Fehler des Mittelwertes $\mp$ . . .	0,7	1,5	1,6	4,5	2,8	2,3	2,1	4,2	0,9

Berechnet man aus den prozentualen Abweichungen vom Sollwert sowohl für sämtliche 218 Untersuchten wie für die einzelnen aufgeschlüsselten Gruppen die arithmetischen Mittel, so ergeben sich die Werte der Tabelle 152.

Damit dürfte klargelegt sein, daß *hirnlokalisatorische Gesichtspunkte und der Schweregrad einer Hirnverletzung dieses Stadiums keine besondere Bedeutung für den Ausfall des Grundumsatzwertes haben.*

Zusammen mit der Tatsache, daß wir keine hirntraumatische Hyperthyreose auch bei einer sehr großen Ausgangszahl Hirnverletzter sahen, widerlegen diese

Erfahrungen den Standpunkt von VEIL u. STURM, daß die Hyperthyreose oder der Basedow bei Hirnverletzten ein neurologisches Syndrom sei und daß organische Hirnerkrankungen zu ihnen disponieren. Gerade unsere Stammhirnverletzten beleuchten diese Verhältnisse mit aller Deutlichkeit. Wenn hiervon einmal eine Ausnahme vorkommt, so kann unseres Erachtens die Erklärung nur so liegen, daß der zentralnervöse Anstoß zu einer solchen Reaktion auf einen zu dieser Erkrankung disponierten Organismus stieß. Weitere Einzelvorstellungen hierzu haben wir oben entwickelt.

Auch dem Einwande, daß die Hyperthyreose eventuell erst eine *Spätfolge der Hirnläsion* sein könnte, vermögen wir zu begegnen. Von 230 unserer Hirnverletzten des zweiten Weltkrieges bekamen wir nach 6—8 Jahren Mitteilungen der behandelnden Ärzte über vorgekommene internistische Komplikationen. In keinem Falle war in diesem Zeitraum eine Hyperthyreose aufgetreten. Weiter entnahmen wir aus einer Sammelstatistik von 227 Hirnverletzten des *ersten* Weltkrieges nach rund 30 Jahren, daß ebenfalls nicht ein einziger Basedow oder eine Hyperthyreose zur Entwicklung gekommen war.

BODECHTEL u. SACK haben an einem ähnlich großen Material von Hirnverletzten des letzten Krieges die gleichen Erfahrungen wie wir gemacht. Und

Komplikationen der Hirnläsion und nach Konstitution und Lebensalter aufgeschlüsselt wurden s. Abb. 60, S. 255).

Schwere				Komplikation					Konstitution					Alter		
Co	I⁰	II⁰	III⁰	Ø	L	A	J	M	P	L	A	D	M	17—23	24—32	33—47
9	23	77	109	45	70	10	17	76	39	31	50	13	85	87	82	49
1	2	4	3	7	1	1	—	1	2	3	—	—	5	5	2	3
2	1	4	8	4	6	1	1	3	—	5	3	3	5	3	7	5

vom Sollwert bei 218 aufgeschlüsselten Hirnverletzten (Zeichenerklärung s. Abb. 60, S. 255).

Schwere				Komplikation					Konstitution					Alter		
Co	I⁰	II⁰	III⁰	Ø	L	A	J	M	P	L	A	D	M	17—23	24—32	33—47
9	23	77	109	45	70	10	17	76	39	31	50	13	85	87	82	49
+1,7	+4,8	+5,3	+2,9	+6,8	+2,4	+5,2	+3,8	+3,5	+4	+3,6	+3	+2,3	+4,8	+4,4	+2,3	+5,9
4,2	2,2	1,1	0,9	1,9	1.0	3,4	1,9	1,1	1,4	2,1	1,3	2,9	1,1	1,1	1,0	1,4

schließlich haben FROWEIN und HARRER (b) und DWORACEK u. FINK bei ihren Reihenuntersuchungen auch keine Basedowfälle oder Hyperthyreosen gesehen, sondern nur Veränderungen des Grundumsatzes, die sie nicht in Beziehung zu einer Schilddrüsenstörung brachten.

Es geht also nicht an, das Hirntrauma als Kardinalbeweis einer zentralnervösen Genese des Basedow oder der Hyperthyreose anzuführen, wie es in der Stammhirnpathologie von VEIL u. STURM geschehen ist. Diese Erkrankung nimmt im Rahmen einer centrogenen Krankheitsentstehung keine Sonder-

stellung ein. Sie ist zweifellos in erster Linie ein endokrines Problem. Zentralnervöse Züge dürften oft mehr sekundärer Natur sein. Daß in der Genese auch
zentralvegetative Einflüsse mitwirken können, wird damit nicht geleugnet. Die
vorgelegten Erfahrungen mahnen allerdings zu einer kritischen Bewertung.
Wahrscheinlich kommt *konstitutionellen* vegetativ-nervösen Konstellationen dabei
eine größere Bedeutung zu als aus organischen Hirnerkrankungen angeblich
erwachsenden vegetativen Funktionsumstellungen, deren Bedeutung als nervöse
Dauererscheinung vielfach wohl überschätzt wird.

VI. Schlußbemerkungen.

Ausgehend von der Tatsache, daß in den letzten Jahrzehnten besonders in
der deutschsprachigen internen Medizin verschiedenerorts der Versuch gemacht
wurde, eine besondere Form der zentralen Neuralpathologie zu entwickeln, haben
wir an einem möglichst geeigneten neuen Material von Hirnverletzten unter
Hinzuziehung anderer klinischer Erfahrungen und unter Berücksichtigung der
Ergebnisse der Experimentalforschung diese Lehre einer kritischen Betrachtung
unterzogen. Wir beschränkten uns dabei auf die Hypertonie, das Ulcusleiden,
den Diabetes mellitus und die Hyperthyreose. Wenn auch noch für eine Reihe
anderer Erkrankungen wie Allergie, Rheumatismus, Nierenerkrankungen usw.
ähnliche Zusammenhänge behauptet wurden, so haben wir auf ihre eingehendere
Erörterung verzichtet, da sich für sie noch viel weniger solche Beziehungen
erkennen lassen als für die genannten vier großen klinischen Krankheitsbilder.
Bei der Aufführung unserer Untersuchungsergebnisse ist im einzelnen auch auf
sie kurz hingewiesen worden.

Sucht man bei Hirnschußverletzten mit genau bestimmbarem Sitz einer
Läsion im Stammhirn, nachdem die akuten Folgen des Traumas abgeklungen
sind, nach Reiz- oder Ausfallserscheinungen im Bereich vegetativer Funktionen,
so kommt man zu dem Schluß, daß es eine an *Ort* und *Schwere* der Läsion gebundene regelhafte Symptomatologie nicht gibt. Wohl findet man in beschränk-
tem Umfang gewisse Regulationslabilitäten. Sie sind im Prinzip nicht verschieden
von denen, die wir bei einer konstitutionellen oder auf andere Art erworbenen
vegetativen Labilität auch sonst kennen. Sie tragen in bezug auf eine Mehrzahl
von Störungen auch nicht den Charakter rein sympathicotonischer oder para-
sympathicotonischer Funktionsabwandlungen, sondern erscheinen mehr regellos
gemischt und gewöhnlich nur in einzelnen wenigen Punkten ausgeprägt. Eine
Ausnahme machen nur die Fälle, bei denen eine Hypophysenläsion vorliegt oder
sehr wahrscheinlich ist.

Führt man im Rahmen der vorgenommenen Untersuchungen einen statisti-
schen Vergleich zwischen einzelnen vegetativen Regulationsstörungen sicher
Stammhirnverletzter und solcher mit Läsionen anderer Hirnteile außerhalb des
Stammhirnes durch, so ergeben sich keine verwertbaren Unterschiede.

Hieraus ist der Schluß erlaubt, daß es im vegetativen Funktionsbereich keine
analoge Ordnung geben dürfte, wie wir sie von den sog. somatischen Repräsentationen her kennen. Der Unterschied erklärt sich wahrscheinlich durch eine
diffusere und mehrschichtige Vertretung und damit vollendetere Kompensier-

barkeit solcher vitalen Leistungen, an deren Ausgleich auch periphere Einrichtungen nervaler und humoral-hormonaler Art beteiligt sein können. Wenn im akuten Stadium einer zentralen Schädigung oft recht vielseitige vegetative Störungen erkennbar sind, so darf man zu ihrem Verständnis wahrscheinlich mit einer ausgedehnteren Schockwirkung in diesem System rechnen, die einer oft schnellen und vielfach vollständigen Kompensation Platz macht, wenn ein plötzlicher endgültiger Zusammenbruch der lebenswichtigen vegetativen Leistungen ausbleibt.

Für die zentralnervöse Genese bestimmter innerer Erkrankungen und damit für die besondere Form der Neuralpathologie, wie sie vor allem von VEIL u. STURM vertreten wurde, ergibt sich hieraus, daß es nicht haltbar ist, bestimmte Symptome innerer Erkrankungen im Sinne einer zentralvegetativen Focuslehre aufzufassen und sie als rein nervöse Krankheitszeichen zu deuten. Weder der Diabetes mellitus noch die Hyperthyreose noch andere interne Leiden sind ein neurologisches Symptom oder Syndrom nach Art anderer zentraler Nervenkrankheiten — gleichgültig, ob es sich dabei um Früh- oder Spätschäden einer Hirnerkrankung handeln soll.

Trotzdem möchten wir auf der anderen Seite nicht so weit gehen, jeden zentralnervösen Einfluß auf die Genese innerer Erkrankungen ganz abzulehnen. Allerdings zwingen die vorliegenden Erfahrungen zu einer starken Einschränkung und einer andersartigen Einschätzung dieser Zusammenhangsmöglichkeit. Da wir hirnlokalisatorische Gesichtspunkte für die Genese einer bestimmten internen Erkrankung ablehnen mußten und da das Zusammentreffen einer Hirnläsion mit einem der genannten inneren Leiden außerordentlich selten ist, so dürfte der entscheidende ätiologische Faktor wahrscheinlich im wesentlichen in der zentralnervösen Störung einer vielseitig einregulierten Gleichgewichtslage zu suchen sein. Je nach der Labilität oder Stabilität der peripheren Reaktionsorgane und des vegetativen Systems überhaupt, die konstitutionell und konditionell begründet sein mögen, wird ein Ausschlag ins Pathologische erfolgen können. Dem zentralen Faktor würde in solchen Fällen dann mehr der Wert eines Anstoßes einer Reaktion zukommen, der Bereitschaft der übrigen Einrichtungen die Spezifität der Antwort. Es ist durchaus möglich, daß hierbei auch dem zentralnervösen Reiz gar keine Dauerwirkung zuzukommen braucht, sondern daß sein Effekt von einem anderen, träger wirkenden System (z. B. dem Endokrinium) fortgeführt und dauerhaft fixiert wird. Wir wissen im Einzelfall hierüber noch sehr wenig Sicheres. Es ließe sich so verstehen, daß zwar im akuten Stadium einer Hirnläsion vielfache vegetative Entgleisungen gefunden werden, daß aber Dauersymptome eine Ausnahme darstellen.

In jenen Funktionsbereichen, in denen direkte Beziehungen vom Hypothalamus zum Hypophysenhinterlappen oder Nachbarschaftswirkungen zum Hypophysenvorderlappen gegeben sind, schränkt sich diese Auffassung insofern ein, als hier der Sitz einer Läsion oder Erkrankung einen gewissen Fokalcharakter bekommen kann (Diabetes insipidus, Fettsucht, Genital-Temperaturstörungen usw.), allerdings kann auch hier zum Verständnis der klinischen Symptomatologie nicht auf die Heranziehung der Reaktionsbereitschaft des ganzen Organismus verzichtet werden. Unsere Untersuchungen hatten nicht so sehr das Ziel, diese Verhältnisse näher zu beleuchten, sondern galten in erster Linie den genannten internen Leiden, für die der mögliche zentralnervöse Anteil in der Genese geprüft werden sollte.

Das Ergebnis zeigt, daß die einseitige Herausstellung eines solchen pathogenetischen Mechanismus zu abwegigen Vorstellungen führt und daß diese Form einer Neuralpathologie, die die Ursache einer Reihe von Krankheiten in einer „Diencephalose" sieht, abzulehnen ist.

Die Klinik sollte diesen Begriff überhaupt aus ihrer Terminologie streichen.

Literatur.

ABELIN, J.: Schilddrüse und Nervensystem. In Handbuch der normalen und pathologischen Physiologie, Bd. 16/1, S. 219. Berlin: Springer 1930. — ACHELIS, J. D.: Beiträge zur Frage des vegetativen Systems und Stammhirns. Dtsch. med. Wschr. **1944**, 549. — ARNETH, J.: Zur Frage Diabetes und Trauma. Med. Klin. **1931**, 252. — ARNOLD, O. H.: Akute Infektionskrankheiten und Hochdruck. Untersuchungen und Betrachtungen zum Problem der postinfektiösen Hypertonie. Stuttgart: Georg Thieme 1949. — ASCHENBRENNER, R., u. W. V. BAEYER: Epidemisches Fleckfieber. Stuttgart: Ferdinand Enke 1944. — ASCHNER, B.: (a) Über die Funktion der Hypophyse. Pflügers Arch. **146**, 1 (1912). — (b) Zur Physiologie des Zwischenhirns. Wien. klin. Wschr. **1912**, 1042. — (c) Über das Stoffwechsel- und Eingeweidezentrum im Zwischenhirn, seine Beziehung zur inneren Sekretion (Hypophyse, Zirbeldrüse) und zum Diabetes insipidus. Berl. klin. Wschr. **1916 II**, 772. — ASHER, L., u. O. PFLÜGER: Nachweis der Abhängigkeit der Schilddrüsenfunktion vom Zentralnervensystem, beziehentlich vom Sympathicus. Z. Biol. **87**, 115 (1928).

BAADER, E. W.: Kohlenoxydbasedow. Arch. Gewerbepath. **7**, 227 (1936). — BAILEY, P., and F. BREMER: Experimental diabetes insipidus. Arch. Int. Med. **28**, 773 (1921). — BALÓ, J. v.: Die neurogene Theorie des peptischen Magen- und Duodenalgeschwürs. Dtsch. med. Wschr. **1941**, 479. — BANSI, H. W.: Thyreotoxikose und antithyreoidale Substanzen. Stuttgart: Georg Thieme 1951. — BARRIS, R. W., and W. R. INGRAM: The effect of experimental hypothalamus lesions upon blood sugar. Amer. J. Physiol. **114**, 555 (1935/36). — BARTELHEIMER, H.: Zur Frage des neurogenen Diabetes. Med. Klin. **1939**, 145. — BAY, E.: Die Praxis der Erkennung und Beurteilung von Hirnverletzungen. Hefte Unfallheilk. **1941**, H. 33. — BEATTIE, J.: (a) Hypothalamic mechanisms. Canad. Med. Assoc. J. **26**, 400 (1932). — (b) Relation of tuber cinereum to gastric and cardiac function. Canad. Med. Assoc. J. **26**, 278 (1932). — BEATTIE, J., G. R. BROW and C. N. H. LONG: Physiological and anatomical evidence for the existence of nerve tracts connecting the hypothalamus with spinal sympathetic centres. Proc. Roy. Soc. Lond., Ser. B **106**, 253 (1930). — BEATTIE, J., and D. SHEEHAN: The effects of hypothalamic stimulation on gastric motility. J. of Physiol. **81**, 218 (1934). — BECHTEREW, W. v.: Die Funktionen der Nervenzentra. Jena: Gustav Fischer 1908—1911. — BECHTEREW, W. v., u. N. v. MISSLAWSKY: Über den Einfluß der Großhirnrinde auf den Blutdruck und die Herztätigkeit. Neur. Zbl. **5**, 193, 416 (1886). — BEIGLBÖCK, W.: Trauma und Hochdruck. Z. klin. Med. **127**, 144 (1934). — BERGMANN, G. v.: Das spasmogene Ulcus pepticum. Münch. med. Wschr. **1913 I**, 169. — BERNARD, C.: Leçons de Physiologie expérimentale. 15. Leçon: Diabète artificiel, Bd. 1, S. 288. Paris: Baillière 1855. — BERNIG, H.: Kasuistische Beiträge zum neurogenen Pankreasdiabetes. Dtsch. med. Wschr. **1943**, 605. — BEYER, A., u. H. GERBIS: Jahresbericht über die Tätigkeit der preußischen Gewerbemedizinalräte während des Kalenderjahres 1931. Veröff. Med.verw. **39**, 40 (1932). — BISCONS et R. MERCIER: Modifications du poul et de la pression artérielle observées chez le soldat au combat. Arch. Mal. Coeur **10**, 336 (1917). — BLANDIN, P.-D.: Über Blutdrucksteigerungen bei Meningitis, insbesondere bei Meningitis tuberculosa. Inaug.-Diss. Heidelberg 1951. — BOCHEFONTAINE, L. T.: Étude expérimentale de l'influence exercée par la faradisation de l'écorce grise du cerveau sur quelques fonctions de la vie organique. Arch. Physiol., Paris 8, 140 (1876). — BODECHTEL, G.: Zur Klinik des vegetativen Nervensystems. Verh. dtsch. Ges. inn. Med. **54**, 57, 195 (1948). — BODECHTEL, G., u. O. GAGEL: Die Histopathologie der „vegetativen" Kerne des menschlichen Zwischenhirns am Beispiel der tuberkulösen Meningitis und Polioencephalitis. Z. Neur. **132**, 755 (1931). — BODECHTEL, G., u. H. SACK: Diencephalose und Hirntrauma. Med. Klin. **1947**, 133. — BOGAERT, A. VAN:

(a) Hypothalamus et reactiones cardiovasculaires d'origine centrale. Arch. internat. Pharmacodynamie **53**, 137 (1936). — (b) Hypothalamus und zentralnervöse Blutdruckregulation. Wien. klin. Wschr. **1936 II**, 1061. — BOHN, H.: Über den chemischen, nicht nervösen Mechanismus des blassen Hochdruckes. Verh. dtsch. Ges. Kreislaufforsch. **6**, 218 (1933). — BOLT, W., H. VALENTIN u. H. VENRATH: Über die Ätiologie des Hochdrucks bei Atemmuskelgelähmten. Dtsch. Arch. klin. Med. **198**, 474 (1951). — BORNSTEIN, A.: Einfluß von Schlafmitteln auf den Grundumsatz beim Basedow. Dtsch. med. Wschr. **1930 II**, 1861. — BROCK, S., G. E. DOTY, L. KRASNO and A. C. IVY: Relation of cervical sympathetic nerves to activity of the thyroid. Endocrinology **27**, 504 (1940). — BROOKS, Mc. C.: Studies on the neural basis of ovulation in the rabbit. Amer. J. Physiol. **119**, 280 (1937). — BROUWER, B.: Les aspects positifs et négatifs des observations anatomo-cliniques de la région hypothalamique. Schweiz. Arch. Neur. **65**, 20 (1950). — BROWN, T. G.: Note on the physiology of the basal ganglia and mid-brain of the anthropoid ape, especially in reference to act of laughter. J. of Physiol. **49**, 195 (1915). — BRUGSCH, TH., K. DRESEL u. F. H. LEWY: (a) Beiträge zur Stoffwechselneurologie. I. Mitt.: Zur Stoffwechselneurologie der Medulla oblongata. Z. exper. Path. u. Ther. **21**, 358 (1920). — (b) Zur Stoffwechselneurologie der Medulla oblongata. II. Mitt.: Experimenteller Beitrag zur Regulation des Zuckerstoffwechsels in der Oblongata. Z. exper. Med. **25**, 262 (1921). — BURDENKO, N.: Der Einfluß des Nervensystems auf pathologische Zustände des Magen- und Darmkanals. Z. Neur. **148**, 343 (1933). — BUSCHAN, G.: Die BASEDOWsche Krankheit. Leipzig: Franz Deuticke 1894. — BUSTAMANTE, M., H. SPATZ u. E. WEISSCHEDEL: Die Bedeutung des Tuber cinereum des Zwischenhirns für das Zustandekommen der Geschlechtsreifung. Dtsch. med. Wschr. **1942**, 289.

CAMUS, J., J. GOURNAY et A. LE GRAND: Diabète sucré par lésion nerveuse. Presse méd. **33**, 249 (1925). — CAMUS, J., et G. ROUSSY: (a) Hypophysectomie et polyurie expérimentales. C. r. Soc. Biol. Paris **75**, 483 (1913). — (b) Polyurie expérimentale par lésion de la base du cerveau. La polyurie dite hypophysaire. C. r. Soc. Biol. Paris **75**, 628 (1913). — (c) Les syndromes hypophysaires. Revue neur. **38**, 622 (1922). — CANNON, W. B., C. A. L. BINGER and R. FITZ: Experimental hyperthyroidism. Amer. J. Physiol. **36**, 363 (1915). — CANNON, W. B., and Mc. K. CATTELL: Studies on the conditions of activity in endocrine glands. II. The secretory innervation of the thyroid gland. Amer. J. Physiol. **41**, 58 (1910). — CANNON, W. B., H. F. NEWTON, E. M. BRIGHT, V. MENKIN and R. M. MOORE: Some aspects of the physiologie of animals surviving complette exclusion of sympathetic nerve impulses. Amer. J. Physiol. **89**, 84 (1929). — CANNON, W. B., and P. E. SMITH: Some conditions affecting thyroid activity. Endocrinology **4**, 386 (1920). — CARSTENS, M.: Die Begutachtung der Zuckerkranken. Ein Beitrag zur Frage der Ätiologie des Diabetes mellitus. Ärztl. Wschr. **1949**, 705. — CEREVKOV, A.: Über den Einfluß der Großhirnhemisphären auf das Herz und das Gefäßsystem. Harkov: Guseff 1892. — CHAIKOFF, J. L., F. L. REICHERT, P. S. LARSON and M. E. MATHES: The effect of hypophysectomy and cerebral manipulation in the dog upon the response of the blood sugar and inorganic phosphorus to insulin. Amer. J. Physiol. **112**, 493 (1935). — CHARCOT, J.: De la cachexie exophthalmique, ou affection nouvellement décrite sous ce nom et caractérisée par des palpations de coeur et des artères, la tuméfaction de la glande thyroide et une double exophthalmie. Gaz. Hôp. **1856**, 465. — CLARK, G., and S. C. WANG: The liberation of a pressor hormone following stimulation of the hypothalamus. Amer. J. Physiol. **127**, 597 (1939). — CLEVELAND, D., and L. DAVIS: Further studies on the effect of hypothalamus lesions upon carbohydrate metabolism. Brain **59**, 459 (1936). — CROUCH, R. L., and W. H. ELLIOTT: The hypothalamus as a sympathic center. Amer. J. Physiol. **115**, 245 (1936). — CURSCHMANN, H.: Über exogene ursächliche Faktoren bei Diabetes mellitus. Klin. Wschr. **1934 I**, 511. — CUSHING, H.: (a) Physiologische und anatomische Beobachtungen über den Einfluß von Hirnkompression auf den intracraniellen Kreislauf und über einige hiermit verwandte Erscheinungen. Mitt. Grenzgeb. Med. u. Chir. **9**, 773 (1902). — (b) Neurohypophysial mechanisms from a clinical standpoint. Lancet **1930 II**, 119, 175. — (c) The reaction of posterior pituitary extract (Pituitrin) when introduced into the cerebral ventricles. Proc. Nat. Acad. Sci. U.S.A. **17**, 163 (1931). — (d) The similarity in the response to posterior lobe extract (Pituitrin) and Pilocarpine when injected into the cerebral ventricles. Proc. Nat. Acad. Sci. U.S.A. **17**, 171 (1931). — (e) The action of Atropin in counteracting the effects of Pituitrin and Pilocarpine injected into the cerebral ventricles.

Proc. Nat. Acad. Sci. U.S.A. **17**, 178 (1931). — (f) The method of action of Pituitrin introduced into the ventricle. Proc. Nat. Acad. Sci. U.S.A. **17**, 239 (1931). — (g) The counteractive effect of Avertin on the stimulatory response of Pituitrin injected in the ventricle. Proc. Nat. Acad. Sci. U.S.A. **17**, 248 (1931). — (h) Concerning a possible „parasympathic center" in diencephalon. Proc. Nat. Acad. Sci. U.S.A. **17**, 253 (1931). — Cushing, H., and E. Goetsch: Concerning the secretion of the infundibular lobe of the cerebrospinal fluid. Amer. J. Physiol. **27**, 1, 61 (1910).

D'Amour, M. C., and A. D. Keller: Blood sugar studies following hypophysectomy and experimental lesion of hypothalamus. Proc. Soc. Exper. Biol. a. Med. **30**, 1175 (1933). — Danilewsky, B.: Experimentelle Beiträge zur Physiologie des Gehirns. Pflügers Arch. **11**, 128 (1875). — Davidoff, L. M., and H. Cushing: Studies in Acromegaly. VI. The disturbances of carbohydrate metabolism. Arch. Int. Med. **39**, 751 (1927). — Davis, L., D. Cleveland and W. R. Ingram: Carbohydrate metabolism. The effect of hypothalamic lesions and stimulation of the autonomic nervous system. Arch. of Neur. **33**, 592 (1935). — Dixon, W. E., u. H. Heller: Experimentelle Hypertonie durch Erhöhung des intracraniellen Druckes. Arch. exper. Path. u. Pharmakol. **166**, 265 (1932). — Dresel, K.: Experimentelle Untersuchungen zur Anatomie und Physiologie des peripheren und zentralen vegetativen Nervensystems. Z. exper. Med. **37**, 373 (1923). — Durdufi, G. N.: Zur Pathogenese des Morbus Basedowii. Dtsch. med. Wschr. **1887**, 448. — Durig, A.: (a) Der arterielle Hochdruck. Verh. dtsch. Ges. inn. Med. **1923**, 124. — (b) Blutdruck und Blutdruckmessung. Wien u. Leipzig: M. Perles 1932. — Dusser de Barenne, J. G., u. F. Kleinknecht: Über den Einfluß der Reizung der Großhirnrinde auf den allgemeinen arteriellen Blutdruck. Z. Biol. **82**, 13 (1924).

Ebstein, W.: Experimentelle Untersuchungen über das Zustandekommen von Blutextravasaten in der Magenschleimhaut. Arch. exper. Path. u. Pharmakol. **2**, 183 (1874). — Economo, C. v.: Die Encephalitis lethargica, ihre Nachkrankheiten und ihre Behandlung, S. 171. Wien: Urban & Schwarzenberg 1929. — Ectors, L.: Stimulation of the hypothalamus in chronic hemidecorticated monkeys. Amer. J. Physiol. **119**, 301 (1937). — Ectors, L., N. L. Brookens and R. W. Gerard: Autonomic and motor localization in the hypothalamus. Arch. of Neur. **39**, 789 (1938). — Eickhoff, W.: (a) Altes und Neues zum Kropfproblem. Dtsch. med. Wschr. **1951**, 171. — (b) Gestalt und Funktion der Schilddrüse im Lichte neuerer Erkenntnisse. Verh. dtsch. Ges. inn. Med. **57**, 74 (1951). — Esser, A.: Pathologisch-anatomische und klinische Untersuchungen von Kriegsverletzungen durch Schädelschüsse. Arb. u. Gesdh. **1935**, H. 26. — Euler, U. S. v.: A specific sympathicomimetic ergone in adrenergic nerve fibres (Sympathin) and its relation to Adrenaline and Nor-Adrenaline. Acta physiol. scand. (Stockh.) **12**, 73 (1946).

Falta, W., u. F. Högler: Über Inkretresistenz. Klin. Wschr. **1929** II, 1895. — Farris, E. J., E. H. Yeakel and H. S. Medoff: Developement of hypertension in emotional gray Norway rats after air blasting. Amer. J. Physiol. **144**, 331 (1945). — Filehne, W.: Zur Pathogenese der Basedowschen Krankheit. Sitzgsber. physik.-med. Ges. Erlangen **1879**, 177. — Findley, Th.: Role of the neurohypophysis in the pathogenesis of hypertension and some allied disorders associated with aging. Amer. J. Med. **7**, 70 (1949). — Fisher, C., R. W. Ingram and S. W. Ranson: Diabetes insipidus and the neurohormonal control of water balance. A contribution of the structure and function of the hypothalamico-hypophyseal system. Ann. Arbor **1938**. — Flach, H.-D.: Hirnschädigung und Magenulcusgenese. Inaug.-Diss. Heidelberg 1949. — Fleischmann, P.: Diskussionsbemerkung. Med. Klin. **1929** II, 1912. — Friedberg, C. K.: Zur Frage der Identität der corticalen somatischen und vegetativen Zentren (nach Reizversuchen an der degenerierten inneren Kapsel). Z. Neur. **134**, 50 (1931). — Friedgood, H. B., and S. Bevin: Cervical sympathetic stimulation and basal metabolism. Amer. J. Physiol. **125**, 153 (1939). — Friedgood, H. B., and W. B. Cannon: Automatic control of thyroid secretion. Endocrinology **26**, 142 (1940). — Frowein, R., u. G. Harrer: (a) Über zentral bedingte Störungen von Blutdruck, Atmung und Grundumsatz nach Encephalitis. Nervenarzt **1947**, 444. — (b) Über Grundumsatzsteigerungen und deren Beziehungen zur Größe des 3. Ventrikels und zum Commotionssyndrom. Klin. Wschr. **1948**, 79. — Fulton, J. F.: Physiology of the nervous system. Oxford University Press 1943.

GAGEL, O.: (a) Die Bedeutung des Hypophysenzwischenhirnsystems für den Wasser- und Kohlehydrathaushalt. Klin. Wschr. 1946/47, 389. — (b) Die Diencephalose. Klin. Wschr. 1947, 389. — (c) Bau und Leistung des vegetativen Nervensystems. Verh. dtsch. Ges. inn. Med. 54, 12 (1948). — (d) Einführung in die Neurologie. Berlin: Springer 1949. — GERBIS, H.: Zur Frage der chronischen Kohlenoxydvergiftung. Dtsch. med. Wschr. 1935, 991. — GEYER, H.: Das psychische Trauma in der Pathogenese der BASEDOWschen Krankheit. Z. klin. Med. 124, 168 (1933). — GISSEL, H.: Über Störungen des Kohlehydratstoffwechsels bei traumatischen Hirnschädigungen. Chirurg 5, 6 (1933). — GOLDSTEIN, K.: (a) Über körperliche Störungen bei Hirnverletzten. I. Über den Einfluß der Hirnverletzung auf den Zuckerstoffwechsel. Münch. med. Wschr. 1917 II, 1249. — (b) Über körperliche Störungen bei Hirnverletzten. II. Über Störungen der Vasomotolität des Pulses, des Blutbildes, des Blutdruckes, der Temperatur bei Hirnverletzten. Münch. med. Wschr. 1918, 65, 104. — (c) Encephalitis epidemica. In Handbuch der inneren Medizin, Bd. V/I, S. 203. Berlin: Springer 1925. — GOTTSTEIN, A., u. F. UMBER: Diabetes und Krieg. Dtsch. med. Wschr. 1916, 1309. — GREIN, K.: Der heutige Stand der Forschung über die Entstehung des chronischen runden Magengeschwürs. Med. Diss. Halle 1920. — GROAT, R. A., and T. L. PEELE: Blood pressure response to acutely increased pressure upon the spinal cord. Amer. J. Physiol. 144, 578 (1945). — GROS, L.: Du goitre exophthalmique. Gaz. hebd. 1864, 825. — GROSS, G.: Das Verhalten des Blutdruckes bei Encephalitis und CO-Vergiftung. Inaug.-Diss. Heidelberg 1951. — GRUBER, G. B.: Zur Statistik der peptischen Affektionen in Magen, Oesophagus und Duodenum. Münch. med. Wschr. 1911 II, 1668. — GRÜNSTEIN A. M.: Viscerale Funktionen der Großhirnrinde. Psychiatr. Neurol. u. med. Psychol. 1949, 95.

HANEY, H. F.: The effect of stimulation of the cervical sympathetic trunk upon the energy metabolism of rabbits. Amer. J. Physiol. 102, 249 (1932). — HART, C.: Erhebungen und Betrachtungen über das Geschwür des Zwölffingerdarmes. Mitt. Grenzgeb. Med. u. Chir. 31, 291 (1918/19). — HARTLEBEN: Beitrag zur Frage der Hypertension als Folge von Gehirnerschütterung. Zbl. inn. Med. 1934, 1041. — HAUSBERGER, F. X.: Die Pathophysiologie des Diabetes mellitus. Erg. inn. Med., N. F. 3, 294 (1952). — HAUSER, G.: Die peptischen Schädigungen des Magens, des Duodenums und der Speiseröhre und das peptische postoperative Jejunalgeschwür. In Handbuch der speziellen pathologischen Anatomie und Histologie, Bd. 4/I, S. 339. Berlin: Springer 1926. — HEINBECKER, P.: The pathogenesis of hyperthyroidism. Ann. Surg. 130, 804 (1949). — HELLER, H.: Über die zentrale Blutdruckwirkung des Adrenalins. Arch. exper. Path. u. Pharmakol. 173, 291 (1933). — HELLER, H., u. G. KUSUNOKI: Die zentrale Blutdruckwirkung des neurohypophysären Kreislaufhormons (Vasopressin). Arch. exper. Path. u. Pharmakol. 173, 301 (1933). — HERING, H. E.: Die Carotissinusreflexe auf Herz und Gefäße. Dresden: Theodor Steinkopff 1927. — HESS, L.: Die Ulcuskrankheit des Magens und Duodenums bei organischen Erkrankungen des Nervensystems an Hand von Sektionsmaterial. Inaug.-Diss. Heidelberg 1947. — HESS, W. R.: (a) Das Zwischenhirn und die Regulation von Kreislauf und Atmung. Leipzig: Georg Thieme 1938. — (b) Das Zwischenhirn. Syndrome, Lokalisationen, Funktionen. Basel: Benno Schwabe & Co. 1949. — HICKS, C. S.: On the innervation and secretory path of the thyroid gland. J. of Physiol. 62, 198 (1926). — HILLER, F., and R. R. GRINKER: The nervous regulation of sugar metabolism. Arch. of Neur. 22, 919 (1929). — HILLER, F., and A. TANNENBAUM: The nervous regulation of sugar metabolism. Arch. of Neur. 22, 901 (1929). — HIMWICH, H. E., and A. D. KELLER: Effect of stimulation of hypothalamus on blood glukose. Amer. J. Physiol. 93, 658 (1930). — HOFF, F.: Klinische Probleme der vegetativen Regulation und der Neuralpathologie. Stuttgart: Georg Thieme 1952. — HOFF, E. C., and H. D. GREEN: Cardiovascular reactions induced by electrical stimulation of the cerebral cortex. Amer. J. Physiol. 117, 411 (1936). — HOFF, E. C., and D. SHEEHAN: Experimental gastric erosions following hypothalamic lesions in monkeys. Amer. J. Physiol. 11, 789 (1935). — HOFF, H.: Untersuchungen der Reaktion der Hirngefäße bei experimentellem Hochdruck. Wien. klin. Wschr. 1935 I, 545. — HOFF, H., u. H. URBAN: Experimentelle Studien zur Frage des essentiellen Hochdrucks. Klin. Wschr. 1933, 1366. — HOUSSAY, B. A., u. A. BIASOTTI: (a) Hypophysektomie und Pankreasdiabetes bei der Kröte. Pflügers Arch. 227, 239 (1931). — (b) Pankreasdiabetes und Hypophyse beim Hund. Pflügers Arch. 227, 664 (1931). — HOUSSAY, B. A., et E. A. MOLINELLI: Centre adrénalino-sécréteur hypothalamique. C. r. Soc. Biol. Paris 93, 1454 (1925). — HOWELL, W. H., and F. M. AUSTIN: The effect of stimulating various portions of the cortex cerebri, caudate nucleus and dura mater. Amer. J. Physiol. **3**, 22 (1899). — HÜBNER, O.: Beitrag zur Frage des zentralen Hochdrucks nach Poliomyelitis anterior. Ärztl. Sachverst.ztg **1941**, 45. — HÜLSE, W.: Experimentelle Untersuchungen zur Genese des essentiellen Hochdruckes. Arch. exper. Path. u. Pharmakol. **146**, 282 (1929).

IGURA, S.: Fol. endocrin. jap. **2** (1936). — INGRAM, W. R., and R. W. BARRIS: Evidence of altered carbohydrate metabolism in cats with hypothalamic lesion. Amer. J. Physiol. **114**, 562 (1935/36). — ISENSCHMIDT, R., u. L. KREHL: Über den Einfluß des Gehirns auf die Wärmeregulation. Arch. exper. Path. u. Pharmakol. **70**, 109 (1910).

JAEGHER, M. DE, et A. VAN BOGAERT: Régulation de la tension artérielle et hypothalamus. C. r. Soc. Biol. Paris **118**, 544, 546, 1033 (1935). — JENSEN, J. M., and D. E. CLARK: Lokalisation of radioactive l-Thyroxine in the neurohypophysis. J. Labor. a. Clin. Med. **38**, 5, 663 (1951). — JIMENEZ-DIAZ, C.: Le rôle de la paroi artérielle dans la régulation neurochimique de la pression artérielle. Schweiz. med. Wschr. **1948**, 920. — JOSLIN, E. P.: The treatment of diabetes mellitus. Philadelphia: Lea a. Febiger 1937.

KAHLER, H.: Die Blutdrucksteigerung, ihre Entstehung und ihr Mechanismus. Erg. inn. Med. **25**, 265 (1924). — KALK, H., u. W. BRÜHL: Untersuchungen über das Geschwür des Magens und Zwölffingerdarmes bei Hirnverletzten. Dtsch. Arch. klin. Med. **193**, 363 (1948). — KARPLUS, J. P.: Über die Empfindlichkeit des Hypothalamus. Wien. klin. Wschr. **1930 I**, 623. — KARPLUS, J. P., u. A. KREIDL: (a) Gehirn und Sympathicus. I. Mitt. Zwischenhirnbasis und Halssympathicus. Pflügers Arch. **129**, 138 (1909). — (b) Gehirn und Sympathicus. II. Mitt. Ein Sympathicuszentrum im Zwischenhirn. Pflügers Arch. **135**, 401 (1910). — (c) Gehirn und Sympathicus. III. Mitt. Sympathicusleitung im Gehirn und Halsmark. Pflügers Arch. **143**, 109 (1912). — (d) Gehirn und Sympathicus. IV. Mitt. (Im Original kein Titel.) Pflügers Arch. **171**, 192 (1918). — (e) Gehirn und Sympathicus. VII. Mitt. Über die Beziehungen der Hypothalamuszentren zu Blutdruck und innerer Sekretion. Pflügers Arch. **215**, 667 (1927). — KARPLUS, J. P., u. O. PECZENIK: (a) Über die Beeinflussung der Hypophysentätigkeit durch die Erregung des Hypothalamus. Pflügers Arch. **225**, 654 (1930). — (b) Über die Beeinflussung der Hypophysentätigkeit durch Erregung des Hypothalamus. Pflügers Arch. **232**, 402 (1933). — KATSCH, G.: Regulationskrankheit Diabetes. Med. Klin. **1946**, 17, 36. — KATSCHANOWSKI, P.: Über die oculo-pupillären Centren. Wien. med. Jb. **1885**, 445. — KAUFFMANN, F.: (a) Über Blutdruckschwankungen und ihre Bedeutung für den Organismus. Ärztl. Fortbild.kurse Nauheim **1926**, 59. — (b) Kreislauf und Nervensystem. Dtsch. med. Wschr. **1933 I**, 987; **1933 II**, 1034, 1121. — KELLER, A. D., W. K. HARE and M. C. D'AMOUR: Ulceration in digestive tract following experimental lesions in brain-stem. Proc. Soc. Exper. Biol. a. Med. **30**, 2, 772 (1933). — KENNARD, M. A.: Vasomotor disturbances resulting from cortical lesions. Arch. of Neur. **33**, 537 (1935). — KIPPEN, A. A.: Effects of Ergotamine, Adrenalin, Atropine and Calcium on thyroid gland of the Guinea pig. Proc. Soc. Exper. Biol. a. Med. **31**, 613 (1933/34). — KLEIN, B.: Polyneuritis und Bluthochdruck. Inaug.-Diss. Heidelberg 1950. — KLIEN, H.: Encephalitis und Basedow. Mschr. Psychiatr. **65**, 138 (1927). — KOCH, E.: (a) Die reflektorische Selbststeuerung des Kreislaufes. Dresden: Theodor Steinkopff 1931. — (b) Das ärztliche Gutachten im Versicherungswesen. In A. W. FISCHER u. G. MOLINEUS, Bd. II, S. 718. Leipzig: Johann Ambrosius Barth 1939. — KOEBEN, L.: De exophthalmo ac struma cum cordis affectione. Inaug.-Diss. Berlin 1855. — KOEPPEN, S.: (a) Neurologische Erkrankungen nach elektrischen Unfällen. Vegetatives System — Stammhirn. Z. Unfallmed. u. Berufskrkh. (Zürich) **41**, H. 2/3 (1948). — (b) Erkrankungen der inneren Organe nach elektrischen Unfällen unter besonderer Berücksichtigung der Erkrankungen des Zentralnervensystems. Sonderdruck Unfallchir.-Tagg am 25. u. 26. Mai 1951. München: Höfling 22. — KRAUSE, F., u. A. POPPER: Untersuchungen über die Topographie eines Zuckerzentrums in der Medulla oblongata. Krkh.forsch. **8**, 17. — KRECH, I.: Beziehungen zwischen Ulcus ventriculi, haemorrhagischen Erosionen des Magens, Gastro- und Oesophagomalazie und Veränderungen am Zentralnervensystem. (Nach den Sektionsberichten des Erlanger Path. Institutes von 1900 bis 1910, 1920, 1921.) Inaug.-Diss. Erlangen 1923. — KREHL, L.: Pathologische Physiologie, 12. Aufl. Leipzig: F. C. W. Vogel 1923. — KROLL, F. W., u. E. REISS: Ergebnisse bei der direkten Reizung des Hypophysen-Hypothalamus-Systems beim Menschen in Beziehung zum Kohlehydratstoffwechsel. Klin. Wschr. **1949**, 786.

LAMPEN, H.: Über Entzügelungshochdruck bei Polyneuritis. Dtsch. med. Wschr. **1949**, 536. — LAUBENTHAL, F.: Über Zwischenhirnsyndrome. Stuttgart: Georg Thieme 1949. — LEIMDÖRFER, A.: Experimentelle Untersuchungen zur zentralen Regulation des Blutdruckes. Wien. klin. Wschr. **1936 II**, 1191. — LEITER, L., and N. R. GRINKER: Rôle of the hypothalamus in regulation of blood pressure. Arch. of Neur. **31**, 54 (1934). — LEPPMANN, F.: Vergiftungen als Betriebsunfälle. I. Prognose und Nachkrankheiten der akuten Leuchtgasvergiftung. Ärztl. Sachverst.ztg 1, 2 (1917). — LEUBE, W. O.: Krankheiten des Magens. Die Magenerweichung. In Handbuch der speziellen Pathologie und Therapie, Bd. 7/2, S. 166. 1878. — LÉVY, G.: Contribution à l'étude des manifestations tardives de l'encéphalite épidémique. Paris: Vigot 1922. — LEWY, F. H.: Reizversuche zur zentralen Pupilleninnervation. Dtsch. Z. Nervenheilk. **101**, 89 (1928). — LEWY, F. H., and F. K. GASSMANN: Experiments on the hypothalamic nuclei in the regulation of chloride and sugar metabolism. Amer. J. Physiol. **112**, 504 (1935). — LIEBERMEISTER, G.: Diskussionsbemerkung. Verh. dtsch. Ges. inn. Med. **37**, 246 (1925). — LIEBIG, H.: Trauma und Diabetes mellitus. Med. Klin. **1932 I**, 357. — LIGHT, R. U., C. C. BISHOP and L. G. KENDALL: The production of gastric lesions in rabbits by injection of small amounts of Pilocarpine into the cerebrospinal fluid. J. of Pharmacol. **45**, 227 (1932). — LÖBLICH, H. J.: Lage und Funktion des blutdruckregulierenden Zentrums in der Medulla oblongata (nach Befunden bei Poliomyelitis). Virchows Arch. **318**, 211 (1950). — LOESER, A.: Über endocrine Jodwirkung, ihre Steuerung und medikamentöse Beeinflussung. Dtsch. med. Wschr. **1950 I**, 36. — LONG, C. N. H.: Evidence for and against control of carbohydrate metabolism by hypothalamus. A. Res. Nerv. a. Ment. Dis. Proc. **20**, 486 (1940). — LUCKE, H.: Die Stellung des Hypophysenvorderlappens in der Regulation des normalen Kohlehydratstoffwechsels. Verh. dtsch. Ges. inn. Med. **1937**, 133.

MACLEOD, J. J., u. Sz. DONHOFFER: Über die nervöse Regulation des Blutzuckerspiegels. Klin. Wschr. **1933 I**, 778. — MAGOUN, H. W., R. W. BARRIS and S. W. RANSON: Stimulation of the hypothalamus with the Horsley-Clarke stereotaxic instrument. Anat. Rec. **53**, 24 (1932). — MAGOUN, H. W., S. W. RANSON and A. HETHERINGTON: Descending connections from the hypothalamus. Arch. of Neur. **39**, 1127 (1938). — MAHONY, W., and D. SHEEHAN: The Pituitary-Hypothalamus Mechanism: Experimental occlusion of the pituitary stalk. Brain **59**, 61 (1936). — MARX, H.: Die Schilddrüse. In Handbuch der inneren Medizin, Bd. 6/I, S. 70. Berlin: Springer 1941. — MASSERMAN, J. H.: (a) The effects of solium amytal and other drugs on the reactivity of the hypothalamus of the cat. Arch. of Neur. **37**, 617 (1937). — (b) Destruction of the hypothalamus in cats. Arch. of Neur. **39**, 1250 (1938). — MECHELKE, K., u. A. LINKE: Der Blutdruck bei spinaler Kinderlähmung. Dtsch. med. Rdsch. **1948**, 250. — MEDOFF, H. S., and A. M. BONGIOVANNI: Blood pressure in rats subjected to audiogenic stimulation. Amer. J. Physiol. **143**, 300 (1945). — MERING, I. v., u. O. MINKOWSKI: Diabetes mellitus nach Pankreasexstirpation. Zbl. klin. Med. **1889**, 393. — METTLER, F. A., J. SPINDER, C. METTLER and J. D. COOMBS: Disturbances of gastrointestinal functions after localized ablation of cerebral cortex. Arch. Surg. **32**, 618 (1936). — MEYER, H. H.: Das Basedow-Syndrom nach Schädeltraumen. Dtsch. med. Wschr. **1946**, 84. — MIES, H.: Beobachtungen über die Folgen der dauernden Ausschaltung nur einzelner Blutdruckzügler beim Kaninchen. Z. Kreislaufforsch. **22**, 673 (1930). — MIKI, S.: Experimentelle Studien über das regulierende Zentrum des Kohlehydratstoffwechsels im Zwischenhirn. Fukuoka Acta med. **25**, 35 (1932). — MILLS, C. A.: A note on the question of the secretory function of the sympathetic innervation to the thyroid gland. Amer. J. Physiol. **50**, 174 (1919/20). — MOEBIUS, P. J.: (a) Schilddrüsentheorie des Morbus Basedow. Schmidts Jb. **210**, 237 (1886). — (b) Über das Wesen der BASEDOWschen Krankheit. Zbl. Nervenheilk. **1887**, 225. — MONAKOW, C. v.: Die Lokalisation im Großhirn und der Abbau der Funktion durch kortikale Herde. Wiesbaden: J. F. Bergmann 1914. — MORGAN, L. O., and C. A. JOHNSON: Experimental lesions in the tuber cinereum of the dog. Arch. of Neur. **24**, 696 (1930). — MORISON, R. S., and D. M. RIOCH: The influence of the forebrain on an autonomic reflex. Amer. J. Physiol. **120**, 257 (1937). — MOUTIER, F.: Hypertension et mort par oédème pulmonaire aigu chez les blessés cranioencephaliques. Presse méd. **26**, 108 (1918). — MUNK, F.: Klinische Studien bei Fleckfieber. Z. klin. Med. **82**, 446 (1916).

NAUNYN, B., u. J. SCHREIBER: Über Gehirndruck. Arch. exper. Path. u. Pharmakol. **14**, 1 (1881). — NONNENBRUCH, W.: Die doppelseitigen Nierenkrankheiten — Morbus Brightii.

Eine neuralpathologische Betrachtung. Stuttgart: Ferdinand Enke 1949. — NOORDEN, C. v.: Die Zuckerkrankheit und ihre Behandlung. Neurogener, traumatischer und Kriegsdiabetes, S. 94. Berlin: August Hirschwald 1927. — NORDMANN, M., u. O. MÜLLER: Über die Lage eines blutdruckregulierenden Zentrums in der Medulla oblongata. Klin. Wschr. **1932**, 1371.

OBERDISSE, K.: Diabetes mellitus und supraselläre Tumoren. Verh. dtsch. Ges. inn. Med. **1951**, 198. — OEHME, C.: Lokalisationsprinzip und Funktionsanalyse im vegetativen Gebiet. Dtsch. med. Wschr. **1944**, 263. — ORACHOVATS, D.: Über die Bedeutung der vasomotorischen Zentren für den Blutdruck und für die Koordination einzelner Gefäßgebiete. Dtsch. med. Wschr. **1943**, 593. — OTTO, E.: Über Kreislaufuntersuchungen bei schweren Hirninfektionen insbesondere bei Meningitis und unter besonderer Berücksichtigung des EKG. Dtsch. Z. Nervenheilk. **160**, 308 (1949).

PAGE, J. H.: (a) Physiological properties of a central excitatory agent in fluid obtained by occipital puncture. Amer. J. Physiol. **120**, 392 (1937). — (b) Pathogenesis of arterial hypertension. J. Amer. Med. Assoc. **1949**, 451. — PAGE, J. H., and R. D. TAYLOR: Augmentation of vasoactive substances by tetraethylammonium. Circulation **1**, 1233 (1950). — PECZENIK, O.: Über den Einfluß des vegetativen Nervensystems auf die Schilddrüse. Pflügers Arch. **235**, 486 (1935). — PEISACHOWITSCH, J. M.: Kohlenoxyd und inkretorische Drüsen. Virchows Arch. **274**, 223 (1929). — PETERS, G.: Über gedeckte Gehirnverletzungen (Rindenkontusionen) im Tierversuch. Zbl. Neurochir. **8**, 172 (1943). — PFALZ, W.: Hypertonie nach Starkstromunfall. Dtsch. med. Wschr. **1922**, 1647. — PICK, E. P.: Über Beziehungen der Schilddrüse zum vegetativen Nervensystem. Dtsch. med. Wschr. **1931 II**, 1532. — PIGALEW, J. A.: Zur Frage der Genese geschwüriger Prozesse im Magendarmkanal. Z. exper. Med. **82**, 617 (1932). — PLATH, W.: Parkinsonismus nach Kohlenoxydvergiftung. Dtsch. med. Wschr. **1938 II**, 1543. — PLÜGGE, H.: Klinische Bilder zentraler Regulationsstörung. Verh. dtsch. Ges. inn. Med. **51**, 327 (1939). — POMORSKI, J.: (a) Zur Ätiologie der Melaena vera neonatorum. Dtsch. med. Wschr. **1887**, 762. — (b) Experimentelles zur Ätiologie der Melaena neonatorum. Arch. Kinderheilk. **14**, 165 (1892). — POPPELREUTER, W.: Über die konstante Erhöhung des Blutdruckes bei den epileptischen gegenüber den nichtepileptischen Hirnverletzten. Mschr. Psychiatr. **43**, 335 (1918). — PREUSCHEN, F. v.: Die Läsion der Zentralorgane bei der Geburt als Ursache der Melaena neonatorum. Zbl. Gynäk. **18**, 201 (1894). — PRUS, J.: (a) Untersuchungen über elektrische Reizung der Vierhügel. Wien. klin. Wschr. **1899**, 1124. — (b) Über die bei elektrischer Reizung des Corpus striatum und des Thalamus opticus auftretenden Erscheinungen. Wien. klin. Wschr. **1899**, 1199.

RAAB, W.: (a) Funktionsprüfung des zentralen Vasomotorenapparates in verschiedenen Lebensaltern. Z. klin. Med. **118**, 618 (1931). — (b) Die zentrogenen Formen des arteriellen Hochdruckes. Erg. inn. Med. **46**, 452 (1934). — (c) Morbus Basedow nach Kohlenoxydvergiftung. Wien. klin. Wschr. **1934 II**, 1482. — (d) Beziehungen zwischen CO_2-Spannung bei Normalen und Hypertonikern. Zur Pathogenese der nicht „nephritischen" Hypertonien. Z. exper. Med. **68**, 337 (1939). — (e) Anfälle von Fieber, Hochdruck und Tachykardie nach Gehirnerschütterung. Z. klin. Med. **136**, 362 (1939). — (f) The pathogenic patterns of essential hypertension. Exp. Med. a. Surg. **6**, 464 (1948). — (g) Specific sympathicomimetic substance in the brain. Amer. J. Physiol. **152**, 324 (1948). — (h) Hypertension and tachycardia due to concussion of the brain. Amer. Heart J. **37**, 237 (1949). — RANSON, S. W., C. FISHER and W. R. INGRAM: (a) Effects of lesion in the hypothalamus in cats. Amer. J. Physiol. **109**, 57 (1934). — (b) Adiposity and diabetes mellitus in a monkey with hypothalamic lesions. Endocrinology **23**, 175 (1938). — RANSON, S. W., H. KABAT and H. W. MAGOUN: Autonomic responses to electrical stimulation of hypothalamus, preoptic region and septum. Arch. of Neur. **33**, 467 (1935). — RANSON, S. W., and H. W. MAGOUN: The hypothalamus. Erg. Physiol. **41**, 52 (1939). — RASMUSSEN, A. T., and N. J. GARDNER: Effects of hypophysial stalk resection on the hypophysis and hypothalamus of man. Endocrinology **27**, 219 (1940). — REDLICH, E.: Zur Pathologie der Epilepsie nach Schädelschußverletzungen. Z. Neur. **48**, 8 (1919). — REIN, H.: Ein Beitrag zur Organisation der Regelungsvorgänge im peripheren Kreislaufapparat. Pflügers Arch. **244**, 603 (1941). — REPLOH, H.: Stoffwechselveränderungen bei chronischer Kohlenoxydinhalation. Arch. f. Hyg. **108**, 283 (1932). — REYS, L.: L'encéphalite epidemique. Paris: Maloine 1922. — RICKER, G.: Pathologie als Naturwissenschaft-Relationspathologie. Berlin: Springer 1924. — RIESE, W.:

Basedow und Stammganglien. Klin. Wschr. 1928 II, 2479. — RING, G. C.: Thyroid stimulation by cold. Amer. J. Physiol. 125, 244 (1939). — RIOCH, D. M., and C. BRENNER: Experiments on the corpus striatum and rhinencephalon. J. Comp. Neur. 68, 491 (1938). — RISAK, E.: Über die cerebrale Genese des Morbus Basedowi. Z. klin. Med. 127, 96 (1935). — ROBBERS, H.: Zentral bedingte Blutdrucksteigerung nach Fleckfieber. Klin. Wschr. 1943, 116. — ROKITANSKY, C.: Abnormitäten der Digestions-Werkzeuge. Erweichung des Magens. In Handbuch der speziellen und pathologischen Anatomie, Bd. 2, S. 197. 1842. — ROSS, W. D., J. H. HAY and M. F. McDOWALL: Association of certain vegetative disturbances with various psychoses. Psychosomatic Med. 12, 170 (1950). — RUSKIN, A., O. BEARD and R. L. SCHAFFER: „Blast hypertension." Elevated arterial pressure in the victims of the Texas City disaster. Amer. J. Med. 4, 228 (1948).

SAAR, H.: Zur Entstehung des Magengeschwürs nach Hirnverletzungen. Arch. f. Orthop. 41, 309 (1941). — SACHS, E.: (a) On the structure and functional relation of the optic thalamus. Brain 32, 95 (1909). — (b) On the relation of the optic thalamus to respiration, circulation, temperature, and the spleen. J. of Exper. Med. 14, 408 (1911). — SACHS, E., and M. E. MACDONALD: Blood sugar studies in experimental pituitary and hypothalamic lesion. Arch. of Neur. 13, 335 (1925). — SACK, H.: Zur Frage der zentralnervösen Regulationsstörungen beim Hirntraumatiker. Hamburg: H. H. Nölke 1947. — SACK, H., u. A. BERNSMEIER: Zur Frage der Hochdruckentstehung bei Affektionen des Nervensystemes unter besonderer Berücksichtigung der polyneuritischen und poliomyelitischen Krankheitsbilder. Dtsch. med. Wschr. 1950, 886. — SALUS, F.: Zur Frage des bulbären Hochdruckes. Klin. Wschr. 1932, 1542. — SARRE, H.: Hochdruck nach Trauma. Dtsch. Arch. klin. Med. 187, 76 (1941). — SCHARNKE, W.: Die Ulcuskrankheit des Magens und Duodenums bei organischen Erkrankungen des Nervensystems an Hand von Sektionsmaterial. Inaug.-Diss. Heidelberg 1947. — SCHARRER, E., u. R. GAUP: Bemerkungen und Versuche zur Frage der Beziehungen zwischen Schilddrüse und Zwischenhirndrüse. Klin. Wschr. 1935, 1651. — SCHELLONG, F.: (a) Regulationsprüfung des Kreislaufs. Leipzig: Theodor Steinkopff 1938. — (b) Über diencephale Syndrome. Verh. dtsch. Ges. inn. Med. 54, 150 (1948). — SCHERF, H.: Hirnverletzung und zentrogene Entstehung innerer Erkrankungen. Inaug.-Diss. Heidelberg 1946. — SCHIFF, M.: (a) De vi motoria baseos encephali inquisitiones expérimentales, S. 41. Bockenheim: Levy 1845. — (b) Beitrag zur Kenntnis des motorischen Einflusses der im Sehhügel vereinigten Gebilde. Arch. physiol. Heilk. 5, 677 (1846). — (c) Über die Gefäßnerven des Magens und die Function der mittleren Stränge des Rückenmarkes. Arch. physiol. Heilk. 13, 30 (1854). — (d) Leçons sur la physiologie de la digestion, Bd. 2, S. 416. Florence u. Turin: H. Loescher 1867. — SCHITTENHELM, A.: Über zentrogene Formen des Morbus Basedowi und verwandter Krankheiten. Klin. Wschr. 1935, 401. — SCHITTENHELM, A., u. B. EISLER: (a) Über die Verteilung des Jodes im Zentralnervensystem nach Zufuhr von Schilddrüsenstoffen. Z. exper. Med. 86, 275 (1933). — (b) Über die Verteilung des Jodes im Zentralnervensystem bei Mensch und Tier. Z. exper. Med. 86, 290 (1933). — (c) Über die Verteilung des Jodes im Zentralnervensystem von schilddrüsenlosen Tieren. Z. exper. Med. 86, 294 (1933). — (d) Über das Vorkommen von thyreotropem Hormon im Zentralnervensystem und Liquor. Z. exper. Med. 95, 121 (1935). — SCHMIDT, C. F.: The intrinsic regulation of the circulation in the hypothalamus of the cat. Amer. J. Physiol. 110, 137 (1934). — SCHÜLLER, A.: Reizversuche am nucleus caudatus des Hundes. Pflügers Arch. 91, 477 (1902). — SCHULZE, E.: Kohlenoxyd und Schilddrüse. Arch. exper. Path. u. Pharmakol. 180, 639 (1936). — SCHUON, G.: Über die Entstehung von Morbus Basedow nach CO-Vergiftung und Encephalitis lethargica. Inaug.-Diss. Heidelberg 1948. — SEGERATH, F.: Über die diagnostische Bedeutung des Blutdruckes bei epileptischen und nichtepileptischen Hirnverletzten. Z. Neur. 63, 245 (1921). — SELYE, H.: Textbook of endocrinology. Acta endocrinol. (Køpenh.) 1947. — SELYE, H., and H. STONE: Pathogenesis of the cardiovascular and renal changes which accompany malignant hypertension. J. of Urol. 56, 399 (1946). — SHERRINGTON, C. S.: The integrative action of the nervous system, Bd. 16, S. 412. London: Constable & Co. Ltd. 1906. — SHINOSAKI, T.: Reizversuche zur zentralen Pupilleninnervation am Corpus Luysi. Z. exper. Med. 66, 171 (1929). — SIEBECK, R.: (a) Die Beurteilung und Behandlung Herzkranker. Münch. med. Wschr. 1930 II, 1370. — (b) Vegetatives System und Stammhirn. Dtsch. med. Wschr. 1944, 543. — (c) Diskussionsbemerkung. Verh. dtsch. Ges. inn. Med. 54, 145 (1948). — SIMON, K.: Vegetatives Nervensystem und Blutzuckerregulation. Klin. Wschr. 1950, 152. — SMITH, H. W.: Physiology of the renal circulation. Harvey Lect. 35, 166 (1940). — SPANG, K.: Das Altersulcus an Magen und Zwölffingerdarm. Klinik und Pathogenese. Stuttgart: Georg Thieme 1948. — SPATZ, H.: (a) Pathologische Anatomie mit besonderer Berücksichtigung der Rindenkontusionen. Zbl. Neur. 78, 615 (1936). — (b) Neues über die Verknüpfung von Hypophyse und Hypothalamus. Acta neurovegetativa (Wien) 3 (1951). — (c) Gehirnpathologie im Kriege. Von den Gehirnwunden. Zbl. Neurochir. 6, 612 (1941). — SPECKMANN, K., u. H. W. KNAUF: Zentrogener Bluthochdruck und Trauma. Nervenarzt 16, 329 (1943). — SPERANSKY, A. D.: Grundlagen der Theorie der Medizin. Berlin: Dr. W. Saenger 1950. — SPIEGEL, E. A.: Die Zentren des autonomen Nervensystems (Anatomie, Physiologie und topische Diagnostik). Berlin: Springer 1928. — SPIEGEL, E. A., u. K. TAKANO: Zur Analyse der vom Streifenhügel erhaltenen Reizwirkungen. Z. Neur. 118, 429 (1929). — STAEHELIN, R., u. W. LÖFFLER: Encephalitis epidemica. In Handbuch der inneren Medizin, Bd. I/1, S. 517. Berlin: Springer 1925. — STAEMMLER, M., u. G. W. PARADE: Kohlenoxyd und Hypertonie. Klin. Wschr. 1939 II, 1049. — STAVRAKY, G. W.: Response of cerebral blood vessels to electric stimulation of the thalamus and hypothalamic regions. Arch. of Neur. 35, 1002 (1936). — STERN, R.: (a) Die epidemische Encephalitis, S. 175. Berlin: Springer 1928. — (b) Essentielle Hypertension als Folge von Schädeltraumen. Mitt. Grenzgeb. Med. u. Chir. 44, 153 (1935). — STIER, E.: Schädigung der sexuellen Funktionen durch Kopftrauma. Dtsch. med. Wschr. 1938 I, 145. — STRAUSS, H.: Feststellungen zur Diabetesätiologie. Klin. Wschr. 1922, 885. — STRICKER, S.: Untersuchungen über die Gefäßnervenzentren im Gehirn und Rückenmark. Med. Jb. 1, 1 (1886). — STRIECK, F.: Über experimentell erzeugten zentralen Diabetes. Verh. dtsch. Ges. inn. Med. 49, 129 (1937). — STUCKE, F.: Übergangsformen zwischen Encephalomyelitis und Poliomyelitis mit aufsteigender Lähmung. Nervenarzt 18, 466 (1947). — STURM, A.: (a) Das Fleckfieber und seine Bedeutung für die klinische Pathologie des Stammhirns. Klin. Wschr. 1942, 899. — (b) Hochdruck als einheitliches diencephales Syndrom. Z. klin. Med. 143, 156 (1943). — (c) Ergebnis einer Rundfrage bei Hirnverletzten des Weltkrieges 1914—1918. Med. Klin. 1944, 213. — (d) Gedanken zur vegetativ-nervösen Problematik. Dtsch. med. Wschr. 1948, 589. — (e) Gutachterliche Beurteilung von Zwischenhirnstörungen. Dtsch. med. Wschr. 1952, 655. — SYMANSKI, H.: Neue Erkenntnisse über die akute und chronische Kohlenoxydvergiftung. Leipzig: Johann Ambrosius Barth 1939.

TÖNNIS, W., u. F. LOEW: Untersuchungen über das Vorkommen von Kreislaufregulationsstörungen bei intracraniellen raumbeengenden Prozessen. Ärztl. Forsch. 3, 449 (1949). — TROUSSEAU, A.: Leçons sur de goitre exophthalmique. Union méd. Paris 8 (1860).

UMBER, F.: Der Diabetes in Beziehung zu Umwelt und Trauma. Klin. Wschr. 1931 I, 5. — UMBER, F., u. M. ROSENBERG: Gibt es einen traumatischen Diabetes? Klin. Wschr. 1927 I, 5. — UOTILA, U. U.: (a) Role of pituitary stalk in regulation of thyrotropic and thyroid activity. Proc. Soc. Exper. Biol. a. Med. 41, 106 (1939). — (b) The regulation of the thyrotropic function by Thyroxin upon pituitary stalk section. Endocrinology 26, 129 (1940). — URECHIA, C. J.: Hypertension artérielle transitoire après un traumatisme cranien. Paris méd. 1938 II, 107.

VEIL, W. H., u. A. STURM: Die Pathologie des Stammhirns, 2. Aufl. Jena: Gustav Fischer 1946. — VOGEL, P.: Beiträge zur Frage des vegetativen Systems und Stammhirns. Dtsch. med. Wschr. 1944, 548. — VOGT, H.: Untersuchungen über vasomotorische Stoffe bei der zentralen Hypertonie und beim Kaolinhochdruck des Hundes. Klin. Wschr. 1938, 1148. — VOGT, M.: Zur Frage der nervösen Regulation der Schilddrüsentätigkeit. Arch. exper. Path. u. Pharmakol. 162, 129 (1931). — VOLHARD, F.: (a) Die doppelseitigen hämatogenen Nierenerkrankungen. In Handbuch der inneren Medizin, Bd. 6/I, S. 1. Berlin: Springer 1931. — (b) Über die Pathogenese des roten (essentiellen) arteriellen Hochdrucks und der malignen Sklerose. Schweiz. med. Wschr. 1948, 1189. — VOSS, H.: Über Beziehungen zwischen Schilddrüse und Zentralnervensystem. Klin. Wschr. 1935, 881.

WANG, G.-H., and C. R. RICHTER: Action currents from pad of cat's foot produced by stimulation of tuber cinereum. Clin. J. Physiol. 2, 279 (1928). — WANKE, R.: Pathologische Physiologie der frischen geschlossenen Hirnverletzung, insbesondere der Hirnerschütterung; klinische, anatomische und experimentelle Befunde. Stuttgart: Georg Thieme 1948. — WEBER, E.: Einwirkung der Großhirnrinde auf Blutdruck und Organvolumen. Arch. f.

Anat. **30**, 495 (1906). — WEDLER, H.-W.: Zur Frage der zentralen Entstehung innerer Erkrankungen. Verh. dtsch. Ges. inn. Med. **54**, 136 (1948). — WEDLER, H.-W., u. K.-D. BOCK: Untersuchungen zur Vasolabilität Hirnverletzter. Dtsch. Arch. klin. Med. **199**, 206 (1952). — WEDLER, H.-W., u. G. GROSS: Zur Frage der Späthypertonie nach Hirnverletzungen. (Im Druck.) — WEIL, H.: Grundumsatzerhöhung und Blutdrucksteigerung nach Kohlenoxydvergiftung. Klin. Wschr. **1942**, 250. — WEINBERG, S. J.: Experimentelle Untersuchungen über die zentrale Regulation der Vasomotoren. Arch. exper. Path. u. Pharmakol. **178**, 397 (1935). — WEISSBERGER, B.: Ein Beitrag zur Kenntnis von Kohlenoxydgasvergiftung im Steinkohlenbergbau. Wien. klin. Wschr. **1927** II, 1605. — WEISSMANN, A.: Ein Fall von traumatisch bedingtem Hochdruck. Wien. klin. Wschr. **1935** I, 494. — WELTMANN: Mitt. Ges. inn. Med. Wien **1934**. — WESTMAN, A., u. D. JACOBSOHN: Endocrinologische Untersuchungen an Ratten mit durchtrenntem Hypophysenstiel. Verhalten des Wachstums, der Nebennieren und der Schilddrüsen. Acta path. scand. (København.) **15**, 435 (1938). — WESTPHAL, K., u. M. NORDMANN: Vortr. auf dem Nordwestdtsch. Internistenkongr. Göttingen 1949. — WILD, H., u. K. SIMON: Die Bedeutung der verschiedenen Zuckerbelastungsproben für die Diagnose krankhafter Prozesse im Hypophysen-Zwischenhirnbereich. Z. klin. Med. **146**, 644 (1950). — WILDER, W. R.: Reflections on the causation of diabetes mellitus. J. Amer. Med. Assoc. **1951**, 1234. — WIMMER, A.: Chronic epidemic encephalitis. Kopenhagen: Levin u. Munksgaard 1924. — WULF, A. DE: La signification des lesions tuberiennes dans les troubles du metabolisme des hydrates du carbone. Arch. internat. Pharmacodynamie **40**, 147 (1931).

ZONDEK, B., u. H. KROHN: Hormon des Zwischenlappens der Hypophyse (Intermedin). Klin. Wschr. **1932**, 405, 849, 1293. — ZONDEK, H.: Coma Basedowicum. Klin. Wschr. **1930**, 1999. — ZÜLCH, K. J.: Vegetative und psychische Symptome bei umschriebenen traumatischen Zwischenhirnschädigungen und ihre Beurteilung im Gutachten. Zbl. Neurochir. **1950**, 73.

Sachverzeichnis.

Die *kursiv* gesetzten Zahlen bezeichnen die Seiten mit ausführlicher Darstellung.